# MANUEL

# D'HYGIÈNE.

## Bibliothèque de l'Étudiant en médecine.

**ANDRY.** MANUEL PRATIQUE DE PERCUSSION ET D'AUSCULTATION, par M. le docteur ANDRY, ancien chef de clinique médicale à l'hôpital de la Charité. 1845. 1 vol. gr. in-18.          3 fr. 50 c.

**BAYARD.** MANUEL PRATIQUE DE MÉDECINE LÉGALE, par M. le docteur BAYARD, médecin expert près les tribunaux de Paris. 1844, 1 vol. grand in-18 de 538 pages.          3 fr. 50 c.

**BOUCHARDAT.** MANUEL DE THÉRAPEUTIQUE ET DE MATIÈRE MÉDICALE, par M. le docteur BOUCHARDAT, pharmacien en chef de l'Hôtel-Dieu de Paris. 1845, 1 fort vol. gr. in-18. (Sous presse.)

**BOUCHARDAT.** PHYSIQUE ÉLÉMENTAIRE. 1 vol. grand in-18 de 500 pag., avec 106 fig. dans le texte. 1845. 2ᵉ édit.   3 fr. 50 c.

— CHIMIE ÉLÉMENTAIRE. 1 vol. gr. in-18 de 600 pages, avec 60 fig. intercalées dans le texte. 1845. 2ᵉ édition.          3 fr. 50 c.

— HISTOIRE NATURELLE, contenant la zoologie, la botanique, la minéralogie et la géologie. 2 vol. gr. in-18, avec 308 fig. intercalées dans le texte. 1844.          7 fr.

**BURGUIÈRES.** MANUEL D'ANATOMIE PATHOLOGIQUE, par M. le docteur BURGUIÈRES, agrégé de la Faculté de Médecine de Paris. 1845, 1 vol. gr. in-18. (Sous presse.)

**CAZALIS.** MANUEL DE PHYSIOLOGIE HUMAINE, par le docteur CAZALIS, ancien interne des hôpitaux de Paris. 1 vol. gr. in-18. 1845. (Sous presse.)

**DESPRÉS.** MANUEL D'ANATOMIE DESCRIPTIVE, par le docteur DESPRÉS, prosecteur de la Faculté de médecine de Paris. 1 vol. gr. in-18, avec fig. intercalées dans le texte. (Sous presse.)

**JACQUEMIER.** MANUEL D'OBSTÉTRIQUE, basé sur l'observation, accompagné d'un traité sur les maladies des *femmes grosses* et *accouchées*, et suivi d'un Traité sur les maladies des *enfants nouveau-nés*, par le docteur JACQUEMIER, ancien interne de la maison d'accouchement de Paris. 2 vol. gr. in-18, avec figures intercalées dans le texte. 1845.          12 fr.

**JAMAIN.** MANUEL DE PETITE CHIRURGIE, contenant les pansements, les bandages, la vaccination, les incisions, la saignée, le phlegmon, les abcès, les plaies, les brûlures, les ulcères, les appareils de fractures, le cathétérisme, la réduction des hernies, l'arrachement des dents, etc., par M. JAMAIN, ancien interne des hôpitaux de Paris, 1845. 1 vol. gr. in-18 de 624 p. 3 fr. 50 c.

**MAISONNEUVE.** MANUEL DE PATHOLOGIE ET DE CLINIQUE CHIRURGICALES, par le docteur MAISONNEUVE, chirurgien des hôpitaux de Paris. 1 fort vol. gr. in-18. (Sous presse.)

**MALGAIGNE.** MANUEL DE MÉDECINE OPÉRATOIRE, fondée sur l'anatomie normale et l'anatomie pathologique, par M. le docteur MALGAIGNE, chirurgien des hôpitaux de Paris. 1843, 4ᵉ édition, 1 vol. in-18.          6 fr.

**MARCHESSAUX.** NOUVEAU MANUEL D'ANATOMIE GÉNÉRALE, Histologie et organologie de l'homme, par le Dᵣ MARCHESSAUX, ancien interne des hôpit. de Paris. 1844, 1 vol. gr. in-18. 3 fr. 50

**TARDIEU.** MANUEL DE PATHOLOGIE ET DE CLINIQUE MÉDICALES, par M. le docteur TARDIEU, agrégé de la Faculté de médecine de Paris. 1 fort vol. gr. in-18. (Sous presse.)

Paris. Imprimerie de BOURGOGNE et MARTINET, rue Jacob, 30.

# MANUEL

# D'HYGIÈNE

ou

HISTOIRE DES MOYENS PROPRES A CONSERVER LA SANTÉ,

ET A PERFECTIONNER

LE PHYSIQUE ET LE MORAL DE L'HOMME ;

PAR

## Le Docteur F. FOY,

Pharmacien en chef de l'hôpital Saint-Louis.

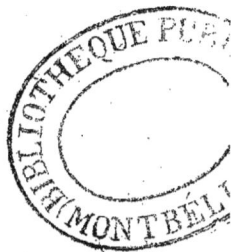

PARIS.

GERMER BAILLIÈRE, LIBRAIRE-ÉDITEUR,

RUE DE L'ÉCOLE-DE-MÉDECINE, 17.

1845.

# PRÉFACE.

L'origine de l'hygiène, comme celle de la médecine, remonte, sans aucun doute, aux premiers âges du monde. Laquelle de ces deux sciences est apparue la première ? La médecine sans aucun doute encore. En effet, observé dans les actes ordinaires de la vie, dans ses habitudes, l'homme, vivant en société, va rarement à côté de ce qui peut lui être nuisible, funeste même. Esclave de ses passions, poussé par le désir insatiable d'acquérir, afin de satisfaire plus amplement des penchants et des goûts sans cesse renaissants, il étouffe très souvent le cri de cet instinct conservateur que lui a donné l'auteur de la nature. C'est alors qu'il devient inférieur à l'homme isolé, à l'homme sauvage, à la brute même, qui n'ont que les besoins de la vie animale à apaiser, et chez lesquels, par conséquent, l'instinct de conservation ne perd jamais ses droits. C'est

*a*

alors aussi que des maux physiques et moraux l'atteignent,
que la douleur le déchire , que la réflexion naît dans son
esprit, que la sagesse, fille de l'expérience, germe et grandit
dans son âme. C'est alors enfin qu'il met tous ses soins ,
tout son génie à combattre, à détruire d'abord , à éviter
ensuite, les peines qu'il prévoit destructibles , évitables.
De là, évidemment, la naissance de la médecine, celle
de l'hygiène , sciences qui doivent s'occuper tour à tour et
de l'âme et du corps ; car , on le comprend aisément , les
impressions morales ont une influence tellement manifeste , tellement profonde sur les maladies physiques, qu'il
est difficile souvent , impossible quelquefois, d'obtenir la
curabilité des dernières sans avoir préalablement détruit
les premières.

Pour nous donc , l'hygiène est sœur puînée de l'art de
guérir. Pour nous encore , comme pour tous les auteurs
de médecine pratique, ces deux sciences sont inséparables,
quoique s'occupant de choses bien opposées, la *santé*, la
*maladie*.

L'hygiène est l'art de conserver la santé, de prévenir les
maladies ; c'est l'étude appliquée de tout ce qui , dans la
nature, peut contribuer au bien-être de l'homme. Cette
définition, donnée par tous les auteurs , est claire; il n'y a,
pour la rendre complète, qu'à y ajouter ces paroles de Ca-
banis : L'hygiène aspire à perfectionner la nature humaine
générale ( *Rapports du physique et du moral* ).

L'hygiène est dite *publique* et *privée*. La première traite
des lois, des mœurs et de la police des peuples; la seconde,
plus spéciale, s'occupe de la naissance , de l'âge, du tempérament, des habitudes, des professions, etc. , de l'homme.

Ainsi que la physique , la chimie et l'histoire naturelle ,
auxquelles elle est aussi étroitement unie que la médecine,
l'hygiène marche et progresse sans cesse. Les auteurs nouveaux ont écrit sur cette science , lui ont consacré leurs
veilles et leurs méditations ; leurs noms ne sauraient être
oubliés. Des améliorations importantes, des perfectionnements nombreux ont été apportés à l'ensemble, à l'application de cette branche précieuse et utile des connaissances
humaines; ces améliorations, ces perfectionnements doivent
également être rappelés et signalés. Des erreurs, des préjugés contraires à l'entretien, à la conservation de la santé,
existent encore ; il faut les combattre, les détruire. Remplir
cette noble et triple tâche a été le but que nous nous sommes
proposé en composant notre *Manuel d'hygiène.*

Déjà, dans un ouvrage récemment publié ( *voir* notre
TRAITÉ DE MATIÈRE MÉDICALE ET DE THÉRAPEUTIQUE
APPLIQUÉE), nous avons indiqué, d'une manière incomplète
sans doute, le traitement propre à chacune des nombreus es
maladies qui atteignent l'espèce humaine (1) ; aujour-
d'hui nous allons nous efforcer de mériter de nouveau la
bienveillance du public médical en résumant en un volume
les découvertes récentes , les documents utiles répandus
dans la science, touchant la santé générale et la santé privée.
Nous nous estimerons heureux si ce nouveau travail, fruit
de nos études favorites , le bien-être de nos semblables ,
contribue en quelque chose à éclairer les masses sur ce
qui leur est utile , indispensable même , pour jouir longtemps du plus précieux de tous les biens, la *santé.*

(1) Deux vol. in-8. 1843.

Éclairer les masses ! venons-nous de dire. Mais ce but n'est-il pas prétentieux , et pouvons-nous espérer plus de succès que nos devanciers ? Ignorons-nous le peu de bien qui a été fait jusqu'alors, les préjugés qui semblent plus forts que tous les enseignements de la science ? Non, nous n'ignorons ni l'un ni les autres. Nous savons seulement avec quelle lenteur la vérité se répand , avec quelle difficulté elle acquiert droit de domicile , avec quelle persévérance, par conséquent , il faut sans cesse et toujours la présenter. Nous savons encore qu'il en est de cette même vérité comme de la calomnie, qu'à force d'être répétée il en reste quelque chose. C'est à ces convictions que nous devons le courage de ne pas avoir reculé devant l'idée de répéter aussi ce que tant d'autres ont dit, et si souvent et si bien.

Nous avons emprunté à l'histoire, à l'observation directe, à l'expérimentation, aux voyages. Dans l'histoire , nous avons appris les conditions apportées aux lois hygiéniques, selon les temps , les lieux, les constitutions atmosphériques , épidémiques, endémiques, etc. L'observation nous a enseigné ce qui convient à tel individu , ce qui nuit à tel autre; l'expérimentation a confirmé les faits dus à l'observation ; enfin les voyages nous ont mis à même de bien étudier les climats , les races , les mœurs , les passions , etc. , des différents peuples.

Relativement à l'histoire, nous nous sommes montré sévère dans l'admission des faits rapportés par elle ; nous avons scrupuleusement pesé la valeur de chacun de ces derniers ; en un mot, nous avons mis toute notre attention pour distinguer le vrai du faux. Nous nous sommes surtout mis en garde contre les anecdotes, les historiettes répandues çà et là, et dans les écrits des anciens, et dans les écrits des modernes. Nous avons eu constamment présente à l'esprit cette vérité : que l'histoire de nos jours étant écrite avec nos vertus, nos vices, nos passions, notre partialité ; de même nos pères ont eu leurs temps d'erreur, leurs jours de mauvaise foi.

Ainsi qu'on le verra par la suite, le plan que nous avons adopté est une légère modification apportée aux plans divers des anciens et des modernes ; mais ce plan n'est pas assez neuf, assez différent, pour que nous le disions *nôtre*. Toutefois nous le croyons plus naturel que tous ceux de nos devanciers, plus conforme au but que nous nous sommes proposé. Les lecteurs en jugeront.

La santé et la maladie, ces deux états particuliers de notre faible et courte existence, ayant été définies aussi exactement que la science le permet, nous avons tracé brièvement l'historique de l'hygiène. Nous sommes ensuite entré en matière, et nous avons divisé notre *Manuel*, non plus en trois parties : *sujet de l'hygiène, matières de l'hygiène, règles de l'hygiène*, mais en deux parties seulement : *matières de l'hygiène, sujets de l'hygiène*. Dans la première partie ont été étudiées les *choses célestes* et les *choses terrestres*. Comme choses célestes, ou choses répandues dans l'espace, nous avons fait connaître l'influence de l'air, des astres, des météores, etc., sur notre économie. Comme choses terrestres, subdivisées en celles qui sont dues à la nature seulement, et en celles qui sont dues à la nature et à l'industrie des hommes, nous avons étudié les localités, les climats, les saisons, les habitations, les vêtements, etc. Cet ordre, comme on peut le voir déjà, qui embrasse les *circumfusa*, ou ce qu'Hippocrate a nommé les *airs*, les *eaux* et les *lieux*, nous a mis à même de ne passer sous silence aucun des conseils relatifs aux matières de l'hygiène préexistant à l'homme : nous parlons de l'homme naissant au sein d'une société civilisée.

Après cette étude, première partie de notre ouvrage, est venue celle de l'homme, celle de la femme, apparaissant au monde avec leur nudité, leurs faiblesses, leurs vagissements, leurs besoins, et devant rester avec leurs douleurs, leurs infirmités, leurs passions, leurs travaux, etc. Ici, nos deux sujets, l'homme et la femme, ont été pris à leur naissance et examinés, jusqu'à leur mort, dans toutes les conditions matérielles et morales qu'ils doivent ou qu'ils peuvent parcourir. Cet examen a été la seconde partie de notre livre. Dans cette dernière partie, peut-être avons-nous rêvé; peut-être avons-nous fait de l'utopie? Mais voir le bien en désir, jouir du bonheur par l'espérance, n'est-ce pas oublier le mal, n'est-ce pas annihiler les influences fâcheuses de celui-ci, et n'est-ce pas, en définitive, protéger la santé, faire de l'hygiène?

D'après ce qui précède, on voit que nous avons fait marcher de front l'hygiène publique et l'hygiène privée. Cette tâche a été grande, hérissée de bien nombreuses difficultés; mais notre désir de bien faire était là, et nous apercevions de loin, comme encouragement, l'indulgence bienveillante du lecteur et la certitude qu'il lui resterait de notre bonne intention. Nous avons donc poursuivi notre œuvre en empruntant un peu aux anciens, beaucoup aux modernes. Aux uns et aux autres, tels que : Arbuthnot,

Lorry, Monro, Ramazzini, Wuislow, Tissot, Willich, Hufeland, John-Sainclair, Hallé, Leroy, Tenon, Desgenettes, Barbier, Rostan, Londe, Deslandes, Andral, Buchez, Trélat, H. Royer-Collard, Michel Lévy, Ed. Auber, Motard, Foissac, Briand, etc., etc., à ces médecins hygiénistes, tout le bien qui se trouvera dans notre *Manuel.* Aux travaux de Parent-Duchâtelet, de Villermé, de Montferrand, etc. ; aux *Annales d'hygiène et de médecine légale,* aux *thèses* du dernier concours pour la chaire d'hygiène près la Faculté de médecine de Paris, toutes les citations importantes que nous avons faites. A nous seul le mal qui se trouvera dans l'œuvre de patience, de recherches, de coordination que nous livrons au public. Puisse le *mal* ne pas étouffer le *bien !*

# ERRATA.

# MANUEL

# D'HYGIÈNE.

## ARTICLE PREMIER.

### De la Santé.

Dire que la santé, cet exercice libre et parfait des organes qui composent le corps humain, cette harmonie facile et agréable des fonctions de l'économie, est le plus grand et le plus beau de tous les biens; qu'elle est à elle seule le don le plus précieux que le divin maître ait pu nous faire; ajouter que ce bien, ce don, est des plus fragiles, des moins durables, c'est constater une vérité de tous les temps et de tous les lieux; c'est rappeler à tous les esprits les soins que cet état de bien-être exige pour son entretien, sa prolongation. De là les nombreux et sages préceptes donnés à l'homme par tous les législateurs, les philosophes et les médecins pour protéger la santé; de là encore la personnification, la déification même de cette partie de la médecine par les anciens, qui personnifiaient, qui déifiaient tout ce qui était beau, tout ce qui était utile.

Chez les Grecs, l'*Hygie*, ou la Santé, était une jeune nymphe à l'œil vif et riant, au visage frais et vermeil, à la taille légère, à l'embonpoint gracieux et rosé. Chez les Romains, c'était une femme assise sur un trône, déposant

1

sur un autel entouré d'un serpent, symbole de la prudence, une coupe, emblème du remède, ou plutôt du préservatif de la maladie. Chez les Romains encore, des fêtes furent instituées en l'honneur de la Santé, un temple lui fut élevé et dédié par G. Junius Bubuleus, près du mont Quirinal. La porte de Rome voisine de ce temple avait reçu le nom de *Porte Salutaire*. Aujourd'hui, les poëtes seuls chantent et célèbrent la Santé; mais, en général, ils en suivent peu les sages et utiles ordonnances : aussi nous n'avons plus de fêtes, plus de temples consacrés à la déesse Hygie; nous adorons d'autres idoles, et celles-là, nous le dirons par la suite, sont loin de nous donner une grande longévité. Comme les anciens, nous faisons bien, il est vrai, quelques sacrifices à la Santé; mais les victimes ne sont autres que nous-mêmes, qui sans cesse abrégeons nos jours dans des travaux excessifs imposés par notre ambition, dans des privations suscitées par notre cupidité, notre avarice, dans des excès dus à notre intempérance. Et pourtant, sans la santé, quelle misère, quel fardeau que la vie! quelle futilité que la richesse! quelles inutilités que le mérite, la gloire, les titres, les honneurs!

La santé, avons-nous dit, est un don, un bien fragile et peu durable. A cette proposition claire, précise et facile à comprendre pour tout le monde, nous ajouterons, comme définition plus étendue, plus complète, une autre proposition que voici : la santé peut être considérée tout à la fois comme un être matériel, en ce sens qu'on ne peut nier son existence, et comme un être de raison. Elle sera un être matériel, et ce cas est le plus rare, quand elle résistera aux causes ordinaires de son ébranlement, de son altération. On sait, en effet, que les propriétés, les qualités de la santé ne sont pas toujours renfermées dans un cercle étroit et infranchissable; que certaines modifications peuvent être imprimées inopinément à nos organes; qu'il y a enfin des êtres privilégiés qui se portent constamment bien, tout en s'éloignant des règles hygiéniques les plus sacrées. Comment expliquer cet heureux privilége sans admettre un principe conservateur, inconnu dans son essence, veillant sur nous et écartant de nos organes les désordres prêts à éclater ?

La santé sera un être de raison, un état moyen ou relatif, et ce cas est le plus fréquent, toutes les fois que le jeu des organes, l'accord des fonctions, seront suffisants pour empêcher la plus légère des maladies, la plus faible des indispositions. Enfin la santé existera encore, mais non absolue, non entière, quand les atteintes morbifiques ne porteront que sur des organes d'une utilité secondaire.

Les attributs, les caractères de la santé, dépendant, les uns de l'ensemble de l'organisation, les autres des individualités ou idiosyncrasies, de l'état des grands appareils, peuvent être établis ainsi qu'il suit : l'homme qui se porte bien a le teint plus ou moins animé, la carnation fraîche, la peau souple, les traits calmes et heureux, le port droit, la stature aisée, la démarche sûre et hardie, le travail du corps et de l'esprit facile, le repos doux et réparateur, les fonctions régulières, l'appétit bon, la digestion prompte, les excrétions proportionnelles, la respiration grande, la circulation régulière, l'intelligence en rapport avec le genre des occupations ordinaires, le caractère bon, les passions calmes.

Toutefois, le portrait que nous venons de donner de l'homme en santé n'est pas toujours aussi fidèle, aussi complet. On sait que tel individu dont le teint est pâle et en apparence languissant jouit d'une santé aussi bonne, et quelquefois meilleure que tel autre dont le *facies* est fleuri et vermeil. Mais ces observations ne sont que des variétés individuelles, et ces variétés ou exceptions, loin de détruire les caractères généraux que nous avons donnés de la santé, ne font que confirmer leur réalité.

Comment conserve-t-on la santé ? en suivant avec sagesse

les préceptes que nous donnerons dans le cours de cet ouvrage. Ces préceptes varieront selon les âges, les prédispositions morbides, les sexes, les climats, etc. ; car le corps
humain varie selon les âges, les maladies qu'il a essuyées,
les modificateurs qui l'entourent.

Y a-t-il un principe qui puisse servir dans tous les cas
de base, de règle générale, de *criterium* infaillible pour
conserver la santé? Notre savant confrère, le docteur Réveillé-Parise, dans ses *Considérations sur la santé* (GAZ.
MÉD., 1843, p. 392 et 540), assure que ce principe existe
dans la science, dans les lois physiologiques; qu'il ne s'agit
que de le connaître et de l'appliquer. Voyons quelques
unes des propositions de cet auteur.

« Tous les organes du corps humain sont aptes à être
excités, tous jouissent d'une propriété particulière, inhérente à leur nature, qu'on appelle *excitabilité*. Cette propriété, quelle que soit sa nature, *une* et *indivisible*, ou
particulière à chaque organe, est elle-même susceptible
d'abaissement et d'élévation, de diminution et d'accroissement, à des degrés difficiles à calculer avec précision.
Toutefois, en la considérant dans son *minimum* et dans
son *maximum*, on trouve une latitude assez étendue, capable d'être déterminée jusqu'à un certain point. C'est
dans cette propriété que sont placées radicalement les forces
inconnues de la vie, etc.

» Cette propriété (l'excitabilité) serait inerte et impuis-
sante, si ses actes n'étaient provoqués par une autre force
presque toujours extérieure, qu'on appelle dans son ensemble l'*excitation* ou l'*excitement*, force qui elle-même
varie dans des proportions infinies. Ainsi, d'une part
l'excitabilité, de l'autre l'excitement, toujours en jeu,
toujours en activité, continuellement en rapport, déterminent les phénomènes de la vie ; ils les manifestent, ils les
règlent, ils les balancent et les expliquent. Quand ils cessent, la machine se dissout, et ses différentes parties

passent à d'autres combinaisons dans l'immense laboratoire de la nature.

» Dans l'économie animale, chaque organe a son stimulant particulier ; mais tous les organes sont solidaires dans leur action, et cela en vertu du *consensus* général ; c'est cette solidarité qui réduit tous les actes vitaux à l'*unité* harmonique de l'organisme ; et c'est précisément dans cette *unité* que consiste le principe fondamental de la santé, autrement dit dans un rapport constant, un *équilibre normal* entre l'*excitabilité* et l'*excitement* de chaque organe en particulier.

» Chaque organe doit être excité, stimulé convenablement, c'est-à-dire dans les *proportions de son excitabilité.* Aller au-delà, c'est détruire les forces, amoindrir la vie, entraver le développement général.

» L'*excitabilité*, force inhérente aux organes, ne pouvant plus être régénérée quand elle a été épuisée par des excès, il est important de se placer, de se tenir dans les conditions voulues pour l'exercice libre et facile des fonctions organiques.

» L'*excitement*, ou les moyens d'excitation, étant susceptibles d'être renouvelés, dépendant de notre volonté, il faut que la raison préside toujours à leur emploi.

» Tous les organes, avons-nous dit, subissent le joug de l'excitabilité, de l'excitement. Mais il en est trois surtout qui influent plus immédiatement sur la santé, le bien-être et le bonheur des hommes ; ce sont : le *cerveau* et ses dépendances, l'*estomac* et ses annexes, et les organes *générateurs.* La plus grande attention doit donc être constamment portée sur les fonctions de ces principaux organes, surtout aux trois périodes de la vie dites *enfance, virilité, vieillesse.* »

De tout ce qui précède, peut-on conclure que la santé est un bien constant, durable, permanent, dépendant de notre obéissance aux lois hygiéniques ? Peut-on ajouter que

1.

nos excès, nos passions peuvent seuls l'altérer, la détruire?
Non, certainement. On sait, nous l'avons déjà dit, qu'il
est des êtres privilégiés qui, quoi qu'ils fassent, jouissent
constamment d'une bonne santé; il en est d'autres, au
contraire, dont la constitution mauvaise dès le principe,
entretenue mauvaise par les privations, la misère et les
chagrins, traînent une vie languissante et maladive. Mais
ce qui fait surtout que la santé parfaite, que l'idéal physiologique, sont choses impossibles, c'est que là où il y a
vie, il y a fonctions; que celles-ci s'exécutent à l'aide
d'organes, d'instruments, et que ces derniers n'ont qu'une
quantité déterminée de forces ou de puissance à dépenser.
De là une vie plus ou moins longue, une santé plus ou
moins belle et heureuse; de là aussi l'altérabilité de cette
santé, la fin de cette vie; et cette altérabilité, cette fin,
sont d'autant plus rapides, d'autant plus promptes, que
l'excitabilité organique est plus souvent mise en jeu, que
l'excitement est plus souvent employé.

## ARTICLE II.

### De la Maladie.

Si la santé est le plus doux et le plus grand des biens,
la maladie, cet état dans lequel les organes de l'économie
sont mal à l'aise, déplacés ou plus ou moins profondément
altérés, dans lequel les fonctions sont irrégulières, interrompues, suspendues ou douloureuses, la maladie, disons-
nous, est, par contre, le plus grand et le plus cruel de
tous les maux. Avec elle la vie est une amère déception,
une longue et poignante douleur. La pauvreté, compensée
par la force et le courage, lui est mille fois préférable.

L'homme malade compte mille fois ses heures, ses jours, ses années. Tous ses vœux tendent vers une seule et même chose, la fin de ses souffrances. Chez lui, l'amitié n'est plus qu'un mot, les liens de famille se détruisent peu à peu, le cœur devient muet. La possession des richesses les plus belles, des titres les plus élevés, des honneurs les plus grands, est nulle et superflue. Sans cesse tourmenté par le mal et la douleur, le valétudinaire a le caractère chagrin et maussade ; ses passions sont tristes ; il recherche la solitude ; il est sourd aux conseils de la philosophie, de la morale, de la religion. Heureux quand son humeur noire, sa mélancolie, ne le portent pas au désespoir, à l'envie de mal faire, au meurtre, au suicide ! L'esprit est sain chez celui qui se porte bien, a dit Juvénal (*mens sana in corpore sano*) ; l'esprit est souvent malade, insensé, furieux, ajouterons-nous, chez celui-là qui est en proie aux souffrances physiques (*mens ægrota in corpore dolenti*). Le malade devra donc être plaint toujours, pardonné souvent, condamné rarement ; car, à part quelques caractères d'élite, quelques organisations supérieures, combien de sages compte-t-on parmi les hommes abandonnés par la santé, dévorés par la maladie ? L'histoire a enregistré, nous le savons, des traits de courage et d'héroïsme, des actes de génie et de grandeur d'âme chez des hommes malades et souffrants depuis longtemps. Ainsi le maréchal comte de Saxe se fit porter à Fontenoy, quoique infirme et valétudinaire, et sa présence décida de la bataille ; Scarron resta gai et facétieux malgré ses douleurs, et Voltaire, qui se fit vieux dès l'âge de cinquante ans, conserva son génie et sa fécondité au milieu de ses maladies continuelles. Mais qui nous assure que le premier ne trouvait pas dans le carnage des combats une compensation à ses douleurs ; et qui nous dit que les deux autres n'étaient pas un peu soulagés toutes les fois qu'ils lançaient à la face de l'espèce humaine quelques sarcasmes touchant ses vices, ses travers, ses ridicules ?

Mais abandonnons cette triste et bien faible ébauche de l'homme malade, voyons ce qu'est la maladie, donnons ses caractères généraux, établissons ses différences avec l'infirmité, avec l'indisposition, nous réservant, dans le cours de ce travail, de faire connaître et d'énumérer, en parlant des âges, des sexes, des professions, etc., les maux qui sont innés, héréditaires, pour ainsi dire inévitables, et au-dessus, par conséquent, des règles de l'hygiène ou de la prophylaxie.

L'homme est malade toutes les fois qu'il y a déplacement, lésion ou altération des organes constituant son économie tout entière ; que les fonctions de ces mêmes organes sont gênées ou douloureuses, interrompues ou suspendues par une cause quelconque, soit interne, soit externe. La maladie appartient au médecin ; celui-là seul, appelé à temps, aidé de l'hygiène et de ce principe conservateur dont nous avons parlé à l'occasion de la santé, peut souvent, sinon toujours, enrayer la marche et les progrès d'un mal qui, abandonné à lui-même, entraînerait infailliblement après lui, du moins dans la grande majorité des cas, soit une vie malheureuse, soit la mort.

L'homme infirme est celui chez lequel quelques organes manquent en totalité ou en partie, ou bien sont déplacés ou mal développés. Les infirmités, confondues quelquefois avec les maladies proprement dites, sont congénitales ou acquises, relatives ou absolues. Quelques unes sont susceptibles d'être détruites ou réparées, quelques autres sont au-dessus des ressources de l'art de guérir ; nous les indiquerons complétement en parlant des naissances, des sexes, des âges. Les infirmités, les curables bien entendu, sont du ressort du chirurgien, secondé encore par l'hygiène et par la gymnastique, l'orthopédie.

Enfin on est seulement indisposé quand on ne peut dire précisément le lieu, l'organe où l'on souffre, que l'on ne peut pas bien définir ce que l'on éprouve. Le mal ressenti est vague, indéterminé et peu durable. Dans ce cas, le repos à la chambre, la diète pendant un jour ou deux, quelques boissons délayantes suffisent pour ramener l'organisme dans son état normal. L'homme indisposé, doué de raison et d'intelligence, arrivé à un certain âge, peut donc être son propre et unique médecin ; car il peut savoir ce qui a troublé l'harmonie de ses fonctions, en quoi il a manqué aux préceptes de l'hygiène.

La santé, avons-nous dit, est, le plus souvent, un être de raison. Il n'en est pas de même de la maladie. Celle-ci, en effet, prise au figuré, est considérée par tous les médecins comme un être matériel, ou plutôt (l'opinion première étant celle des ontologistes, parmi lesquels nous ne figurons pas) comme un acte vital, un fait organique, un résultat autre que ceux qu'on observe dans l'état normal, dont on ne connaît pas encore l'essence ou la nature intime, dont on ne sait pas toujours, du moins trop fréquemment, ni le siége ni la cause, malgré les observations pathologiques nombreuses, les recherches anatomiques, microscopiques, chimiques, minutieuses et variées qui ont été faites à ce sujet, surtout dans ces derniers temps : aussi, aujourd'hui encore, époque du progrès, époque de la médecine positive, mathématique, comme le proclament quelques hommes à système, on ne peut reconnaître, admettre une maladie autrement que ne l'ont fait les médecins de tous les temps, c'est-à-dire en étudiant avec soin, en analysant certaines données plus ou moins sensibles, plus ou moins apparentes, appelées signes, caractères, symptômes ou phénomènes anormaux.

Les maladies sont nombreuses et bien variées ; toutes agissent sur l'organisme, sont produites par lui, mais ne siègent pas dans lui. Les unes ne sont que des lésions de fonctions, les autres des lésions d'organes, de structure, de composition dans les solides et les liquides, et toutes peuvent se résumer dans un excès, une diminution, une

absence ou une aberration des forces vitales ou conserva-
trices, ou bien, pour nous reporter à ce que nous avons dit
de la condition de la santé, dans le défaut d'équilibre
entre l'*excitabilité organique* et l'*excitement*.

Le grand nombre des maladies a exigé leur division
pour faciliter leur étude. Voyons rapidement ces divisions, établies, les unes d'après le siége, les autres d'après
les causes particulières ou générales, d'après la durée, etc.
Toutefois nous serons bref sur toutes ces questions; celles-
ci, en effet, appartiennent davantage à la pathologie proprement dite.

Sous le rapport de leur siége, les maladies sont distinguées en internes et en externes, suivant qu'elles sont
cachées ou apparentes; en locales ou générales, quand leur
funeste action s'exerce sur un seul ou sur plusieurs organes,
sur une seule ou plusieurs fonctions. Elles sont fixes ou
mobiles selon que leur siége ne varie pas ou se déplace. On
les dit spécifiques, suivant que leur forme, leur manière
d'être, leurs *crises*, comme on l'a dit encore, se manifestent
toujours sous des caractères identiques. Enfin les maladies
spéciales sont celles qui affectent les systèmes ou appareils
d'organes.

Sous le rapport des causes, encore trop souvent inconnues, les maladies sont dites bilieuses, lymphatiques,
scrofuleuses, syphilitiques, etc., selon la prédominance,
dans notre économie, de la bile, de la lymphe, de
la diathèse humorale, syphilitique, etc. Toutes ces expres-
sions, et quelques autres que nous énumérerons dans un
instant, sont restées dans le langage médical actuel. Un
grand nombre de dénominations analogues ont été rejetées,
avec raison, ou sont encore employées, mais par le vulgaire
seulement : ce sont celles de maladies chaudes, froides, sanguines, laiteuses, pituiteuses, etc. Le temps, il faut l'espérer, finira par faire justice de mots aussi ridicules et
aussi inexacts dans leurs significations. Les maladies sont

encore distinguées, toujours sous le rapport des causes qui peuvent les produire, en maladies miasmatiques, sporadiques, épidémiques et endémiques. Aux premières, telles que la peste, la fièvre jaune, le typhus, le choléra, etc., qui sont dues aux *miasmes,* principes invisibles, impondérables, souvent appréciables à l'odorat, au goût, etc., se rattachent les fièvres intermittentes, la fièvre typhoïde pernicieuse, etc. Les secondes, ou maladies sporadiques, sont dues à des causes particulières, agissant isolément sur chaque individu, comme les abcès, les furoncles, la goutte, le rhumatisme, etc. Les troisièmes diffèrent des précédentes, en ce que les causes déterminantes portent leur action sur un grand nombre d'individus à la fois : la peste, le choléra asiatique, les fièvres intermittentes, la grippe, les angines, et une foule d'autres maladies peuvent devenir épidémiques. Enfin les maladies endémiques sont celles qu'on ne rencontre que dans certains lieux, certaines contrées, et qui agissent d'une manière continue ou périodique, comme le crétinisme, le goître, la lèpre, etc.

Les saisons sont encore des causes de maladies. On sait, en effet, que certaines affections, fréquentes en hiver et en automne, sont rares au printemps et en été ; que d'autres offrent des observations contraires. De là des maladies vernales, printanières, estivales et automnales. Nous reviendrons sur toutes ces choses en étudiant les saisons et leur influence sur la santé. Nous indiquerons également plus tard les maladies qui reconnaissent pour causes l'âge, le sexe, le tempérament, le régime, les habitudes, les professions.

Une dernière considération présentée par les maladies sous le rapport de leurs causes, considération qui doit être invoquée dans le choix du traitement, et qui par conséquent est très importante, est leur distinction en idiopathiques, essentielles ou primitives, et en sympathiques, secondaires, consécutives ou symptomatiques. Les premières

sont le résultat immédiat d'actions diverses et directes sur
nos organes ; les secondes sont les suites, la conséquence
ou les effets d'une autre maladie.

Classées d'après leur durée, les maladies sont éphémères, aiguës ou actives, chroniques ou passives, selon
qu'elles se terminent en un ou trois jours, qu'elles dépas-
sent quarante jours, ou qu'elles se prolongent au-delà de
ce dernier terme. Sans être médecin, on peut voir de
suite que cette définition est purement arbitraire, et qu'une
foule de circonstances, tenant, les unes à la nature même
du mal, les autres à la nature du tissu affecté, d'autres à
l'âge, au sexe, au régime, etc., peuvent changer ou modifier la durée d'une maladie.

Une autre division des maladies est celle qui a pour base
la violence, l'acuité ou l'intensité des symptômes sous lesquels elles se présentent. Ainsi, il y a des maladies légères, des maladies graves ; celles-ci peuvent devenir mali-
gnes, etc. On conçoit encore ici que ces différents cas de
la maladie dépendent, et du sujet lui-même, de son âge,
de ses habitudes, de son régime, de sa disposition morale, etc., et de l'importance de l'organe affecté.

Enfin la transmissibilité de certaines affections a fait admettre des maladies contagieuses et des maladies qui ne
sont pas contagieuses. Les premières se transmettent d'individu à individu, soit par le contact, comme la gale, la syphilis, certaines dartres, etc., soit par infection, comme la
peste, le typhus, certains exanthèmes, etc.

La marche, les terminaisons diverses ou la fin des maladies, leurs complications, le retour à la santé, etc., nous
offriraient encore beaucoup de choses à dire ; mais nous ne
pousserons pas plus loin notre excursion dans le domaine
de la pathologie

# ARTICLE III.

### Aperçu sur l'histoire de l'Hygiène.

Dans tous les temps, les hommes chargés de la destinée et de la direction des peuples mirent leurs forces et leur génie en jeu pour améliorer le sort de leurs semblables. Entourés de sujets ignorants et grossiers, ils appelèrent la Divinité à leur secours, et feignirent d'avoir reçu de l'Être suprême les préceptes qu'ils enseignaient et qu'ils prati- quaient : aussi les premières religions ne furent que des lois hygiéniques appropriées aux climats et aux nations diverses répandues sur le globe terrestre. Les lotions, les ablutions, la circoncision, l'abstinence des viandes, le jeûne, la privation de certains aliments, la défense d'épou- ser ses proches, la séquestration des lépreux, ne sont que des règles hygiéniques jugées nécessaires à certaines époques.

*Hygiène dans l'Inde.* — Le plus ancien livre du monde, du moins d'après les savants, le *Sastha*, qui parut après que les hommes éclairés et philanthropes se furent aperçus que les vices et les crimes des peuples étaient le fruit de l'intempérance, de l'habitude d'égorger des animaux, de dévorer des cadavres, le *Sastha*, disons- nous, contient la loi formelle de ne se nourrir que de lait de vache, de légumes, de fruits et de riz. Il fut alors hor- rible de manger sa nourrice, et il devint naturel de respec- ter les chèvres, les brebis et tous les animaux. Toutefois, hâtons-nous de dire que la nature brûlante des climats de l'Inde devait engendrer et protéger une loi qui est encore ob-

2

servée aujourd'hui par les habitants de l'Indus et du Gange.

*Pythagore et ses disciples.* — Pythagore et ses disciples portèrent en Grèce l'habitude de se priver de viandes, et cette habitude se trouve surtout recommandée dans les écrits de Platon, Jamblique et Porphyre. On sait qu'un disciple de ce dernier, Firmus, se fit chrétien pour pouvoir manger de la viande et boire du vin.

*Hygiène chez les Chaldéens et les Égyptiens.* — Chez ces peuples, les préceptes hygiéniques eurent un caractère sacré; on en a la preuve dans le Sanchoniaton et l'Hermès trismégiste.

Chez les *Hébreux,* on voit Moïse recommander le placement des malades et des camps hors des villes, l'enfouissement des matières animales en putréfaction, l'excision du prépuce, excision qui s'est propagée chez les Arabes, qu'on a pu considérer comme une institution politique, un signe de nationalité, mais dont le but principal a été la propreté. On doit en dire autant des lotions, des ablutions, des bains, qui tempéraient l'ardeur du climat, qui obviaient au défaut de linge, à l'existence de quelques maladies de la peau; de la séquestration des lépreux, afin de diminuer les effets funestes du contact; de la défense de beaucoup d'espèces d'animaux pour arriver peu à peu à l'usage exclusif du régime végétal; des avantages du jeûne dans certaines conditions de la vie; de l'abstinence du vin chez quelques tribus; de la prohibition du mariage entre proches parents pour arriver à croiser les races et à détruire les maladies héréditaires.

A en croire l'histoire, les *Chinois* entendirent tout d'abord le langage de la raison; un de leurs vice-rois, Confutzé ou Confucius, qui vivait 600 ans avant J.-C., n'eut pas besoin de les tromper pour faire adopter une hygiène sage et éclairée. Sa morale, ses conseils, encore admirables aujourd'hui, furent longtemps suivis après que la fortune eut abandonné un aussi grand bienfaiteur de l'humanité.

Nous en dirons autant des *Crétois*, peuples sages et justes, chez lesquels on trouve des règles pour les vêtements, les repas, les exercices du corps, l'éducation, etc.

Les *Perses* doivent être placés au même rang que les Crétois, sous le rapport des mœurs et des lois hygiéniques. On peut voir dans Xénophon tous les soins que l'on prenait pour former les citoyens et les soldats. Chez ce peuple, tous les enfants, riches et pauvres, appartenaient à la nation, et celle-ci se chargeait de les élever, de les nourrir : en prêchant la femme libre, les saint-simoniens de nos jours avaient la même idée. Elle se chargeait de les accoutumer à braver la faim, la soif, l'intempérie des saisons, la fatigue de tous les exercices.

L'eau était la seule boisson des Perses encore enfants ; ils ne se nourrissaient que de pain et de cardamon. A l'époque de la puberté, ils ne s'occupaient que de l'exercice des armes, de la chasse. Ils dormaient en plein air, ne faisaient qu'un repas : aussi étaient-ils forts, robustes, courageux, indomptés, exempts de vices, de maladies. Mais ce beau temps devait finir ; une fois incorporés aux Mèdes, qui leur communiquèrent bientôt leur mollesse et leur luxe, ce peuple de héros devint un peuple d'esclaves.

Chez les *Grecs*, nous trouvons Lycurgue avec ses lois créant tout à la fois et la juste et bienfaisante admiration pour le citoyen vertueux, le magistrat intègre, le soldat invincible, et le mépris barbare, il faut le dire, pour tout ce qui était faiblesse physique. On sait qu'à Sparte, on vouait à la mort tous les enfants débiles. Ces sacrifices humains étaient faits au nom de la patrie, décidés par les plus anciens. On doit regretter des vertus, des arrêts aussi sévères. Une grande âme, un grand génie, peuvent, en effet, se rencontrer dans un corps grêle, laid ou difforme. Mais, hâtons-nous de le dire, des sacrifices de ce genre devaient être fort rares, si nous en jugeons par les précautions prises par Lycurgue pour préparer des enfants robustes.

A l'époque où vivait ce grand législateur, les femmes partageaient les exercices des hommes jusqu'au moment de leur mariage. Les danses guerrières , les combats corps à corps, les bains dans l'Eurotas , les repas publics , développaient chez les mères une force qu'elles devaient transmettre à leurs enfants. Aussitôt sa naissance , le Spartiate était le fils de tous ; la patrie l'adoptait , l'État se chargeait de son éducation. Succombait-il à l'épreuve du vin ( on plongeait le nouveau-né dans du vin) ? ses parents se consolaient en croyant que leur enfant eût été inutile à la république. Survivait-il? il était accoutumé de bonne heure à braver la douleur, la faim, la soif, la fatigue, la rigueur des saisons. Livré sans cesse aux exercices les plus rudes, aux privations les plus longues, il ne connaissait ni l'intempérance, ni l'oisiveté, ni la volupté, ni l'ivrognerie. La musique noble et guerrière était le seul plaisir du Spartiate. Chez lui, l'éloquence était la force, la clarté et la concision des pensées ; point d'ornements dans le discours. Doit-on s'étonner alors que les Spartiates aient été les plus beaux , les plus robustes, les plus sages et les plus vertueux des Grecs ?

Chez les *Grecs* et chez les *Romains* , nous voyons les gymnases et les bains en honneur et en pratique. Grands et petits, tous se livraient à l'exercice du corps, tous se baignaient avec ardeur, avec passion. Des édifices somptueux étaient destinés aux étuves sèches et humides. Les ruines des bains de Néron , d'Agrippine , de Dioclétien , de Titus , de Trajan , etc., témoignent de la magnificence de ces établissements.

Chez les mêmes peuples , mais surtout chez les Romains, nous voyons des édiles chargés de la salubrité des habitations et des villes , chargés également de la construction des aqueducs et des égouts , des approvisionnements publics , de l'établissement des cimetières , etc.

Sur la foi d'une vie future , sur la promesse de récompenses éternelles, le christianisme posa ses préceptes hygiéniques; il protégea et conserva le corps en élevant et en sauvant l'âme. De là une hygiène propre, non plus à une nation, à une classe d'individus, mais conçue dans l'intérêt, et de ceux qui souffrent de misère et de maladies, et de ceux qui peuvent être victimes de leurs passions, de leurs vices.

En instituant sa diététique spéciale, ses jeûnes, ses asiles monastiques, l'Église n'a donc rien fait contre les lois physiologiques; elle a, au contraire, nous admettons qu'il n'y a pas eu contrainte, été favorable à ces mêmes lois. Pendant le carême, elle donne aux organes digestifs, surexcités par la nourriture fortement stimulante de l'hiver, le temps de se reposer et de se préparer à l'épreuve des chaleurs du printemps et de l'été. Par ses jeûnes, recommandés, soit avant, soit après les grandes fêtes, elle donne à l'estomac plus de force, plus d'énergie pour les écarts passés, pour les écarts futurs. Dans les couvents, encore, se rendent en grande partie, sinon en totalité, ces natures exaltées, mélancoliques, débiles ou maladives, qui ne laissent après elles aucun élément regrettable de reproduction.

*Hygiène en France.* — Pendant longtemps, quatre siècles au moins, les lois hygiéniques suivies en France furent celles des Romains; les capitulaires de Charlemagne témoignent de cette vérité. Les léproseries étaient les seuls monuments d'hygiène publique. Au XIIIᵉ siècle il y en avait dix-neuf mille en Europe; la France en comptait deux mille à elle seule (Mathieu Paris). Il faut arriver jusqu'à l'an 1350 pour voir la création d'une véritable police de santé, police bien imparfaite, due à Jean II surnommé le Bon, et notablement changée et améliorée par de La Reynie, vers la moitié du XVIIᵉ siècle. C'est de cette époque (24 mars 1668) que date la première convocation de médecins pour délibérer sur une question d'hygiène

2.

publique : il s'agissait de la fabrication du pain. Cette in-
novation fut suivie de beaucoup d'autres , et des questions
de haut intérêt ne tardèrent pas à être agitées sur les professions nuisibles , les épizooties, les secours à porter aux
personnes noyées, asphyxiées, etc. Le bon exemple donné
et suivi à Paris gagna la province. Lyon rendit, en 1737
et 1739, deux ordonnances relatives à la morve des chevaux. En 1730, Marseille eut à se défendre contre l'invasion de la peste d'Orient. En 1770, l'échevin Pia régula-
risa les secours à porter aux noyés et aux asphyxiés.
Quelques années plus tard, la Société royale de médecine
éclairait de ses lumières le bon vouloir de l'autorité à l'é-
gard des épidémies, des épizooties, des ateliers malsains,
de l'éducation physique des enfants, du méphitisme des
fosses d'aisances , de l'état des voiries, des qualités des
boissons , de celles des aliments , etc.

En 1802, le comte Dubois institue le conseil de salubrité de Paris , conseil dont les travaux continuent à être
ce qu'ils ont toujours été, utiles et précieux , et que le
comte d'Anglès fit rassembler en un seul faisceau sous le
titre d'*Analyse des travaux du Conseil de salubrité.* Ce
recueil , source inépuisable et féconde en bons et utiles enseignements , se trouve continué aujourd'hui par les *Annales d'hygiène et de médecine légale,* dépôt scientifique
qui ne cède en rien à son aîné.

*Hygiène réduite en art.* — Ainsi que nous l'avons vu,
deux choses principales ont servi de base , de fondement à
l'hygiène : la religion, invoquée par Moïse ; la patrie, invoquée par Lycurgue. Une troisième doit être nommée :
c'est la nature , invoquée par Hippocrate. C'est dans l'En-
cyclopédie de Cos que l'hygiène se présente avec les caractères de l'observation , le cachet de l'expérience ; c'est
là que les modifications de l'économie furent étudiées avec
une méthode , une précision, une profondeur remarquables.

Ce qu'Hippocrate savait le mieux, dit le docteur Littré, c'étaient les effets produits sur le corps par l'alimentation, le genre de vie et l'habitation. Quant aux effets internes, pathologiques, il les connaissait peu, en raison de l'état imparfait des sciences physiques et anatomiques de son époque. Il n'en a pas été de même des changements atmosphériques; ceux-ci occupèrent sans cesse l'esprit du grand philosophe, du véritable médecin. Il les étudia suivant les saisons, suivant les climats, et cette étude lui suscita l'idée des constitutions médicales.

Hippocrate a beaucoup insisté sur la nécessité d'un régime alimentaire régulier, suffisant. Une abstinence intempestive, sévère, dit-il, est aussi funeste qu'une réplétion intempestive et exubérante. L'exercice du corps soit avant, soit après le repas, les moyens débilitants dans les affections aiguës, les dangers encourus et par ceux qui se livrent à des travaux excessifs, soit physiques, soit intellectuels, et par ceux qui s'abandonnent à un sommeil trop prolongé, à une mollesse habituelle, n'ont point échappé aux méditations du célèbre médecin de Cos; on le voit recommander les uns, signaler ou défendre les autres.

Parmi les ouvrages écrits, attribués à Hippocrate ou à son école, touchant l'hygiène et la thérapeutique, mais surtout relatifs à l'hygiène, nous trouvons le livre ayant pour titre : du *Régime des gens en santé*, livre que le docteur Littré attribue à Polybe. Viennent ensuite ceux qui traitent de l'*usage des liquides*, des *songes*, des *aliments*, des *airs*, des *eaux* et des *lieux*. Dans ce dernier ouvrage (*Traité des airs, des eaux et des lieux*), que le savant traducteur que nous venons de nommer (le docteur Littré) considère comme un monument immortel du génie d'Hippocrate, trois questions principales d'hygiène publique ont été profondément méditées, sagement résolues, à savoir : l'influence pathogénique des vents sur la salubrité des

villes et des habitations, l'importance et la bonne qualité
des eaux, la fréquence et la prédominance des maladies
suivant les lieux, les saisons, les climats. Une quatrième
question a encore été examinée par Hippocrate, dans le
même travail : c'est celle qui tend à expliquer, par les conditions topographiques, les différences physiques et morales offertes entre les habitants de l'Europe et ceux de
l'Asie.

Les auteurs qui se présentent après l'école de Cos, qui
ont écrit sur l'hygiène considérée comme art, dit le docteur Michel Lévy, sont Dioclès de Caryste, connu par
son épître prophylactique adressée à Antigone, et Celse, qui
non seulement a fait l'analyse des œuvres médicales de son
époque, mais qui en a tracé l'origine, signalé les progrès.
Quelques préceptes hygiéniques relatifs aux différentes
constitutions, une définition, une explication même des
sympathies morbides ; quelques avis touchant la grande
susceptibilité de l'estomac chez les habitants des villes et
des gens de lettres, sont encore dus à Celse. C'est ainsi
qu'on trouve dans ses écrits ces réflexions, ces conseils
utiles : que chacun étudie son tempérament, car il est le
principe des différences individuelles ; qu'il n'est guère de
corps qui n'ait sa partie faible, un organe plus susceptible
que les autres ; que la vie, la santé, ne résident pas dans
l'observation minutieuse et pusillanime de soi-même, mais
dans la variété du régime et des exercices, dans les alternatives inégales de travail et de repos, etc. Mais, de toutes
les collections relatives à l'hygiène, la plus riche, sans
contredit, est celle de Galien et de ses disciples. On connaît, en effet, et la fécondité, et la prolixité même de
l'illustre médecin de Pergame. Ses productions originales
sur l'art de conserver la santé, ses commentaires sur Hippocrate, sont immenses. On lui doit un traité d'hygiène ou
de médecine morale, des considérations importantes sur
l'enfance, la vieillesse, les tempéraments, les habitudes,

les affections de l'âme, le danger des bains froids à de certaines époques de la vie, etc., etc.

C'est à Galien que l'on doit encore, en hygiène, l'expression de *choses non naturelles*. On retrouve également dans ses écrits la doctrine du chaud et du froid, du sec et de l'humide, doctrine déjà combattue par Hippocrate, par Oribase, Aétius, Paul d'Egine, Alexandre de Tralles, etc., jusqu'aux trois écoles des Arabes d'Orient, des Arabes d'Occident et de Salerne ; et renversée enfin par les savants du Bas-Empire, après avoir défrayé la science des médecins européens du XIIIᵉ et du XIVᵉ siècle.

Dans la longue période qui aboutit à la renaissance, dit le docteur Michel Lévy, un seul monument historique s'offre à l'hygiéniste : c'est le recueil versifié de l'école de Salerne, école déjà célèbre dès le milieu du XVIIᵉ siècle, et dans laquelle Constantin de Carthage importa la médecine grecque et arabe vers la fin du XIᵉ siècle.

Tout le monde connaît les *Maximes de l'école de Salerne*. Ce recueil, écrit en vers plus précis qu'élégants et corrects, renferme, parmi quelques vérités, les erreurs les plus grossières, les interprétations les plus erronées, les préceptes les plus faux, les conseils les plus étranges. Son auteur, Jean de Milan, dit-on, n'a donc laissé qu'un document historique, mais non une source prophylactique dans laquelle la science d'aujourd'hui saurait puiser beaucoup de préceptes profitables.

Au temps de Sanctorius (1571), la plupart des ouvrages d'hygiène, quoique entachés d'astrologie, quoique souillés de nombreuses panacées, ont un caractère digne et scientifique ; tels sont : le Traité des aliments, de La Bruyère de Champier, les quatre discours de Louis Cornaro *sur les avantages de la sobriété*, enfin l'*Historia morbi et vitæ* du chancelier Bacon, et les expériences, les observations de Sanctorius lui-même sur la température fébrile, la transpiration cutanée aux différentes heures du jour.

Après Sanctorius, nous devons citer, non plus comme hygiénistes proprement dits, mais comme physiciens, comme savants, dont les travaux tournèrent au profit de la science qui nous occupe : Roger Bacon (XIIIᵉ siècle), surnommé le *Docteur admirable ;* Galilée (1564), qui prouva la vérité du système de Copernic ; Keppler (1564), qui expliqua les mouvements des corps célestes ; Descartes, (fin du XVIᵉ siècle) qui, à l'âge de vingt ans, appliqua l'algèbre à la géométrie, jeta les règles de la dioptrique et prépara, suivant l'expression du docteur Michel Lévy, Huygens (1629) et Newton (1642).

Les découvertes et les progrès de la chimie ayant apporté à l'hygiène des ressources puissantes et immenses, nous rappellerons à nos lecteurs les noms de Becher, de Stahl, de Boerhaave, dont les travaux renversèrent les erreurs des alchimistes ; de Geoffroy, qui imposa sa théorie des affinités ; de Schéele et de Bergmann, qui trouvèrent dans la théorie de Geoffroy de puissants moyens d'analyse ; de Venel et de Black, qui découvrirent l'acide des eaux minérales acidules ; de Beccari, qui sépara l'amidon et le gluten de la farine de froment ; de Cartheuser, qui soumit les médicaments à deux moyens puissants d'analyse, l'eau et l'alcool. Nous citerons avec la même admiration Van-Helmont, Priestley et Lavoisier, dont les noms sont immortellement attachés à la découverte des gaz ; Laplace et Lavoisier pour leurs travaux sur le calorique ; Thomson pour ses conseils touchant les moyens de distribuer et de maintenir la chaleur dans les habitations ; enfin Berthollet, Fourcroy, Vauquelin, Coulomb, Volta et Galvani. Les trois premiers font concourir l'analyse chimique à l'étude des maladies, le quatrième soumet l'électricité au calcul, le cinquième condense cette même électricité, et le sixième dote la science d'une puissance nouvelle.

Pendant les XVIᵉ et XVIIᵉ siècles, les sciences médicales firent également quelques progrès, acquirent quelques certitudes; mais ces progrès, ces certitudes étant dus, les uns aux sciences physiques et chimiques, dont nous venons de rappeler les plus célèbres propagateurs, les autres à l'hygiène elle-même, nous les passerons sous le silence, et nous arrivons de suite au commencement du XVIIIᵉ siècle, époque à laquelle Boyle, Hales, Sutton, s'efforcèrent de trouver les causes de l'altération de l'air et des moyens d'y remédier. A cette même époque, Locke écrivait sur l'éducation physique, Winslow sur le danger des corsets baleinés; Tissot donnait son *Avis au peuple sur la santé;* Duhamel, Tillet, Forydice et Blagden se livraient à des expériences sur la température humaine; Vicq-d'Azyr faisait des recherches sur le méphitisme, Thouret sur les inhumations; Lorry publiait ses commentaires sur la statique de Sanctorius, son traité des aliments; Ramazzini faisait connaître les maladies des artisans. Pringle, Lind, Hillary, Poissonnier, Cook, Parmentier, Jean - Pierre Frank, Michaelis, ont donné d'importants et utiles préceptes d'hygiène. Enfin, les travaux de Hallé sur l'hygiène générale; ceux de Parent - Duchâtelet, de Desgenettes, Barbier, Tourtelle, Itard, Rostan, Patissier, Auber, Buchez et Trelat, Londe, Briand, Deslandes, Simon, Andral, H. Royer-Collard, Michel Lévy, etc., etc., sur l'hygiène publique et privée, lient honorablement entre eux les XVIIIᵉ et XIXᵉ siècles. Ajoutons encore, pour être juste envers tous, que les médecins seuls n'ont pas écrit sur l'hygiène; que plus d'un philosophe a prêté les charmes de son style à cet art important. Au nombre de ces derniers nous trouvons Plutarque, qui a proclamé les avantages de la lecture à haute voix; Aulu-Gelle, qui a signalé les inconvénients des nourrices mercenaires; Jean-Jacques Rousseau, qui a écrit en faveur des jeunes mères qui ne sacrifient point à leurs plaisirs le devoir le plus doux que leur ait donné la nature.

Si nous nous demandons maintenant quelle influence

l'hygiène a exercée sur nos mœurs, sur nos coutumes, nous voyons que le côté matériel seul n'a pas profité des leçons du passé ou de l'expérience. En effet, comme le bien-être, le comfortable qui s'est établi dans les classes moyennes et inférieures de la société, le côté moral a également grandi et fructifié. Nous en avons la preuve dans l'augmentation progressive de la vie humaine, progression qui a lutté avec avantage contre notre folle obéissance aux caprices de la mode, le ridicule de nos vêtements, l'exigence tyrannique des obligations sociales; la fraude établie sur nos marchés, l'altération de nos aliments, le désir fiévreux et incessant des titres, des honneurs, des richesses, etc., etc. L'hygiène est donc chose bonne et utile, indispensable à l'homme vivant en société; c'est ce qu'avec nos devanciers nous espérons prouver dans le cours de cet ouvrage.

# MATIÈRES DE L'HYGIÈNE.

## PREMIÈRE PARTIE.

### CHAPITRE PREMIER.

#### Choses célestes ou choses répandues dans l'espace.

### I. ATMOSPHÈRE.

L'atmosphère, ou air atmosphérique, est le milieu, l'espace dans lequel nous vivons; c'est un fluide qui enveloppe la terre de toutes parts, jusqu'à une hauteur de 50 à 60,000 mètres. L'air atmosphérique n'est plus un élément, comme le croyaient les anciens; c'est, au contraire, un corps assez composé. *Voir* plus bas sa composition. Il est élastique, invisible en petite masse, pondérable. Nous disons invisible, car la couleur bleue que présente l'espace désigné sous le nom de *ciel* paraît due à des phénomènes de réflexion éprouvée par la lumière. Son existence est indispensable à l'entretien de la respiration, de la vie. Privé de certaines qualités, ou altéré dans sa composition, c'est-à-dire chargé de principes étrangers à son état de pureté, il devient nuisible, dangereux même, et donne naissance à des maladies aussi multipliées, aussi diverses que les causes qui le vicient. De là la nécessité d'étudier

3

l'atmosphère dans les états variés sous lesquels elle peut exister.

*a. De l'air dense et de l'air raréfié ; sa forme, ses propriétés, ses effets.* — L'air est pondérable, avons-nous dit, par conséquent pesant. Les physiciens, qui le représentent par colonnes formées d'un grand nombre de couches superposées, dont la base repose et presse sur la surface de la terre, et dont le sommet s'élève à une hauteur très reculée de l'atmosphère, ont constaté qu'au niveau de l'Océan, il faisait équilibre à une colonne de mercure de $0^m,76$ de hauteur. Ils ont calculé également qu'un homme de taille et de force moyenne supportait habituellement, et sans danger, un poids de 16,000 kilogrammes d'air atmosphérique. L'innocuité de ce poids énorme pourrait étonner, si on ne réfléchissait pas que l'air exerce sa pression également ; qu'il se moule uniformément sur tous les contours du corps humain ; qu'il en comprime la surface dans tous les sens ; que nos tissus, nos organes sont remplis de liquides peu compressibles ou de fluides élastiques dont la tension contrebalance la pression extérieure.

L'atmosphère n'est pas également dense dans toute son épaisseur ; sa densité ou son poids diminue à mesure qu'on s'élève au-dessus du niveau de la mer ; elle augmente, au contraire, quand on descend dans des carrières, des souterrains, des mines, etc. Dans le dernier cas, la respiration est plus lente, parce qu'à chaque inspiration une plus grande masse d'air pénètre dans les poumons. Dans le premier cas, la respiration est précipitée, haletante, par la raison que chaque inspiration n'amenant pas avec elle une quantité d'air suffisante, celle-ci doit être compensée par des inspirations plus fréquentes. De là l'accélération du pouls, un malaise général, des envies de vomir, une lassitude extrême, phénomènes dont l'intensité est relative à la constitution du sujet qui monte, et aussi aux circonstances particulières de l'ascension. Les phénomènes que nous venons d'énoncer, plus vite prononcés quand on gravit une montagne, à cause de la marche qui augmente la fatigue, que lorsqu'on s'élève dans un aérostat, ont été expliqués de la manière suivante par le docteur Brachet, de Lyon : Ce n'est point, dit-il, la simple raréfaction de l'air qui occasionne la lassitude, l'anhélation, puisque, sans changer d'air, ces phénomènes ou ne se produisent pas, ou cessent bientôt par le repos. Ce n'est point non plus une fatigue réelle qui les occasionne, puisqu'ils se manifestent au moment même où l'on se remet en marche, après qu'on s'est délassé au point de se croire capable de gravir quelques centaines de mètres plus haut. Cela tient à ce que, dans tous les mouvements, et dans ceux surtout où les muscles sont en contraction, le sang qui traverse les organes, qui revient au cœur, est moins vermeil, moins chargé d'oxigène que dans les temps de repos, et que ce sang, appauvri, mal régénéré, est insuffisant aux efforts nécessaires pour l'exercice auquel on se livre. Cela ne pourrait-il pas tenir encore au refoulement du diaphragme, à la gêne des poumons, occasionnés par la distension spontanée des gaz intestinaux ? Toutefois ces explications ne détruisent pas ce fait, que la fatigue et l'essoufflement éprouvés sur les hautes montagnes tiennent à la *simple raréfaction de l'air qu'on y respire.*

A des hauteurs considérables, 3 à 4,000 mètres, par exemple, les effets physiologiques dus à la raréfaction de l'air sont encore plus prononcés. Là, l'asphyxie est inévitable, car la puissance des muscles inspirateurs est complétement empêchée. Là encore, les vaisseaux et tous les organes intérieurs ne sont plus suffisamment comprimés par l'atmosphère; ils cèdent à l'action des fluides qu'ils renferment, et il en résulte un emphysème plus ou moins considérable, des pertes de sang par les yeux, le nez, les oreilles, etc. : c'est ce que l'illustre de Humboldt assure

avoir éprouvé lors de son ascension sur le Chimborazo.
M. Gay-Lussac, dans son intrépide voyage aérostatique,
exécuté à Paris le 29 fructidor an XII (1804), a rendu
compte de tous les effets météorologiques dépendant de
l'élévation. A son départ, le thermomètre marquait 27°
au-dessus de 0, et le baromètre 76 centimètres. Ces deux
instruments descendirent rapidement : le premier, à une
élévation de 6,977, ne marquait plus que — 9°, et le
second, à 7,000 mètres, était descendu jusqu'à 32 centimètres 88 centièmes. Je sentais le froid, dit-il, surtout aux
mains; ma respiration était gênée; mais j'étais loin d'é-
prouver un malaise assez désagréable pour m'engager à
descendre; mon pouls et ma respiration étaient accélérés;
j'avais le gosier si sec qu'il m'était pénible d'avaler du pain.
(Motard, *Essai d'hygiène générale*, t. Iᵉʳ, p. 29.) La
même sécheresse de la bouche et de la gorge a été ressentie
par M. de Saussure dans son voyage aux Alpes, et cette
sécheresse diminuait quand un nuage venait à passer.

L'hygiène ne possède encore aucun moyen de diminuer
ou d'augmenter la pression de l'atmosphère. La médecine
seule peut le faire, en petit du moins, avec la ventouse des
docteurs Junod et Tabarié. C'est donc en changeant de lieu
qu'on obvie aux inconvénients d'un air trop dense ou trop
raréfié. L'expérience a appris aux médecins que les habitations élevées convenaient aux constitutions molles; qu'elles
nuisaient, au contraire, à celles qui sont prédisposées aux
phlegmasies de poitrine, aux anévrismes et aux hémorrhagies.

*b. De l'air chaud et sec ; ses effets, ses avantages, ses
dangers.* — Tous les corps de la nature contiennent et renferment du calorique ; tous tendent sans cesse à se mettre
en équilibre. L'homme seul échappe à cette loi, du moins
en partie, comme nous le verrons en parlant de la chaleur
animale. Ainsi, au lieu de nous refroidir, ou plutôt de nous
mettre en équilibre complet avec le froid extérieur, quand la

chaleur atmosphérique est plus basse que la nôtre, le principe qui nous anime lutte contre les corps ambiants et maintient les 29° 1/2 Réaumur que nous possédons habituellement. Sommes-nous donc pour cela insensibles au calorique libre qui existe dans l'air chaud et sec? Non, certainement, et les impressions que nous en éprouvons sont nombreuses. On sait encore que ces impressions sont relatives; qu'un air qui ne fait monter le thermomètre qu'à quelques degrés au-dessus de 0 Réaumur, nous paraît chaud, parce que la température qui avait précédé était plus basse; qu'enfin l'air n'est véritablement chaud que lorsqu'il fait monter le mercure du thermomètre à 20°.

L'air modérément sec et modérément chaud augmente l'activité de nos organes, accélère leurs mouvements, excite toutes nos fonctions. L'air très chaud, au contraire, énerve et épuise les forces, relâche les organes, ralentit la digestion, augmente la soif, resserre les intestins, colore les urines, active la circulation, accélère la respiration, facilite l'hématose. Sous l'influence de la même constitution atmosphérique, les appareils sécréteurs et exhalants éprouvent un même surcroît d'énergie. Toutefois la nutrition devient de moins en moins suffisante, réparatrice, et un sentiment de débilité générale, une aversion pour le mouvement, une diminution dans les sensations, une paresse dans les fonctions intellectuelles, en un mot, un affaissement physique et moral ne tarde pas à se manifester.

L'air chaud et sec, modérément, bien entendu, est avantageux dans les maladies caratérisées par l'inertie des mouvements organiques et par la langueur des fonctions, telles que les scrofules, le rachitisme, les rhumatismes, etc. Il est nuisible, au contraire, aux individus dont la constitution est irritable, la sensibilité excessive, ou qui sont atteints de maladies dans lesquelles les forces vitales sont dans un grand état d'exaltation.

3.

Les dangers ou les accidents causés par l'air trop chaud sont : les hémorrhagies, les phlegmasies cérébrales et gastro-intestinales, les affections cutanées, les épidémies, etc.

Comment se procure-t-on de l'air chaud et sec, de l'air tempéré? Comment s'oppose-t-on aux influences fâcheuses d'un air trop chaud? Par des moyens artificiels dont il sera question à l'occasion des habitations, des salles de spectacle, des hôpitaux, des prisons, etc.

c. *De l'air chaud et humide; ses effets, ses dangers, ses avantages.* — Tant que l'atmosphère est assez sèche pour absorber la quantité d'eau qui est répandue dans l'espace, l'air reste chaud et sec; mais si, par une diminution dans la température ou par toute autre cause, la vapeur d'eau ne peut plus être dissoute par le même air, celle-ci se condense, devient sensible, et apparaît sous forme de brouillards, de nuages ou de pluie : l'air alors est *humide*. Ce nouvel état, joint à la chaleur, constitue à lui seul une des plus grandes causes de débilitation. Sous son influence, tous les tissus organiques sont relâchés, les fonctions troublées. Sous son influence encore, l'appétit et la soif deviennent presque nuls, l'estomac digère lentement et imparfaitement, les déjections alvines sont plus abondantes et plus molles, le pouls est plus faible, moins vif, moins fréquent; la respiration est plus laborieuse, l'hématose plus lente, l'absorption cutanée plus facile, la sueur plus copieuse.

C'est encore lorsque l'air est chaud et humide que nos mouvements sont difficiles, que nous tombons promptement dans la fatigue et l'accablement, et que nous nous écrions : *Quel temps lourd!* C'est le contraire lorsque l'atmosphère est plus raréfiée, plus légère, par le fait des molécules aqueuses qui s'y trouvent interposées.

L'action longtemps prolongée de l'air chaud et humide finit par donner à notre économie tous les caractères fâ-

cheux d'une constitution molle et lymphatique. Il est donc
sage et prudent d'en préserver les femmes, les enfants, les
individus cachectiques, et tous ceux dont les chairs sont
flasques, décolorées, disposées à la bouffissure et à l'infiltration. Cette action dispose également au développement
et à l'entretien des fièvres intermittentes, simples ou pernicieuses, du scorbut, de l'hydropisie, des épidémies, des
phlegmasies chroniques des membranes muqueuses, et en
particulier des muqueuses gastro-intestinales, etc. Tous
ces effets fâcheux sont combattus par l'action bienfaisante d'une chaleur et d'une sécheresse naturelles ou
artificielles sagement administrées.

Dans quel cas l'hygiéniste et le médecin peuvent-ils faire
une application heureuse de l'air chaud et humide? Dans
tous ceux où l'on a affaire à des individus d'une constitution sèche et bilieuse, dont les organes sont surexcités, les
affections aiguës, etc. C'est alors qu'il est bon de placer
les individus ou les malades dans des chambres préalablement chauffées d'une manière artificielle, et dans lesquelles
on a répandu une certaine quantité de vapeur d'eau. Enfin
des fumigations pulmonaires sont encore un excellent
moyen de combattre les mauvais effets d'une température
chaude et sèche, et de seconder avantageusement l'action
de l'air chaud et humide.

   *d. De l'air froid et sec; ses effets, ses dangers.* — L'air
sec et médiocrement froid, celui qui ne contient pas d'eau
sensible aux instruments hygrométriques, dont le calorique libre est à peine suffisant pour tenir à 0 le mercure
du thermomètre, a sur notre économie les effets généraux
suivants : il diminue la transpiration cutanée; il stimule
modérément les organes, affermit tout le corps, augmente
la force musculaire, conserve la souplesse des membres,
resserre la peau, excite chez les sujets bien nourris une
réaction salutaire. A tous ces phénomènes ne tardent pas
de s'en joindre d'autres, tels qu'une chaleur agréable après

chaque exercice ou chaque effort spontané de la nature,
une régularité et une perfection presque complète dans
toutes les fonctions, une digestion plus facile, plus
prompte ; un appétit plus grand et plus souvent senti, des
évacuations de moins en moins abondantes et plus con-
sistantes, des urines plus copieuses, et cela à cause d'une
diminution sensible dans la transpiration cutanée. Enfin,
sous l'influence d'un froid sec et peu intense, les facultés
intellectuelles, un peu diminuées d'abord, ne tardent pas
à reprendre toute leur énergie. Les passions sont également
plus fortes, l'attention est plus soutenue, la réflexion plus
profonde, plus étendue.

Mais pour que tous ces effets physiologiques aient lieu,
il faut que les forces vitales puissent réagir facilement
contre l'impression du froid, autrement les avantages que
nous venons de signaler disparaissent ou sont nuls. C'est ce
que l'on observe chaque jour chez les sujets affaiblis par
l'âge, la misère ou les maladies, et aussi chez les personnes
nerveuses, certains enfants, les convalescents, les asthmatiques, etc.

L'air sec et froid convient aux individus lymphatiques,
scrofuleux, dans tous les cas enfin où les fonctions languissent.

La température reste-t-elle longtemps sèche et froide ?
des accidents plus ou moins graves succèdent au bien-être
matériel et moral que nous avons exposé. Ainsi, la digestion se faisant avec promptitude, l'appétit étant souvent renouvelé et satisfait, la circulation plus active, les excrétions moins abondantes, on prévoit de suite un excès de
nutrition, et avec elle des symptômes de pléthore, des signes d'inflammations viscérales, des hémorrhagies, etc.
De là, bien entendu, la nécessité de soustraire à cet état
de l'atmosphère tous les sujets atteints de maladies aiguës.

Le froid est-il rigoureux, continuel ? on voit la transpiration cutanée supprimée, la fibre organique resserrée, la

contractilité musculaire engourdie, les mouvements articulaires gênés, la souplesse et l'agilité du corps anéanties ou diminuées. A tous ces phénomènes fâcheux il faut se hâter d'opposer l'influence active et avantageuse des vêtements chauds, d'un exercice soutenu. L'exercice surtout est d'une nécessité indispensable. On sait, en effet, que livré au repos, sous une atmosphère excessivement froide, l'homme ne tarde pas à éprouver un tremblement convulsif, une roideur inflexible dans les membres. Puis la circulation se ralentit et s'arrête, la peau devient pâle ou violette, un engourdissement général le saisit : il s'endort pour ne plus se réveiller.

En 1839, le docteur Lacorbière publia un *Traité du froid* que nous ne saurions trop recommander aux médecins hygiénistes et praticiens.

*e. De l'air froid et humide, ses effets, ses dangers.* — Sous l'influence du froid humide, le plus pénible de tous les abaissements de température, le système capillaire éprouve un resserrement remarquable ; le sang reflue de ses parties centrales, toutes les fonctions sont troublées ; l'appétit et les digestions languissent, la circulation est ralentie et comme embarrassée ; les secrétions muqueuses et urinaires sont augmentées en raison de la suppression de la transpiration cutanée ; les selles sont aussi plus abondantes ; le sang paraît plus pauvre, l'hématose moins complète.

Avec l'air froid et humide, on voit se déclarer la fièvre intermittente, les maladies vermineuses, les affections des membranes muqueuses, les engorgements des glandes, le scorbut, les rhumatismes, les hydropisies, etc. On oppose à cette atmosphère, inutile et nuisible dans tous les cas, des appartements et des vêtements chauds, une nourriture fortifiante, un vin généreux, des exercices actifs.

*f. Composition de l'air atmosphérique.* — L'air est composé de 21 volumes de gaz oxigène et de 79 de gaz azote,

On y reconnaît de plus une faible proportion d'eau, de gaz
acide carbonique, environ 0,00049 (Th. de Saussure),
et 0,0001 d'un principe hydrogène, probablement carboné (Boussingault).

La composition de l'air a été, jusqu'à ce jour, trouvée la
même dans tous les lieux, sur mer comme sur terre, sur les
montagnes comme dans les vallées, et elle n'a pas changé
depuis quarante années (Dumas et Boussingault). Elle ne
peut changer, ajoutent les mêmes chimistes (*Gaz. méd.*,
1841, p. 401), ou du moins que très légèrement, parce
que l'air atmosphérique doit être considéré comme un réservoir d'oxigène à l'usage des animaux, et un réservoir
d'acide carbonique à l'usage des végétaux, et que ce réservoir est considérable, richement pourvu par les phénomènes de la vie organique, les décompositions spontanées
des êtres organisés, des combustions ou oxidations qui
s'accomplissent à la surface de la terre, etc. Toutefois,
d'après MM. Boussingault et Lebry, l'air des villes paraît
contenir un peu plus d'acide carbonique que l'air de la
campagne, dans le rapport de 100 à 92.

Les différences observées dans l'action de l'air atmosphérique sur notre économie suivant le temps, la localité,
les climats et les saisons, dépendent donc, les unes des modifications que l'air éprouve de la part de la chaleur, de la
lumière et de l'électricité, des variations de son état hygrométrique, les autres de l'introduction de principes
nouveaux, comme cela a lieu dans le voisinage des marais, des cimetières, des égouts, de certains ateliers, de
certaines fabriques, manufactures, etc.

## II. VICISSITUDES ATMOSPHÉRIQUES.

Certes, les influences fâcheuses des vicissitudes atmosphérique sont réelles; partout on les rencontre, partout on

les observe. Cependant ces influences sont beaucoup moins pernicieuses, et surtout beaucoup moins promptes qu'on ne se l'imagine communément, du moins chez tous les sujets indistinctement. On voit tous les jours des individus robustes, habitués à des travaux pénibles et en plein air, passer successivement, brusquement même, du chaud au froid, du froid au chaud, sans que pour cela l'état de leur santé ordinaire en soit affecté. Il n'en est pas de même, il est vrai, des constitutions faibles, délicates, des enfants, des vieillards, des femmes, des malades et des convalescents; ceux-là doivent prendre des précautions contre les changements brusques de l'atmosphère.

De ces observations il résulte que les dangers encourus par les vicissitudes atmosphériques sont relatifs; que l'habitude en diminue et l'imminence et la gravité, qu'il est sage par conséquent d'y accoutumer l'homme peu à peu; car, de même que les variations subites de l'air peuvent être *causes occasionnelles* de maladies, de même sa permanence peut devenir *cause prédisposante*. Nous reviendrons sur ces propositions en parlant de l'éducation physique et morale de l'enfance, des hôpitaux, des prisons.

*a. Vicissitude du chaud au froid.* — Le passage du chaud au froid produit dans l'atmosphère une condensation d'humidité plus ou moins considérable, et cela parce que l'air ne peut plus tenir en solution une même quantité d'eau. Sur nos organes, les phénomènes ne sont pas moins remarquables. La transpiration se ralentit ou se supprime; le sang est refoulé des capillaires de la peau vers l'intérieur des organes; un frisson plus ou moins violent se manifeste, et souvent même une congestion s'opère, soit sur un organe, soit sur un autre, mais surtout sur celui qui déjà a été fluxionné ou irrité: ainsi celui-là qui a la poitrine faible et délicate, comme on le dit vulgairement, s'enrhume très facilement par l'action du froid; on voit également des coryzas, des diarrhées, la goutte, les rhumatismes,

des douleurs dans les cicatrices anciennes, se déclarer
sous la même influence.

   *b. Vicissitude du froid à la chaleur.* — En général,
cette variation atmosphérique est moins dangereuse que la
précédente, à moins qu'elle ne soit très brusque, très considérable. Dans ce cas, une forte révolution a lieu dans
toute l'économie : les liquides éprouvent un sorte d'expansion ; le sang surtout distend les vaisseaux qui le contiennent, et il n'est pas rare de voir survenir de la suffocation,
des étourdissements, des évanouissements, une apoplexie,
des hémorrhagies diverses, etc. L'estomac contenait-il des
aliments ? la digestion est troublée ; un malaise général,
une oppression extrême, quelquefois une congestion cérébrale, en sont la conséquence.

   *c. Vicissitude de la sécheresse à l'humidité et de l'hu-
midité à la sécheresse. Dégel.* — Voir ce que nous avons
dit de la chaleur et du froid humides.

   *Hygiène relative aux vicissitudes de l'air.* — Le froid
étant en général moins dangereux que le refroidissement, la
chaleur, étant en général encore moins à craindre qu'un
échauffement subit, on devra toujours se mettre en garde
et contre les abaissements et contre les élévations de température qui se manifesteraient d'une manière brusque et
rapide : ainsi, renfermé dans un appartement, une voiture, un lieu public quelconque, on se garantira des fenêtres, des portes ouvertes et surtout à demi ouvertes.
Celles-ci ne pouvant être fermées, on ne restera pas sur le
courant d'air, surtout si cet air est froid et humide. La
nuit, les portes et les croisées seront exactement fermées.
On ne passera que progressivement, et après s'être bien
couvert, d'un lieu chaud à un autre lieu froid. Ces précautions sont encore plus indispensables si on est en sueur
et légèrement habillé. Enfin, si, malgré les conseils que
nous venons de donner, on n'a pu se garantir d'un refroidissement subit, d'une chaleur suffocante, on se hâtera,

dans le premier cas, de rappeler la transpiration supprimée par un exercice prompt et convenable, par quelques boissons chaudes, quelques frictions à la surface du corps ; dans le second, on s'exposera peu à peu à l'action tempérante d'un air frais et pur.

### III. MÉTÉORES.

Par le mot *météore*, on doit entendre tout phénomène qui se passe, soit dans les parties supérieures de l'atmosphère, soit au-delà de ses limites ordinaires, et cela à des époques très variables et plus ou moins éloignées. Voyons ceux qui ont une influence appréciable sur notre économie.

*Neige, grêle, givre.* — Ces divers états de condensation des molécules aqueuses contenues dans l'air n'ont sur notre économie d'autre action que celle du froid humide. Connaissant cette action, nous n'avons à constater ici que la fatigue, quelquefois excessive, causée par la blancheur de la neige sur la vue, et les moyens proposés pour combattre ou diminuer cet inconvénient; nous voulons parler des lunettes ou des garde-vue. Quant à la *grêle,* l'influence désagréable qu'elle exerce quelquefois tient bien plus à l'état général de l'atmosphère qu'à elle-même, abstraction faite, bien entendu, des cas où son volume est extraordinaire, sa chute brusque et rapide.

*Rosée, serein, gelée blanche.* — Les effets fâcheux de ces météores sont ceux que l'on éprouve en passant du chaud au froid légèrement humide. On s'en garantit, soit en ne sortant de chez soi que quelques heures après le lever du soleil, soit en rentrant au moment du coucher du soleil, ou bien encore en se couvrant de vêtements convenablement chauds. Ces conseils, inutiles à la majorité des personnes, doivent être scrupuleusement suivis par tous

4

les valétudinaires, les convalescents, les vieillards, les enfants atteints ou menacés d'affections catarrhales.

*Brouillards.* — Ici encore se trouvent les mauvais effets du froid humide, effets dont nous connaissons la prophylaxie. Les brouillards sont-ils odorants, fétides? on s'en garantit en gardant la chambre. Mais où est l'exemple d'un brouillard qui ait causé l'asphyxie, la syncope même, et l'impossibilité de sortir?

*Nuages, pluie.* — De même que les brouillards, les nuages ne sont que la condensation des particules aqueuses contenues dans l'air : seulement ces derniers sont plus éloignés de la terre, et leur suspension est due aux lois de cohésion et d'attraction qui président à tous les phénomènes célestes. Mais quelques uns de ces derniers se manifestent-ils de telle manière plutôt que de telle autre? des vents s'élèvent-ils dans quelques uns des points de l'horizon? des changements de température ont-ils lieu dans l'atmosphère, etc.? alors les nuages s'amoncellent, se rapprochent de la terre, tombent en gouttes plus ou moins fines, plus ou moins chaudes, plus ou moins rapides. Il *pleut*, comme on dit généralement, et toutes les influences de l'humidité se font sentir. Nous ne reviendrons pas sur les règles hygiéniques à suivre en pareil cas, mais nous insisterons sur les influences des pluies abondantes et des inondations. Ces influences, qui se traduisent souvent par des fléaux destructeurs, semblent devoir se perpétuer à l'infini, si, comme on le pense généralement, les inondations, devenues très fréquentes dans nos climats, tiennent au déboisement commencé en France depuis cinquante ans et continué avec une activité déplorable. Ce déboisement a eu pour effet de rendre le pays plus clair, moins brumeux et plus aride; de donner passage à des vents violents et moins fréquents jusqu'alors; de diminuer le nombre des corps (les grands végétaux) capables de pomper les vapeurs des nuages; de priver, enfin, le sol des digues naturelles que les bois présentaient aux ruisseaux ou torrents formés par le dégel et les pluies, et qui maintenant vont se répandre du haut des montagnes, à travers les plaines, dans les fleuves ou les rivières.

Chez nous, les inondations se montrent ordinairement deux fois l'an : au printemps, à l'automne. Elles sont dues, dans le premier cas, à la fonte des neiges et des glaciers; dans le second, aux pluies longues et abondantes qui tombent dans cette troisième saison de l'année.

On se rappelle encore les inondations de 1840 et de 1841, les désastres terribles qu'elles ont apportés dans une grande partie de la France, désastres qui se renouvelleront, du moins cela paraît certain, si la haute administration ne met pas bientôt à l'incessante dénudation du sol des empêchements sérieux et sévères, et si elle ne fait pas faire promptement des travaux d'encaissement, des canaux de décharge pour certains fleuves, tels que le Doubs, le Var, la Loire, le Rhône et la Saône.

A la perte irréparable des hommes et des animaux, aux dommages matériels occasionnés par les inondations, il faut ajouter les maladies dues à l'humidité longtemps prolongée de l'atmosphère, aux flaques d'eau stagnante, aux effluves délétères échappés du sol. Parmi ces maladies, qui ont eu pour prodromes la suppression de la transpiration cutanée, le relâchement de la fibre animale, l'amollissement des ressorts organiques, le ralentissement des mouvements fonctionnels, se trouvent d'abord, comme on le prévoit facilement, l'engorgement du tissu cutané et des glandes lymphatiques, l'endurcissement et l'altération de ces dernières, c'est-à-dire un grand nombre des affections aiguës et chroniques de la peau, et les scrofules principalement. Viennent ensuite les maladies catarrhales ou muqueuses; puis, à l'époque où l'évaporation des eaux touche à sa fin, des fièvres périodiques de tous les degrés et de tous les types se déclarent, fièvres intermittentes ou rémittentes,

bénignes ou pernicieuses, que le quinquina n'arrête pas
toujours, et qui conduisent, ou à une mort prompte, ou à
des engorgements viscéraux plus ou moins fâcheux dans
leur marché et leur durée, et presque toujours funestes.

La pluie est-elle accompagnée d'éclairs, de tonnerre; en
un mot un *orage* va-t-il avoir lieu? voyez ce que nous
avons dit à l'article ÉLECTRICITÉ ATMOSPHÉRIQUE.

On a calculé la quantité d'eau qui peut tomber chaque
année. Cette quantité, évaluée en moyenne, est de 308 millimètres à Saint-Domingue, de 284 aux Antilles, de 205 à
Calcutta, de 156 en Angleterre, 124 à Pise, 94 à Milan,
81 à Venise, 76 à Lille, 53 à Londres et à Paris, 46 à Pé-
tersbourg, etc. Ces calculs prouvent que la quantité de
pluie tombée décroît en général avec l'augmentation de la
latitude. Les différences signalées ci-dessus tiennent aussi à
la nature et à la direction ou à la marche des vents. Ceux-ci
sont-ils chargés d'air chaud et saturés d'humidité, et dans
cet état, arrivent-ils dans des régions froides? ils ne tardent pas à abandonner cette eau, qui se résout en pluie.
Ont-ils, au contraire, traversé des déserts arides et brûlants? tout sera détruit et séché sur leur passage; c'est ce
qui arrive en Égypte, en Syrie, en Perse, etc. Un conti-
nent est-il assez élevé pour échapper aux vapeurs aqueuses
que la chaleur atmosphérique apporte et que les vents
charrient? la plus grande sécheresse et la plus constante sérénité y règnent éternellement. Enfin les localités sont-elles
voisines des forêts et des montagnes, voisines des côtes ou
des mers? ces localités sont très humides, très pluvieuses.
Le contraire s'observe dans les lieux qui sont loin des
mers, bien au-dessus du niveau de ces dernières, et très
isolés des chaînes de montagnes.

*Vents.* — Les vents, ces mouvements désordonnés de
l'atmosphère, dont il sera question encore au mot CLIMAT,
paraissent être des effets de dilatation et de condensation
subites, instantanées, ou quelquefois lentes de l'air. Nous

disons paraissent, car les causes de ces météores ne sont pas encore parfaitement connues. Ce que l'on sait parfaitement, ce sont les rapports qu'ils offrent avec les latitudes, l'état et la forme des continents, les saisons.

A Paris, dans vingt-une années, on a observé, terme moyen, 45 jours de vent du nord, 63 de vent du sud, 23 de vent de l'est, 70 de vent de l'ouest, 40 du nord-ouest, 23 sud-est, 67 sud-ouest.

*Latitudes.* — Quand deux masses d'air, dont une est condensée par le froid, l'autre dilatée par la chaleur, viennent à être en contact, le plus dense et le plus froid refroidit le plus léger et le plus chaud, et deux courants s'établissent, l'un inférieur d'air froid, l'autre supérieur d'air chaud. Ce phénomène, observable des pôles vers l'équateur, et de celui-ci vers les pôles, explique facilement la formation des vents inférieurs, vents polaires ou vents du nord, et celle des vents supérieurs ou vents équatoriaux. Il explique encore l'existence habituelle des vents du nord dans notre hémisphère, ceux du sud dans l'hémisphère austral, et pourquoi ces deux vents se combinent avec le vent d'ouest à mesure qu'on s'approche du pôle, avec le vent d'est à mesure qu'on s'approche de l'équateur. Ajoutons, cependant, que cet état de choses peut présenter des anomalies. En 1839, M. Arago communiqua à l'Académie des sciences des résultats d'observations dues à M. Fournier, qui tendaient à prouver que, dans certaines circonstances, trois courants d'air, de température différente, pouvaient exister dans l'atmosphère : un supérieur et un inférieur chauds, un moyen froid. (*Gaz. méd.*, 1839, p. 761.)

*Etat et forme des continents.* — Les continents, par leur état et leur forme, ont également une influence sur la formation et la direction des vents. Ceux-là sont-ils creusés par des mers, des bassins, des fleuves, des rivières, etc. ; sont-ils hérissés de montagnes, de collines ; offrent-ils çà et

4.

là des vallées, des gorges plus ou moins profondes? on voit les vents acquérir des températures qui participent des surfaces, des directions, des sommités, des profondeurs parcourues.

*Saisons.* — Pour ne parler que de notre hémisphère, tout le monde a pu apprécier l'influence des saisons sur les vents. Au printemps, quand le soleil retourne au tropique du cancer, le soleil amène à sa suite les vents de l'hémisphère austral, et chasse devant lui, en la dilatant, la partie de l'atmosphère placée entre l'équateur et le tropique; de là les vents de sud et sud-est si remarquables en mars et en avril. A l'automne, un phénomène inverse a lieu.

Les vents sont distingués en généraux, en périodiques et en irréguliers ou accidentels. Leur variation journalière est rapportée, comme celle des marées, à l'influence planétaire.

Longtemps prolongés, les vents acquièrent des propriétés tantôt bienfaisantes, tantôt malfaisantes; de plus ils apportent avec eux, nous venons de le dire, une température qui rappelle celle des pays qu'ils ont parcourus. Comme effets bienfaisants, nous signalerons les exhalaisons morbifiques qu'ils entraînent avec eux, le renouvellement et la purification de l'air, les nuées qu'ils promènent au-dessus de nos têtes, qu'ils distribuent dans les diverses régions de la terre et qu'ils laissent tomber çà et là sous forme de pluie, de rosée vivifiantes. Comme effets malfaisants, nous nommerons les émanations délétères, les épidémies, etc. Enfin, relativement aux pays qu'ils parcourent et à la température dont ils se chargent, on sait que les vents du nord-est, en France, sont froids et secs, parce qu'ils ont parcouru la Sibérie, la Russie et une portion de l'Allemagne; que les vents du sud et du sud-ouest, qui ont roulé sur la Méditerranée en nous venant d'Afrique, ont une température chaude et humide; que les vents d'ouest amènent de la pluie, etc. Toutefois ces qualités des vents sont susceptibles de modifications nombreuses et variées qui doivent être attribuées aux localités. Ainsi, dans le Dauphiné et sur les bords de la Méditerranée, le *tramontana* (vent du nord-est) est proportionnellement plus froid que dans toutes les autres parties de la France, à cause du voisinage des Alpes; en Provence, le *maestro* ou *mistral* (vent du nord-ouest) est sec, parce qu'il a traversé l'Angleterre et la France; le même vent est humide sur les côtes de l'Océan voisines de l'Espagne, parce qu'il a passé sur la mer.

A côté des vents doivent être placés ce que dans nos habitations, près des cheminées ou des croisées, dans les rues des villes, les lieux de réunions, etc., on appelle *courants d'air*, *vents coulis*.

*Règles hygiéniques relatives aux vents, courants d'air, etc.* — Celles que nous avons données en parlant de *l'air froid et humide*, des *vicissitudes de l'air*, de *la pluie*, des *brouillards*, trouvent encore ici leur application. Nous ajouterons, cependant, que l'action des vents et des courants d'air, action tout-à-fait tonique, que l'on a comparée à celle du choc ou mieux du frottement ou de la douche, peut être d'une grande ressource dans une foule de cas pathologiques ou physiologiques caractérisés par une débilité, une atonie extrêmes; mais que cette même action serait nuisible aux angines, aux laryngites, aux bronchites, aux crachements de sang, car elle donne souvent lieu à toutes ces affections.

*Jour, nuit; leurs effets.* — Les effets produits sur notre économie par le jour dépendent et de l'action de la lumière solaire et de la différence de température qu'offrent entre eux ce même jour et la nuit. Aussitôt que le soleil paraît sur l'horizon, les organes extérieurs se raniment, les sens sont plus délicats, l'esprit est plus libre, la mémoire plus fidèle; en un mot, on se sent plus dispos, plus agile, plus apte aux travaux soit intellectuels, soit manuels. Au début du jour, la vessie, le rectum, les bronches, se débarrassent des matières qui les remplissent ou les gênent. Est-on atteint de quelque maladie? celle-ci subit une intermission ou une rémission sensible, amendement qu'on est loin de retrouver le soir.

De neuf heures du matin à trois ou quatre heures du soir, les organes de la vie animale ont atteint leur apogée d'activité. C'est à cette époque du jour que beaucoup de névroses s'exaspèrent, que des hémorrhagies, des phlegmasies ou affections bilieuses se manifestent. La fatigue du corps est également très prononcée, surtout si on habite des climats chauds, et si déjà on n'est pas encore suffisamment acclimaté; de là le besoin, la nécessité d'un repos, d'un sommeil peu prolongé, mais réparateur, appelé *méridienne, sieste, siesta,* etc.

De trois à quatre heures du soir jusqu'à neuf et dix heures de la nuit, on éprouve les premiers effets des agitations, des émotions éprouvées depuis le matin. Ces effets, qui ne sont autres que la fatigue, que l'épuisement des forces physiques ou morales, s'annoncent par le relâchement des muscles, le gonflement des membres, la gêne éprouvée par les liens, cordons ou ceintures qui enlacent le corps. Cette dernière portion du jour est l'heure du repos, l'heure du sommeil. Heureux celui qui peut s'y livrer en paix et content! Fort sage celui qui ne va pas au-delà de ses forces, qui ne contraint pas la nature à faire plus qu'elle ne peut, qui se met, en un mot, dans les conditions voulues pour que la vie nutritive reprenne son ascendant sur la vie extérieure.

La nuit étant arrivée, notre corps étant débarrassé de ses vêtements du jour, abandonné à son propre poids sur un plan horizontal (*voy.* LIT), le sommeil s'empare de nous. Ce sommeil, pendant lequel toutes les forces vitales sont concentrées sur les organes intérieurs, sera facile, entier, bienfaisant, si a douleur, les chagrins, la maladie ne nous ont pas atteint. Il sera, au contraire, impossible, difficile, fatigant, si quelques affections pathologiques, le cauche-mar, une digestion lente et pénible, etc., existent acciden-tellement ou habituellement. (*Voy.* SOMMEIL, RÉVEIL.)

Il nous restèrait à dire quelque chose des effets pro-duits sur l'économie par la température variable de la ma-tinée, du jour, de la soirée et de la nuit; mais déjà ces considérations ont trouvé leur place aux articles *Air* et *Vicissitudes atmosphériques.*

## IV. VICIATION DE L'AIR.

L'air est composé, avons-nous dit, de gaz oxigène, de gaz azote, de gaz acide carbonique, d'eau et d'un principe hydrocarboné. De ces principes, un seul, l'oxigène, sert essentiellement à la respiration; il est donc important que les proportions de ces principes restent constamment les mêmes, c'est-à-dire que l'air soit purifié ou renouvelé toutes les fois qu'une cause quelconque l'a plus ou moins altéré ou vicié.

Parmi les causes capables de vicier ou de changer la composition de l'air, d'y introduire des principes nuisibles, se trouve tout d'abord la respiration des hommes ou des animaux réunis dans des lieux renfermés, etc. Cette fonc-tion, en effet, a pour résultat, non seulement de dimi-nuer la quantité d'oxigène, mais encore de donner lieu à la formation d'autres gaz pernicieux, et entre autres du gaz acide carbonique. Après cette cause viciante de l'air atmosphérique, viennent les effluves des corps vi-vants, les miasmes dégagés par les matières organiques en putréfaction, les produits des fermentations, les vapeurs qui s'échappent, soit des sols marécageux ou minéra-lisés, soit des terrains où sont enfouies des matières ani-males, soit encore des puisards, des égouts, des ateliers où l'on travaille les métaux, les acides, où l'on dépèce les animaux, etc.

La végétation apporte aussi des changements notables dans la composition de l'air. On sait que la partie verte des plantes dégage pendant le jour du gaz oxigène, surtout lorsqu'elle est frappée par les rayons solaires ; pendant la nuit, au contraire, elle dégage une petite quantité d'acide carbonique. De là les inconvénients, connus de tout le monde, qui résultent de garder des plantes, des fleurs surtout, dans les appartements pendant la nuit.

Les moyens de combattre, de détruire les viciations de l'air sont très nombreux ; nous nous en occuperons à l'occasion des habitations, des villes, des égouts, des hôpitaux, des prisons, des cimetières, etc.

## V. ÉLECTRICITÉ ATMOSPHÉRIQUE.

De même que tous les corps de la nature, l'air est chargé de fluide électrique, corps invisible, impalpable, impondérable, que les physiciens, pour expliquer plus facilement beaucoup de phénomènes, considèrent comme composé de deux autres fluides, l'un *vitré*, l'autre *résineux*. L'air est donc constamment électrique, et l'électricité dont il est chargé est presque toujours vitrée. Il en est de même de celle de la plupart des nuées, des pluies, de la neige et de la grêle ; nous en excepterons les brouillards, qui, le plus ordinairement, sont chargés d'électricité résineuse.

L'électricité des corps est dite *naturelle*, non apparente, non sensible, quand les fluides qui la constituent sont réunis dans des proportions égales. La proportion de l'un des fluides vitré et résineux vient-elle à changer, à augmenter ou à diminuer ? des phénomènes particuliers, variables selon la nature du fluide augmenté ou diminué, se manifestent.

Comme causes principales des phénomènes électriques plus ou moins apparents, ou de l'électricité développée avec plus ou moins de force, les physiciens signalent le toucher, le choc, le frottement, la division brusque des corps, les opérations chimiques dans lesquelles il y a combinaison, dégagement, effervescence, etc. Ainsi, pour nous renfermer dans notre sujet, pour ne parler que de l'*électricité atmosphérique*, nous dirons que les nuages doivent être considérés comme de *bons conducteurs* (les physiciens en admettent de *mauvais*, les corps très secs principalement); qu'ils peuvent se charger d'une grande quantité de fluide électrique, et s'en défaire dans des conditions données. Ils retiendront leur électricité si l'air qui les entoure est très sec, car celui-ci est mauvais conducteur; ils s'en déchargeront, au contraire, si les vents les poussent contre d'autres nuages qui seront à l'état neutre ou dans un état électrique différent du leur. Si la décharge est lente, si elle a pour résultat un équilibre électrique entre les nuages, cette décharge sera accompagnée d'une vive lumière appelée *éclair*, d'une violente détonation qui prend le nom de *tonnerre*.

La décharge électrique se fait-elle d'un nuage à la terre, on dit alors que le *tonnerre tombe*. Enfin, le passage de l'étincelle électrique à travers l'atmosphère, passage représenté par un ou plusieurs traits de feu en zigzag, constitue la *foudre*, phénomène subtil, extraordinaire, qui inspire toujours, même aux âmes les plus courageuses, un sentiment d'effroi et de recueillement.

*Effets de l'électricité sur l'homme.* — L'électricité agit différemment sur l'homme, suivant qu'elle l'atteint dans son passage d'un corps à un autre corps, ou qu'elle ne le frappe qu'à distance. Dans le premier cas, il est foudroyé, tué à l'instant même; dans le second, il ressent une secousse, une commotion plus ou moins forte, suivie tantôt d'infirmités insupportables, tantôt de blessures graves, tantôt, enfin, de lésions légères ou nulles.

Nous ne rapporterons pas ici les histoires, les anecdotes faites ou racontées sur les effets de la foudre. Nous dirons seulement que certains paralytiques ont été guéris par la foudre : Wilkinson en cite un exemple arrivé en 1762.

Les effets physiologiques et pathologiques qu'un orage produit sur l'homme sont la lourdeur, le malaise, la céphalalgie, l'assoupissement. Ces phénomènes s'observent principalement chez les individus nerveux, très impressionnables, les femmes, les enfants. On a vu des blessés pousser des cris chaque fois que des éclairs sillonnaient le ciel.

*Hygiène relative aux effets de l'électricité atmosphérique.* — Les moyens propres à se préserver de la foudre peuvent être résumés dans les paragraphes suivants :

1° Avant de se mettre en voyage, quand le temps est orageux, il est sage de calculer l'éloignement du tonnerre. Le nuage électrique sera très proche quand le bruit du tonnerre suivra immédiatement l'éclair ; il sera à 337 mètres de distance quand on pourra compter une seconde de temps ou une pulsation artérielle entre l'éclair et le bruit ; son éloignement sera double ou triple si l'on peut compter deux ou trois secondes, deux ou trois pulsations.

2° Les voyageurs à cheval, en voiture, ralentiront leur course, ou mieux mettront pied à terre, s'arrêteront pendant un orage accompagné de tonnerre.

3° On fuira comme abri les arbres, les églises, les habitations élevées et dépourvues de paratonnerres.

4° Les cavités souterraines, les grottes, les cavernes surmontées d'une nappe d'eau, sont des refuges assurés contre la foudre, bien que les poissons des lacs, des étangs, soient quelquefois frappés ou tués par le tonnerre.

5° D'après des expériences directes, les étoffes de soie, de laine, etc., sont moins perméables au fluide électrique que les toiles de lin, de chanvre ou de toute autre matière végétale. Toutefois il ne faudrait pas se croire hors de danger parce qu'on se serait habillé de soie ou de laine.

6° Les métaux étant plus volontiers et plus énergiquement attaqués par la foudre que les autres corps, il est prudent de ne pas s'en charger en temps d'orage, de s'éloigner des dorures, des glaces, et de s'isoler à l'aide de hamacs, de plateaux de verre ou de résine.

7° L'homme étant assez bon conducteur de l'électricité, il est bon qu'un grand nombre de personnes ne restent pas réunies pendant un orage.

8° L'illustre Volta et quelques autres physiciens ont émis l'opinion, un peu contestable, que les grands feux étaient un excellent moyen de prévenir les orages ou de les rendre peu redoutables. Nous en dirons autant des pièces d'artillerie tirées dès la formation des nuées orageuses, et de la propriété qu'ont les décharges fulminantes de dissiper la foudre.

9° Bien qu'il ne soit pas encore prouvé que l'agitation, le son des cloches, rendent les coups de tonnerre plus imminents, plus dangereux, il est bon de ne pas les mettre en branle, dans l'intérêt du moins des sonneurs, à cause du vide qui se fait dans l'air, etc.

10° Enfin, le meilleur de tous les moyens de préserver de la foudre les hommes et les édifices, c'est d'armer toutes les habitations, tous les monuments un peu considérables par leur élévation et la quantité de métaux employés à leur construction, d'un nombre voulu de *paratonnerres*, appareils dangereux s'ils sont mal établis, puisqu'ils ont pour effet d'attirer la foudre et de la reverser dans le réservoir commun, le sol ; extrêmement utiles, au contraire, s'ils sont bien établis, souvent visités, réparés, quand cela est devenu nécessaire. Un mot à l'occasion de l'invention et de la construction du paratonnerre.

« A l'époque de leur invention, les paratonnerres, dit notre célèbre Arago, dans son Éloge de Volta, devinrent l'objet d'un véritable enthousiasme dont il est curieux de suivre les élans dans les écrits de l'époque. Ici vous trou-

vez des voyageurs qui, en rase campagne, croient conjurer
la foudre en mettant l'épée à la main contre les nuages,
dans la posture d'Ajax menaçant les cieux ; là, des gens
d'église, à qui le costume interdit l'épée, regrettent amè-
rement d'être privés de ce talisman conservateur : celui-ci
propose sérieusement, comme préservatif infaillible, de se
placer sous une gouttière, dès le début de l'orage, attendu
que les étoffes mouillées sont d'excellents conducteurs de
l'électricité ; celui-là invente certaines coiffures d'où pen-
dent de longues chaînes métalliques qu'il faut avoir grand
soin de laisser constamment traîner dans le ruisseau, etc.
Mais, il faut le dire à la gloire de la science et du bon sens,
tous les physiciens ne partageaient pas cet engouement et
n'avaient pas tant de confiance dans des précautions aussi
bizarres. »

Tout le monde sait que Franklin est l'inventeur du paratonnerre ; que cet appareil consiste en une longue verge
métallique pointue, dont l'extrémité supérieure dépasse de
quelques mètres ( 5 à 6 ) le sommet des édifices qu'elle doit
protéger, et dont l'extrémité inférieure se perd dans le sol,
à une profondeur de 3 ou 4 mètres, et un peu moins si
l'on rencontre de l'eau. On préserve le pied du paratonnerre
de la rouille en l'entourant de charbon de terre contenu
dans un auget construit en briques.

La barre de fer qui constitue le paratonnerre est souvent
remplacée par une chaîne en fils de fer ; chacun de ces fils
est enduit d'une couche de goudron.

L'édifice armé de paratonnerre est-il recouvert de feuilles
de plomb, de zinc, etc.? on fait communiquer ces dernières
avec le paratonnerre.

La tige du paratonnerre pouvant préserver autour d'elle
un espace circulaire d'un rayon double de sa longueur, il
faut, dans la construction des édifices et des moyens de les
protéger, tenir compte de cette propriété, calculer l'étendue
des surfaces ; en un mot, il faut déterminer d'avance le

nombre de paratonnerres à poser. Ainsi, la hauteur de la tige du paratonnerre étant, comme nous l'avons dit plus haut, de 5 à 6 mètres, son action s'exercera sur un rayon de 10 à 12 mètres, et chaque paratonnerre sera placé à une distance de 20 à 24 mètres. Plus éloignés, ces appareils ne garantiraient pas toutes les surfaces ; plus rapprochés, ils se nuiraient mutuellement.

Quand, sur un édifice, il y a deux paratonnerres, on peut les réunir à un seul conducteur ; s'il y en a davantage, on les rend solidaires les uns des autres en établissant une communication intime entre le pied de toutes les tiges. Chaque conducteur, qui se contourne selon la forme de l'édifice, et qui doit toujours se rendre dans le sol par le chemin le plus court, a ordinairement 16 à 18 millimètres de diamètre.

### VI. FLUIDE GALVANIQUE.

Le fluide galvanique est de même nature que le fluide électrique ; c'est celui-ci avec une tension, une force plus faibles. Ce fluide offre peu d'intérêt sous le rapport hygiénique ; au surplus, aucun travail n'a encore été fait sous ce point de vue.

### VII. MAGNÉTISME TERRESTRE.

Le *magnétisme terrestre*, force qui donne aux aimants la propriété d'attirer le fer et de se diriger de manière que chacune de leurs extrémités regarde un des pôles de la terre, et qui probablement n'est pas sans action sur l'économie animale, a été rattaché par Herschell et Ampère à l'électricité et au galvanisme. Sous le rapport hygiénique, l'observation faite à l'occasion du fluide galvanique est tout-à-fait applicable au magnétisme terrestre.

### . VIII. ASTRES.

Les influences indirectes et directes du soleil et de la
lune sur notre économie sont moins étendues, moins
grandes qu'on ne le croyait jadis ; cependant on ne peut
les nier d'une manière absolue. En effet, ces deux
astres agissent *indirectement*, mais d'une manière constante, sur notre corps, en modifiant tout ce qui nous
entoure, et en créant des influences qui se renouvellent à
chaque instant. Ces modifications, ces influences se trouvent dans les saisons, les climats, les marées, etc. Les saisons sont dues à l'inclinaison de l'écliptique sur l'équateur,
les climats à la situation du soleil à l'égard de la terre et à
sa station plus ou moins longue entre chaque tropique. Les
marées, les variations diurnes et régulières de la pesanteur
de l'air sec, sont attribuées à l'action combinée du soleil et
de la lune sur les eaux de la mer. Les variations atmosphériques proviennent également de l'action de ces deux astres.
D'après des calculs dus à Toaldo, on sait que le temps
change six fois sur sept à chaque nouvelle lune, cinq fois
sur six à la pleine lune, et sept fois sur huit aux périgées.
On a encore vu des pluies extraordinaires, des inondations coïncider avec les trois points lunaires dont nous
venons de parler. Enfin, on a constaté qu'au lever du soleil les vents d'est se faisaient sentir ; qu'à midi ils étaient
remplacés par ceux du sud, et le soir par le vent d'ouest.

Les vents réguliers qui soufflent de l'est à l'ouest entre
les tropiques, et qu'on nomme *vents alizés* (*voir* CLIMATS),
sont dus à l'influence du soleil sur l'air atmosphérique. Les
*trombes* et les *ouragans*, si fréquents pendant le jour, doivent être attribués à la chaleur du soleil non moins qu'à
l'électricité. Nous pourrions étendre plus loin nos citations,
relativement au rôle que jouent le soleil et la lune, par
rapport aux climats, aux saisons, aux météores, etc. ; mais

nous en avons dit assez pour prouver l'action indirecte des astres sur la santé des hommes. Voyons maintenant leur action directe.

Le soleil modifie tous les êtres vivants, en agissant directement sur eux par les flots de calorique et de lumière qu'il lance de toutes parts. La lune a une action nulle ou inconnue.

La *force d'attraction*, répartie dans tous les astres, agit-elle sur l'homme *directement* ou *attractivement ?* Cette question est encore indécise : aussi tout ce que les auteurs ont dit sur les phénomènes célestes et physiologiques dus aux éclipses, sur les épidémies attribuées aux astres, sur les besoins, les hurlements, les amours, le sommeil, etc., de quelques animaux, de l'homme lui-même ; sur la durée de la vie, de la gestation, de l'incubation des œufs ; sur les époques de la conception, de l'accouchement ; sur le retour ou l'exacerbation de certaines maladies, sur la mort même pendant les diverses époques lunaires, peut être considéré comme douteux ou erroné ; nous donnerons tout-à-l'heure l'opinion de Delaplace à ce sujet. Le retour périodique des menstrues chez la femme semble seul devoir résister à cette incrédulité ; les anciens et beaucoup de modernes le croient encore sous l'influence des mouvements de la lune ; de là le nom de *lunes* donné par le vulgaire aux époques menstruelles.

Delaplace, dans son *Essai philosophique sur les probabilités*, s'exprime ainsi à l'occasion des phénomènes qui viennent de nous occuper, et que nous avons, avec la majorité des auteurs, regardés comme douteux ou erronés : « Nous sommes si loin, dit cet illustre géomètre, de connaître tous les agents de la nature et leurs différents modes d'action, qu'il serait peu philosophique de nier les phénomènes, uniquement parce qu'ils sont inexplicables dans l'état actuel de nos connaissances : seulement nous devons les examiner avec une attention d'autant plus scrupuleuse

5.

qu'il paraît plus difficile de les admettre; et c'est ici que le calcul des probabilités devient indispensable pour déterminer jusqu'à quel point il faut multiplier les observations ou les expériences, afin d'obtenir, en faveur des agents qu'elles indiquent, une probabilité supérieure aux raisons que l'on peut avoir, d'ailleurs, de ne pas les admettre. »

*Hygiène relative aux choses célestes.* ( V. CLIMATS, SAISONS, VENTS, LUMIÈRE, CALORIQUE, etc. )

### IX. CALORIQUE.

La physique nous apprend que le *calorique* est la cause inconnue de la *chaleur;* que celle-ci est l'impression d'un corps chaud sur nos organes; que la *température* est le degré appréciable du calorique, et que le *froid* est une température non sensible. Elle nous apprend encore que le calorique, comme l'électricité, est un fluide impondérable, impalpable, répandu dans tous les corps, quelque froids qu'ils nous paraissent; qu'il est lancé continuellement de la surface extérieure des corps, et dans toutes les directions, sous forme de rayons dits *calorifiques;* enfin que ses sources naturelles sont : le soleil, la combustion, les combinaisons et décompositions chimiques, la percussion, le frottement, les phénomènes électriques, et que c'est à l'aide d'instruments particuliers, nommés *thermomètres, thermoscopes, pyromètres,* qu'on peut mesurer la chaleur des corps, ou au moins connaître les différences qui existent entre la température de chacun d'eux.

Le calorique est la source de toutes choses, le dispensateur, pour tous les êtres organisés, du mouvement et de la vie; c'est lui qui, inégalement répandu sur la surface du globe, constitue les différents climats et les différences que ceux-ci apportent ou impriment à l'homme, aux animaux et aux végétaux qui les habitent.

Le calorique, avons-nous dit, est inégalement répandu dans l'atmosphère. Les causes de cette inégale distribution sont de deux sortes : l'une, dite *astronomique*, tient à la position du soleil lui-même, position qui peut être plus ou moins distante des différents points du globe; l'autre, ou plutôt les autres, appelées *accidentelles, locales*, viennent de l'élévation du sol, de l'inclinaison et de la nature de ce même sol, de sa qualité et de la direction des vents, et enfin aussi, dit-on, du voisinage des volcans. Un mot sur chacune de ces causes.

La cause astronomique a pour origine : 1° la direction plus ou moins oblique, plus ou moins perpendiculaire des rayons du soleil ; 2° la longueur des jours, ou mieux, celle du temps pendant lequel le soleil reste au-dessus de l'horizon : cette direction du soleil, cette longueur des jours, constituent les *climats*, les *saisons*, que nous étudierons sous le nom de CHOSES NATURELLES ou CHOSES DUES A LA NATURE.

Les causes accidentelles, spéciales ou locales, qui peuvent servir à expliquer l'inégale répartition de la chaleur dans l'atmosphère, sont : 1° l'élévation plus ou moins grande du sol. On conçoit, en effet, qu'il doive en être du sol comme des différentes couches de l'atmosphère ; ainsi, de même que ces dernières sont d'autant plus froides qu'on s'élève davantage dans l'espace, de même les localités très hautes ont, toutes choses égales d'ailleurs, une température plus basse que celles qui sont abaissées, voisines des mers, ou, encore, entourées ou garanties par quelque chaîne de montagnes. Cette proposition est tellement vraie que, sous l'équateur même, on voit des montagnes extrêmement élevées couvertes de neiges éternelles.

2° L'évaporation des eaux. La transformation d'un liquide quelconque ne pouvant se faire qu'aux dépens d'une certaine quantité de calorique absorbé, il est tout naturel d'attribuer à cette vaporisation le froid qui se fait sentir dans les lieux arrosés par des fleuves ou des rivières, ou baignés par des eaux plus ou moins considérables et stagnantes.

3° L'inclinaison des terrains. Une localité, un pays, un climat, sont d'autant plus froids qu'ils sont placés plus près des pôles : c'est ce qu'il est facile de constater pour la Savoie, située sur le revers nord des Alpes ; pour la Sibérie, dont le plateau est incliné vers le pôle nord, etc. Établirons-nous la proposition contraire pour les pays du sud ? Non, assurément ; l'homme du monde, le moins instruit même, peut la faire comme nous.

4° Les vents. ( *Voy.* MÉTÉORES. )

5° Couleur et nature des terrains. C'est en attribuant aux pierres et au sable une capacité moins grande pour le calorique que n'en a la terre végétale qu'on se rend compte des différences qu'offrent entre eux, sous le rapport de la température, des climats placés à peu près sous la même latitude.

6° Voisinage des volcans. Cette influence étant contestable, nous ne nous y arrêterons pas.

Malgré ce qui précède, les *maxima* de température répandue dans l'atmosphère sont à peu près les mêmes pour tous les pays : ainsi au Sénégal, pays le plus chaud de la terre, la chaleur ne dépasse pas 30° 3/5. A Paris, en Sibérie même, on a eu à supporter, au solstice d'été, les mêmes degrés de chaleur. Sous la zone torride, où la chaleur est continuelle, celle-ci ne baisse, année commune, au milieu du jour, que de 4 à 5° ( Adanson, David, Lind, etc.). Nous disons au milieu du jour ; car entre l'aurore, qui a lieu vers 5 à 6 heures du matin, et le moment où le soleil est au zénith, le thermomètre donne 10 à 12° de différence. Dans nos climats, la chaleur reste la même pendant plusieurs mois. Le temps de l'année où elle est le plus élevée n'est pas celui du solstice d'été (21 juin), époque où le soleil nous frappe le moins obliquement, mais celui où les jours commencent à décroître, c'est-à-dire quand le soleil retourne vers l'équateur. Le retour de cet astre échauffe la terre de nouveau ; de là les grandes chaleurs.

A Paris, on a eu, dans vingt-une années d'observation, terme moyen, 47 jours de chaleur, 58 de froid, 12 où il neige, 180 où il fait du brouillard, 142 où il pleut.

Dans nos climats encore, et à Paris surtout, l'heure du jour la plus chaude, pendant les mois de juillet et d'août, n'est pas midi, comme on pourrait le croire, mais deux heures, temps où le soleil regagne l'horizon.

Dans les régions polaires, on observe quelquefois des chaleurs excessives, mais de peu de durée : il y règne, au contraire, un hiver très rigoureux, très long (8 à 9 mois, et quelquefois plus). Enfin, à quoi tient la ressemblance qu'il y a entre l'été des zones glaciales, qui ne reçoivent que les rayons les plus obliques du soleil, et celui de la Côte-d'Or et du Congo, pays sur lesquels cet astre frappe perpendiculairement? A ce que cet été n'a pas de nuit, et que les jours ne sont séparés que par un léger crépuscule, et que la durée de l'action du soleil sur la terre compense les désavantages de sa direction.

Mais si les *maxima* de température atmosphérique ne varient que très peu dans les différents climats, il n'en est pas de même des *maxima* du froid ; celui-ci, en effet, présente des différences considérables. Voyons ces différences.

A Paris, le thermomètre n'est jamais descendu, même dans les hivers les plus rudes (1709 et 1776), au-delà de 15 à 16° au-dessous de 0. A Krasnoiarsk, en Sibérie, le froid ordinaire est, suivant Pallas, de 30 à 35, 40 et, dit-on, 50° Réaumur. Selon Gmelin, l'intrépide voyageur Tomsk compta jusqu'à 55° 1/2 en 1735. En 1738, le thermomètre descendit à 67° 8/9 à Kirenga ; et, en 1735, il a marqué, à Jénisseik, 70° au-dessous de 0 Réaumur.

Quel abaissement de température ! et quelle comparaison peut-on faire avec celle de nos climats ?

*Effets de la chaleur atmosphérique; hygiène qui s'y rapporte.* (Voy. AIR ATMOSPHÉRIQUE, AIR CHAUD, AIR FROID, etc.)

## X. LUMIÈRE SOLAIRE.

Le principe de la lumière est supposé fluide comme ceux de la chaleur et de l'électricité. Sa source principale est le soleil. D'autres corps, ceux qui peuvent être échauffés jusqu'à 600°, certaines opérations chimiques, comme la combustion, les combinaisons, etc. , beaucoup de phénomènes électriques peuvent également devenir lumineux ou donner lieu à un dégagement de lumière ; mais comme nous ne devons nous occuper ici que de la lumière atmosphérique ou naturelle, plus tard nous parlerons de la lumière artificielle, c'est-à-dire de celle du feu, des bougies, des lampes, etc.

La lumière s'échappe en rayonnant des corps qui l'émettent. Elle va toujours en ligne droite, et sa vitesse est extrême. On a calculé qu'elle parcourait à peu près 272,860 mètres par seconde. Cette rapidité donne lieu à de singuliers effets, et a produit de curieux calculs : ainsi, quand la lumière nous arrive, le corps d'où elle émane, le soleil, n'est plus à la place qu'il occupait d'abord ; il a, en effet, continué sa course pendant tout le temps que la lumière a mis à nous arriver. Il en est de même de certaines étoiles, qui, venant à s'éteindre, seraient encore aperçues par nous pendant plusieurs années, parce qu'elles sont tellement éloignées de notre globe, que les rayons lumineux qu'elles lui envoient n'arrivent que fort longtemps après leur départ. Enfin, on a calculé que les étoiles les plus voisines de la terre sont encore assez éloignées pour que leur lumière mettent environ trois ans à nous arriver.

La lumière nous arrive sous forme de cône ou de pyramide dont le sommet est au point lumineux, et la base au point diamétralement opposé. Son intensité est extrêmement variable; elle dépend d'ailleurs de l'éloignement, de l'état et de la nature des corps qui la produisent. Ceux-ci sont-ils très éloignés, la lumière est faible; sont-ils *transparents*, elle les traverse assez facilement; sont-ils *opaques*, son passage à travers eux est ralenti, empêché; sont-ils brillants, blancs, polis, elle est *réfléchie;* sont-ils noirs, rugueux, elle est *absorbée;* enfin les corps des *milieux* qu'elle traverse ont-ils une densité différente, la direction de ses rayons est changée; il y a ce qu'on appelle réfraction de la lumière.

La lumière que l'on fait passer à travers un prisme de cristal est décomposée; elle présente alors sept couleurs différentes, qui sont : le *rouge*, l'*orangé*, le *jaune*, le *vert*, le *bleu*, l'*indigo* et le *violet;* c'est là ce qu'on nomme le *spectre solaire*.

La faculté qu'a la lumière de pouvoir se décomposer sert à expliquer la diverse coloration des objets : ainsi un corps est noir quand il absorbe plus ou moins complétement tous les rayons lumineux; il est blanc quand il les réfléchit presque totalement; il est diversement coloré, suivant qu'il réfléchit tel ou tel élément de la lumière, c'est-à-dire qu'il est rouge, jaune, vert, etc., suivant que le rayon rouge, jaune, vert, etc., est réfléchi.

La promptitude avec laquelle la lumière solaire décompose certains corps a été, entre les mains de M. Daguerre, la source première d'un art fécond et merveilleux. Nous voulons parler de la *photographie;* création qui a valu à son auteur une récompense nationale, et dont les applications actuelles et journalières sont des plus nombreuses.

*Effets de la lumière et de la chaleur réunies sur l'homme.* — La lumière solaire ayant une chaleur propre, inhérente à elle, une chaleur sensible à l'œil lui-même, comme l'ont

démontré les belles expériences de MM. Delaroche et
Melloni, il nous a paru naturel de réunir en un seul groupe
les effets de ces deux modifications atmosphériques.

La lumière solaire est-elle trop faible? les efforts
de dilatation opérés par la pupille produisent à la longue
une myopie plus ou moins forte. A-t-on été exposé à un
jour précaire, comme cela arrive dans un cachot, un
souterrain, etc.? les yeux deviennent sensibles; et si cet
état se prolonge, le sens de la vision est grandement compromis, surtout si on passe à une vive clarté. Enfin
a-t-on à supporter une lumière éclatante, subite, souvent renouvelée? l'appareil oculaire est fortement irrité,
la vue affaiblie, et quelquefois même abolie. Tels sont
les accidents que l'on a eus et que l'on a encore souvent
à constater, soit chez des prisonniers mis en liberté
après une longue détention, soit chez des soldats me-
nés à la manœuvre par un soleil ardent, soit enfin par
les éclairs d'un orage de nuit, la flamme d'un incendie, la
réverbération de la lumière solaire par la neige, le sable,
un sol calcaire et blanc, un mur peint à la chaux, etc.

Les professions dans lesquelles l'œil doit supporter l'action continue d'une lumière éclatante amènent peu à peu
des résultats analogues à ceux que nous venons de signaler :
ainsi le cuisinier, le verrier, le fourbisseur, sont exposés
aux conjonctivites, aux larmoiements, aux cataractes, etc.
L'horloger, le joaillier, le lapidaire, le graveur sur métaux
ou sur pierres, le compositeur d'imprimerie, et tous ceux
qui concentrent longtemps la vue sur un objet très éclairé
et très peu volumineux, sont promptement affectés, les
uns de presbytie pour l'œil employé au travail, les autres
de rétinite, d'amaurose, de trouble ou de perte de la vue
(Guérard).

Les couleurs foncées ne reposent la vue qu'autant qu'on
les fixe peu attentivement. On sait, surtout parmi les
ouvriers en couture, que le blanc, le rouge, le jaune et le

noir fatiguent beaucoup les yeux , et que cette fatigue est bien plus grande le soir, à la lumière artificielle , que dans le jour. Enfin l'application du noir sur le blanc , du rouge sur le jaune , agit également d'une manière fâcheuse sur la vue.

La lumière, en frappant sur les yeux , n'est pas sans action sur certaines parties de l'économie ; Edwards a signalé une action irritante , indirecte , il est vrai , sur les centres nerveux : de là le précepte de mettre dans une demi-obscurité les personnes affectées de fièvre aiguë , inflammatoire, encéphalique, etc. , ou qui ont subi une opération grave , et qui sont dans un état d'éréthisme nerveux très prononcé.

Toutes les parties de l'œil sont sensibles à l'action de la lumière. Le docteur Deslandes dit avoir connu un aveugle qui , incapable de distinguer le jour d'avec la nuit, ne pouvait cependant passer de la clarté la plus vive à l'obscurité la plus profonde sans ressentir dans les yeux un picotement pénible accompagné d'une abondante sécrétion de larmes.

La lumière trop intense ou trop faible altère la vue, avons-nous dit; il en est de même de la lumière ordinaire dont l'usage est trop prolongé. Mais , ici, les effets seuls diffèrent ; ils se manifestent du dedans au dehors, c'est-à-dire qu'ils sont consécutifs à la congestion cérébrale, qui souvent est la conséquence d'un travail de cabinet excessif ou extraordinaire. Ce qui précède est encore applicable à la privation permanente de la lumière , privation dans laquelle l'intelligence , non secondée par la vue, se concentre , se livre tout entière aux sensations internes , aux souvenirs, et amène ces visions , ces frayeurs , ces choses insolites qui épouvantent les enfants et même certains adultes. La privation absolue, mais peu durable, de la lumière, a , au contraire , des effets bienfaisants , puisqu'elle repose la vue et le cerveau, surtout si cette privation vient interrompre un travail déjà prolongé.

De même que les végétaux fonctionnent mal dans l'obscurité, que l'eau et le gaz qui les imprègnent passent au travers d'un filtre sans éprouver d'altération et de décomposition (Dumas), de même les animaux éprouvent les influences de l'insolation et de la calorification atmosphériques. Abordons celles qui se rapportent à la peau.

A l'ombre, la peau de l'homme s'étiole et se décolore; cet étiolement, cette décoloration, se voient principalement chez les habitants des grandes villes, chez les jeunes femmes de la classe aisée de la société, accoutumées, trop souvent, à une vie molle et casanière. A la lumière, au contraire, le tissu cutané se colore, s'épaissit, et se laisse plus facilement traverser par la transpiration. Tels sont les caractères ou qualités qui s'observent dans la peau du manœuvre et des gens de la campagne, individus exposés sans cesse au grand air, aux ardeurs du soleil, et chez lesquels les membres thoraciques, la face, le cou, la poitrine, ont un aspect hâlé, une teinte brunie plus ou moins foncée : aussi combien est rare, chez ces derniers, cette variété d'érythème qu'on appelle *coup de soleil*, et que les citadins attrapent si promptement !

Les éphélides, *taches de rousseur*, si fréquentes chez les enfants, les sujets lymphatiques, à cheveux blonds ou rouges, qui passent avec l'âge ou par le changement de climat ou de saisons, peuvent également être attribuées à l'action du soleil sur la peau. Nous en dirons autant du pemphygus et de l'eczéma, de la coloration du *pigmentum*, condition ou cause anatomique des races humaines colorées en noir, en cuivre, marron, etc. Ajoutons, cependant, que les localités modifient cette dernière influence de la lumière solaire. Ainsi, dans les terres abritées contre les vents d'est par le pic Ténériffe et le mont Atlas, les nègres ne sont pas aussi parfaits que sur les plages de la Nubie , de Sierra-Léone et du Sénégal.

Il est encore quelques accidents, quelques maladies que l'on peut attribuer à l'action des rayons solaires sur l'économie : nous voulons parler des céphalalgies intenses, des érysipèles de la face et du cuir chevelu, des apoplexies, du tétanos, des méningites, des aliénations mentales, etc., qui s'observent après quelques jours et quelques heures même d'une insolation directe sur la tête. Ainsi, Esquirol a compté 12 cas de folie sur 1266 cas d'exposition à un soleil ardent; le docteur Martinet en a observé 2 sur 110. Mais les remarques sont bien plus fréquentes dans les pays chauds que dans nos climats tempérés. Dans l'Afrique française, par exemple, on a vu, dans les expéditions d'été, des soldats tomber comme frappés par la foudre. De là la prudence de se tenir à l'ombre ou au repos pendant l'insolation, de consigner les soldats dans leurs casernes pendant les mêmes heures.

*Hygiène relative à la lumière.* (Voy. VUE, PRISONS, ÉDUCATION.)

# CHAPITRE II.

## Choses terrestres dues à la nature.

—

SOL, — LOCALITÉS, — TERRAINS, — CLIMATS, — SAISONS , ETC.

I. *Localités, sol.* — Dire aujourd'hui que la nature du sol, son élévation, son abaissement, ses qualités de séche-

resse et d'humidité, exercent sur les êtres organisés une
influence incessante et des plus marquées, c'est répéter ce
qu'Hippocrate, et après lui tous les philosophes et les médecins, ont démontré avec l'évidence la plus incontestable.
Cette influence s'exerce sur tous les corps vivants ; elle règle
les différents actes qu'ils ont à remplir, modifie les parties
qui les composent, préside à leurs produits, à leurs décompositions.

Ceux que l'on connaît sous le nom de végétaux varient,
en hauteur, en force, en qualités, suivant qu'ils croissent
sur un sol bas ou élevé, sec ou humide, chaud ou froid.
Les animaux eux-mêmes, quoique moins dépendants de la
nature des localités, subissent également le joug de ces
puissances modificatrices. Enfin, l'homme, cet être
cosmopolite par excellence, qui peut vivre presque dans
tous les lieux du globe, prend une forme, un caractère, des
habitudes, des maladies, etc., qui toujours se ressentent,
plus ou moins il est vrai, de la nature des localités dans
lesquelles il se trouve jeté. Nous n'insisterons pas davantage
sur des vérités qui ont force de loi dans la science, et qui,
quoique combattues par des hommes fort remarquables
( Helvétius, Volney, etc.), sont généralement admises.

II. *a. Terrains.* — Et d'abord ceux qui sont *bas* et *hu-*
*mides.* Dans ces terrains, dominés ou neutralisés par des
coteaux, des montagnes, des bois, des rivières, des marais,
des ruisseaux, des lacs, etc., l'air circule peu ; de plus, il
est constamment chargé de vapeurs aqueuses. A ces vapeurs se joignent très souvent les produits des décompositions végétales et animales qui, là, sont presque permanentes et qui sont autant de causes ou de foyers d'insalubrité.
De là l'exubérance d'une végétation aqueuse, mucilagi-
neuse et fade qui s'y rencontre, végétation peu durable,
peu propre à la nourriture de l'homme, peu propre également
ment à ses besoins industriels ou ordinaires de la vie. De là
aussi cette mollesse, ce peu de saveur qu'on trouve dans

les animaux des mêmes lieux, et cet état cachectique, lymphatique, scrofuleux, etc., des hommes qui sont condamnés d'avance à vivre sur le même sol (Valais, Tyrol, etc.).

*b. Terrains secs et élevés.* — Comme le nom l'indique, les montagnes desséchées par un soleil plus ou moins ardent, les plateaux, les coteaux élevés, en un mot, tout ce qui se trouve bien au-dessus du niveau de la mer, contiennent les terrains dont il va être question. Sur un terrain qualifié, sec et élevé, la température peut y être très froide ou très chaude ; l'air y circule librement : le vent le rase et le balaie dans tous les sens ; enfin, les eaux n'y séjournent pas. De semblables conditions sont peu favorables à la vie des animaux, à celle des végétaux, du moins quand il s'agit de terrains très élevés. Mais si nous ne désignons ici que des hauteurs moyennes, que les sommités de l'Auvergne, de la Franche-Comté, des Cévennes, plusieurs cantons de l'Espagne, de la Suisse, de l'Albanie, de la Tartarie, etc., nous voyons des habitants simples, agiles, vifs, excitables, vigoureux, opiniâtres, spirituels, etc., qualités qu'ils doivent à la vie active à laquelle ils se livrent sans cesse pour tourmenter un sol souvent aride et ingrat.

*c. Plaines sèches et humides.* — Ces localités, qui tiennent le milieu entre les terrains bas et humides et les pays élevés, sont composées, tantôt d'un terrain gras, fertile, mélangé de sable, ni trop sec ni trop humide, coupé par des rivières plus ou moins rapides et étendues, des ruisseaux plus ou moins étroits, profonds et éloignés, tantôt d'un sol sablonneux, maigre, blanchâtre, rocailleux et aride : de là la distinction des plaines, en celles qui sont sèches, arides, stériles (Arabie-Pétrée), et celles qui sont fertiles (Asie méridionale, France, Barbarie, Égypte, etc.). Dans les premières, la vie est misérable, errante et sauvage ; dans les secondes, elle est riche et heureuse. Qui ne connaît, en effet, les différences tranchées qu'il y a entre l'Arabe Bédouin et le gras musulman, l'Indien et le Tartare,

6.

le maigre habitant des Landes et le gras Normand ou l'é-
pais Manceau, etc. ? Et qui niera d'une manière absolue
que les localités, ici, n'aient pas encore une influence ma-
jeure ?

*Effets des localités, des terrains, des plaines, sur
l'homme; hygiène qui s'y rattache.* — Nous venons de
voir une partie des effets produits sur l'homme par les localités, les terrains, etc. Plus tard, en faisant l'étude de
l'homme, nous compléterons ce qui nous reste à dire sur
cette question importante; là aussi nous dirons l'hygiène
qui s'y rapporte.

III. *Climats.* — Par le mot *climat*, on doit entendre
une surface du globe, plus ou moins vaste, offrant sur tous
les points des éléments semblables ou analogues, mais tous
propres à l'entretien et à l'existence de l'homme. La diversité ou le classement des climats repose, non seulement sur
la moyenne des températures offertes par tous les lieux du
globe, sur le nombre et l'étendue des vicissitudes atmosphériques, mais encore, suivant M. de Humboldt, sur les états
hygrométrique et barométrique de l'atmosphère, sur les
effets des vents, la tension électrique, la pureté, la diapha-
néité de l'air, etc. : de là des *climats chauds*, des *climats
froids*, des *climats tempérés*, des *climats insulaires* ou
*littoraux*, *continentaux* ou *excessifs*, etc. Les premiers s'é-
tendent entre les tropiques, et depuis les tropiques jusqu'au
30° et 35° de latitude australe et boréale; les seconds commencent au 55° de latitude et finissent vers le pôle ; les troisièmes comprennent les 30°, 35° et 55° de latitude australe
et boréale. Toutes les régions qui avoisinent les masses
d'eaux considérables, toutes celles qui se terminent par
des côtes maritimes, et qui jouissent d'un état atmosphérique relativement uniforme, appartiennent aux quatrièmes ;
enfin, toutes les contrées qui se distinguent par des mutations brusques, fréquentes, considérables, dans les qua-

lités physiques de l'atmosphère, constituent les cinquièmes climats.

Bien que l'Europe puisse se partager en cinq zones climatériques : zone où les glaces et les neiges subsistent en grande masse à l'ombre (Islande, Laponie Suédoise, Danoise, Russienne, pays des Samoïèdes européens); zone sous laquelle l'été est très chaud, l'hiver long et rude, sans saisons intermédiaires (Norwége, Suède, Danemark, nord de l'Écosse, partie septentrionale de la Pologne, Courlande, etc.); zone où l'hiver est court et rigoureux, l'automne et le printemps prolongés, la température assez modérée (Irlande, Angleterre, Pays-Bas, Hollande, nord de l'Allemagne, etc.); zone tenant le milieu entre le pôle et la ligne, où le climat est tempéré, les saisons très distinctes, mais versatiles et fréquemment traversées par des intempéries (nord de la France, Hongrie, Moldavie, Petite-Tartarie, Russie méridionale, etc.); enfin, zone où les printemps sont délicieux, les étés secs et brûlants, les hivers courts et presque toujours exempts de gelées et de neiges durables (France méridionale, Espagne, Italie, Grèce, Crimée, etc.); malgré la possibilité de ce partage, disons-nous, nous ne reconnaîtrons que trois zones climatériques principales ou trois espèces de climats : les *climats chauds*, les *climats froids* et les *climats tempérés*. Nous observerons, toutefois, que cette division n'est point mathématique; qu'elle admet des nuances, des sub-climats, comme on pourrait le dire, tenant, tantôt aux zones climatériques elles-mêmes, tantôt aux irrégularités topographiques. Ces nuances formeront la transition d'une zone à une autre; elles seront l'expression combinée des influences propres à chacune d'elles; un lien qui unira la fin d'une saison avec le commencement d'une autre.

*a. Climats chauds.* — Les climats chauds s'étendent, avons-nous dit, entre les tropiques, et depuis ceux-ci jusqu'aux 30° et 35° de latitude australe et boréale. Ils comprennent : 1° Presque toute l'Afrique et la plupart des îles africaines situées dans l'Océan indien, Madagascar, les Comores, les Séchelles, Socotora, Bourbon, Maurice, Rodrigues. 2° En Asie, les régions du Sud, la Syrie, l'Arabie, la Perse, l'Inde en-deçà et au-delà du Gange, le Tonquin, la Cochinchine, la partie méridionale de la Chine, les îles de Ceylan, Andaman, Nicobar, les Laquedives et les Maldives. 3° La plus grande partie de la Nouvelle-Hollande et la presque totalité des îles qui, semées sur le Grand-Océan, composent l'Océanie. 4° Enfin, dans l'Amérique septentrionale, les contrées qui règnent depuis le golfe de Californie jusqu'à l'isthme de Panama ; et, dans l'Amérique méridionale, toute la Colombie, les Guyanes, le Paraguay, et la partie septentrionale de la Plata ; les Antilles, situées dans le golfe du Mexique, et appelées autrefois Indes orientales ( M. Levy, p. 489, 1er vol. ).

Dans les climats chauds, et à l'ombre, la moyenne de la chaleur atmosphérique est, pour l'année, de 27° à 29°,6 ; en été, elle est de 28° à 32°,5 ; de 27°,6 et au-dessous, en hiver ; de 28°,7, au printemps ; de 26°,8, en automne. D'après Johnson, Levacher, etc., les pays chauds comptent quatre saisons : la première, qui commence de novembre et finit à février, a une température analogue à celle des deux derniers mois du printemps en Europe ; elle constitue l'hiver tropical, et conduit à la seconde saison ou *saison sèche*, qui va jusqu'au mois de mai. Entre cette seconde saison et celle des pluies se trouve la période appelée le *renouveau* dans les Antilles, période caractérisée par de brusques oscillations de température, par des ondées petites et rares, mêlées d'éclairs et de tonnerre, et qui se prolonge jusqu'à la saison des pluies. Cette dernière atteint son apogée en août et finit en novembre.

Dans les contrées équatoriales le baromètre monte et descend deux fois par jour ; terme moyen, la première ascension de la colonne de mercure a lieu depuis 4 (heures)

13′ (minutes) du matin jusqu'à 9 h. 23′ ; le premier abaissement se prolonge jusqu'à 4 h. 8′. La seconde ascension s'opère à 10 h. 23′ ; le second abaissement continue jusqu'au matin.

Les vents périodiques qui soufflent sous la zone torride sont : 1° les *vents diurnes* ou *brises*, qui se font sentir le matin et le soir dans le voisinage des mers ; 2° les *vents annuels* ou *moussons*, qui s'élèvent toujours vers l'hémisphère le plus échauffé, et changent par conséquent de direction avec le soleil ; 3° les vents *alizés*, formés des moussons et des brises, et qui règnent loin des côtes. Viennent ensuite les vents extraordinaires. Ceux-ci, dont les effets sont très variables, sont : le *harmattan* des côtes de Guinée ; le *simoun* des côtes de Barbarie ; le *chamsin* d'Egypte ; les *collas* de Manille, etc.

Le premier (vent d'est) est le vent de la saison sèche ; il souffle en décembre, janvier et février ; il est un peu moins fort que la brise de mer, apparaît trois ou quatre fois par an, et dure de un à quinze jours. La température, qui est de 29° à l'ombre, de 40° au soleil, augmente jusqu'à midi, rarement jusqu'à 4 h. Le matin, un calme ou une brise froide qui vient de la terre le précède. Disons encore qu'il produit des tourmentes ou des tourbillons sans orages ; qu'il entraîne avec lui, sous forme de brouillards épais, une poussière blanche et abondante, qu'il dépose partout où il passe. Enfin, pendant la durée du harmattan les meubles et les boiseries se fendillent, se disjoignent ; la peau se racornit, les orifices muqueux se dessèchent et se gercent, et comme compensation à tant de désastres, les fièvres endémiques, les affections contagieuses, sont chassées loin du lieu de leur existence, ou diminuent dans leur intensité.

Le simoun des côtes de Barbarie a une température de 48°. Quand il souffle, il entraîne avec lui des masses de sables qui s'accumulent en montagnes plus ou moins éle-

vées ( 6 à 7 mètres ), et qui, en s'écroulant, soulèvent
une poussière qui donne à la lumière solaire une teinte
jaune ou bleue uniforme. Ce vent est connu en Italie sous
le nom de *sirocco*. A Naples et à Palerme on sait la qualité énervante de son extrême sécheresse, qualité qu'il
conserve même après avoir passé sur la mer.

Le chamsin d'Egypte, vent dont la durée est de cinquante jours, souffle vingt-cinq jours avant l'équinoxe du
printemps, et vingt-cinq jours après.

Enfin les collas des Philippines, ou vents sud-ouest,
amènent avec eux des pluies torrentielles, des inondations,
de légers tremblements de terre au milieu d'un brouillard
épais; ces tempêtes furieuses, qui préludent à l'hivernage,
sont appelées *tornades* sur les côtes d'Afrique, *typhons*
dans la mer des Indes, *ouragans* dans l'archipel des Antilles.

Les maladies équatoriales sont, d'après les observations
d'un grand nombre de médecins, tels que Bontius, Annes-
ley, Johnson, Bally, Rochoux, Levacher, etc., pour la
saison sèche, une fièvre continue, rémittente, avec congestions rapides, tantôt vers l'encéphale ou les méninges,
tantôt sur le tube digestif et ses annexes. Viennent ensuite
les apoplexies, les ophthalmies, des éruptions cutanées diverses (sudamina, papules, érythèmes, érysipèles, boutons ardents, rougeole, variole, etc.).

Pendant la saison humide on observe la prostration de
l'économie, les endémies de fièvres intermittentes, la dysenterie, le choléra-morbus, etc. Enfin, dans les saisons
intermédiaires, dites aussi saisons des tempêtes, apparaissent les bronchites, les pneumonies, les angines, les
rhumatismes, les névralgies, les convulsions, le tétanos, etc.

Les pays chauds sont-ils favorables à la disparition des
tubercules naissants? Les investigations des observateurs,
numéristes ou non, n'ont pas encore complétement résolu

cette importante question. Toutefois, voici quelques faits qui pourront ouvrir la voie de la vérité. La tuberculisation pulmonaire , suite des phlégmasies des voies aériennes , marche plus rapidement chez les indigènes des pays chauds et chez les créoles que chez les nouveaux venus (Twining). La phthisie s'observe fréquemment chez les indigènes des zones tropicales , blancs , mulâtres et souvent nègres. Les Européens ont les mêmes chances défavorables (Tulloch et Wilson). Aux Antilles on compte , pour les blancs, 1 phthisique sur 153 malades, et 1 décès par phthisie sur 14 ; pour les noirs , 1 phthisique sur 66 malades, et 1 décès par phthisie sur 4 (Johnson). A la Martinique, on a trouvé 1 phthisique sur 16 malades (Rufz). A Sinnari les affections de poitrine se développent dans la proportion de 1 sur 7 individus, de 1 sur 6 à Cayenne ( Segond ). Au Sénégal la phthisie est rare (Thévenot). Livourne offre à l'observateur 1 phthisique sur 44 malades ; Florence 1 sur 28 ; Rome 1 sur 20 (Journée). En Afrique, les provinces d'Alger, de Bone , d'Oran, de Constantine, donnent 1 décès par phthisie sur 100 morts , et un cas de phthisie sur 561 malades (Benoiston , C. Broussais , etc.). Le docteur Genest , qui a compulsé un grand nombre de documents anglais , a démontré : 1° que la phthisie atteint dans les Antilles le même nombre de soldats européens et africains , 1 sur 82 ; mais qu'elle tue 1 sur 155 des premiers, et 1 sur 111 des seconds ; 2° que cette maladie, par la presque uniformité de son chiffre , qui varie seulement de 6 à 9 ou 10 sur 1,000, s'attache à l'homme avec une opiniâtreté presque égale sur tous les points où on peut l'observer en société. Mais en voilà assez sur ces données numériques. Celles-ci suffisent, en effet, pour nous amener à conclure que , jusqu'alors , rien ne confirme l'influence curative des climats chauds sur la disposition tuberculeuse ; que toutes les statistiques faites à ce sujet n'aboutissent qu'à de vagues probabilités ; que l'influence des localités et d'une

hygiène mal dirigée est plus funeste que celle des climats ;
qu'enfin, d'après la grande majorité des médecins civils et
militaires, ces pays offrent quelques bénéfices aux personnes affectées de phthisie naissante, ou simplement prédisposées à cette maladie. Eu égard donc aux localités,
disons que Nice ne mérite pas, pour le séjour des phthisiques, la réputation que lui donnent la routine et la crédulité populaire ; que Florence est encore plus dangereuse ;
que Pise offre une température douce et salutaire ; que
Gênes, Naples et le midi de la France sont funestes, et
Rome convenable ; qu'enfin, les îles d'Hyères doivent
être préférées à tous les lieux que nous venons de citer.
*Voir* sur cette grande question prophylactique et pathologique l'excellente Topographie du docteur Barth. (*Arch. de
méd.*, act. 1841, p. 161).

  *b. Climats froids.* — Les climats froids s'étendent du
55° de latitude vers le pôle ; ils comprennent le nord de
l'Écosse, le Danemark, la Suède, la Norwége, la Finlande,
la Russie, la Sibérie, la Laponie, l'Islande, le Groënland,
le Kamtschatka, la Nouvelle-Zemble, le pays des Samoièdes, celui des Esquimaux, le Spitzberg, etc.

  D'après les calculs du docteur Fuster, calculs faits sur
les observations journalières des capitaines Ross, Franklin,
Parry et Back, le point le plus froid du globe correspond,
dans l'hémisphère, à 10° du pôle terrestre, et se trouve
au nord du détroit de Behring. Là, la température est de
— 23° ; la moyenne du pôle nord n'est que — 16° ; et,
entre la latitude de 64 à 75°, la température moyenne du
printemps est de — 16°, celle de l'automne — 12°, celle
de l'été + 2°,2.

  Quatre saisons peuvent aussi être distinguées dans les régions polaires, mais leur marche ne peut être caractérisée
par les observations thermométriques seules. En effet, le
printemps s'annonce par la chute des neiges molles et flo-
conneuses, par des pluies abondantes, des vents d'ouest

ou de sud. Peu à peu les glaces se brisent, se détachent des côtes et deviennent le jouet des vents et des courants. De mai en juillet la température s'élève de 2°,2 à 15°,6; c'est l'été réel. Cette saison ne se passe guère sans quelques orages. Dès le mois d'août l'automne commence. Celui-ci s'annonce par quelques pluies, par des neiges plus ou moins abondantes. Bientôt des glaces dures et épaisses arrêtent la navigation; on est alors en plein hiver. Cette saison est des plus rudes; elle a commencé en octobre, a acquis toute son intensité en janvier et février, et se prolonge quelquefois jusqu'au mois de mai.

Dans les climats froids, les variations diurnes de température sont peu sensibles; les variations annuelles sont, au contraire, très marquées. On aura une juste idée de ces différences en se rappelant que le capitaine Franklin, en 1820, a vu un minimum de 50°, et un maximum de $+ 31°$.

Vers les pôles, le baromètre a une marche tout-à-fait opposée à celle qu'il suit sous les tropiques. Au-delà de 60° de latitude, il n'offre point de variations périodiques; à 25° du pôle, elles vont jusqu'à 60 millimètres.

A part les aurores boréales, les phénomènes électriques sont nuls dans les pays froids. Quant aux vents, ceux qui se font le plus souvent sentir viennent du nord-ouest et du sud-ouest; ils sont moins froids que les vents d'est et du nord, qui arrivent constamment chargés de frimas. Enfin au Spitzberg, les vents du sud sont plus froids en hiver que les vents du nord.

La quantité d'eau météorique qui tombe vers les pôles est peu considérable; elle ne dépasse point 98 centimètres entre 60 et 90° de latitude. Dans ces régions, la pluie est ordinairement remplacée par une neige compacte et cristallisée en hiver, molle et humectante au printemps, et souvent colorée en rouge par l'*uredo nivealis*. Enfin des

7

brouillards, rares à la vérité, s'observent vers les pôles sous forme de brumes plus ou moins épaisses.

Les maladies propres aux climats froids sont les phlegmasies aiguës, les catarrhes (Wargentin, Gaimard, etc.). On y rencontre aussi des ophthalmies, des scrofules, la plique, le scorbut, quelques fièvres éruptives, etc. En revanche, le typhus est rare dans les régions polaires ; nous en dirons autant des affections nerveuses. Quant aux névroses, elles sont presque aussi communes que dans les pays tempérés. Enfin, suivant Laënnec, la phthisie est très rare dans les pays très froids.

*c. Climats tempérés.* — Les climats tempérés, qui règnent entre 30, 35 et 55° de latitude australe ou boréale, embrassent en Europe presque toutes les terres et toutes les îles ; en Asie, les belles et vastes contrées qui s'étendent de la Méditerranée et la mer Noire, à l'ouest, jusqu'à l'empire du Japon, et le Grand Océan du sud à l'est ; en Amérique, la Californie, une partie du Mexique et du Canada, les États-Unis, le Chili, la Patagonie. Sous cette zone, les saisons sont tranchées, mais d'une grande variabilité ; le froid et la chaleur y alternent annuellement, et cette mutation est graduelle ; la température moyenne est en hiver de 3°,3 ; en été de 19°,9 ; au printemps de 10°,7, et en automne de 11°,8.

Les oscillations thermométriques sont extrêmement nombreuses dans les climats tempérés ; en d'autres termes, il est rare que la température se maintienne au même degré pendant cinq à six jours de suite. De là ces intempéries, ces variations que l'on observe si fréquemment, non seulement dans le même mois, dans la même semaine, mais encore dans le même jour, variations qui font éprouver à notre économie, comme à tout ce qui respire et vit autour de nous, des modifications faciles à prévoir, tantôt favorables, tantôt nuisibles.

Les époques les plus ordinaires de grandes et fréquentes

variabilités des phénomènes météorologiques sont, dans les climats tempérés, les saisons intermédiaires, c'est-à-dire le temps qui lie la fin d'une saison et le commencement d'une autre. Voyons quels sont ces phénomènes. Vers l'équinoxe de mars, ou au commencement du printemps, au moment où le soleil franchit la ligne équatoriale, la masse totale de l'atmosphère est ébranlée par des vents qui partent de tous les points de l'horizon ; le baromètre et le thermomètre éprouvent des variations brusques et continuelles ; des pluies plus ou moins abondantes se renouvellent sans cesse, accompagnées de bourrasques, de vents plus ou moins impétueux ; des neiges, des grêles, des brouillards, des rosées, des gelées blanches s'observent également. Le soleil a des apparitions brusques et peu durables, et déjà sa puissance de calorification est assez grande. Matin et soir, en plein jour même, et surtout à l'ombre ou quand le ciel est couvert, on éprouve un froid assez prononcé. Tels sont les phénomènes qui se manifestent et se prolongent dans la première partie du temps, et qui rendent cette saison de l'année mobile, froide et humide. Mais peu à peu la chaleur solaire améliore la température, l'influence salutaire du printemps s'établit, bien que cette saison ne perde pas complétement son caractère d'humidité et de variabilité.

L'été des climats tempérés présente trois phases principales : une première qui participe de la turbulence du printemps ; une seconde qui a pour condition l'élévation soutenue de la température, la sécheresse de l'atmotsphère et la pureté du ciel ; une troisième enfin, qui est accompagnée de vents, d'humidité, d'abaissement de température, de pluie, de brouillards, etc., et qui rappelle le début du printemps. Cette troisième phase est la fin de l'été, le commencement de l'automne, l'époque de l'année où la vie physique et la vie morale offrent à l'observateur, au médecin, des qualités ou des phénomènes dignes de soins et d'attention.

Pendant l'hiver, voici ce qui se passe dans les climats tempérés : l'atmosphère se régularise, des vents froids se font sentir, des pluies répétées inondent le sol, des brouillards obscurcissent l'espace, le thermomètre s'élève un peu de midi à deux heures, des neiges, des gelées tombent ou se manifestent, et persistent plus ou moins long-temps; le ciel se couvre ou s'éclaircit pendant un ou plusieurs jours ou des semaines tout entières. L'atmosphère se régularise, avons-nous dit; mais cette régularité n'est pas parfaite : on sait que cette saison, comme les trois précédentes, a ses nuances, ses liens intermédiaires. C'est ainsi que le froid léger et le froid intense, l'humidité et la sécheresse de la gelée, les neiges et les brouillards ne se présentent pas toujours brusquement, instantanément; qu'ils arrivent lentement, progressivement, et que tous les différents états de l'atmosphère hivernale se touchent ou se confondent plus ou moins.

Y a-t-il des climats tempérés par excellence, des climats tempérés moyens? Oui, certainement. Le docteur Fuster a vu, sur les observations thermométriques faites par M. de Humboldt, qu'entre les latitudes 55 à 65° l'hiver égale — 6°, et l'été 15° seulement; que sous les parallèles de 22 à 36°, la température arrive à 27° en été, et ne descend pas en hiver au-dessous de 8° : d'où il suit que, sur la lisière boréale des climats tempérés, l'hiver est plus froid de 21°, et la chaleur de l'été moitié moins forte que vers leur limite australe. On a constaté de plus une notable différence dans la durée des saisons : ainsi, dans le groupe boréal des climats tempérés, l'hiver occupe cinq à six mois, l'été n'en occupe que deux, juillet et août. Upsal et Stockholm comptent cinq mois d'un hiver rigoureux, des automnes et des printemps ayant une température moyenne de 4 à 5°. A Alger, on a à supporter 18 à 21°,6 de chaleur, du 1ᵉʳ janvier à la fin de mai ; 29, 30 et 31° dans les mois de juin , juillet, août, septembre et quelquefois octobre. Enfin à la Havane, la chaleur moyenne de janvier est de 21°.

De ces observations, de ces calculs, il résulte : que vers le nord , les hivers sont longs et rudes, les étés courts et chauds; que vers le sud , les hivers sont modérés, les étés ardents ; que vers le centre , les saisons semblent être également chaudes et également froides. Sous les latitudes de 45 à 48°, l'hiver et l'été ont chacun environ une durée trimestrielle. A l'extrémité polaire , l'automne et le printemps participent plus de l'hiver que de l'été ; dans ces régions encore, les vicissitudes atmosphériques s'observent plus en été et en automne qu'au printemps et en hiver. A l'extrémité tropicale, au contraire, les vents, les bourrasques, les pluies , etc. , se montrent dans le printemps et dans l'hiver ; le printemps et l'automne se confondent avec l'été. Enfin dans les *régions centrales de la zone tempérée*, les quatre saisons sont bien tranchées , égales, et d'une réaction franche les unes sur les autres.

Aux causes climatériques qui modifient et irrégularisent les saisons des climats tempérés, il faut en ajouter d'autres que nous distinguerons en *fixes* et en *accidentelles*. Les premières sont représentées par l'élévation ou l'abaissement , la nature , la configuration , l'orientation et l'étendue du terrain , par son éloignement ou son voisinage des mers, en un mot , par tout ce qu'on est convenu d'appeler des *conditions géologiques*. Les secondes ne sont guère que les i ntempéries, c'est-à-dire tout ce qui donne aux saisons une allure normale ou anormale , au climat une habitude , une manière d'être propre ou particulière. Il y a intempérie, dit encore le docteur Fuster, quand, par exemple, l'hiver est moins froid qu'à l'ordinaire , quand la température douce du printemps est prématurée, que les fortes gelées et les dégels sont subits , etc. ; ce sont ces intempéries , ces

7,

états insolites et plus ou moins durables de l'atmosphère
qui font dire au vulgaire que les temps sont changés, les
climats bien différents, bien qu'en réalité les éléments
soient restés les mêmes.

Les maladies observées dans les climats tempérés sont,
pour l'hiver : les inflammations de tous genres; pour le
printemps, les affections catarrhales; dans l'été, les gastrites, les gastro-entérites, les hépatites, les diarrhées, les
dysenteries, les choléras sporadiques, et par suite de ces
affections, ou de l'intensité de la chaleur, les irritations du
cerveau et de ses enveloppes. Enfin, dans l'automne, on
observe, comme dans le printemps, en raison de l'humidité et de la variabilité de la saison, des affections catarrhales qui souvent se compliquent ou se terminent par des
phénomènes adynamiques ou ataxiques.

Nous ne terminerons pas cet article sans signaler à nos
lecteurs les curieuses recherches des docteurs Boudin,
Gintrac, Genest, Chassinat, Gauzée, C. Broussais, etc.,
ayant pour but de savoir s'il existe un antagonisme entre
certaines maladies et certaines autres, et en particulier
entre les fièvres intermittentes, les fièvres paludéennes,
les tubercules pulmonaires, etc., et quel rôle jouent dans
cette question les différents climats que nous venons d'étudier. *Voir*, à ce sujet, la *Gaz. méd. et des Hôpitaux*,
1841, 1842 et 1843, et les *Recherches sur le climat
de la France*, par le docteur Fuster (*Gaz. méd.*, 1844,
p. 33), dont nous ferons l'analyse suivante :

La Gaule, sous Jules-César, avait un climat très rigoureux : ses hivers étaient très froids, très précoces et très
longs (d'octobre à avril). Non seulement les rivières, mais
les fleuves gelaient, et cela assez profondément pour supporter le passage des armées avec leur train et leurs ba-
gages.

A cette époque encore, c'est-à-dire cinquante ans avant
l'ère actuelle, des pluies abondantes inondaient la terre, et

souvent des tempêtes terribles venaient compliquer les inondations. La vigne et le figuier ne pouvaient être cultivés.
Le sol lui-même était en grande partie inculte; plus de
46 millions d'hectares de forêts le recouvraient depuis le
Rhin jusqu'aux Pyrénées.

Dès le premier siècle de notre ère le climat s'améliora;
on en a la preuve dans la culture de la vigne, culture qui
se perfectionna peu à peu, qui eut pour point de départ
les Cévennes, le Dauphiné, le Vivarais, la Viennoise,
puis l'Auvergne, la Franche-Comté, et qui, en l'an 69,
arriva au-delà des environs d'Autun, des plaines du
Berry, etc.

Dans les siècles suivants, le climat de la France gagna
de plus en plus. La culture de la vigne, permise aux Gaulois par l'empereur Probus, et arrêtée, en 95, sous le 47°
de latitude, s'étendit du côté du nord le long de la Seine.
Puis le figuier, plus sensible au froid, et retenu au commencement de notre ère, prit une marche ascensionnelle
égale à celle de la vigne. Enfin, au milieu du IV° siècle,
Julien cite, dans ses lettres, la beauté du climat de la petite
ville de Lutèce, l'excellence de ses vignes, la rapide mul-
tiplication du figuier et la prompte maturation des blés.
Dans le nord de la Gaule, ces derniers étaient mûrs au
solstice d'été.

Ainsi que le nord, le midi s'améliorait; d'un autre côté,
la diminution des forêts suivait la marche progressive de
l'agriculture et de la civilisation.

Au V° siècle, époque où les Francs devinrent maîtres de
la Gaule, le climat de celle-ci était encore plus doux que
du temps de Julien; il y avait alors des pluies abondantes,
des inondations même, des chaleurs intenses, précoces et
prolongées, circonstances favorables à la floraison et à la
fructification, qui étaient doubles. A cette époque aussi, la
vigne couvrait la Normandie, la Bretagne, la Picardie; on
vendangeait en septembre et quelquefois en août. Dans les

mêmes contrées septentrionales, la moisson se faisait dans la première quinzaine de juillet.

Pendant deux cents ans, le climat de la France resta stationnaire ; il ne commença à perdre que vers le VII<sup>e</sup> siècle. Au XIII<sup>e</sup> siècle, le nord-est de la France avait encore ses vignes et ses vendanges. Il y en avait à Dieppe, en 1200 ; dans le diocèse de Beauvais, en 1228 et en 1239, et les vins qu'on y récoltait étaient, suivant M. Arago, aussi bons que les vins les plus renommés du royaume. Mais, au commencement du XIII<sup>e</sup> siècle, quinze intempéries violentes et successives ayant fait disparaître la vigne dans le nord-ouest de la France, le cidre remplaça le vin dans ces contrées.

Renfermé d'abord dans les provinces de la Flandre, de l'Artois, de la Normandie, de la Bretagne et de la Picardie, l'altération du climat de la France ne gagna que peu à peu le sud-est.

A la fin du XV<sup>e</sup> siècle, les vins de Coucy, près de Laon, avaient une bonne réputation ; il en était de même des vins des environs de Paris (Argenteuil, Marly, Meudon, etc.), vins qui passaient pour excellents, qui existent encore aujourd'hui, mais sur la qualité desquels les consommateurs actuels ne partagent pas l'opinion des naturalistes du XVI<sup>e</sup> siècle.

A la même époque (XV<sup>e</sup> siècle), les orangers, les limoniers et les citronniers mûrissaient en pleine terre dans plusieurs parties du Languedoc et dans presque toute l'étendue de la Provence ; enfin, suivant Olivier de Serres, la canne à sucre vivait aussi dans cette dernière région.

Pendant les XVII<sup>e</sup> et XVIII<sup>e</sup> siècles, le climat de la France continua à se détériorer du nord au sud. La Picardie, la Normandie et la Bretagne perdirent les derniers restes de leurs vignes. Les vins des environs de Paris tombèrent dans le discrédit qu'ils ont conservé depuis. Dans le Languedoc, le citronnier, l'oranger, le limonnier, disparurent complétement ; en Provence, la canne à sucre ne put vivre qu'à l'abri des serres ; enfin, l'olivier, qui tendait à remonter, rétrograda vers la mer. Cependant quelques parties des régions septentrionales conservèrent leur teinte et leurs qualités méridionales : c'est ainsi que Argence, près Caen, Evreux, certains cantons du Maine, de l'Anjou, de la Touraine, continuèrent à fournir des vins très estimés ; que Carcassonne et ses environs conservèrent l'olivier, que la Provence eut des palmiers dont les fruits rivalisaient en saveur avec ceux de l'Afrique, et que Marseille, Hyères, Fréjus, Agen, Aix, etc., récoltèrent des oranges.

Le XVIIIe siècle a dépouillé notre climat de tous ses avantages. Il a vu la vigne disparaître de la Normandie et de la Bretagne ; il a appauvri les vins du Maine, de l'Anjou, de l'Orléanais, etc. ; il a refoulé l'olivier au-dessous de Carcassonne, stérilisé le palmier de Provence, repoussé les orangers du Roussillon dans les serres ou sous des abris, confiné ceux de la Provence au-delà de Toulon, sur le territoire d'Hyères, de Valence, de Cormate et de Nice.

Un fait digne de remarque, dû à Arthur Young, pendant ses voyages en 1787 et 1789, c'est que les provinces de la France où la vigne avait disparu étaient très riches en fruits à noyau. Eh bien ! ces choses n'existent déjà plus ou ont notablement changé. Aujourd'hui le raisin mûrit à peine à l'air libre en Bretagne, en Normandie et en Picardie ; les arbres fruitiers, ceux à noyau surtout, si productifs alors, n'y viennent plus qu'en espalier ; l'olivier a également reculé de tous côtés ; on ne le voit plus à Carcassonne, et il devient rare en Provence. Sa rétrogradation, suivant A. de Candolle, a été, dans le département de l'Aude, de cinq myriamètres de 1789 à 1835. Enfin, si nous devons en croire Malte-Brun, la matière du froment rend aujourd'hui près d'un quart de moins que le froment de 1788.

## IV. ACCLIMATEMENT.

Aller séjourner pendant un temps plus ou moins long dans un pays nouveau, s'y acclimater, c'est changer ses habitudes, son régime, sa manière de vivre; c'est condamner son économie à subir des perturbations dont les effets finissent par modifier les qualités physiques et les qualités morales acquises ou à naître, c'est, en un mot, commencer une vie nouvelle. Cette nouvelle vie est-elle facile? quelles conditions doivent exister, quelles précautions sont à prendre? c'est ce que nous allons dire.

L'acclimatement est-il facile, sans danger, sans accidents? Non, certainement, du moins dans l'excessive majorité des cas. De tous ceux qui se sont expatriés, soit volontairement, soit forcément, beaucoup ont payé de leur santé, de leur vie même, la séparation mise par eux entre le sol natal et le sol étranger. D'autres, au contraire, se sont acclimatés sans éprouver plus d'oscillations dans leurs fonctions, dans leur santé, qu'ils n'en ressentaient dans leur pays à chaque renouvellement de saison; mais, nous le répétons, ces cas sont exceptionnels.

Les physiologistes qui accordent à l'homme la faculté de pouvoir vivre dans tous les climats s'appuient, et sur la diffusion de l'espèce humaine, depuis le 60° sud jusqu'au 70° nord, et sur la persistance de la vie de l'homme, soit sur des hauteurs et des profondeurs excessives, soit dans des milieux dont la température dépasse celle de son sang, ou qui sont assez froids pour congeler le mercure. Ceux qui refusent à l'homme la faculté de vivre et de se perpétuer sous toutes les latitudes nient l'origine unique de notre espèce, affirment sa multiplicité, et expliquent ainsi l'existence des races. Quant aux dangers qu'il y a à abandonner la mère-patrie, ils les formulent ainsi : en 1765, sur 300 Allemands envoyés à Cayenne, 3 seulement existaient après deux mois à peine ; 700 Français, dirigés sur un canton du Mexique, en 1828 ou 1829, perdirent, en deux ans, 530 des leurs ; aux Antilles, un cinquième des nouveaux venus périt par année (Lind.) ; dans la presqu'île du Gange (Inde), c'est à peine si la troisième génération d'Européens, pure race, existe encore (Twining) ; de 1730 à 1752, Batavia a vu succomber plus d'un million de nouveaux venus, etc. Nous ne pousserons pas plus loin ces exemples de mortalité ; ils ne prouveraient rien d'ailleurs contre la faculté qu'a l'homme de pouvoir vivre dans des climats très différents. Au surplus, les cas de mortalité ci-dessus rapportés avaient-ils bien pour cause unique l'action du climat nouveau ? Les émigrants étaient-ils tous heureux de quitter leur pays natal ? N'emportaient-ils pas avec eux la misère et les chagrins qui les avaient fait fuir ? Avaient-ils laissé derrière eux des souvenirs gais et consolants, des espérances pour un retour plus ou moins prochain, des amitiés qui consolent et donnent du courage ? C'est ce qu'il est permis de douter.

Les conditions, les précautions nécessaires à l'acclimatement sont les suivantes : 1° bien connaître l'organisation, le régime, les habitudes, le mode de fonctionnalité des indigènes ; 2° préparer peu à peu le nouveau venu à ces régions, à ces habitudes, à cette fonctionnalité, afin de modifier son économie, la rapprocher de celle des indigènes, sans espérer cependant la rendre complétement semblable ; 3° n'émigrer que dans une saison analogue à celle qui régnera quand on arrivera à sa destination : ainsi, veut-on aller dans le Midi ? on partira dans l'hiver ; a-t-on choisi le Nord ? on s'y rendra l'été.

*a. Acclimatement dans les pays chauds.* — Les chances d'acclimatement ne sont pas les mêmes dans tous les pays chauds. L'Amérique, les Indes orientales, offrent à ce sujet des différences remarquables et qui tiennent, les unes

aux climats eux-mêmes ; les autres aux individualités des
émigrants. Sur le premier sol, la fièvre jaune fait des ravages affreux ; sur le second, c'est à la température excessive, aux variations atmosphériques spontanées, considérables, que l'on doit attribuer la mortalité. Quant aux chances
individuelles, l'expérience et l'observation ont appris que
les sujets sanguins et robustes, habitués à une nourriture
substantielle et copieuse, ont plus de dangers à courir
que les sujets mous et lymphatiques. (Bajon, Leblond,
Rochoux, Thévenot, Rufz, Chervin, etc.) De là la nécessité à l'Européen de perdre peu à peu un excédant de ses
forces organiques, un excédant de la plasticité de ses fluides,
de sa calorification. Pour cela, il graduera sa transition par
une halte plus ou moins prolongée dans un pays intermédiaire ;
il ne débarquera que dans la saison qui s'écoule entre les
hivernages ou après la cessation d'une endémie annuelle :
ainsi, pour le Sénégal, on doit s'arranger de manière à n'y
arriver que vers la fin de décembre et en janvier (Thévenot).
Une fois sur le sol, il étudiera les genres d'habitations, de
nourriture, de vêtements, les modes d'exercices, etc. ; sa
demeure sera placée sur un terrain sec, éloignée des vallées
et des eaux croupissantes ; exposée à l'est, avec la précaution de se garantir de l'action directe du soleil ; il sera
modéré dans les aliments, dans les boissons, afin de réduire
les activités digestives et respiratoires. Comme aliments,
il préférera les végétaux, les fruits acidules ; pour boisson,
il fera usage de lait, de sorbets, d'eau pure additionnée
d'une petite quantité de liqueur fermentée ; il se gardera
de l'abus des alcooliques, des boissons glacées. Le régime
végétal occasionne-t-il des diarrhées, des flux bilieux ou
cholériformes ? on tempère ces accidents par des liquides
et des aliments un peu plus réparateurs.

Les habillements seront en coton, et mieux en laine (Rochoux). Leur forme variera selon les différentes peuplades
ou contrées ; mais partout la tête sera garantie contre l'irra-

diation solaire. C'est dans ce but que les Orientaux portent
le turban, l'Arabe le bournouss à capuchon, le Moréote le
caban également à capuchon. Le ventre sera garanti des
vicissitudes atmosphériques par les plis simples et nombreux
d'une large ceinture appliquée immédiatement sur la peau.

L'exercice sera modéré ou plutôt nul, surtout aux
heures brûlantes de la journée. Il vaut mieux rester au
logis, rafraîchir celui-ci par un courant d'air sagement
établi, ou se plonger dans un bain frais, que de braver le
soleil, s'agiter et se fatiguer.

Enfin le nouvel émigrant se garantira de la rosée et de
la fraîcheur de l'air, en se couchant de bonne heure. Il se
préparera au sommeil, toujours assez lent chez l'Européen,
par des bains froids pris le soir. Son lit, sorte de cadre suspendu ou de hamac, sera composé de matelas de crin ; on
le garantira des insectes par une gaze qui le recouvrira
dans tous les sens. Des onctions huileuses seront faites à la
surface du corps, afin de tempérer la sueur, et peut-être
empêcher l'infection miasmatique cutanée.

L'immigrant commence-t-il à s'acclimater ? le régime alimentaire, dont il a été question plus haut, convenable d'a-
bord, ne l'est plus. Loin de continuer à réprimer l'essor de la
vie nutritive, il faut s'opposer à l'épuisement des forces, au
relâchement des tissus, à la dissolution des fluides. De là une
alimentation excitante, moins ténue, mais graduée cependant. Il serait dangereux de passer subitement d'une sobriété sage et prudente au luxe des repas toniques et abondants, aux excès, à la débauche, à l'ivrognerie.

Quel est le temps d'épreuve à l'acclimatement ? L'acclimatement se perd-il par l'effet d'une absence prolongée ?
En quoi diffère l'immigrant des indigènes ? Telles sont les
diverses questions que nous allons résoudre en peu de
mots. Après deux ans révolus ( Rochoux), trois à dix ans
(Rufz), la transformation organique est complète, et cette
transformation a lieu tantôt sans trouble, sans accident ;

8

tantôt elle occasionne quelques phlegmasies légères ou
profondes du tube digestif.

Les changements survenus dans l'organisation par suite
de l'acclimatement se perdent à la longue, du moins en
grande partie. Témoin les créoles envoyés très jeunes en
France, les colons éloignés depuis douze à quinze ans, qui
conservent leur cachet physionomique primitif, mais qui
rentrent dans les conditions de l'Européen non acclimaté.
Enfin l'immigrant et l'indigène ont entre eux des rapports
pathogéniques semblables; en d'autres termes, les mêmes
maladies peuvent les atteindre, les mêmes modificateurs
peuvent les guérir.

*c. Acclimatement dans les pays froids.* — L'homme
des tropiques arrivant dans un pays froid et humide avec
un pouvoir insuffisant de calorification, doit mettre tous
ses soins à augmenter et à maintenir ce pouvoir dans des
limites convenables. A cet effet, il fuira l'indolence et la
paresse; il prendra un surcroît de nourriture, sans excès
cependant, afin d'éviter les attributs de la pléthore et les
maladies inflammatoires qui en sont la conséquence. Il fera
un usage modéré, mais suffisant, de boissons alcooliques,
d'infusés aqueux et chauds de thé, de café, liquides
très favorables aux fonctions cutanées. Des frictions sèches
ou alcoolo-aromatiques, des bains, sont encore indiqués
et très avantageux. Enfin les habitations, les vêtements
devront toujours entretenir le corps dans une température
douce et constante.

L'immigrant des pays tempérés dans les pays froids a
peu de chances défavorables à courir; la révolution annuelle des saisons qu'il a eue à subir dans son climat naturel,
les vicissitudes nombreuses et considérables qu'il y a essuyées, l'ont préparé d'avance à l'action des climats froids.

Le passage des pays chauds dans les pays froids n'a pas
le triste et unique inconvénient de préparer ou d'aggraver
certaines maladies; il a aussi, par compensation, l'avantage

d'en faire cesser quelques autres. Ainsi, comme avantages, on sait que les colons des tropiques se débarrassent souvent et promptement des fièvres paludéennes, des dysenteries aiguës ou chroniques, des hépatites, etc., qui les minent et les déciment peu à peu, en quittant la sphère pathogénique de ces affections.

La même émigration, subordonnée, pour le temps où elle doit s'effectuer, à la nature de la cause morbide quila rend nécessaire (les fièvres chroniques demandent l'hiver, les dysenteries exigent les saisons douces, etc. ), cette émigration, disons-nous, opérée graduellement, a encore les avantages suivants : elle apaise la susceptibilité excessive du système nerveux, rehausse le ton de la fibre musculaire, donne aux poumons un air plus dense et plus comprimé, et par suite un sang plus riche, plus vital. Sous la même influence, les digestions sont plus faciles, l'assimilation plus complète ; les forces physiques et morales s'accroissent, la santé se maintient et se consolide. Cette simple énumération suffira sans doute pour faire reconnaître qu'il est, en général, plus facile et moins défavorable de s'acclimater dans les pays froids que dans les pays chauds ; cette vérité deviendra plus évidente encore si on calcule les ressources immenses créées par l'industrie humaine pour lutter contre les rigueurs de la zone torride et contre ceux de l'hiver de la zone tempérée ; si l'on compare la mortalité des pays chauds avec celle des pays froids, et si l'on réfléchit au peu de moyens que l'on a pour se soustraire aux inconvénients de la zone équatoriale. Ici des épidémies sans nombre, là une longévité peu rare.

Les affections de poitrine, la phthisie principalement, sont-elles exagérées pendant la translation d'un pays chaud dans un pays humide, ou pendant l'acclimatement ? Tout ce que l'on a dit à ce sujet est moins exact que spécieux, plus exagéré que juste. En effet, objecte le docteur Louis, à ceux qui croient au développement de la phthisie pulmo-

naire, sait-on dans quelle proportion la phthisie fait des
victimes au Brésil, au Mexique ou dans les contrées analogues, et peut-on comparer l'emprisonnement auquel
sont condamnés les animaux qui peuplent nos ménageries
avec la vie sauvage, errante, vagabonde, qu'ils menaient
dans leurs vastes forêts ?

Ce que nous venons de dire de l'acclimatement des pays
froids est tout-à-fait applicable aux pays froids et humides;
nous ajouterons seulement qu'un élément de plus, l'humidité, devant être combattu, et cet élément, nous l'avons
déjà vu, paragraphe AIR HUMIDE, étant des plus fâcheux,
les moyens d'acclimatement ci-dessus indiqués doivent être
employés avec des soins, une persévérance, un scrupule
plus grands encore.

   c. *Acclimatement dans les localités.* — Les règles hygiéniques favorables à cet acclimatement sont subordonnées
à la température, à l'état hygrométrique, aux émanations
et à la pression atmosphérique des lieux ; passons en revue
les uns et les autres.

En nous reportant à ce qui précède, à ce qui appartient
surtout aux climats chauds et aux climats froids, nous trou-
verons facilement tout ce qu'il est sage et utile de faire pour
s'acclimater sans danger dans les localités à température
élevée ou à température basse. Ainsi, la localité nouvelle
est-elle plus froide que celle que l'on vient de quitter ?
on voit le nouveau venu contracter plus ou moins rapidement les maladies attachées au sol ou à la localité, c'est-
à-dire que des affections catarrhales, soit bronchiques, soit
pulmonaires, soit intestinales, ou encore une fièvre muqueuse, l'atteignent et l'épuisent, s'il ne se soumet prompt-
tement à l'usage des boissons théiformes, aromatiques et
légèrement excitantes ; s'il ne coupe pas le vin ou les
liqueurs fermentées des repas avec une certaine quantité
d'eau-de-vie, de rhum ou d'alcool; si les substances animales plutôt noires que blanches ne font pas la base de la

nourriture ; si enfin des vêtements chauds, un exercice convenable, une habitation sèche et bien exposée, ne viennent
pas protéger le corps contre tout ce qui peut l'affaiblir ou
l'ébranler.

La localité réunit-elle le froid à l'humidité, est-elle favorable, par conséquent, au développement du scorbut,
des scrofules, des altérations et ramollissements osseux ?
un régime tonique et fortifiant, des vêtements chauds, des
habitations élevées, deviennent d'une nécessité absolue, indispensable; ou plutôt on doit se hâter de fuir un pays où
la misère la plus grande, les infirmités les plus dégra-
dantes sont la règle, où le bien et la santé sont choses impossibles.

Des émanations fournies par des marais, des lacs, des
étangs, ou toute autre eau stagnante, infectent-elles les localités ? c'est alors que les autorités gouvernementales et
locales doivent prouver leur sollicitude pour leurs administrés en encourageant, en secondant des travaux d'assainissement, seuls moyens prophylactiques efficaces en
pareille circonstance. Quand on pense qu'en France seulement il existe plus de 400,000 hectares de terrain inculte ; que 120,000 hectares de ces marais pourraient être
rendus à la culture, et que cette reddition procurerait du
pain, de la santé, une vie heureuse à une foule d'individus
de tout âge et de tout sexe, on reste péniblement affecté
de la lenteur avec laquelle les travaux si importants, si utiles
de desséchement, sont ordonnés, poursuivis ou achevés.

Quelle époque de l'année est la plus favorable au *desséchement* des marais? Quel genre d'ouvriers doivent y
travailler? Comment ceux-ci doivent-ils être habillés,
nourris, pendant la durée du travail? C'est ce que nous
allons examiner.

L'été, choisi ordinairement par les ingénieurs pour dessécher les marais, est peu favorable, malgré le grand abaissement des eaux qui existe alors; l'automne et le printemps

8.

sont préférables : à cette époque de l'année, la fermentation des marais n'existe plus.

Les ouvriers seront pris de préférence dans les habitants circonvoisins ; on les choisira robustes et bien constitués. On leur donnera une nourriture comfortable, réparatrice. De bon vin, quelques liqueurs alcooliques à chaque repas ; des boissons amères et toniques dans la journée, viendront soutenir leur courage et leurs forces. Leurs vêtements seront chauds et souvent renouvelés, à cause de l'humidité dont il est toujours difficile de les garantir, surtout dans des travaux de ce genre. Les chaussures seront hautes et imperméables. Tels sont les soins, les conseils qui ont été pris, donnés, lors du curage de l'île Louviers, à Paris, et qui sont rapportés par Parent-Duchatelet, dans son *Hygiène publique*, imprimée en 1836.

On éloignera des localités marécageuses les individus faibles, épuisés par la misère ou les maladies, les femmes, les enfants. Si cet éloignement est impossible, on choisira une habitation élevée, sèche et garantie de la direction des vents froids et humides par une montagne, un bois ou une allée d'arbres. Enfin une nourriture sapide, des condiments énergiques, une boisson fermentée, des vêtements chauds, des précautions contre le frais du matin et du soir, compléteront les moyens prophylactiques.

L'élévation de la localité est-elle assez notable pour que la pression atmosphérique ait diminué ; en d'autres termes, a-t-on quitté le séjour d'une plaine pour celui d'une montagne ? on se préoccupera tout d'abord du froid, des variations brusques de température, des brouillards, des vents qui d'ordinaire règnent dans ces localités. On défendra cet acclimatement aux enfants, aux vieillards, aux personnes sujettes aux congestions pulmonaires, aux hémoptysiques, à tous ceux qui respirent avec difficulté, qui sont sanguins, pléthoriques. On le conseillera, au contraire, aux individus ayant une constitution lymphatique, nerveuse ou molle.

## V. SAISONS.

D'après Hippocrate, les quatre saisons des anciens étaient ainsi partagées : du 11 novembre au 26 mars, l'hiver ; du 27 mars au 13 mai, le printemps ; du 13 mai au 13 ou 24 septembre, l'été ; enfin du 24 septembre au 11 octobre, l'automne ; c'est-à-dire 135 jours pour la première saison, 48 pour la seconde, 120 ou 130 pour la troisième, et 48 pour la quatrième.

Aujourd'hui les saisons sont fondées sur la course inégale du soleil ; leur différence repose sur l'inclinaison de l'écliptique sur l'équateur. Divisées en quatre, comme autrefois, elles commencent, dans les climats tempérés : le printemps le 21 mars, l'été le 21 juin, l'automne le 21 septembre, l'hiver le 21 décembre. Elles comptent, la première 92 jours 21 heures 74 minutes, la seconde 93 jours 13 heures 58 minutes, la troisième 89 jours 16 heures 47 minutes, la quatrième 89 jours 2 heures 2 minutes : total 365 jours 6 heures 51 minutes.

Maintenant, si nous avions à faire de l'astronomie, nous dirions, avec le célèbre de Laplace, que, par un mouvement annuel, le soleil atteignant l'équateur, il le décrit presque en vertu de son mouvement diurne, et ce grand cercle étant partagé en deux également par tous les horizons, le jour est alors égal à la nuit sur toute la terre. Nous ajouterions qu'on a nommé *équinoxes* les points d'intersection de l'équateur avec l'écliptique ; qu'à mesure que le soleil, en partant de l'équinoxe, s'avance dans son orbite, ses hauteurs méridiennes sur notre horizon croissent de plus en plus ; que l'arc visible des parallèles qu'il décrit chaque jour augmente sans cesse, etc. De là la durée

des jours, puis leur diminution quand le soleil descend
vers l'équateur. Mais tel n'est pas le but de notre travail :
les influences des saisons sur l'homme doivent seules nous
occuper.

Déjà Hippocrate avait remarqué combien les saisons
agissent sur le caractère des différents peuples, suivant les
degrés ou les variations de température qu'elles apportent
avec elles. La saison offre-t-elle de nombreuses vicissitudes?
l'habitant devient inquiet, impatient; il ressent le besoin
impérieux de changer de position, de se livrer à une vie
aventureuse : tel est surtout l'Européen. L'homme habite-
t-il une contrée où la température est douce, uniforme,
favorable aux jouissances de la vie? il tient au sol qui l'a
vu naître; il vit tranquille et insouciant : il est heureux.

Les actes de la vie assimilatrice éprouvent également
les influences des saisons; leur rhythme, leur activité est
augmentée, diminuée, pervertie. De là des modifications
qui surviennent dans la digestion, la respiration, la circulation, les sécrétions, etc., et qui sont aussi variables que
la nature ou le caractère des saisons.

Les maladies sont également sous l'empire des saisons;
chacune de ces dernières leur donne un *facies*, un mode,
un *génie* particulier. Il en est de même de la mortalité,
qui, suivant Barthez, augmente à chaque équinoxe. Elle
frappe surtout les sujets épuisés par de longues maladies,
les vieillards valétudinaires, les phthisiques, etc.

Où les saisons puisent-elles les influences qu'elles exercent sur notre économie? dans leur nature même, c'est-
à-dire dans leurs vicissitudes ou variations atmosphériques.
Celles-ci sont-elles lentes, nulles ou brusques? les modifications physiologiques ou pathologiques sont presque ina-
perçues ou des plus graves.

Les saisons peuvent-elles être pour le médecin des agents
ou moyens thérapeutiques? non, car il ne peut les manier
à son gré. Elles peuvent lui donner l'espérance d'un chan-

gement, d'une amélioration quelconque, mais lui assurer la guérison, jamais! Toutefois, un changement de saison a souvent fait disparaître une maladie qui était restée stationnaire pendant la saison précédente; les saisons froides et sèches font disparaître les épidémies; les saisons froides et humides, chaudes et molles les font naître, etc. Tel est le peu de considérations générales dans lesquelles nous avons cru devoir entrer relativement aux saisons qui règnent dans nos climats; voyons actuellement chacune d'elles en particulier. Ici, nous serons très bref, car déjà, aux mots AIR, CLIMATS, LOCALITÉS, nous avons dit les influences du froid, de la chaleur, de l'humidité, de la sécheresse, etc., de l'air atmosphérique, et toutes ces choses constituent les caractères ou qualités des saisons considérées d'une manière générale.

*a. Hiver.* — L'hiver astronomique ou sidéral, qui, pour nous, commence au 21 décembre et finit le 20 mars, est une saison froide et humide, pendant laquelle le soleil ne nous arrive que rarement et difficilement à travers une atmosphère brumeuse et surchargée de vapeurs condensées.

A Paris, la température moyenne de cette saison est de 8° au-dessous de 0, de 12 ou 14° à Berlin, de 20° à Saint-Pétersbourg, de 35 à 40° en Laponie, etc.

Les plus grands froids ne se montrent guère que du 25 décembre au 5 ou 10 février. Quant à leurs effets sur l'économie animale, ils varient selon qu'ils sont secs ou humides, intenses ou légers, qu'ils offrent des oscillations rares ou nombreuses, considérables ou peu étendues; ils sont, en un mot, ce que nous les avons exposés aux paragraphes *Air chaud, Air sec, Air humide*, etc. Les mêmes paragraphes renferment les précautions hygiéniques réclamées par les hivers; nous les retrouverons encore, et plus complétement, aux articles HABITATIONS, VÊTEMENTS, ALIMENTS.

L'hiver est la saison des bals, des soirées, des réunions nombreuses, des spectacles, des repas somptueux, etc., plaisirs qui toujours activent la transpiration cutanée et pulmonaire, et qui amènent souvent après eux, par suite d'imprudences commises, de refroidissements subits, etc., des congestions pulmonaires, des affections rhumatismales, etc.

Les passions sont rarement exaltées en hiver; la vie extérieure est également moins expansive; le système nerveux est comme engourdi, l'appétit vénérien presque nul. Remarquons toutefois que ces observations ne sont guère applicables qu'aux individus sobres, calmes et habitués à une vie régulière, comme les habitants des petites villes et des campagnes. Dans les grandes villes, au contraire, où la vie est bouleversée, où les fêtes, les réunions nombreuses, les appartements, les vêtements, les moyens de chauffage, etc., luttent si facilement contre la rigueur des saisons, ces observations deviennent rares ou nulles.

*b. Printemps.* — Du 21 mars au 21 juin, saison du printemps, la plus saine de toutes (Celse), le soleil s'élève de plus en plus sur l'horizon; les jours deviennent plus longs, la chaleur atmosphérique va en augmentant; les végétaux pointent et verdissent; des fleurs, espoir d'êtres nouveaux, embaument les airs; des chants, des cris, des hurlements se font entendre dans l'espace; de longs soupirs, de tendres caresses, préparent les amours, disposent à la création. Toutefois, le printemps a, comme toutes les plus belles médailles, son revers ou son mauvais côté; s'il est pour les animaux et les végétaux le temps de la vie, de la renaissance, il est, pour l'homme, le temps des mortifications. Son commencement coïncide avec le carême, institution tout-à-fait hygiénique, comme nous l'avons déjà dit dans notre aperçu historique, et qui a eu pour but, non seulement de reposer les organes digestifs, surexcités dans la saison d'hiver, mais encore

de ménager les animaux à l'époque de leur accouplement.

Les influences du printemps sur notre économie sont
celles du froid et de la chaleur, de la sécheresse ou de
l'humidité, suivant que cette saison est chaude ou froide,
sèche ou humide; en un mot, ces influences tiennent le
milieu entre celles de l'été et celles de l'hiver.

Si le printemps prédispose aux hémorrhagies, aux phlegmasies viscérales, musculaires et cutanées; s'il exaspère
les névroses, en revanche, il est favorable au phthisiques,
aux individus atteints de fièvres intermittentes, de rhumatismes, de la goutte, des scrofules, des engorgements lymphatiques, etc.

Le printemps est la saison de l'espérance. Avec lui, la
nature entière nous berce mollement, nous sourit agréablement. Avec lui, renaissent le souvenir et le désir des
plaisirs passés. On veut revoir la campagne où tant de
joies, tant de jouissances ont été goûtées; on veut re-
faire le voyage qui a tant charmé, tant instruit; on veut
enfin vivre encore, vivre toujours; on veut se mettre à
l'unisson de tout ce qui respire, de tout ce qui grandit
autour de soi.

Eh bien, tous ces vœux, toutes ces espérances peuvent
être accomplis si on s'abstient de choses excitantes, si
un régime, une diète sages et convenables viennent protéger la santé, déjà bonne d'ailleurs, contre les influences
fâcheuses des chaleurs commençantes.

c. *Eté.* — Cette saison, la plus chaude de l'année, surtout à l'époque où les jours ont déjà un peu diminué (du
7 juillet au 7 août), commence, chez nous, le 21 juin.
Pendant sa durée, la chaleur moyenne de l'atmosphère
dépasse rarement 29° : c'est trois fois moins qu'en Afrique,
au Sénégal surtout. Son influence sur l'économie est généralement favorable; cependant les sujets gras, lymphatiques, pléthoriques, supportent l'été moins facilement que

les sujets secs, nerveux, mélancoliques, faibles, avancés
en âge, infirmes.

Pendant l'été, l'homme jouit d'une très grande force
expansive; la vie se porte surtout à la périphérie du corps :
aussi les sueurs sont-elles plus abondantes que dans toute
autre saison, les urines sont rares, les fonctions digestives
plus lentes, les contractions du cœur plus fréquentes, mais
plus faibles, etc.

Les maladies propres à l'été sont les fièvres et les inflammations gastriques, la dysenterie, les congestions cérébrales, etc. ; celles qui sont épidémiques, contagieuses, se
propagent très facilement et très rapidement dans cette
saison. Enfin c'est pendant l'été, à l'époque de la *canicule*
(du 24 juillet au 23 août), que nous sommes exposés, le
jour et la nuit, aux morsures, aux piqûres d'une multitude d'insectes (cousin, guêpe, frelon, puce, punaise, etc.)
plus incommodes les uns que les autres, mais peu dangereux, surtout dans nos climats.

L'été a des joies, des félicités pour tous. Le cultivateur
voit déjà une grande partie de ses vœux, de ses espérances
accomplie. De riches moissons, d'abondantes prairies, de
succulents légumes, remplissent ses greniers, ses granges,
ses celliers. Le citadin parcourt les routes diverses qu'il
s'était tracées l'hiver. Le vieux soldat, blessé ou amputé au
champ d'honneur; le bourgeois enrichi, mais en proie
aux douleurs vives et aiguës d'un calcul vésical, d'un rhumatisme musculaire aigu ou chronique, d'une sciati-
que, etc. ; la femme, jeune encore, mais nerveuse ou
vaporeuse; celle qui approche de l'âge critique, et dont
les derniers beaux jours sont comptés; beaucoup d'autres
encore, soit malades, soit oisifs, soit coureurs d'aventures
et d'émotions, vont dans les établissements thermaux les
plus renommés et les plus héroïques, ou, ce qui est la
même chose, les plus éloignés et les plus à la mode, chercher et trouver, les uns un calme à leurs maux, les autres

des consolations, des espérances; celui-ci un plaisir, celui-là une distraction.

De même que l'hiver et le printemps, l'été a ses dangers, ses jours néfastes; il a aussi ses bénéfices : nous avons signalé les uns et les autres. Parmi les premiers se trouve la *canicule*, que nous avons déjà nommée, mais sur laquelle il nous faut revenir. En effet, ce temps, au dire des médecins de l'antiquité, d'après Hippocrate lui-même, exige des précautions particulières si on veut le passer sain et sauf. Ces précautions, exagérées probablement, ou bonnes seulement dans la Grèce et dans l'Orient, sont sans importance et complétement inutiles dans nos climats. Que ceux qui croient à cet aphorisme du vieillard de Cos : *Sub cane et ante canem difficiles sunt purgationes*, se rassurent donc; qu'ils se purgent si cela leur est nécessaire, et qu'ils s'inquiètent peu de la constellation du grand chien.

*d. Automne.*—L'automne commence le 21 septembre; il se prolonge jusqu'au 21 décembre. Ses influences hygiéniques sont de deux ordres, celles qui se rattachent au commencement, et celles qui dépendent de la fin de la saison. Au commencement de l'automne, lié à la fin de l'été, se trouvent les inconvénients, les avantages de ce dernier, c'est-à-dire quelques affections morbides suraiguës, quelques beaux jours, de la chaleur, etc. ; à la fin, prélude ou début de l'hiver, apparaissent les matinées et les soirées froides et humides, les brouillards, les affections catarrhales, bronchiques et pulmonaires, les fièvres rémittentes ou intermittentes, les rhumatismes, les dysenteries, etc. A cette même époque, on observe encore que les maladies régnantes peuvent avoir un mauvais caractère, qu'elles deviennent épidémiques ou qu'elles restent stationnaires. La mort augmente également à la fin de l'automne, surtout chez les phthisiques, les sujets débiles, usés, valétudinaires, et aussi chez les enfants. Des vête-

9

ments chauds, une nourriture plus fortifiaute, des boissons
toniques sont alors d'un usage nécessaire et avantageux.
Bref, les conseils hygiéniques indiqués pour l'hiver ne
sauraient être négligés sur la fin de l'automne.

Mais l'automne a bien ses bénéfices, ses douceurs. C'est
pendant une bonne partie de sa durée que l'écolier goûte
au sein de sa famille, de ses camarades, de ses amis, le
bonheur des vacances, les plaisirs d'un repos devenu nécessaire après dix mois d'étude, de travail et de succès.
C'est dans le même temps que le chasseur court sus,
à travers monts et vallées, au gibier tant désiré, et qui
doit bientôt réparer ses forces épuisées. C'est alors aussi
que le voyageur rentre dans ses foyers; que les établissements thermaux se ferment; que les salons s'ouvrent
de nouveau; que les réunions de famille, les repas, les
fêtes, les spectacles recommencent avec le même entrain,
le même bonheur, la même joie que les années précédentes. Enfin c'est à l'automne que l'agronome, que le
vigneron, oublient leurs fatigues, leurs peines passées, en
contemplant, avec toutes les jouissances que donne la satisfaction d'un travail intelligent et honnête, les récoltes que
la nature leur a fournies avec tant de libéralité, tant d'a-
bondance !

## VI. EAUX.

En hygiène, la connaissance des eaux, sous le rapport de
leurs différences, de leurs qualités, est aussi importante que
celle de l'air, des vêtements et des aliments. Hippocrate,
dans son traité *des Airs, des Eaux et des Lieux*, a fortement recommandé cette étude aux médecins; et, il faut le
dire, on a ajouté peu de chose aux préceptes qu'il a
laissés sur ce sujet depuis plus de vingt siècles.

Les eaux s'évaporent, se condensent et retombent sans

cesse pour former des vapeurs, des brouillards, la rosée, la pluie, et tous ces courants plus ou moins rapides, plus ou moins circonscrits, ces bassins, qui constituent les ruisseaux, les sources, les fontaines, les rivières, les fleuves, les lacs, les mers, etc.

L'étude des eaux, sur laquelle nous reviendrons en parlant des *boissons*, peut être faite de la manière suivante : *Eaux pluviales, eaux courantes, eaux stagnantes.*

*a. Eaux pluviales.* — Cette première division des eaux a pour origine, ou l'excès de saturation de l'air atmosphérique par l'humidité, ou l'excessive quantité d'hydrogène et d'oxigène brûlés pendant les orages au sein des hautes régions de l'atmosphère. Ces eaux sont plus abondantes en hiver qu'en été, et plus en automne qu'au printemps et en été ; cela tient à ce que dans cette dernière saison l'air a pour l'humidité une propriété de saturation plus grande qu'en hiver.

La quantité d'eau pluviale est relative aux masses d'eaux contenues dans les localités : plus celles-ci sont voisines des grands réservoirs aqueux, des mares, par exemple, plus il y tombe d'eau dans le courant de l'année. Cette quantité a été calculée. *Voir* MÉTÉORES.

L'eau pluviale est généralement douce, légère et limpide ; elle est parfaitement pure quand on la reçoit en pleine mer, ou du moins elle se conserve facilement. Il n'en est pas de même de celle qui a été en contact avec les habitations, qui en a lavé les surfaces extérieures : de là la nécessité de jeter les premières quantités tombées, ou d'aller chercher celles-ci loin des lieux habités. Enfin l'eau de pluie est encore altérée, impropre par conséquent aux usages domestiques, si les couches inférieures de l'air atmosphérique qu'elle a traversées dans sa chute sont chargées de miasmes ou de corps hétérogènes provenant de la décomposition des matières organiques.

Les eaux pluviales ont des propriétés hygiéniques diffé-

rentes, selon les époques de l'année où elles tombent.
Celles du printemps et de l'été ont, sur l'organisation en
général, les influences les plus marquées et les plus heureuses. Dans le printemps, elles donnent à la végétation
une vie nouvelle, une vigueur plus décisive; dans l'été,
elles purifient l'atmosphère, elles tempèrent son excès de
chaleur, elles font revivre les végétaux desséchés par
le soleil. Les pluies d'automne, plus fréquentes, plus
froides, ont sur l'économie animale les effets les plus fâcheux, les plus insalubres. Par l'humidité qu'elles entretiennent sur les lieux, les inondations qu'elles produisent,
elles engendrent, ici des fièvres intermittentes, là des affections catarrhales plus ou moins graves, souvent sédentaires ou endémiques, et toujours difficiles à vaincre ou à
faire disparaître.

    *b. Eaux courantes.* — Comme toutes choses ici-bas,
les eaux courantes ont leurs bons et leurs mauvais effets.
Parmi les premiers se trouvent l'heureuse et abondante
fertilité apportée dans la campagne par les ruisseaux, les
rivières qui serpentent çà et là, sans secousses, sans dé-
bordement, sans inondation. Parmi les seconds se trouvent
toutes les maladies engendrées par l'humidité incessante
des grands réservoirs ou des grands courants d'eau, et tous
les bouleversements de terrains opérés par les inondations, les débordements de ces mêmes réservoirs, de ces
mêmes courants. Aux bons effets des eaux courantes, nous
ajouterons le mouvement rapide qu'elles communiquent à
l'air, la purification que celui-ci en éprouve en se débar-
rassant des corps étrangers qui le corrompaient, et qu'il
avait puisés, soit dans les immondices entraînées par les
eaux, soit dans le voisinage des habitations.

    *c. Mers.* — Les mers, comme chacun le sait, sont des
bassins immenses, environnés de tous côtés par les continents. L'eau qui les constitue ne peut servir à la boisson
de l'homme; elle est trop pesante, d'une saveur âcre,

amère et salée. De là la nécessité d'embarquer de l'eau douce dans les voyages de long cours ; de là aussi les mille et une tentatives auxquelles les chimistes, les médecins, les marins se sont livrés pour rendre potables les eaux de mer.

Le voisinage des mers, un séjour plus ou moins prolongé sur leur surface, comme cela se voit pour les marins, exercent sur notre économie, sur les êtres organisés en général, des actions très remarquables. D'abord, l'évaporation permanente qu'elles subissent les met à la tête des moyens de refroidissement les plus énergiques : aussi personne n'ignore que, toutes choses égales d'ailleurs, les bords de la mer sont plus froids que les contrées qui les avoisinent, et que les habitants riverains sont beaucoup plus souvent malades, d'une constitution bien plus mauvaise que les habitants plus éloignés. Ceux-ci jouissent en général d'une assez bonne santé ; les autres, au contraire, sont décimés par les fièvres intermittentes, la dysenterie, le scorbut, etc.

Ce que nous venons de dire de l'influence des mers sur l'organisation est applicable aux îles ; celles-ci, en effet, grandes ou petites, sont en général très insalubres : les îles de l'Inde, l'Angleterre, sont dans ce cas. Les îles de l'Afrique, celles du cap Vert, de Gorée, de Mozambique, sont salubres.

Nous n'avons pas dit que l'évaporation des mers, si fatale à l'homme, était d'un puissant secours à la végétation environnante ; mais on avait déjà deviné que les avantages des fleuves, des rivières, etc., devaient se rencontrer dans les mers.

*d. Eaux stagnantes.* — Ici se trouvent compris les lacs, les étangs, les marais ; occupons-nous d'abord des deux premiers. Que les lacs soient considérés comme de vastes réservoirs d'eau, alimentés par des courants divers, et dont le trop-plein s'en va par des sortes d'écluses : tels

9,

sont le Harlem en Hollande, l'Aral et l'Onega en Mosco-
vie, le lac Majeur en Lombardie, celui de Genève, etc. ;
qu'on les regarde comme des mers : tels sont la mer Caspienne, la mer Noire ou Pont-Euxin, etc. ; que les étangs
soient naturels ou artificiels ; qu'ils se trouvent placés, soit
près des grandes rivières ou des mers, soit dans l'intérieur
des terres, on trouvera toujours dans les uns et dans les
autres les inconvénients nombreux, les avantages plus
rares que nous venons de signaler en parlant des eaux
courantes. Nous ferons remarquer seulement que les lacs,
plus profonds, plus mobiles que les étangs, répandent autour d'eux des exhalaisons moins dangereuses.

*Marais.* — De toutes les localités les plus malsaines,
sans contredit, ce sont les marais, étendues plus ou moins
considérables de terrains habituellement recouverts d'eaux
stagnantes, et composés, en grande partie, de débris de
végétaux qui croissent et périssent sur ces lieux.

Parmi les marais les plus connus, les plus dangereux
pour la santé de l'homme, on cite en première ligne les
marais Pontins, puis ceux de la Basse-Égypte, des Florides,
de la Hollande, de la Pologne, de la Hongrie, et de quelques départements de la France. Au mot ACCLIMATEMENT,
nous avons signalé l'étendue des terrains recouverts par
des marais.

Dans nos climats, les marais sont nuisibles et pernicieux
pendant toute l'année ; cependant, ils le sont plus en été
qu'en hiver. En été, la chaleur réduisant en vapeur une
grande partie des eaux, faisant périr les animaux et les végétaux aquatiques, ceux-ci se décomposant et se putréfiant,
l'air se charge d'émanations, d'exhalaisons qui tantôt
restent dans les localités et y exercent toute leur fureur,
tantôt sont transportées plus ou moins loin par les vents qui
viennent souffler sur ces localités. En été encore, il s'é-
chappe des terrains fangeux et humides, soit de l'hydrogène carboné qui s'enflamme au contact d'un corps en

ignition ( observation due à Volta ), soit de l'hydrogène
sulfuré que le docteur Daniel Gardner regarde à tort
comme le principe pathogénique des fièvres paludéennes ,
soit enfin de l'hydrogène phosphoré qui brûle au contact
de l'air atmosphérique , et qui constitue ces feux *follets* qui
souvent ont égaré des voyageurs , et sur lesquels les habitants des campagnes font tant de contes plus ridicules les
uns que les autres. En hiver, c'est plus par l'humidité
qu'ils répandent autour d'eux , que les marais deviennent
dangereux, que par les exhalaisons qu'ils laissent échapper.
Celles-ci , en effet , condensées par le froid, retenues cap-
tives sous les glaces , ont une action délétère nulle ou peu
active. Il n'en est pas de même entre les tropiques ; là, en
effet , l'influence fâcheuse des effluves marécageux est
permanente.

Les auteurs ont distingué en fébriles et en non fébriles
les maladies produites par les marais. Beaucoup de ces
maladies sont compliquées de symptômes nerveux ; presque
toutes sont endémiques, promptement mortelles , surtout
dans les climats chauds. Dans l'Inde , le choléra-morbus, ,
maladie rangée par quelques uns parmi les maladies dites
marécageuses, paludéennes , etc. , ainsi qu'on l'a fait pour
la fièvre jaune , le typhus , les engorgements lymphatiques , le scorbut , les hydropisies , le goître , etc., etc. ;
le choléra-morbus , disons-nous , tue en quelques jours ,
en quelques heures. En 1831 , en Pologne , en 1832, en
France , nous avons vu que cette terrible maladie, quoique
très éloignée de son pays natal , n'avait perdu dans sa
route aucun de ses funestes caractères.

À quoi tient cette vertu pathogénique des marais ? à bien
des choses ; mais aucune ne nous est bien connue. De là
la foule nombreuse des faiseurs d'hypothèses sur ce sujet.
Suivant les uns , les anciens surtout , et même quelques
modernes ( *Voir* certaines brochures sur le choléra qui a
éclaté en France en 1832) , cette vertu se trouve dans des

insectes procréés par les marais en fermentation, et qui
s'introduisent dans nos organes ; suivant d'autres, cette
cause n'est que l'effet des vapeurs salines ou sulfureuses,
fétides, etc. , qui se dégagent des eaux stagnantes, et qui
pénètrent en nous, soit par la peau, soit par les organes pulmonaires et digestifs, soit par ces trois voies en même temps.
Cette dernière hypothèse, ou plutôt cette explication des
faits observés, nous paraît suffisante pour poser les préceptes hygiéniques nécessaires aux habitants riverains des
marais. Ces préceptes sont de deux sortes : dessécher les
marais et cultiver le sol qu'ils occupent, prendre contre les
effluves marécageux toutes les précautions possibles,
quand on ne peut quitter les localités. Nous ne reviendrons
pas sur ces préceptes ; nous les avons donnés en parlant
de l'*acclimatement*.

# CHAPITRE III.

## Choses dues à la nature et à l'industrie des hommes.

### I. HABITATIONS.

L'habitation est le milieu atmosphérique dans lequel
l'homme est plus ou moins isolé, ou plus ou moins à l'abri
des choses qui sont répandues dans l'espace et qui peuvent
lui nuire. Cette définition s'applique, comme on le voit, au
lieu qui réunit sous un même toit une seule et même famille. Dans cette partie de notre travail, nous aurons à

considérer, non plus le fluide élastique qui nous enveloppe et nous presse de toutes parts à l'état de liberté,
non plus ses composants, sa température, son hygrométrie
dans leur état naturel, mais bien les modifications que ce
même fluide éprouve dans ses principes élémentaires, ses
différents degrés de sécheresse, de chaleur, etc., quand
il est confiné. Nous dirons comment il doit être renouvelé,
purifié, réchauffé, desséché, rafraîchi, quand il aura été
vicié, refroidi, qu'il sera chargé d'une trop grande quantité
d'acide carbonique, d'humidité, de calorique ; ce qui nous
amènera à traiter dans ce chapitre : 1° de l'habitation privée, des matériaux de sa construction, de sa contenance,
de sa hauteur, etc. ; 2° des habitations publiques, des
lieux de grandes réunions, c'est-à-dire des cités, des
villes, des villages, des hôpitaux, des théâtres, des prisons, etc., de l'encombrement, des émanations.

L'homme, et ici nous entendons l'homme aisé vivant
en famille, restant 7 à 8 heures au lit sur 24 ; passant 2 ou
3 heures à table, donnant 3 ou 4 heures aux plaisirs de la
société, 6 ou 7 à des travaux d'intérieur, le reste à la promenade ; la femme ayant même des habitudes plus sédentaires, l'enfant et l'adolescent livrés de bonne heure à des
études de collége, d'atelier, etc., études qui durent 4
à 5 années ; la vieillesse gardant le logis et le coin du feu,
on comprend tout ce que les hygiénistes ont dû écrire touchant les habitations, on applaudit avec eux aux calculs,
aux soins, à la sagesse qui doivent présider aux constructions générales ou particulières, afin de combattre, d'a-
néantir, ou au moins de diminuer les mauvais effets d'une
séquestration semblable. Mais, nous le demandons, tous
ces avis, tous ces conseils ont-ils été entendus de tous ?
Quelques uns de nos modernes fabricants de *cages humaines* ne sont-ils pas restés sourds aux cris de la science
et de l'expérience, à la voix du philanthrope ? Enfin n'y a-
t-il pas même quelques crimes de lèse-construction, de

lèse-aération ? C'est ce qu'il nous sera facile de démontrer par la suite.

*a. Habitation privée.* — L'habitation privée varie selon les climats où on l'étudie ; selon le degré de civilisation de l'habitant, la vie stable ou nomade de celui-ci, l'industrie à laquelle il se livre, etc. De là un creux d'arbre ou de rocher pour les Shangallas, pour les pâtres de la Corse, les Puris, etc. (d'Orbigny) ; des huttes en fragments d'écorces comme une des victimes de la terrible et affreuse catastrophe du 8 mai 1842, Dumont-d'Urville, en a vu en Australie ; les cabanes de la Terre-de-Feu, cabanes faites avec des pieux en bois fixés en terre, et recouvertes de foin et de feuillages ; les terriers des Kamtschadales ; les hangars des îles Tonga ; les cases du Hawaii ; la voûte du ciel pour quelques populations d'Egypte, d'Italie ( les lazaroni à Naples n'ont pas de demeures), de Russie, etc. Et sans aller chercher des exemples aussi loin, combien de villages en France ( Champagne pouilleuse, Basse-Normandie, Basse-Bretagne, etc. ) dont les habitations sont encore aujourd'hui l'image vivante et fidèle de l'habitation primitive, c'est-à-dire de la tente portative des familles nomades, tente qui doit être considérée comme le type des habitations, comme le noyau des agglomérations humaines (hameaux, villages, bourgs, villes, etc.) ! Enfin, si nous entrons dans nos villes, dans nos cités les plus grandes, les plus civilisées, combien de quartiers, combien de cloaques, de réduits infects ! combien de passages, de rez-de-chaussée, d'entre-sols, où l'air et la lumière ne pénètrent jamais que dans un état impropre à la santé ! combien de greniers, de mansardes, où le malheureux gèle pendant l'hiver, où il brûle pendant l'été ! Mais quittons ce tableau des misères sociales ; cherchons quelques consolations dans un des bienfaits de l'industrie et de la civilisation ; en un mot, abordons la question des habitations privées ; disons ce qu'elles ont gagné, ce qu'elles peuvent gagner encore sous le rapport hygiénique.

*b. Matériaux propres à la construction des habitations.* — Une habitation privée étant nécessaire, son emplacement ayant été décidé d'après des connaissances climatologiques étendues, et sur lesquelles nous reviendrons en parlant des villes, les matériaux ligneux destinés à la construction seront choisis solides et réfractaires à l'humidité. Rappelons à ce sujet les immenses avantages que les arts et la marine peuvent retirer un jour de l'idée ingénieuse que le docteur Bouchery a eue d'injecter les arbres aussitôt qu'ils viennent d'être abattus. Ce mode de conservation, supérieure à la décortication, aux injections de sublimé (Kyan), nous reporte au soluté concentré de verre proposé (Letellier) pour garantir de l'incendie les bois et les tapisseries des appartements. Les fondations reposeront, soit sur une couche compacte et ferme du sol, soit sur pilotis, ou bien encore sur des couches de maçonnerie faites de ciment hydraulique. Autant qu'on le pourra, on donnera la préférence à la chaux sur le plâtre, celui-ci étant très hygrométrique, promptement nitrifié, surtout dans les parties basses. Aux pierres, aux moellons, on devrait préférer les briques bien travaillées, bien cuites et bien sèches; leur durée va très loin, et elles protègent les bois de charpente contre l'humidité.

*c. Contenance, hauteur, disposition des habitations privées.* — Quelle contenance, quelle élévation aura l'habitation privée? quelle sera sa distribution, combien d'étages aura-t-elle? N'ayant à voir ici qu'un asile domestique, que le milieu dans lequel doit vivre en communauté un groupe d'individus attachés les uns aux autres par les liens du sang, du respect, de l'amitié, du dévouement, nous pensons que cet asile répondra à toutes les lois de l'hygiène, de la morale, de la bienséance, 1° s'il est placé entre cour et jardin; 2° si ces derniers sont suffisamment plantés

d'arbres, d'arbustes, etc; 3° si une certaine élévation
sépare le rez-de-chaussée du sol); 4° si les pièces du rez-
de-chaussée sont spacieuses, bien éclairées, bien aérées
pour les saisons chaudes, bien closes, bien chauffées pour
les temps froids et humides; 5° si les chambres à coucher,
en nombre égal au personnel de la maison, et situées au
premier étage, sont spacieuses et exposées au midi en hiver,
au nord en été; 6° si la lingerie, la salle de bains, sont voisines des chambres à coucher; 7° si la bibliothèque,
placée au midi, touche au salon, au cabinet de travail;
8° si deux escaliers sont établis conduisant, l'un, dit de
maître, d'une pente modérée, à marches larges et peu
élévées, dans toutes les pièces principales, l'autre plus
petit, dit dérobé, dans les pièces de décharge, dans la
cuisine, etc. : tous deux doivent être superposés d'une cage
avec carreaux de vitres pour éclairer, et d'une ouverture
ou tuyau d'appel pour la ventilation; 9° si la cuisine est
placée un peu loin et un peu au-dessus de la salle à manger,
ou sous le perron, mais de manière que l'odeur des fourneaux, du charbon, des aliments, ne puisse jamais pénétrer dans les appartements; si cette même cuisine est
munie d'un évier, d'un plomb, pour le lavage et nettoyage
des ustensiles, et si le tout est constamment dans un état
d'excessive propreté; 10° enfin si le second étage, couronnant la maison, est disposé de manière à servir de logement aux domestiques.

Il est inutile d'indiquer la position des caves; elles sont
construites dans le sol, et elles ont pour parois les murs de
fondation.

La fosse d'aisances sera placée loin des caves, loin des
puits; son niveau sera moins élevé que celui des caves.
Elle sera pourvue d'un tuyau d'appel qui partira de sa
voûte intérieure et qui ira aboutir dans la partie supérieure
de la cheminée la plus élevée et la plus alimentée de la
maison, celle de la cuisine par exemple; de cette manière

le tirage de la fosse d'aisances sera permanent. Ses angles seront arrondis. Toutes ses parties seront en meulière bituminée, sans crevasses, sans fissures. Jamais on ne jettera dans son intérieur des débris de végétaux ou d'animaux, d'eau de savon, qui hâteraient le développement du méphitisme.

Les cabinets d'aisances seront situés peu loin des chambres à coucher, mais assez cependant pour n'apporter aucune odeur dans les appartements. Plusieurs portes seront placées dans l'espace qui séparera les uns et les autres. Chaque cabinet aura une ouverture sur la cour, la rue ou le jardin. Le siége sera en chêne poli, en acajou, etc. La cuvette, à l'anglaise ou demi-anglaise, devra fermer exactement et garder dans son intérieur une certaine quantité d'eau. Enfin une fosse mobile pourra être substituée à une fosse fixe ; on évitera ainsi les vidanges, l'accumulation des matières, leur infiltration, leur infection.

Deux pavillons élevés sur les parties latérales, gauche et droite de la cour, et à une certaine distance du corps de logis principal, seront destinés aux écuries, au bûcher, aux remises, aux greniers, etc.

Les écuries seront larges, spacieuses et faciles à ventiler : on sait qu'un cheval a besoin de 18 à 20 mètres cubes d'air par heure. Le bœuf, le mulet, etc., sont dans le même cas. Tel serait notre plan si nous avions à donner notre avis pour une habitation particulière ; et nous serions, en cela, l'admirateur et l'imitateur des Anglais, des Hollandais, et de quelques autres nations où chaque famille a sa maison isolée, séparée de celle de son voisin. Mais nous ne sommes point architecte, nous sommes hygiéniste, du moins nous voulons l'être.

La disposition et la contenance de l'habitation privée nous étant connues, il nous reste à parler de sa hauteur, de son intérieur, de son extérieur.

*d. Hauteur, intérieur, extérieur.* — Un perron, un

10

rez-de-chaussée, un premier étage, des greniers ou mansardes, telle est la disposition de notre maison modèle. Chaque pièce, mais surtout la salle à manger, le salon, les chambres à coucher et les cabinets de travail, doit être assez grande pour que chaque habitant y trouve pour sa consommation journalière 30 à 40 mètres cubes d'air. Des pièces d'appartement ayant 3 mètres de haut, 4 mètres de profondeur sur 4 mètres et demi de largeur satisferont amplement à ces exigences physiologiques. — Disons cependant que si plusieurs personnes devaient rester constamment renfermées dans la même pièce, si l'air ne pouvait être renouvelé par une ventilation convenablement établie, ces espaces seraient insuffisants. Ajoutons encore avec le docteur Londe que, dans la nuit, il ne doit y avoir dans la chambre à coucher ni animal domestique, ni lampe, ni cheminées allumées, ni plantes, ni fleurs. Les uns et les autres contribuent à la viciation de l'air en s'alimentant, les premiers aux dépens de l'oxigène de l'air confiné et qui ne peut pas se renouveler; les secondes, en ne décomposant pas l'acide carbonique formé, et laissant seulement cet acide passer à travers leur tissu. Les plantes, en effet, ne décomposent l'acide carbonique formé dans l'acte de la respiration, ne s'approprient son carbone, ne mettent l'oxigène en liberté qu'autant qu'elles sont exposées à la lumière du jour, à l'action du soleil. On a cherché, nous le savons, à démontrer par expérience que les fleurs ou les plantes nuisaient autant par leur odeur que par toute autre propriété : mais, exactes ou non, ces observations n'infirment pas le danger qu'il y a d'avoir des végétaux dans les appartements. Deux croisées, placées à l'opposite, pouvant s'ouvrir, à partir de quelques centimètres du sol ou du parquet jusqu'au plafond, seront percées pour chacune des pièces que nous venons de nommer, et munies de vasistas, afin de permettre une ventilation facile et salutaire. Un plus grand nombre deviendra

nécessaire si les pièces ont plus d'étendue. Ces croisées
seront ouvertes le matin, et une partie de la journée pendant les saisons chaudes; l'hiver, dans les temps froids,
elles ne le seront que vers le milieu du jour, que deux ou
trois heures seulement. Des persiennes, des jalousies,
seront ajustées extérieurement, à chaque fenêtre, pour
arrêter ou diminuer les rayons du soleil; à l'intérieur,
des rideaux seront placés pour le même usage, et aussi
comme ornement. Des portes larges et élevées, à deux
battants, et parfaitement jointes dans leur châssis, feront communiquer toutes les divisions de l'appartement
les unes avec les autres. Des cheminées, sur lesquelles
nous reviendrons en parlant du chauffage en général, peu
profondes, alimentées par l'air extérieur, par celui des
cours ou des caves, et non par le bas des portes, le pourtour des croisées, répandront dans les appartements une
chaleur proportionnée à l'abaissement de température du
dehors. Certes, un calorifère établi sur le perron, portant dans la maison un air convenablement chaud, ou
bien des poêles à haute et grande dimension, comme il y
en a dans le Nord, seraient préférables à tout ce que nous
avons dans nos climats tempérés; mais ces modes de chauffage, toujours assez dispendieux, ne sont pas à la portée
de tous. De plus, nos saisons froides les plus rigoureuses
ne le sont pas assez pour ne pas garder nos habitudes. De
là le silence que nous gardons sur les avantages que les
habitants des pays froids retirent des doubles portes, des
doubles fenêtres, et que nous pouvons négliger. Ce à quoi
nous devons tenir, c'est que les portes et les fenêtres soient
bien fermées, et que, placés devant un foyer ardent, nous
ne soyons pas brûlés par devant, et gelés par derrière,
comme cela arrive si souvent dans nos appartements.

Les parquets seront en bois de chêne parfaitement sec,
bien poli, exactement assemblé : toutes ces conditions
sont importantes pour l'entretien de la propreté. L'hi-

ver, ces parquets seront recouverts par des tapis d'une
épaisseur et d'un moelleux d'accord avec la fortune du
locataire ou du propriétaire. L'été, ces tapis seront enlevés et remplacés, non par un vernis, un cirage toujours
dangereux par les accidents, les chutes qu'il occasionne,
et que l'on doit bien plus à la mode et à la folle imprudence des hommes qu'au désir et au besoin de la propreté,
mais par un enduit mat, non susceptible de poli, et de
couleur variable. Il existe aujourd'hui dans le commerce
beaucoup de compositions de ce genre, peu chères, précieuses par conséquent pour les petites propriétés; il ne
s'agit que de choisir les plus solides.

L'usage d'un enduit non ciré, non frotté, devient impérieusement nécessaire pour les paliers, les escaliers qui ne
sont pas, comme dans les riches maisons bourgeoises, recouverts de tapis courant du rez-de-chaussée aux derniers
étages.

Partout, le sol des paliers, des escaliers, des antichambres, des salles à manger, et même celui des salons et des
chambres à coucher, n'est en bois, disposé en plancher
ou en parquet; on y a suppléé par des carreaux ou des
briques en terre, ou par des dalles. Cela est fâcheux, surtout
pour les chambres à coucher, où le froid de l'argile ou de
la pierre peut avoir de graves inconvénients. L'usage des
tapis, des toiles épaisses devient ici indispensable. Quant
aux cuisines, rien ne saurait remplacer, pour la propreté
qui doit toujours y régner, le carrelage ou le dallage.

Les murs, les plafonds seront recouverts en plâtre; ils
doivent être très unis, sans anfractuosités. Nous ne parlerons pas des sculptures, des papiers qui peuvent les recouvrir, les orner et les décorer; nous ne dirons rien également des tableaux, des glaces qui peuvent y être suspendus
ou attachés : toutes ces choses flattent la vanité, entretiennent les arts, font vivre l'ouvrier, et sont très utiles par
conséquent; mais leur absence ne compromet pas la santé;

nous dirons seulement que dans les chambres à coucher le papier doit y être complétement exclu. Son collage n'est jamais assez parfait, assez durable, pour qu'il ne s'y fasse pas çà et là quelques déchirures, quelques boursoufflements, qui finissent par être autant de foyers d'insectes et d'hôtes malfaisants. Une simple couche de couleur à l'huile pour l'aisance modeste, de riches peintures pour la fortune haute et puissante, sont supérieures, sous tous les raports, aux papiers les plus ordinaires ou les plus recherchés. Au surplus ces derniers trouvent leur place dans les salons, les salles à manger, les cabinets, les bibliothèques, etc.

Dans quelques anciennes maisons, on retrouve encore des boiseries recouvrant toutes les parois des murs, et garantissant ceux-ci de toute humidité. Il est fâcheux qu'une habitude semblable n'ait pas été conservée, surtout pour les rez-de-chaussée. La santé publique et privée n'a point gagné à cet abandon, surtout quand on se hâte d'habiter des maisons neuves. Celles-ci cependant sont très dangereuses par leur humidité; et ceux qui se sont laissé séduire par la fraîcheur et la propreté de leur intérieur, ne tardent pas à être pris de douleurs rhumatismales, d'ophthalmies, etc. En général, trois ou quatre ans doivent s'écouler pour qu'une maison neuve soit habitable. Ce temps peut varier, nous le savons; mais il vaut mieux attendre plus que moins.

On peut encore, de préférence à la boiserie, qui coûte toujours fort cher, à la peinture, qui souvent se détache, s'en va en écailles, au papier, qui se décolle, appliquer à quelques centimètres des murs des châssis en bois sur lesquels on tend des toiles, et sur celles-ci du papier. On réunit ainsi l'utile à l'agréable, puisque d'une part on s'oppose à l'action directe, immédiate de l'humidité, et que de l'autre on peut obéir au goût et au luxe de la mode. Enfin une feuille de plomb laminé ayant moins de $1/10^e$ de millimètre de diamètre, maintenue avec des clous de cuivre

10.

étamé, et recouverte de papier gris; ou bien une couche
de stuc, de mastic, peuvent encore revêtir la surface des
murs, des plafonds, et les maintenir parfaitement secs.

Nous avons remplacé l'entre-sol, toujours malsain, par
un perron qui élève un peu le rez-de-chaussée et le
préserve de l'humidité. Ce perron donne d'ailleurs de la
grâce à la maison. Celle-ci n'a qu'un étage, plus des mansardes ou greniers, qui doivent encore être séparés de la
toiture par un plafond, afin de diminuer l'intensité de la
chaleur pendant l'été, celle du froid pendant l'hiver.

La toiture sera en tuile ou en ardoise. Le chaume, quoique mauvais conducteur du calorique et favorable à
l'écoulement des eaux pluviales, doit être rejeté, car
il est un aliment aux incendies qui peuvent survenir.
Le zinc, le plomb, peuvent également servir à couvrir
les habitations. Le second métal est généralement préféré; il n'a pas, comme le premier, l'inconvénient de
s'oxigéner à l'air et d'introduire dans les citernes alimentées par les eaux de pluie un corps étranger (Bertholet,
Deyeux, Vauquelin, Boutigny). Quant aux couvertures en
planches, on doit y renoncer; elles se disjoignent et pourrissent très promptement.

La forme des toitures varie : elle peut être modérément
inclinée (c'est la meilleure disposition), ou bien elle est
plate ou arrondie. Les plates-formes qui couronnent les
maisons ont l'inconvénient de s'échauffer beaucoup en été
et de rendre les appartements lourds et étouffants. Dans
l'hiver, cette toiture sert de réservoir à l'eau, à la
neige, etc.; elle devient alors une cause incessante de
froid et d'humidité. Le dôme des Orientaux, rarement en
usage chez nous, modère la chaleur en réfléchissant les
rayons solaires sur tous les angles d'incidence.

Un paratonnerre doit être placé sur chaque habitation un
peu considérable, afin de préserver celle-ci de la foudre.
*Voy.* ÉLECTRICITÉ ATMOSPHÉRIQUE.

Enfin les châssis vitrés, les fenêtres à tabatière, placés sur les toitures pour éclairer les mansardes, doivent être constamment en bon état, bien ajustés, si l'on veut que les habitants n'aient rien à redouter de l'injure du temps, de l'intempérie des saisons.

Les eaux pluviales, réunies par des gouttières, les eaux ménagères, versées dans des cuvettes placées en dehors et munies de leurs couvercles, descendront, par de longs tuyaux en fonte, dans des caniveaux placés sous le sol de la cour. Celle-ci sera pavée à chaux et à ciment; aucun enfoncement, aucune fissure n'existera à sa surface; son plan sera incliné, et son lavage sera fréquemment renouvelé. Les caniveaux seront disposés de manière à verser au-dehors, dans la rue, tous les liquides qui s'y rendront chaque jour. Ils seront fermés par une dalle, une pierre mobile, ce qui permettra leur nettoyage. Une ouverture pratiquée dans l'extrémité la plus élevée, établira dans leur intérieur un courant d'air salutaire.

Nous avons indiqué la place que doivent occuper les écuries, les remises des maisons isolées; nous n'y reviendrons pas. Il nous reste à dire que la plus grande propreté doit y régner; que celle-ci sera facilitée en donnant au sol une pente assez prononcée, et en recouvrant celui-ci d'une couche épaisse de mastic ou de bitume, ou en y pratiquant un pavage à chaux et à ciment. Le fumier devra être enlevé au moins tous les deux jours.

Dans la cour, un puits, une pompe, donneront au locataire les quantités d'eau qui lui seront nécessaires chaque jour. Un vaste réservoir, placé au niveau de la toiture générale, au-dessus des remises, par exemple, et communiquant dans chaque pièce de l'habitation par le moyen de tuyaux en plomb munis de robinets, aurait des avantages immenses, et pour les besoins domestiques, et dans les cas d'incendie.

Telles devraient être les habitations privées; voyons ce

qu'elles sont quand, par leur réunion, elles forment des habitations publiques ou encombrées, et établissons la différence, les avantages ou les dangers que présentent les unes et les autres.

*e. Habitations communes.* — Ici, c'est-à-dire dans les grandes villes, les habitations sont accolées, serrées, superposées. Plus de cour, plus de jardin; du moins ces avantages sont rares, tout-à-fait exceptionnels : nous parlons de Paris. Ici encore, tout est souvent sacrifié à l'harmonie, au coup-d'œil, et aussi aux intérêts de l'argent et de l'exploitation. Partout, dans les nouveaux quartiers principalement, des maisons, que disons-nous? des monuments, hautement, largement et magnifiquement bâtis, quant aux façades : il n'est pas rare maintenant de voir celles-ci richement chargées d'une sculpture pleine de grâce et d'élégance. Ici encore, des rues spacieuses, de larges trottoirs, pour la circulation de l'air, des voitures et des piétons; des ruisseaux recouverts par le bord des trottoirs; des places à longs contours, des carrefours spacieux, embellis par des statues, des colonnes, des fontaines; un pavage en bois ou macadamisé, et toujours en chaussée, avantages immenses sur les ruisseaux ignobles qui autrefois coupaient les rues en deux portions d'égale largeur; un balayage public organisé presque militairement, bien que des femmes en fassent partie; des bornes-fontaines pour l'arrosement et l'assainissement; la nuit, des becs de gaz nombreux projetant au loin une lumière éclatante. Ici, enfin, tout ce que le luxe, la décoration, le bien-être, peuvent emprunter à la puissance, à la richesse, à l'orgueil, à l'ambition, à la vanité, à l'amour du beau, se trouve réuni. Encore quelque temps, et l'ancienne Lutèce aura disparu avec ses ruelles étroites et infectes, ses rues sales et boueuses, ses maisons étouffées, ses croisées à guillotine. On admire, en effet, l'étonnante rapidité avec laquelle les embellissements de Paris ont marché depuis 1830. Cette

époque, à tant de titres mémorable, a laissé bien loin
d'elle l'empire et la restauration, qui pourtant avaient fait
aussi beaucoup d'améliorations, beaucoup de perfectionnements. Mais entrons dans ces édifices, dans ces bâtiments.
Dans quelques uns encore, nous ne voulons pas dire dans
beaucoup, dans la crainte d'être accusé de nier le progrès,
on ne tarde pas à voir qu'à chaque étage, le propriétaire,
l'entrepreneur, semblent avoir pris à tâche d'annuler les
améliorations dues à l'élargissement de la voie publique, à
la prolongation et à l'embellissement des quais, aux plantations qui bordent ces derniers, à l'ouverture des nouvelles rues. Point de paliers, ou des paliers rétrécis; des
escaliers étroitement encaissés, des appartements d'une
hauteur et d'une largeur insuffisantes, surtout pour les
chambres à coucher. Des antichambres? il n'y en a pas;
s'il y en a, elles sont trop petites. Les salles à manger, les
salons sont généralement spacieux, bien entendus; il y en
a même qui sont luxueux de décors et de grandeur. Mais
ce sont là les pièces dites de représentation, de réception,
et rien n'a été négligé pour donner de l'occupant l'idée la
plus favorable, la plus flatteuse. Plus avant, se trouvent
les pièces de décharge, les cabinets de toilette et d'aisances,
les chambres de domestiques, la cuisine, enfin toutes les
dépendances qui ne sont accessibles qu'aux familiers de la
maison, et pour lesquelles on a mis la plus grande, la plus
coupable économie sous le rapport de l'espace, de l'air,
de la lumière.

Au rez-de-chaussée, de larges et vastes magasins où on
retrouve le luxe du salon, de la salle à manger. Mais
au-dessus de ce magasin! mais derrière ce magasin! on
trouve, au-dessus, l'entresol, partie du bâtiment la moins
élevée, la plus étroite, la plus mal éclairée, la plus mal
aérée, étouffée qu'elle est par les entablements, les corni-
ches, les balcons, etc., des étages supérieurs. Là cependant
logent un mari, une femme, des enfants, et souvent un

ou deux domestiques. Au même niveau se trouvent encore
quelquefois, sinon toujours, toutes les pièces dépendantes
d'un appartement complet. Derrière le magasin, existe
l'arrière-boutique, qui sert de pièce de décharge pour des
marchandises, ou de salle à manger. Viennent ensuite les
coins, les soupentes, les armoires à bascule, etc., qui sont
autant de *chambres à coucher* pour les commis et les employés, quand ceux-ci ne reposent pas la nuit dans le bas-
fond d'un comptoir, ou qu'ils n'ont pas dans les étages
supérieurs de la maison une chambre commune ou des
cabinets particuliers. Nous n'avons rien à dire des caves;
elles sont généralement bien. Au surplus, tous les loca-
taires n'en ont pas ou ne peuvent en avoir. Quant à la
fosse d'aisances, l'austère surveillance de la police, de la
voirie, a mis à profit les avis éclairés du conseil de salubrité. Partout les causes de destruction, d'infiltrations sont
rendues impossibles par la bonne qualité des murs, l'excellente composition des mortiers, la grande solidité des
mastics. Ce qui se fait aujourd'hui n'est plus comparable
avec ce qui se faisait autrefois : aussi les causes d'insalubrité
qui peuvent encore être attribuées aux fosses d'aisances ne se
rencontrent plus maintenant que dans les anciens quartiers
ou dans les vieilles maisons qui ont pu échapper, par leur
éloignement ou la régularité de leur alignement, aux constructions et aux améliorations nouvelles.

Tout n'est donc pas édifice, monument, dans les grandes
villes. Il n'est pas rare de voir entre deux maisons, déjà
fort étroites, fort profondes, mal aérées, mal éclairées,
s'en glisser une autre plus étroite et plus noire encore que
les deux premières. Ces maisons semblent racheter par
une hauteur démesurée la surface qui leur manque. Ici,
c'est un passage qui s'élève dans un espace insuffisant à
l'ouverture d'une rue nouvelle. Dans ce passage, long, bas,
étroit et couvert, sont pressés, entassés des boutiques,
des magasins, des logements plus petits, plus rétrécis les

uns que les autres. Aussi quel méphitisme, quel échange dangereux entre les habitants de maisons et de passages semblables ! Là, c'est une *impasse* qui vient arrêter le courant d'air, confiner les miasmes des habitations voisines.

Les cours, pour la libre circulation de l'air? beaucoup n'en ont pas, à moins qu'on ne désigne ainsi le bas-fond d'une espèce d'entonnoir long et étroit, formé par des murs montant à pic à six ou huit étages, et dans les quatre angles duquel des tuyaux en fonte ou en fer-blanc, souvent disjoints, descendent à chaque instant du jour les eaux de vaisselle, de savon, etc., des nombreux habitants échelonnés les uns sur les autres. Les jardins, où de nombreux végétaux reprenaient à l'air empesté par les animaux l'acide carbonique qui le viciait et le rendait impropre à la respiration, sont presque tous tombés sous le marteau du maçon ; c'est à peine si quelques arbres rabougris, quelques arbustes avortés, quelques arbrisseaux chétifs et étiolés se voient çà et là dans quelques coins, étouffés par les habitations voisines ! Et pourtant ! qui ne sait tout le pouvoir bienfaisant de l'air, de la lumière, sur la végétation, sur l'homme en particulier, sur les animaux en général ?

Enfin combien de maisons habitées par l'ouvrier, l'artisan, le malheureux, n'offrent encore aucune des conditions hygiéniques les plus simples, les plus nécessaires ! Quel médecin, lors de l'invasion du choléra, dans des visites faites à domicile par les bureaux de secours, n'a pas gémi du spectacle affreux que lui ont offert certaines habitations populeuses ? Presque partout des cours mal pavées, enfoncées et remplies d'immondices infectes ; des murs lézardés, des cloisons à jour ; des escaliers brisés, déjetés ou vermoulus ; des lieux d'aisances débordant et inondant chaque étage ; des chambres d'une grandeur insuffisante ; des portes disjointes ou déchirées ; des fenêtres dont le vitrage manque en partie, ou est remplacé par du papier ;

des grabats sales et misérables où couchent ensemble frères
et sœurs, et à côté maris et femmes. Quelle inquiétude
alors pour ces derniers s'ils sont honnêtes ! quelles fatales
conséquences s'ils sont débauchés, corrompus !

Si, par des preuves matérielles dues à la physiologie expérimentale, nous voulions corroborer ce qui précède et
ce qui a rapport aux influences fâcheuses des habitations
que nous venons de décrire, que l'on trouve encore dans
les grandes villes, mais dont le nombre diminue tous les
jours ( nous sommes heureux de le proclamer ), surtout à
Paris, nous rappellerions les expériences d'Edwards tendant à mettre en évidence l'action bienfaisante du soleil
sur l'organisme. On conviendrait alors avec nous que si
des têtards enfermés dans une boîte de fer-blanc et placés
sous l'eau, n'ont point été transformés en grenouilles ( 2
seulement sur 12 ont subi la métamorphose ), les organes
des malheureux qui passent leur vie dans des lieux obscurs ou mal éclairés, peuvent bien éprouver des arrêts de développement, sinon tout aussi prononcés, du
moins toujours nuisibles à la vie et à la santé. Et n'est-ce
pas à ce défaut d'insolation que l'on doit rapporter la constitution molle, blafarde, bouffie et comme infiltrée de ceux
qui habitent dans des quartiers sombres et humides, dans
des passages étroits et couverts, comme les petits marchands, les tisserands, les filateurs, les prisonniers, les
portiers, etc. ?

*Influence des habitations sur l'homme; hygiène qui s'y
rattache.* — Ces deux questions d'hygiène politique et
privée nous paraissent avoir été assez longuement étudiées
dans le corps de ce chapitre pour n'y pas revenir. Au surplus nous en dirons quelque chose encore à l'occasion de
l'éducation morale des enfants.

## II. ÉCLAIRAGE.

Dans les habitations, quand le soleil a disparu de l'horizon, que le jour commence à baisser, on a recours à un éclairage artificiel; les corps employés à cet effet sont solides, liquides ou gazeux. Les premiers, distingués en *chandelles* et en *bougies*, n'ont pas sur l'homme une action nuisible au même degré. La chandelle, brûlant bien et enrement, répand dans l'air de l'appartement de l'eau et de l'acide carbonique; elle agit alors comme le ferait un animal domestique. La combustion est-elle incomplète? elle produit de l'hydrogène carboné, de l'oxide de carbone, des acides carbonique, stéarique, margarique, acétique, oléique et sébacique, de l'oléone, de la stéarone, de la margarone, de l'eau, de l'huile volatile légèrement odorante, de l'huile empyreumatique et du charbon. — Le gaz hydrogène, le gaz oxide de carbone, introduits dans les bronches par l'acte de la respiration, modifient l'oxigénation du sang; les autres gaz irritent les surfaces muqueuses; enfin le charbon picote et irrite la gorge, se mêle aux mucosités bronchiques, est rendu dans les crachats.

Les *lampions*, les *torches*, donnent en brûlant les mêmes produits que le suif, ou à peu près, et agissent sur l'organisation de la même manière. Les personnes atteintes d'irritations et de catarrhes bronchiques ne peuvent rester impunément dans les lieux éclairés par des résines et des graisses non purifiées : on sait que ces matériaux entrent dans la composition des lampions et des torches. Dans les pays où l'on se sert comme moyen d'éclairage de fragments de bois de sapin, les inconvénients que nous signalons se retrouvent en totalité.

Les bougies sont un moyen d'éclairage supérieur au suif et à la résine. Elles donnent peu de fumée, car elles brûlent

11

entièrement, et ne se décomposent qu'au moment et au
lieu même où elles s'enflamment. Les produits de leur combustion sont variables suivant qu'elles sont fabriquées avec
de la cire pure ou de la stéarine. Dans le premier cas, elles
donnent des acides margarique et oléique, de la myricine
et de la cétine indécomposées, un peu d'huile empyreumatique ; dans le second, elles fournissent un peu d'hydrogène carboné, de l'acide carbonique, une huile épaisse,
une matière colorante, du charbon, etc. Enfin, sont-elles
faites avec de la cétine ou blanc de baleine ? elles produisent des acides oléique, margarique et acétique, de l'huile
empyreumatique et un peu de cétine.

Les liquides servant à l'éclairage artificiel sont les
huiles grasses, quelquefois les huiles volatiles, seules ou
associées à l'alcool (*hydrogène liquide*), l'éther, etc. Les
inconvénients attachés à ce système d'éclairage sont en
raison inverse de la bonne confection des appareils. Moins
ceux-ci versent de fumée dans les appartements, moins il
se forme de gaz impropres à la respiration, de corps irritant la gorge et les bronches, et moins il se dépose de matières charbonneuses dans la poitrine.

L'éclairage à l'alcool pur ou térébenthiné répand presque
toujours un peu d'odeur alcoolique dans les appartements.
Si cette odeur est augmentée, si elle est entretenue par la
construction vicieuse de la lampe, on peut voir survenir
tous les phénomènes de l'ivresse.

Le *gaz d'éclairage*, gaz obtenu en distillant à feu nu
et dans des vases clos des huiles ou de la houille, arrive,
du lieu où on le fabrique, dans les lieux où on le brûle,
en traversant de longs tuyaux placés dans le sol, et garnis
de robinets principaux et de robinets particuliers. Dans le
trajet qu'il a à parcourir, trajet très variable dans son étendue, ce gaz répand très souvent, dans les points de jonction des tuyaux, une odeur des plus fétides et des plus
désagréables. Cette odeur est celle du sulfide de carbone,

du sulfhydrate d'ammoniaque et d'une huile pyrogénée que n'ont pu enlever complétement les lavages à l'eau froide et au lait de chaux, mais que l'on ne trouve pas dans les gaz obtenus avec les huiles.

Au désagrément que le gaz hydrogène non brûlé fait éprouver à l'olfaction, il faut ajouter les inconvénients suivants : d'abord, une perte assez considérable pour le fabricant (25 p. 100 par an) est la conséquence de la fuite. De plus, l'odeur infecte qui l'accompagne s'étend quelquefois jusqu'à plusieurs mètres de profondeur, et persiste plusieurs mois suivant le degré de sécheresse ou d'humidité du sol (Parent-Duchâtelet). D'autres fois le gaz, en s'échappant des tuyaux de conduite, pénètre dans les égouts, dans les caves, dans les maisons, les magasins, etc., où il dépouille l'atmosphère de tout son oxigène, et le charge d'acide carbonique. De là des syncopes, des asphyxies, la mort, si de prompts secours ne sont pas administrés; de là aussi des détonations fréquentes, funestes, lorsqu'on pénètre, avec un corps en ignition, dans les lieux parfaitement clos, et dans lesquels un robinet mal fermé ou en mauvais état a versé une partie de gaz sur sept, neuf, dix, ou onze parties d'air atmosphérique (Tourdes, Wurtz, Devergie, etc.).

Ce qui précède nous amène à conclure que le gaz d'éclairage, entièrement avantageux pour l'extérieur, bien supérieur à l'huile, doit être banni des appartements, des chambres à coucher principalement, et même des magasins. Depuis longtemps déjà les théâtres ne s'en servent plus pour les rampes. On a observé (Briquet), en effet, que le séjour habituel et prolongé dans les lieux éclairés par le gaz hydrogène viciait l'air au point de rendre l'hématose incomplète; qu'il produisait l'étiolement, l'anémie, de la dyspnée, de l'étouffement, une chaleur âcre à la gorge, une titillation au larynx, une toux sèche et fatigante; enfin que les sujets à poitrine irritable, à pré-

disposition tuberculeuse, ne pouvaient y rester. A quoi
tiennent tous ces accidents? 1° aux substances contenues
dans le gaz d'éclairage, et qui échappent à la combustion :
nous voulons parler de l'acide sulfureux, du sulfide de
carbone, de l'acide sulfhydrique, de la vapeur de charbon ; 2° à la rapidité avec laquelle beaucoup de gaz est
consommé en peu de temps. D'après M. Dumas, il se
brûle, par bec et par heure, 38 litres de gaz fourni
par l'huile, et 158 litres de gaz provenant de la houille.
Dans le premier cas, il y a absorption de 63 litres et 1/3
d'oxigène, 42 litres 1/2 d'acide carbonique, et 23$^{gr.}$,810
d'eau ; dans le second 234 litres d'oxigène sont absorbés,
128 litres d'acide carbonique, et 169$^{gr.}$,660 d'eau sont
formés.

Non seulement les corps propres à l'éclairage répandent
dans les habitations des corps irrespirables et délétères,
mais encore ils apportent avec eux une température qui a
des effets incommodes et nuisibles, auxquels on remédie
par une ventilation proportionnée en durée au degré de
chaleur produite. Ces degrés varient selon la nature du
corps éclairant. Une chandelle de six aux 500 grammes,
donne environ 2 degrés centigrades par minute ; une bougie
en donne 2 et 1/4, une lampe Carcel en donne plus encore,
c'est-à-dire presque 4 degrés.

*Influence de l'éclairage artificiel sur l'homme.* (Voyez
CHAUFFAGE.)


### III. CHAUFFAGE.

Quand les jours froids et humides sont arrivés, quand
les brouillards et les gelées blanches de l'automne se font
sentir, l'homme, renfermé chez lui, a besoin d'un excitant, d'un stimulant nouveau pour lutter avec avantage
contre l'abaissement de température qui vient de se manifester dans l'atmosphère ; ce stimulant, c'est le chauffage

artificiel. Il existe trois systèmes de chauffage pour les édifices, les grands établissements, les maisons particulières ; ce sont les poêles, les calorifères, les cheminées. Les uns et les autres deviendraient nécessairement des causes de méphitisme, s'ils n'étaient pas bien coordonnés, et si l'air qu'ils contiennent était fourni par les habitations seulement. Il faut donc que celui-ci vienne du dehors. A cet effet, des tuyaux, des trous sont pratiqués dans l'épaisseur des murs ou dans la voûte des caves ; ceux-ci se rendent dans les parties basses des foyers, où ils jettent des quantités d'air proportionnées à la largeur des ouvertures. Voilà pour activer la combustion, cet acte pendant lequel il se forme des produits variables, non respirables, que nous indiquerons dans un instant. Ce n'est pas tout ; et d'ailleurs, un foyer ainsi établi serait insuffisant pour échauffer un appartement ; il aurait de plus l'inconvénient de faire le vide dans ce dernier, en raison de la dilatation de l'air de la cheminée ou des tuyaux, en raison aussi du tirage qui en résulterait de bas en haut, si, ce qui est bien rare, mais ce qui pourrait arriver, aucune issue des portes ou des fenêtres ne permettait l'entrée de l'air extérieur. De là la nécessité et l'habitude de placer dans les parties basses et latérales des foyers un certain nombre de tuyaux ou de conduits en fonte, dans l'intérieur desquels de l'air froid, venant du dehors, circule, s'échauffe et se répand ensuite dans les appartements par des ouvertures pratiquées exprès, et appelées *bouches de chaleur.*

On a calculé combien de volumes d'air pouvaient être consommés par chaque kilogramme de combustible ; l'on a vu que le bois sec en consommait 6,75 ; le bois ordinaire contenant 0,20 d'eau, 5,40 ; le charbon de bois 16,40 ; la tourbe sèche, 11,28 ; la tourbe renfermant 0,20 d'eau, 9,08 ; le charbon de tourbe, 13,20 ; la tourbe moyenne, 18,10 ; le coke, mêlé à 0,15 de cendres, 15,20.

Quels sont les produits gazeux formés pendant la com-

11.

bustion ? Ce sont, pour les combustibles ordinaires, c'est-
à-dire pour le charbon, la houille, le bois non complète-
ment desséché : de l'acide carbonique, de l'oxide de
carbone, très peu d'hydrogène, très peu également d'hydrogène carboné, enfin quelques vapeurs hydro - carbu-
rées dues à la calcination imparfaite du charbon. Tous ces
produits, qui se retrouvent dans les systèmes d'éclairage,
sont des plus délétères ; mais tous ne le sont pas au
même degré. L'oxide de carbone semble devoir occuper
le premier rang. Dans les proportions de 4 à 5 pour 100 dans
l'air, ce gaz tue instantanément un moineau ; un centième
fait mourir un oiseau au bout de deux minutes ( Leblanc,
*Gaz. méd.*, 1842, p. 381; Tourdes, etc.). L'acide carbonique, également impropre à la vie, est loin cependant du gaz
oxide de carbone : ainsi un chien peut vivre dans un milieu contenant 30 d'acide carbonique et 70 d'air ordinaire;
des ouvriers mineurs ont pu vivre dans une atmosphère
contenant 5 à 6 pour 100 du même acide ( Leblanc,
Tourdes, etc. ). Nous verrons plus tard ( *voy.* PRISONS )
que le même acide provenant de la respiration est plus nuisible, plus dangereux.

*a. Poêles.* — Aux anciens poêles, fabriqués en tôle ou
en fonte, garnis de longs tuyaux, dépourvus de bouches de
chaleur, qui s'échauffaient très promptement, mais qui se
refroidissaient dans un temps très court, qui desséchaient
l'air avec une rapidité extrême, qui, enfin, répandaient une
odeur métallique et nauséabonde, on préfère généralement aujourd'hui ceux en terre cuite ou de faïence. Ces
derniers s'échauffent plus lentement, il est vrai, mais ils
gardent plus longtemps le calorique. On peut les placer à
l'intérieur, ou à l'extérieur de la pièce que l'on veut
échauffer ; mais, dans l'un et l'autre cas, il faut, comme
nous l'avons recommandé pour les cheminées, prendre
de l'air froid du dehors, faire arriver celui-ci dans des
cylindres placés dans l'intérieur du poêle, et ouvrir les

mêmes cylindres dans les appartements par des bouches
de chaleur. Et, comme dans les cheminées mêmes,
comme dans les calorifères, les tuyaux dans lesquels l'air
doit arriver froid pour en sortir chaud, doivent avoir 12,5
décimètres carrés d'ouverture pour un appareil capable de
brûler en une heure un kilogramme de houille de bonne
qualité, ou un kilogramme de bois bien sec. Suivant
M. d'Arcet (*Ann. d'hyg. et de méd. lég.*), la consommation de l'une ou de l'autre de ces quantités de combustible peut fournir 900 mètres cubes d'air chaud, ce
qui peut suffire pour échauffer et assainir une pièce
où quinze personnes resteraient enfermées pendant dix
heures.

Les bouches de chaleur doivent être placées verticalement, à droite ou à gauche de la cheminée, en avant et
sur les côtés des poêles, des calorifères. Elles seront pourvues de petites portes mobiles, afin d'être ouvertes ou fermées à volonté, en raison de la chaleur que l'on veut
donner à l'appartement.

Les poêles modernes remplissent assez bien toutes les
conditions d'un bon chauffage, d'une salutaire ventilation,
et propagent la chaleur dans tous les sens. Toutefois ils ne
sont pas sans inconvénient : ainsi, comme les anciens poêles
de fonte ou de tôle, ils dessèchent l'air des appartements.
Cette sécheresse est moins prompte, il est vrai, mais enfin
elle existe : on y remédie en plaçant des vases d'eau sur
leurs pourtours. Ils ont de plus la faculté d'échauffer plus
promptement et plus fortement les parties moyennes et
élevées des habitations que les parties basses; de là des
vertiges, des céphalalgies, des étouffements, toujours difficiles à éviter, à supporter, surtout par les personnes nerveuses, asthmatiques, etc. ; enfin l'habitude de la chaleur
des poêles rend plus sensible à l'action du froid extérieur;
ce qui explique pourquoi des personnes qui sont ainsi
chauffées chez elles sont plus exposées aux phlegmasies des

muqueuses, des poumons, des articulations, que celles qui
se chauffent au foyer des cheminées.

*b. Calorifères.* — Les calorifères, qui ne sont autre
chose que des poêles en tôle ou en fonte à haute et grande
dimension, ont une construction en tout analogue à celle
de leurs congénères. Toujours placés au-dehors ou au-dessous des pièces qu'ils doivent échauffer, ils n'ont aucun
des inconvénients des poêles. Ces inconvénients se rencon-
treraient au contraire, si, comme ces derniers, ils étaient
placés dans l'intérieur des appartements, ce qui, d'ailleurs,
s'observe quelquefois.

*c. Cheminées.* — Les poêles sont ronds, ovales ou carrés ; prenez cette dernière forme ; aplatissez-la davantage ; sur les côtés élevez deux tablettes verticales ; pla-
cez devant celles-ci deux pilastres ou colonnes; sur ces
colonnes posez une tablette sur champ, et sur cette tablette
une autre posée à plat ; que toutes ces pièces soient en
pierre, en faïence, en marbre, en granit, etc; garnissez
le fond de ce petit édifice d'une plaque en fonte ; dans les
parties latérales internes, disposez des tuyaux ou cylindres
creux en fonte également, pour avoir de l'air froid, et
pour opérer la ventilation ; encadrez le tout dans un des
murs d'un appartement, mur préalablement creusé et bâti
exprès, et vous aurez une cheminée réunissant toutes les
conditions de chauffage et de ventilation voulues.

Les cheminées sont à foyers fixes ou à foyers mobiles.
Elles ont sur les poêles et sur les calorifères intérieurs des
avantages très prononcés : ainsi, par leur usage, point de
maux de tête, point de vertiges, moins de chaleur excessive, car elle ne dépense pas tout l'air qui les traverse; cette
dépense excède de 10 à 20 fois le volume d'air nécessaire
à l'alimentation du feu (Péclet); pas de dessèchement de
l'air, ventilation complète; gaieté, distraction entretenue
par la vue du feu. Le seul reproche qu'on puisse leur
adresser, c'est qu'elles coûtent cher en combustible; mais

leur usage étant facultatif, ce reproche disparaît. Il en est de même de ceux qui sont relatifs aux vents coulis que l'on ressent devant leurs foyers ; ceux-là sont le fait des portes, des fenêtres, mal jointes, mal closes. Fermez ces fissures, ces interstices, et tous ces désagréments disparaîtront.

Les cheminées fument quelquefois ; on y remédie par des ventouses placées sur les parties basses ou latérales du foyer, ou bien en rétrécissant de beaucoup la partie la plus supérieure de la cheminée, partie qui se trouve la plus inférieure du conduit au tuyau pratiqué dans le mur ; ou enfin, en conduisant le long du tuyau de la cheminée un courant d'air chaud partant du foyer : ce courant ferait l'office d'un fourneau d'appel. Le même principe pourrait être appliqué aux poêles ; seulement le courant aurait un diamètre plus petit.

Le chauffage s'effectue à l'aide de combustibles qui sont répandus dans les différentes contrées : ici le bois sec ou flotté, là la houille, ailleurs le charbon de bois, plus loin la tourbe, etc. Classés d'après leurs puissances calorifiques, leurs pouvoirs rayonnants, les combustibles présentent l'ordre suivant : au premier rang, la tourbe ; au second, le bois dense, sec et gros, et la houille ; au troisième, le bois léger, vert ou qui a été flotté ; au quatrième, le coke ou la houille distillée. D'après M. d'Arcet un kilogramme de bonne houille peut échauffer à 20° centigrades 1085 mètres cubes d'air ; mais en raison des pertes ordinaires, tenant à la construction des cheminées, il faut réduire ces 1,085 mètres à 900. Enfin le même chimiste a pensé que 1 kilogr. de houille produisait autant de chaleur que 2 kilogr. de bois sec.

Un autre mode de chauffage dont nous n'avons rien dit encore, qui est usité en Russie, qui l'a été à Rouen, est celui qui consiste à faire circuler de la vapeur d'eau sous les planchers, dans l'épaisseur des murs. Ce système

est bon ; mais il n'est guère applicable qu'aux grands
édifices. Enfin le poêle qui a été construit dans l'une des
salles d'asile de Paris, sous les ordres et la direction de
M. Péclet, mérite également d'être connu. Voici la description qu'en donne le docteur Levy, à la page 584 du
tome I<sup>er</sup> de son *Traité d'hygiène* : « Le poêle présente autour de son fourneau une cavité dans laquelle l'air peut
librement circuler ; cette cavité communique avec l'air
extérieur et avec l'air intérieur par deux tuyaux distincts,
dont on peut varier le diamètre suivant les besoins de l'aérage ; le conduit de la fumée, après avoir traversé la salle,
se rend dans une petite cheminée d'appel, dans laquelle on
place un réchaud de charbon allumé. Dès qu'on chauffe le
poêle, le tirage s'exerce sur l'air du dehors, qui s'échauffe
au contact du fourneau et s'épanche dans la salle ; après
avoir été respiré, il gagne les parties supérieures de la
pièce, et est entraîné par le courant ascendant de la cheminée d'appel. »

Nous ne dirons rien des procédés de chauffage au moyen
du gaz hydrogène carboné, et du gaz hydrogène provenant
de la décomposition de l'eau. Un seul de ces procédés, le
dernier, dû à M. Jobard (de Bruxelles) paraît avoir été
essayé en Belgique. La dépense qu'il entraînerait serait
faible, puisque, suivant son auteur, on peut obtenir 300
mètres cubes de gaz pour 1 franc.

*d. Réchauds de charbon ou de braise; chaufferettes.* —
Les productions gazeuses que nous avons trouvées dans les
moyens de chauffage ordinaire se rencontrent en grande
partie dans l'usage des réchauds de charbon ou de braise,
dans celui des chaufferettes. Les dangers sont les mêmes
par conséquent, ainsi que les moyens prophylactiques à
leur opposer : ces moyens sont des courants d'air suffisants
et bien dirigés. Quant aux chaufferettes, qu'il faudrait
détruire à tout jamais, qu'une brique chauffée, une boule
d'étain remplie d'eau bouillante, devrait toujours rem-

placer, elles réunissent aux dangers des syncopes, de l'asphyxie qu'elles peuvent occasionner, des accidents locaux
nombreux et fréquents, tels que des érythèmes, des varices, des vergetures ou marbrures sur les membres inférieurs, et encore des hémorrhagies, des flueurs blanches,
des flux menstruels très abondants, des métrorrhagies, etc.
De plus, elles ont l'inconvénient d'attendrir les pieds et de
les rendre très sensibles au froid; de là une foule de maladies.

Les *gueux* ou chaufferettes découvertes, en usage parmi
les gens du peuple, les marchandes des halles, etc., sont
encore plus dangereux ; ils peuvent incendier les vêtements, brûler les individus, ulcérer la peau, etc.

d. Les *moines*, cylindres en fonte, fortement chauffés
dans le foyer d'une cheminée ou d'un poêle, ou dans de l'eau
bouillante, et renfermés dans des étuis en bois, n'offrent
pas les dangers des moyens de chauffage que nous venons
de passer en revue. Ils ont les avantages de la brique
chaude enveloppée dans un linge, un torchon, etc., de la
boule d'étain pleine d'eau chaude. On les emploie ordinairement pour réchauffer les vieillards, les convalescents.
Quelques voyageurs s'en servent en hiver, pour mettre
sous leurs pieds dans les voitures; d'autres préfèrent les
boules d'étain.

*Effets de la lumière et de la chaleur artificielles sur
l'homme.* — Déjà on a vu les effets de la lumière et de la
chaleur solaire sur l'homme en santé, sur l'homme malade. Nous avons dit alors quelle action les deux fluides,
séparés ou réunis, exercent sur la surface de notre corps,
quelles modifications ils y apportent, quelle influence ils
ont sur notre moral, sur la couleur des races humaines, etc.
Nous avons fait remarquer combien ils étaient utiles, quand
ils étaient modérés, aux personnes âgées, faibles et convalescentes, et nous avons ajouté que si l'insolation convenablement appliquée, le *bain de soleil*, comme on pourrait

l'appeler, était très salutaire aux vieillards, aux individus
pâles et leucophlegmatiques, à tous ceux chez qui le système lymphatique est prédominant, ou dont les forces sont
épuisées par la misère, les maladies ou les excès, elle nui-
sait aux individus maigres, secs et irritables, aux sujets
jeunes et vigoureux, Il nous reste actuellement à signaler
les influences d'une lumière et d'une chaleur artificielles.

L'influence de l'éclairage et du chauffage artificiels sont
loin d'être aussi défavorables qu'on pourrait le penser d'a-
bord. Soumis à leur action, mais à leur action modérée,
peu prolongée, l'homme peut continuer une grande partie
de ses travaux du jour, ou goûter le repos, la douce quié-
tude qu'il s'est procurés en faisant sa sieste ou sa méridienne. L'excès seul de cette action est nuisible ; mais, il
faut le dire, l'excès de la lumière et de la chaleur du soleil
est, toutes choses égales d'ailleurs, moins défavorable. Certes,
le coin du feu a ses charmes, son bonheur et ses jouissances, nous l'avons déjà fait remarquer ; l'étude, la méditation et le travail, dans un cabinet calme et tranquille, bien
échauffé, bien éclairé, chassent également bien des maux,
adoucissent bien des chagrins, font promptement oublier
les futiles et bruyants plaisirs du monde ; enfin, la possibilité de s'approcher d'un foyer ardent, d'y réchauffer son
corps, ses membres engourdis par le froid, procure à tout
l'organisme un bien-être inexprimable ; mais toutes ces
félicités ne valent pas celles que l'on peut goûter, pendant
le jour, en plein air, au grand soleil. Toujours les travaux de corps et d'esprit faits pendant la nuit fatiguent
et épuisent plus promptement que les travaux, les exercices semblables, exécutés pendant le jour. Toujours la
chaleur répandue dans tout l'organisme par un exercice
actif, a été plus favorable qu'une température puisée au
sein d'un foyer domestique ; toujours enfin la lumière artificielle a été plus préjudiciable à l'organe de la vue que
la lumière de soleil. Et si, maintenant, nous rappelons les

gaz délétères qui se dégagent et se forment dans les appareils de chauffage et d'éclairage que nous avons étudiés, nous serons amené à cette conclusion importante, essentiellement hygiénique, que les bénéfices de l'exercice et l'insolation doivent être placés avant ceux que nous retirons de la lumière et de la chaleur artificielles.

## IV. CITÉS. — VILLES.

Les cités, les villes ne s'improvisent pas; elles naissent, elles grandissent peu à peu. Celles qui existent aujourd'hui, qui excitent à un si haut degré l'admiration et l'étonnement des hommes; qui donnent la mesure de l'intelligence, de l'activité de ces derniers; qui renferment dans leur enceinte les qualités les plus rares et les plus belles, les vices les plus bas et les plus honteux, les monuments les plus gigantesques et les réduits les plus infimes, ont eu pour noyau principal, pour germe, si l'on pouvait parler ainsi, cinq, dix, vingt habitations, plus ou moins distantes les unes des autres, et qui ont attiré à elles des centaines, des milliers d'autres habitations analogues ou semblables, plus riches ou plus pauvres sous le rapport de la construction et des dépendances. Le sol qu'elles recouvrent n'a pas toujours été choisi seulement à cause de la beauté et de l'agrément de son exposition, ni en raison de la nature et de l'abondance de sa fertilité; des connaissances plus ou moins étendues en géologie, en climatologie, en hygiène enfin, ont été appelées à juger la qualité des lieux ou des terrains. On trouve dans les écrits des anciens peuples, et principalement des Égyptiens, des Grecs, des Romains; dans les œuvres d'Hippocrate, de Varron, de Pline, Vitruve, etc., les préceptes suivants : le sol doit être exempt d'eaux stagnantes; sa nature argileuse doit rendre facile l'écoulement des eaux; on tiendra compte de la direction des vents, et on donnera la préférence à celle qui amènera des courants

12

peu violents, tempérés, ni trop secs ni trop humides, et surtout peu brusques dans leur changement, leur varia-bilité.

L'air sera examiné sous le rapport de ses qualités, de sa composition. Enfin le nombre des fleuves, des rivières, l'élévation des montagnes, la nature et la qualité des bois, les industries, les exploitations de tous genres existantes ou futures, les routes, les ports à construire, les moyens de communication, seront pris en considération.

Certes, toutes les villes du monde n'ont pas présenté, dans leur élévation, les préceptes hygiéniques que nous venons de rappeler : aussi beaucoup ont disparu entière-ment par suite d'insalubrité locale, d'épidémies, d'inon-dations, de sécheresse ou d'humidité trop grandes, de stérilité du sol, etc. On sait que les habitants de Salapie, ancienne ville de la Pouille, bâtie par Diomède, furent obligés de déplacer leur ville, à cause des marécages qui l'enveloppaient et la pénétraient de toutes parts. Nous pour-rions citer d'autres exemples encore, si l'étude que nous avons faite de climats, des terrains, des localités, etc., ne nous avait pas suffisamment signalé les lieux qu'il faut fuir, ceux que l'on doit habiter, et si nous n'avions hâte d'arri-ver à l'hygiène des agglomérations humaines appelées cités, villes, villages, etc.

La forme, la disposition des maisons, les matériaux ser-vant à leur construction, à leur ornement, ont offert, comme on le pense bien, des mutations, des modifications extrêmement nombreuses, etc., que nous ne chercherons point à rappeler. Nous dirons seulement qu'après les creux d'arbres, les anfractuosités, les rochers, les tentes, les huttes, les cabanes, sont venues les habitations propre-ment dites; qu'en Égypte, celles-ci étaient vastes, aérées et à plusieurs étages; qu'elles avaient un jardin, des pro-menades bordées d'arbres, des pavillons, des kiosques pour respirer l'air frais; qu'aux tentes formées de fourches entrelacées de branches d'arbres et recouvertes de terre grasse, habitées par les anciens Grecs, les Grecs modernes ont substitué la pierre, le bois, les métaux et le mortier, et que leurs habitations, comme celles des Romains, avaient d'immenses cours intérieures, des portiques couverts, etc., mais qu'elles étaient petites et resserrées.

Chez les musulmans, les maisons ont une façade nue, avec de longs corridors à colonnes et à piliers, une cour avec une fontaine au milieu, des toitures plates. Les logements sont divisés en deux parties : le salem-lit pour les hommes, le harem pour les femmes. Les sophas, les nattes ou les tapis sont les seuls meubles. Des rideaux ou des jalousies sont les seules fermetures des fenêtres.

A Alger, on trouve la même disposition. Les maisons n'ont pas de fenêtres sur la rue, et elles sont à deux ou trois étages.

En France, les habitations ont toutes à peu près le même aspect, la même distribution ; mais toutes, ou du moins un trop grand nombre, laissent beaucoup à désirer sous le rapport de l'entente hygiénique. Nous avons signalé leurs vices, leurs défauts : voyons ce qu'elles devraient être.

Un plus ou moins grand nombre de maisons semblables ou analogues à celles que nous avons données pour modèle, sont-elles placées sur la même ligne, au lieu d'être séparées, comme nous les voudrions toutes ; font-elles suite à beaucoup d'autres, et constituent-elles une rue, une place, un carrefour ? ces maisons ont-elles plus d'un étage ? Leurs cours auront une largeur et une longueur égales à la hauteur des bâtiments qui les dominent ; elles jouiront, de cette manière, de tous les aspects du ciel, et le soleil pourra, plusieurs fois par jour, éclairer les parties basses. Le sol devra être protégé contre l'humidité par un pavage à la chaux et au ciment. Toutes les issues seront fermées, non par des portes pleines ou massives, mais par des grilles,

des volets à jour, afin de ne jamais empêcher la libre circulation de l'air. Les allées, les avenues seront larges et
spacieuses. Des jardins, des plantations d'arbres seront peu
éloignées des bâtiments. Ceux-ci n'auront que 10 à 12 mètres de hauteur pour des rues de 8 à 9 mètres de largeur.
Deux étages seulement, non compris le rez-de-chaussée et
les mansardes, seront superposés, et chaque étage ne
comportera que deux logements, en supposant 12 à 15 mètres de largeur à la façade de la maison. Des maisons de
quatre étages exigeront des rues de 15 mètres de largeur :
cinq et six étages en demanderont 20. Les rues seront
droites dans les climats froids ou tempérés, peu longues
dans les climats très chauds, et peu larges, afin qu'un peu
de fraîcheur vienne tempérer l'ardeur des rayons du soleil.
Il n'y aura pas d'entre-sol. Le rez-de-chaussée, élevé à
quelques centimètres du sol, communiquera avec la voie
publique par de larges ouvertures. La toiture sera celle de
notre maison modèle. Il en sera de même des matériaux
propres à la construction, des dispositions intérieures. Les
escaliers ne seront point en spirale, surtout s'ils montent
très haut : beaucoup de personnes pourraient y éprouver
des vertiges.

Dans les villes, chaque habitant devra jouir de 40 mètres carrés de terrain ; la même surface se trouvera dans
les villages, les bourgs. Eh bien, à Paris, il y a certains
quartiers qui réunissent 1,500 habitants par hectare :
mille arbres ne vivraient pas dans un espace semblable ! Il
y en a d'autres où chaque individu n'a pas 8 mètres carrés. Qu'on s'étonne alors de la chétive constitution d'un si
grand nombre de citadins !

Des aqueducs, des égouts, des ruisseaux, des pentes,
seront établis pour l'écoulement des eaux pluviales ou ménagères. Les premiers, les *aqueducs* et les *égouts*, seront
souvent visités, souvent nettoyés, et toujours en bon état.
Leur bas-fond, dallé et non pavé, présentera une incli-

naison assez forte pour que la stagnation, l'accumulation et l'endurcissement des immondices ne puissent avoir lieu. Leur voûte sera assez élevée pour qu'un adulte puisse y travailler debout. Leurs parois, en pierres meulières, et non en pierres tendres, ne présenteront aucune fissure, aucune ouverture. Leur dimension répondra à la quantité des eaux qu'ils pourront recevoir, soit des bornes-fontaines destinées au lavage et au rafraîchissement des rues, soit des plombs des habitations, etc. De distance en distance (50 à 60 mètres au plus), ils présenteront dans leur trajet en longueur des *regards*, des ouvertures d'appel ou d'évent, fermées avec une grille à jour, qui devront être ouvertes quelque temps avant le curage, qui permettront même un aérage, une ventilation préalables, et par lesquelles les ouvriers pourront sortir en cas de danger, d'orages, etc. Des crampons en fer, placés au-dessous des regards, en forme d'échelle, serviront à cet usage. Les mêmes regards serviront encore à descendre et à remonter, à l'aide de poulies, les seaux remplis de graviers et autres matières solides. Aucun tuyau conduisant le gaz propre à l'éclairage ne devra traverser les égouts et les puisards.

Des *quais*, des *trottoirs* larges et spacieux, plantés d'arbres, emprisonneront les eaux des fleuves, des rivières qui borderont ou traverseront les villes; on empêchera ainsi des inondations si fréquentes dans certaines localités, si funestes sous le rapport matériel, sous le rapport de la santé publique. De distance en distance, de vastes espaces, appelés *boulevards*, *places*, *carrefours*, etc., également plantés d'arbres, dallés ou bitumés sur leurs bas-côtés ou dans leur pourtour, sépareront les parties excentriques ou *faubourgs* des parties centrales ou de la *ville* proprement dite. Paris, sous ces deux rapports, comme sous beaucoup d'autres, sera longtemps pour ses habitants un juste sujet d'orgueil, pour les étrangers un poignant motif d'envie et de jalousie. Mais pourquoi faut-il

12.

que nous ayons à signaler dans la capitale du monde la plus civilisée, la plus fréquentée, l'inconvenant établissement de ces guérites non fermées qui bordent les boulevards, et qui insultent autant à la décence publique qu'elles affectent désagréablement l'odorat? Pourquoi ne point leur avoir préféré, en nombre plus grand, dans des lieux plus retirés, des cabinets publics, afin de faire disparaître ces amas de matières fécales, ces longues et dégoûtantes traînées d'urine qui, partout, souillent les édifices, les monuments, les murs, les portes cochères, les allées, etc. ?

Il n'y aura dans les villes ni chenils, ni trous, ni cabanes servant à loger des lapins ou des poules; tous ces appendices des habitations devront être repoussés aux extrémités des faubourgs. Il en sera de même des vacheries, des écuries un peu considérables, des pigeonniers. Enfin, seront soumis aux mêmes lois d'exclusion, les ateliers, les manufactures, les grands dépôts où des substances dangereuses à la santé publique seraient travaillées, fabriquées ou emmagasinées. Nous avons nommé les fabriques de céruse, de couleurs, de produits chimiques; celles du sucre, du tabac, des poudres de guerre ou fulminantes; les boyauderies, les tanneries, les mégisseries, les abattoirs, les vidanges, les fours à chaux et à plâtre, les grandes distilleries, les usines à gaz, etc., etc.

Les villes renferment des édifices publics, tels que des églises, des théâtres, des hôpitaux, des prisons; étudions les uns et les autres.

*a. Églises.* — Les églises, lieux où chaque religion, chaque culte, chaque secte fait entendre sa voix, sa prière, ses exhortations, doivent être larges, spacieuses, élevées, proportionnées enfin, dans leur aire ou leur capacité, au nombre des fidèles ou des croyants qu'elles peuvent recevoir chaque jour ou à des époques dites *fêtes solennelles.*

Des portes à grande et haute dimension doivent en faciliter les entrées et les sorties. En hiver, celles-ci devront être entourées de tambours ou de doubles battants, garnis de draps ou de lisières, afin d'empêcher le froid de pénétrer dans l'intérieur. Des nattes en jonc ou en paille, des tapis garantiront les pieds des assistants du froid et de l'humidité des dalles ou de la pierre. De grandes et hautes fenêtres, placées à l'opposite, facilement mobiles dans leurs diverses parties, serviront au renouvellement de l'air. Ce renouvellement sera fait complétement toutes les fois que les fidèles seront absens, et cette aération sera d'autant plus prompte que l'église sera, comme cela devrait toujours être, entièrement et largement isolée de toute habitation. Des bancs en bois, des chaises, des fauteuils seront substitués aux bancs de pierre ou de marbre. Pendant les offices ou au moment des grandes réunions, on évitera les courants d'air, surtout dans les parties basses de l'édifice; mais on entretiendra, dans les parties moyennes et supérieures, une ventilation suffisante et indispensable, en ouvrant, et les parties de fenêtre les plus élevées, et le tuyau d'appel placé au plus haut point du bâtiment. Dans l'hiver, pourquoi n'échaufferait-on pas les églises avec des calorifères convenablement établis?

b. *Théâtres.* — L'hygiène des théâtres ressemble beaucoup à celle des églises. En effet, destinés, comme ces dernières, à contenir dans un temps donné un nombre toujours considérable d'individus de tout âge, de tout sexe, ils doivent avoir des dimensions également fort étendues. Comme les églises encore, les théâtres doivent être élevés au milieu de grandes et larges places, isolés de tout édifice, de toute maison, afin de faciliter leurs abords, leur entrée, leur sortie, en cas d'incendie, d'accidents, etc. Des escaliers à pente douce, à marches peu élevées, des corridors spacieux faciliteront l'entrée et la circulation du public. Des courants d'air partant du dehors, entrant dans la salle par les parties supérieures des loges, se rendant au centre de cette même salle, et gagnant la partie la plus

élevée de l'édifice, attirés qu'ils sont par une ouverture ou
tuyau d'appel pratiqué immédiatement au-dessus du lus-
tre, entretiendront une ventilation devenue indispensable.
Cette ventilation a le double avantage de rafraîchir l'air de
la salle, de rendre la respiration des spectateurs moins difficile. Nous ne disons pas facile, car cela ne serait pas
exact. On sait, en effet, avec quel plaisir, avec quel empressement on va, chaque fois qu'on le peut, respirer l'air
des corridors, du foyer, ou mieux du dehors.

Dans l'hiver, les théâtres sont chauffés au moyen de
poêles ou de calorifères : 15° centigrades, apportés dans la
salle par ces derniers suffisent ordinairement pour avoir
une température convenablement élevée. En été, l'air est
rafraîchi par les moyens de ventilation dont nous avons
parlé il y a un instant. On peut y joindre l'arrosement des
corridors, des foyers, des vestibules, etc.

*c.* Les *pensions*, les *collèges*, les *séminaires*, destinés à
renfermer des jeunes gens pleins de vie et de santé, chez
lesquels la respiration est large et active, les sécrétions
abondantes, etc., doivent, dans les salles d'étude, les dor-
toirs, les réfectoires, les cours, offrir les dimensions les
plus grandes, les dispositions les plus sages, les précautions
les plus paternelles. Partout doivent régner l'ordre et la
propreté; partout les causes d'infection, de putréfaction,
doivent être empêchées ou promptement détruites. La
nourriture doit y être saine et abondante.

L'infirmerie attachée à chacun des établissements que
nous venons de nommer ne contiendra qu'un petit nombre
de lits, car elle doit être en général plutôt destinée à
des indispositions qu'à des maladies graves et sérieuses.
Celles-ci, en effet, sont toujours plus avantageusement
traitées loin du lieu où elles ont éclaté, ou, ce qui vaut
mieux encore, dans le sein des familles, quand cela est
possible.

*d. Hôpitaux.* — Les hôpitaux, asiles élevés par l'esprit

de charité que le christianisme répandit dans le monde, consacrés à la misère souffrante, doivent, comme toutes les habitations, occuper un sol sec et élevé, à l'abri des vents malfaisants, non loin d'une eau courante, et dans la direction de l'est à l'ouest. Ils doivent présenter dans leur intérieur des divisions telles que chaque espèce de maladies, chaque âge, chaque sexe ait sa salle particulière. Les femmes en couches, les militaires, les affections dites spécifiques seront également dans des corps de bâtiments séparés. Il serait préférable, bien certainement, d'avoir des hôpitaux distincts, spéciaux, comme on le voit à Paris et dans d'autres capitales de l'Europe; mais, outre qu'un semblable état de choses ajoute énormément aux dépenses publiques, il est des pays, des circonstances qui ne permettent pas qu'il en soit ainsi. Au surplus, spécial ou multiple, réunissant ou non dans une seule enceinte les mille et une maladies qui atteignent et déciment l'espèce humaine, voici les conditions hygiéniques que doit présenter un hôpital pour ne point heurter tout à la fois et les lois de l'humanité et celles de la thérapeutique.

*Centre.* — Bâtiments de forme ronde, destinés aux bains. Au centre des bains, une chapelle avec son dôme, ses cloches, son entrée particulière. Au pourtour des bains, de vastes et longs promenoirs plantés d'arbres, d'arbustes, d'arbrisseaux et pourvus de bancs de bois nombreux et solides; des baquets à urine goudronnés à l'intérieur, placés dans des guérites munies de portes fermant et ouvrant avec facilité, avec tuyaux d'évent, et contenant chacun une certaine quantité de suie de houille (50 grammes de celle-ci pour désinfecter 40 litres d'urine).

*Salles des malades.* — Elles limiteront avec les bains, les promenoirs dont il vient d'être question, et elles seront toutes réparties dans un vaste bâtiment de forme carrée, élevé à une certaine hauteur du sol. Ce bâtiment, exhaussé de deux étages seulement, sera partagé

en huit pavillons, contenant chacun quarante lits disposés
sur deux rangs : total pour les deux étages, six cents quarante lits. Ces pavillons, séparés les uns des autres par des
espaces de 8 à 10 mètres, seront réunis dans le tiers infé-
-rieur seulement de leur hauteur, par des vestibules, des
portiques couverts. Des galeries, couvertes également,
feront communiquer les pavillons avec les promenoirs, les
salles de bains et la chapelle. Dans l'hiver, ces mêmes galeries deviendront des lieux de promenades, des passages
pour les divers services, pour les malades. On ne verra
plus ceux-ci, sortant des bains, traverser les cours à peine
vêtus, et exposés à toutes les injures du temps. Enfin,
pour les saisons froides et humides, les galeries seront
pourvues de châssis vitrés et faciles à ouvrir, du moins
dans quelques unes de leurs parties.

Chaque salle, arrondie dans ses angles, ne contiendra,
avons nous dit, que quarante lits placés sur deux rangs :
ceux-ci laisseront entre eux quatre mètres disponibles pour
les besoins du service. Les lits seront éloignés de deux
mètres les uns des autres, de cinquante centimètres des
murs latéraux, du côté de leur chevet, bien entendu, et
de un mètre des murs de retour ou de jonction. Chaque lit
aura un mètre de largeur, deux mètres de longueur. Cette
disposition donnera à la salle quatre-vingts mètres de longueur sur neuf mètres de largeur. En élevant chaque salle
à sept ou huit mètres de hauteur, on aura cinq mille sept
cent soixante mètres cubes d'air ; et le volume des corps
des malades, celui des objets de la literie, etc., étant
défalqués, il restera encore plus de cent mètres cubes
d'air respirable pour chaque malade. On conçoit de suite
tous les avantages d'une capacité semblable. En temps ordinaire, chaque malade aura une respiration pure, libre,
facile, exempte de toute cause méphitique. Dans les circonstances particulières où le nombre des malades s'accroît rapidement, instantanément, quelques lits surnuméraires,

toujours fâcheux dans les salles petites ou étroites, ou dont l'étendue a été strictement proportionnée au nombre des lits, seraient sans conséquences fâcheuses.

Les lits seront en fer, garnis de rideaux mobiles, complétement à jour dans leur partie supérieure, c'est-à-dire qu'ils n'auront pas de ciels de lit. Tous seront pourvus d'une chaise, d'une petite table à compartiments, de deux pots en étain pour les tisanes, d'un vase de nuit, d'un bassin, d'un crachoir non fermé, d'un gobelet et d'un couvert. Ils auront de plus une traverse supérieure solidement fixée, à laquelle sera attachée une corde avec un nœud à son extrémité libre ou un petit morceau de bois disposé en croix ; cette corde servira de point d'appui ou de levier au malade dans les différents mouvements qu'il voudra faire dans son lit. La literie se composera d'une paillasse, d'un matelas fait avec moitié crin et moitié laine; deux tiers de celle-ci et un tiers de celui-là nous paraissent préférables. Une paire de draps, un traversin, un oreiller, deux couvertures dont une en coton, l'autre en laine compléteront le mobilier du lit.

Tous les lits reposeront, non sur le carreau ou la dalle qui recouvrira la partie centrale de la salle, mais sur un parquet en chêne qui sera établi sur les parties latérales des salles et qui dépassera de plusieurs centimètres la longueur totale de chaque couchette. Ils auront, à partir du parquet, trois à quatre centimètres d'élévation.

Les croisées très larges, placées à l'opposite, donnant du nord au midi, descendant à quelques centimètres du sol, s'élevant à peu de distance du plafond, s'ouvrant en plusieurs parties, garnies de rideaux mobiles, serviront tout à la fois à l'éclairage, à l'aération, à la ventilation à la diffraction des rayons solaires, et aussi, en raison de leur direction, à l'échauffement et au rafraîchissement des salles, suivant les saisons.

Les murs, parfaitement unis à leur surface; les plafonds

arrondis dans leurs angles, seront blanchis à la chaux. Ni les carreaux, ni les dalles, ni les parquets, ne seront cirés ou frottés. Nous avons dit pourquoi, en parlant des habitations privées, et ici, la fréquence des accidents est encore augmentée par le peu de forces des malades, des infirmes et des convalescents. Un encaustique brut pourra être appliqué sur les parquets, afin d'y entretenir la propreté voulue, et faciliter le nettoyage. Quand aux dalles, aux carreaux, on les tiendra constamment propres en les lavant souvent, les séchant promptement à l'aide d'éponges ou de grosses étoffes, afin d'atténuer le plus possible l'action d'une humidité si fréquemment renouvelée et si dangereuse. Nous avons vu, en effet, combien l'influence de l'air humide est fâcheuse, et combien il est plus facile de se garantir de l'air froid et de l'air chaud.

Pour chaque paire de lits, il y aura, dans l'épaisseur du mur, entre deux croisées, dans un cabinet faisant saillie au-dehors, une chaise percée, ou mieux une cuvette d'aisances avec tuyau d'appel, linge et robinet de propreté; deux portes fermant exactement, isolément, ce cabinet de la salle.

Partout des fosses mobiles, avec tuyaux de conduite perpendiculaires, devront remplacer les fosses communes et fixes; on évitera ainsi le méphitisme des vidanges. Dans les épidémies diarrhétiques on surveillera la propreté des cabinets d'aisances. Des fontaines, dites *lavabo*, des essuie-mains seront à la disposition des malades.

Dans l'hiver les salles seront échauffées au moyen de calorifères, de préférence aux poêles, qui ne chauffent jamais uniformément, qui répandent de l'odeur, causent des maux de tête, des vertiges, etc., surtout dans les salles de femmes. Dans l'été, les salles seront arrosées avec de l'eau vinaigrée, de l'eau chlorurée; les fenêtres seront ouvertes de bonne heure, dans leurs parties supérieures seulement: dans la journée, elles seront ouvertes en totalité, d'un seul côté et du côté du midi, afin de renouveler et de rafraîchir l'espace occupé par les malades. La chaleur des salles sera graduée au moyen du thermomètre; mais on devra interroger chaque malade, et donner à chacun les moyens convenables de se réchauffer, comme des couvertures, boules d'eau chaude, etc.

Pendant la nuit, les salles seront éclairées à l'huile ou au gaz; et toujours un fumivore, adapté à un tuyau convenablement long, conduira au dehors les produits gazeux formés par la combustion.

Les habits, les hardes des sortants, des morts, seront entièrement et complétement nettoyés, lavés, brossés, désinfectés s'il y a lieu, avant d'être distribués aux nouveaux entrants. Les lits seront faits chaque jour en totalité et non soumis à cet acte de paresse et d'incurie appelé *ressassement*. Les matelas seront cardés tous les six mois; les paillasses seront renouvelées tous les deux mois. Enfin, tous les trois ou quatre mois, on reblanchira à la chaux les murs, les plafonds, les paliers, etc.

Il y aura, pour deux salles, une chambre pour les médecins ou chirurgiens, une autre pour l'élève de garde, une troisième pour le surveillant ou la surveillante, une quatrième servant d'office, de débarras, etc.

Des escaliers larges et spacieux, à pente très douce, a marches profondes, à paliers d'une grande dimension, conduiront dans toutes les salles. Parmi les malades, les blessés, ceux qui auront à subir quelque opération, occuperont le premier étage. Ceux qui appartiendront à la médecine proprement dite seront placés au second étage.

Toutes les opérations seront faites à l'amphithéâtre. Dans certains pays, où il existe des hôpitaux modèles, on a proposé de placer quelques lits sur des planchers mobiles, de destiner ces lits aux malades à opérer, et de faire glisser les uns et les autres, comme on le ferait d'un tiroir, dans une pièce latérale où l'opération sera pratiquée. Cette pro-

13

position, exécutée, dit-on, en Italie, ne peut convenir que dans des hôpitaux peu considérables et sans cliniques publiques.

Tels sont les détails dans lesquels nous avons dû entrer touchant l'intérieur, la disposition et la distribution des bâtiments consacrés aux malades ; nous allons compléter ces détails par les considérations suivantes :

La capacité des salles que nous avons établies est plus que surabondante, nous en avons fait la remarque ; mais nous demandons qu'il en soit ainsi, parce que dans les hôpitaux, plus que dans toutes les grandes agglomérations humaines, les causes d'altération atmosphériques, de méphitisme, telles que le gaz acide carbonique formé pendant l'acte de la respiration, la vapeur d'eau exhalée des poumons, les sécrétions cutanées, les gaz intestinaux, etc., sont incessantes, nombreuses et des plus actives ; parce que, dans une question semblable, l'excès du bien est permis, et parce qu'enfin les effets délétères de l'encombrement doivent toujours être présents à l'esprit du médecin, de l'hygiéniste, et que, dans les moyens qu'il a à opposer à leurs développements, il doit toujours aller au-delà du strict nécessaire.

Les formes carrée, circulaire et en étoile, ont été données ou proposées pour les bâtiments nosocomiaux. Vauban a donné la première à tous les hôpitaux militaires ; l'architecte Poyet, après le médecin Leroy, préféra la seconde, avec des rayons convergents de la circonférence au centre ; enfin A. Petit proposa la troisième avec un dôme au milieu servant de ventilateur. Nous avons adopté, avec Vauban, la forme carrée pour les huit pavillons que nous avons détachés les uns des autres, et réunis seulement dans leurs parties inférieures. De cette manière, nous avons augmenté la facile circulation de l'air tant à l'intérieur qu'à l'extérieur des bâtiments ; nous avons évité le rapprochement des fenêtres placées aux angles ou aux extrémités des salles ; nous avons enfin empêché ces dernières d'être accouplées ou de rentrer les unes dans les autres, de se renvoyer mutuellement l'air et les gaz méphitiques, avantages qui ne se trouvent pas dans les édifices quadrangulaires et sans intersections.

Le méphitisme est-il augmenté par les étages superposés ? non ; et en ne proposant que deux étages, nous avons plus considéré la facilité du service, celle du transférement des malades, que la crainte d'une prompte et inévitable infection. Toutefois, nous croyons que les hôpitaux ne doivent pas avoir plus de trois étages d'élévation.

Des moyens mis en œuvre pour connaître la densité, la température, le degré de sécheresse ou d'humidité des salles de malades, des théâtres, des prisons, etc., tels que le baromètre, le thermomètre, l'hygromètre, etc., il en est un infaillible, prompt, que l'on a toujours et partout avec soi : c'est l'interrogation des *sens*. Quand aucun de ceux-ci n'est péniblement affecté en entrant dans un lieu quelconque réunissant un grand nombre de personnes, on peut considérer les conditions physiques et chimiques de l'atmosphère comme bonnes et salubres ; nous parlons ici des sens perfectionnés par l'habitude et la longue expérience. Cette exactitude, cette précision est telle, que Locke a appelé *connaissances* les notions acquises par les sens.

*Bâtiment de service.* — Ce bâtiment, consacré au service de la pharmacie, de la cuisine, de la lingerie, de la buanderie, aux logements des employés, contiendra également les amphithéâtres, la salle des morts, celles de dissection, les divers magasins propres à l'établissement, les caves, les bûchers, les celliers, etc. Un seul étage et un rez-de-chaussée un peu élevé composeront ce bâtiment, qui aura également une forme carrée. Il sera séparé de celui des malades par une cour large et spacieuse (40 à 60 mètres de superficie), plantée d'arbres et de jardins, et il communiquera avec ce dernier par des galeries semblables à celles qui conduisent les malades aux bains, à la chapelle.

Au rez-de-chaussée se trouveront les amphithéâtres, la pharmacie, la cuisine, la buanderie, la plupart des magasins, la salle des morts, les salles de dissection. Au-dessous du rez-de-chaussée, les caves aux sirops, au vin, aux huiles, aux légumes frais, etc. Au premier étage, les logements des employés, la lingerie, le vestiaire, le magasin des drogues et plantes médicamenteuses, des légumes secs. Au-dessus du premier, un magasin destiné à des objets de literie, tels que paillasses, matelas, oreillers, etc., et quatre immenses réservoirs d'eau, placés sur un plan régulier, et communiquant dans toutes les salles, dans tous les lieux où ce liquide peut être nécessaire, à l'aide de tuyaux d'ajutage, de robinets convenablement disposés.

*Mur d'enceinte.* — Enfin derrière ce bâtiment affecté au service, distant de celui des malades de 12 à 15 mètres, se trouvera le mur d'enceinte, mur de 3 à 4 mètres de hauteur, bordé d'une allée d'arbres, de forme carrée, comme les deux corps de bâtiments, et présentant sur un de ses côtés l'entrée principale de l'hôpital. Cette entrée, de haute et grande dimension, fermée par une grille, pourra être surmontée d'un dôme, d'un pavillon, d'un ornement architectural quelconque. Sur ses parties latérales se trouveront placés le logement du concierge et un corps-de-garde pour la police et la sûreté de l'intérieur. Viendront ensuite, à droite et à gauche, deux corps de bâtiment peu élevés, et destinés, l'un à l'administration particulière de la maison, c'est-à-dire aux bureaux de réception des malades, à ceux du directeur et de l'économe, aux salles de consultations publiques, etc.; dans l'autre se trouveront les logements du directeur, de l'économe, et quelques employés des bureaux.

Dans toutes les cours, dans les jardins, quelques massifs d'arbres, des fontaines, des jets d'eau, contribueront tout à la fois à la propreté, à la distraction, et à la guérison des maladies.

Enfin, comme nous l'avons vu pour les habitations publiques et privées, les cours d'un hôpital seront pavées à chaux et à ciment; elles ne devront présenter aucun enfoncement, aucune dégradation capable de devenir autant de réservoirs d'eau sale et croupissante. Partout des pentes seront pratiquées pour l'écoulement des eaux pluviales, pour celles qui proviendront des divers services. Aucun égout un peu considérable ne sera établi sous un hôpital.

Si nous avions maintenant à nous occuper du service administratif, médical, chirurgical et pharmaceutique d'un hôpital; si nous étions appelé à donner notre charte nosocomiale, nous exposerions le mal qui se voit encore quelquefois ; nous signalerions le bien qui reste à faire, le luxe qui cache certaines misères, le défaut d'harmonie qui règne dans les services particuliers, l'hétérogénéité des services généraux , etc. , etc. Mais nous préférons être juste, être vrai ; nous dirons donc que depuis cinquante ans, des améliorations larges, généreuses, ont été apportées dans les hôpitaux, et nous sommes loin du temps où les malheureux malades étaient couchés trois ou quatre dans le même lit. Nous ajouterons qu'en général le bien l'emporte sur le mal ; que le zèle, le dévouement, la bienveillance, l'humanité, sont les qualités de l'administrateur, du médecin, du chirurgien, du pharmacien, de l'employé, et que le génie de chacun n'a qu'une pensée, qu'un but, le bien-être, le soulagement ou la guérison des malades. Enfin les hôpitaux ne sont pas des asiles destinés à des *cas* de médecine ou de chirurgie, à des *sujets* d'expérimentation, d'opération ou d'amphithéâtre, mais à des malades, à des blessés ou à des infirmes. Tous ceux qui s'y présentent y trouvent des égards, des sympathies ; ils y sont traités prudemment, consciencieusement et suivant les préceptes empruntés à la sage observation, à la

13.

vieille expérience. Des essais thérapeutiques d'une activité énergique ou supposée telle ne sont faits qu'autant
que les agents connus et ordinaires ont échoué. De cette
manière les droits, les besoins de la science, respectables
et sacrés comme ceux de l'humanité, sont maintenus,
secondés, augmentés dans l'intérêt de tous, car la guérison et la mort du pauvre, comme la guérison et la mort
du riche, se servent mutuellement en éclairant la marche
incertaine et difficile de l'art de guérir.

Le nombre des hôpitaux actuels, nous parlons toujours
de Paris, est-il suffisant? Peut-il répondre aux besoins
d'une population toujours croissante, aux affections qui
s'y déclarent, aux malades qui y abondent de toutes parts?
Les provinces, les campagnes devraient-elles avoir leurs
maisons nosocomiales, comme le demande le docteur Las-
siauve? Des questions semblables ont une grande et haute
portée; elles intéressent tout à la fois la morale, la charité publique, l'humanité; leur solution ne peut donc être
prompte, instantanée; un examen préalable, profond,
doit la préparer. Le temps nous manquant pour cet examen, nous nous bornerons aux réflexions suivantes : si on
a pensé quelquefois à la difficulté avec laquelle le malheureux père de famille quitte son grabat pour aller à
l'hôpital; si on a calculé les douleurs, les angoisses qui ont
brisé son cœur, celui de tous les siens, quand il a passé le
seuil de sa mansarde; si on a sans cesse à l'esprit que la
jeune femme, la jeune fille, ne sont pas toujours à l'abri
de la séduction dans les maisons hospitalières; si enfin on
a pesé tout ce que l'abandon d'un mobilier péniblement
et chèrement acquis, tout ce que la séparation d'une
mère, d'un frère, d'une sœur, d'un ami, qui vous
aidaient et vous consolaient, tout ce que l'interruption
d'un travail manuel, journalier, à peine suffisant, peuvent
apporter d'influences fâcheuses sur la marche et la durée
d'une maladie; si, disons-nous, on a réfléchi à toutes ces

choses, et à beaucoup d'autres qu'il nous faut négliger,
on se dira : les hôpitaux sont assez nombreux. Au lieu
d'en créer de nouveaux, sur lesquels, il faut bien avoir le
courage de le proclamer, et cela à la honte de quelques
uns des membres de la grande famille humaine, beaucoup
de paresseux, de débauchés, comptent par trop effronté-
ment pour les mauvais jours, il faudrait mieux étendre les
secours à domicile ; augmenter les ressources et le matériel
des bureaux de charité et de bienfaisance ; multiplier
davantage les personnes qui veulent bien y donner leur
temps et leurs soins ; adjoindre à ces établissements un
nombre suffisant de médecins honnêtes et consciencieux,
de pharmaciens probes et généreux, de *sœurs* ou de *frères*
instruits et dévoués. Ainsi dirigée, ainsi pratiquée, l'hos-
pitalité aurait, sous le rapport matériel ou pécuniaire, des
avantages sinon supérieurs, au moins égaux à ceux des
hôpitaux. Quant aux avantages moraux, qui sont en raison
directe des circonstances et des influences que nous avons
signalées plus haut, et qui n'existeraient plus, nous lais-
serons au lecteur le soin de les énumérer et de les apprécier. En résumé, donc, il faut des hôpitaux ; il en faut,
même dans les pays riches, a dit l'immortel auteur de
l'*Esprit des lois*, car là il y a beaucoup d'industries, et
toutes ne réussissent pas. Que les villes qui n'en ont pas
en élèvent ; que celles qui en ont les entretiennent, les amé-
liorent, les enrichissent suivant les besoins, car ces établissements deviennent les asiles naturels de l'homme seul, de
l'homme malade, privé de parents, d'amis pour l'aider et
le soulager ; ils sont également le rendez-vous des affections dites spécifiques. Mais que celui-là qui jouit du
moindre réduit, qui a une famille, des intérêts à ne pas
perdre de vue, pour qui enfin l'entrée d'un hôpital peut
devenir la porte du tombeau ; que celui-là, disons-nous,
puisse s'en exempter, rester chez lui, et recevoir les secours réclamés par son âge, ses infirmités, sa maladie.

Les hôpitaux bâtis à neuf ne devraient être livrés aux malades qu'après quatre années révolues ; ce temps est nécessaire à l'entier desséchement des gros murs. Chaque hôpital devrait avoir aussi sa maison de campagne pour les convalescents, un ou deux pavillons isolés en cas d'épidémie ou de réparations urgentes, quelques petites salles où des individus payants pourraient être reçus. Nous voudrions encore que chaque maison nosocomiale eût son jardin, son potager, pour les légumes ; sa vacherie, sa boucherie, pour le lait et la viande ; sa boulangerie, sa basse-cour, pour le pain, les œufs, la volaille ; ses étangs, pour le poisson ; ses forêts, pour le bois ; sa buanderie, pour le blanchiment ; ses vignes, pour le vin ; sa brasserie, pour la bière. Nous voudrions enfin que tout ce qui tient essentiellement à l'entretien de la vie, au rétablissement de la santé ne passât par aucun de ces marchés faits par *soumissions cachetées* ou au *rabais*, marchés dans lesquels le lucre, la cupidité étouffent trop souvent les sentiments d'honneur et de charité.

M. Foucher, membre du conseil général des hôpitaux, a publié sur les établissements nosocomiaux d'Italie des documents extrêmement précieux. On n'en sera point étonné quand on saura que notre administrateur, ami du pauvre, et dévoué à ce qui peut adoucir son sort, a tout vu, tout visité, tout interrogé par lui-même, non pas seulement à Gênes, à Pise, à Rome, à Naples, mais à Florence, à Bologne, Ferrare, Modène, Parme, Mantoue, Venise, Milan, Turin, Chambéry, partout enfin où il pouvait avoir l'espoir de trouver dans la charité publique d'une nation voisine quelque chose de bon, d'utile pour la bienfaisance de notre pays. Mais, hâtons-nous de le dire, à la gloire et en l'honneur de la vertu hospitalière de la France, partout nous avons la prééminence, non pas sous le rapport architectural, qui, ici, n'est pas la chose principale, mais sous le rapport de la distribution et de l'entente des services. C'est ainsi que chez nous, nous n'avons aucun éta-

blissement qui puisse rivaliser en magnificence avec l'Alberge de Poveri, l'hôpital général à Gênes, l'hospice de
Saint-Michel à Rome, l'hôpital Sancta-Maria-Nuova à Florence, et surtout l'hôpital Maggiore à Milan. Tous ces établissements sont remarquables par leur étendue, leur capacité, et presque tous ont été construits sur des plans
d'ensemble étudiés à l'avance. A Paris, un très petit
nombre d'hôpitaux ont une origine semblable; la plupart
sont d'anciennes constructions détournées de leur destination première, et appropriées tant bien que mal à leur nouvel
office : de là des inconvénients, des embarras nombreux
dans leur intérieur.

Un des grands inconvénients des hôpitaux d'Italie, c'est
leur immensité, immensité telle qu'on peut, dans le même
établissement, réunir, agglomérer une foule de maladies
très différentes, très opposées; ce qui est un inconvénient
ajouté à un autre, car les services deviennent plus compliqués, plus difficiles. En France, le reproche contraire
pourrait être fait, du moins pour quelques hôpitaux, et
encore ceux-là s'agrandissent-ils tous les jours. Nous disons
pour quelques uns; car, à Paris, *Saint-Louis*, *Saint-Antoine*, la *Pitié*, le *Midi*, le *Val-de-Grâce*, etc., ne laissent
rien à désirer quant à leur étendue. Il en est de même de
la province, où l'on trouve, à Lyon, à Strasbourg, Toulouse, Lille, Nancy, Versailles, Rochefort, Dijon, Troyes,
Montpellier, etc., des hôpitaux qui rivalisent avec ceux
que nous venons de nommer. Paris même n'a rien à comparer avec l'Hôtel-Dieu de Lyon.

Un autre reproche à faire aux hôpitaux d'Italie, c'est
la trop grande longueur des salles. L'Hôtel-Dieu de Lyon,
quelques hôpitaux de Berlin, de Varsovie, etc., nous ont
offert le même inconvénient, avec un autre beaucoup
plus grave, c'est-à-dire une hauteur insuffisante. Cette
remarque s'applique principalement à la Pologne, à la
Prusse.

Dans l'opuscule de M. Foucher, opuscule qui pourrait prendre le titre de Topographie nosocomiale d'Italie, on voit que l'usage des lits en fer, l'abondance du linge, la bonne nourriture, ne manquent point dans les hôpitaux. La propreté s'y trouve également, mais dans les salles seulement. Les laboratoires, les magasins, les dépôts particuliers, sont dans un état de malpropreté révoltante. Des bas, des pantoufles, des vêtements confortables sont distribués en quantité suffisante. Il n'en est pas partout de même chez nous.

En Italie, le service des malades est confié à des corporations religieuses, corporations bien supérieures sous le rapport du zèle, du dévouement, de l'abnégation, à celles des gens salariés : aussi quelles louanges notre voyageur ne leur accorde-t-il pas, et quelle différence ne fait-il pas entre elles et nos infirmiers, classe d'individus généralement grossiers, sans éducation, qui ne voient dans chaque lit, non un malade, non un homme, non leur semblable, mais un *numéro*, celui de la couchette de fer; qui ne compatissent ni à la peine ni à la douleur; qui ne voient jamais le malade, mais la maladie dont le nom est inscrit sur une pancarte; que l'administration ne paie point suffisamment; qu'elle nourrit, habille et loge mal; qu'elle met par conséquent dans la nécessité indigne et habituelle de rançonner les malheureux malades toutes les fois que ceux-ci ont quelque rouge monnaie à leur disposition, et auxquels enfin elle accorde, quand ils ont pu donner, sans interruption, vingt ou trente ans de leur vie, un lit à Bicêtre pour la fin de leurs jours!

*e. Hospices.*—Les hospices diffèrent des hôpitaux en ce qu'ils renferment des sujets valides, des sujets atteints de maladies difficiles à guérir ou incurables; ils doivent avoir la même construction, les mêmes distributions, soit intérieures, soit extérieures. Nous ne répéterons donc pas tout ce que nous venons de dire; nous demanderons seulement que ces établissements soient réservés aux ouvriers malheureux, imprévoyants, mais honnêtes; aux infirmités incurables; que le favoritisme, la richesse, la position sociale n'y fassent pas arriver le domestique qui a donné ses jours et sa santé à l'opulence, au luxe. — La dette de la reconnaissance est donc chose bien lourde, que tant de moyens sont mis en œuvre pour s'y soustraire?

*f. Amphithéâtres.* — Les amphithéâtres ou lieux de dissection demandent à être vastes et bien aérés, l'air qu'ils renferment étant promptement corrompu par les gaz qui s'échappent des matières organiques. Ces gaz, qui ne sont autres que de l'hydrogène carboné, quelquefois de l'hydrogène phosphoré et sulfuré, de l'ammoniaque, de l'acide carbonique, etc., associés à une vapeur animale particulière bien connue de tous les anatomistes, se forment et se dégagent d'autant plus promptement et d'autant plus abondamment que la saison et l'atmosphère sont plus chaudes et plus humides, et que l'on n'a pas eu le soin de plonger les portions de cadavre ou les organes que l'on veut étudier, dans des liquides conservateurs ou désinfectants, tels que les solutés de deuto-chlorure de mercure, de créosote, d'acétate d'alumine, de sulfate de fer, etc. Observons cependant que les influences fâcheuses des lieux de dissection ne sont pas les mêmes partout et toujours; qu'elles varient selon les lieux, les temps et les idiosyncrasies individuelles; que, promptes à se manifester chez les uns, quelquefois funestes même, elles sont d'une immunité complète pour quelques autres. Ajoutons encore qu'une bonne constitution, que la propreté, l'habitude de changer de vêtements près un long séjour dans un amphithéâtre, sont d'excellents moyens prophylactiques. Quant aux modes particuliers de purifier et les lieux de dissection et ceux qui renferment des matières animales en putréfaction, nous en parlerons à l'occasion des émanations. Qu'il nous suffise de dire ici, avec M. d'Arcet, dans son mémoire sur l'*assainissement*

*des amphithéâtres d'anatomie*, que les cadavres destinés
à être disséqués seront déposés ou sous une hotte en attendant l'anatomiste, ou sur une table dite de dissection. La
hotte fermant exactement, et la table creuse dans toutes
ses parties, seront l'une et l'autre pourvues d'un système de
ventilation convenable, c'est-à-dire d'un système ascendant
pour la première, d'un système descendant pour la seconde. Celui-ci est établi de la manière suivante : la table
est recouverte d'une feuille d'étain assez épaisse et percée
de trous nombreux : son intérieur, creux, communique
avec un canal souterrain qui va aboutir à une cheminée
dans laquelle on fait du feu, et dans laquelle par conséquent
le courant ascensionnel attire à lui tout l'air contenu dans
le canal souterrain, et par suite l'air de la salle chargé des
émanations cadavériques. Des vasistas, placés à la partie supérieure des salles, permettront l'entrée de l'air extérieur ;
la quantité de cet air sera proportionnée aux besoins, et ne
devra pas gêner les travailleurs. Les baquets, les chaudières destinés aux macérations, aux injections, ou au
dépôt des débris de cadavres, des pièces anatomiques, seront placés dans un appareil de ventilation semblable à celui de la hotte, c'est-à-dire dans un courant d'air venant du
dehors, passant sur la surface des vases et sortant au-dehors
par un tuyau d'appel alimenté par un fourneau ou une cheminée placés un peu au-dessus de lui.

  *g. Casernes.* — Des divers corps de bâtiments dont il a
été question pour les hôpitaux, supprimez les galeries
couvertes allant aux bains et à la chapelle ; supprimez
également les bains, la chapelle, tout le corps de logis
destiné aux services pharmaceutique, culinaire, etc.; supprimez encore le mur d'enceinte et les bâtiments qui lui
sont adossés ; sur une des faces du bâtiment destiné aux malades, faites une ouverture large et élevée qui deviendra entrée
principale ; fermez cette entrée par une porte pleine ou
une grille ; conservez les escaliers, les croisées, les cabi-

nets d'aisances, les réservoirs d'eau, les fontaines, le pavage avec ses pentes et sa propreté, et vous aurez là une caserne d'infanterie.

A côté de ce bâtiment, élevez-en un autre, mais d'une dimension moindre, quant à la hauteur, pour les écuries, les greniers à fourrages, et vous aurez une caserne de cavalerie ; enfin, donnez à l'écurie et aux greniers que nous avons établis pour notre maison-modèle les capacités relatives au nombre de chevaux que vous aurez à loger, aux quantités de fourrages que vous aurez à emmagasiner, et vous aurez satisfait aux exigences hygiéniques des grandes agglomérations militaires.

## V. CAMPS. — AMBULANCES. — VAISSEAUX.

*a. Camps.* — Les camps, sortes de parcages humains, sont généralement des habitations de peu de durée et peu salubres ; nous parlons ici des camps improvisés, établis sur un champ de bataille ou à côté, sur un sol qu'on n'a pas toujours pu choisir sec, élevé, et à l'abri des vents froids et humides ; sur lequel enfin on a dressé çà et là quelques tentes avec des branches d'arbres, des armes placées en fourche ou en croix, etc. Ces tentes, recouvertes d'un manteau ou d'une capote, reçoivent la moitié ou la totalité du corps du soldat, qui reste tout habillé ; celui-ci est souvent en contact immédiat avec la terre : heureux quand une poignée de paille, de foin, d'herbe en diminue un peu l'humidité ! heureux mille fois plus encore celui qui plus tard ne compte pas ses glorieuses campagnes par autant de douleurs rhumatismales !

Les camps dits de parade, de plaisirs ou d'agréments princiers, ou bien ceux qui sont formés en vue d'observations agressives ou défensives, offrent beaucoup moins de chances défavorables à la santé du soldat. Ici, en effet, le

14.

sol est choisi; les baraques sont à une certaine distance de
la terre, et construites en planches de chêne ou en sapin.
Chaque soldat a sa paillasse, et quelquefois un drap, une
couverture; une cantine, de l'eau, du vin, lui assurent
une nourriture convenable. Le grand air ne lui manque
pas, ni l'insolation, ni la ventilation; mais il a à lutter
contre le froid, contre les pluies, les orages, en un mot
contre toutes les intempéries atmosphériques. De là des
épidémies diarrhéiques, fébriles, rhumatismales, etc.,
qui se déclarent plus ou moins promptement, selon les
climats, les saisons, les localités, et qui forcent le soldat
à réclamer les hôpitaux, les ambulances ou les casernes.

Une autre cause d'insalubrité, d'infection des camps,
c'est l'accumulation des déjections alvines et urinaires,
accumulation qui n'est pas toujours assez éloignée du point
central du camp ni suffisamment placée sous le vent qui
souffle le plus fréquemment, et qui enfin est trop tardive-
ment et trop légèrement enfouie dans le sol environnant.

*b.* Le *campement*, les *bivouacs* demandent les mêmes
conditions hygiéniques que les camps. On choisira donc
toujours, ou autant que possible, un lieu sec et élevé, voisin d'une forêt ou d'un bois, d'une eau courante, à l'abri
des vents froids et humides, du changement brusque de
température, etc. Dans l'hiver, des feux allumés çà et là
réchaufferont le soldat, sécheront l'humidité dont ses habits seront imprégnés, cuiront ses aliments, etc. Les immondices seront portées et déposées loin du soldat, sous la
direction éloignée des vents les plus ordinaires.

*c. Hôpitaux militaires.—Ambulances.* — En temps de
guerres, de campagnes, de combats, on prend, pour établir les hôpitaux militaires, tous les grands établissements,
toutes les grandes localités des villes, des villages que l'on
occupe par droit de conquête ou par droit de propriété;
c'est ainsi que les églises, les couvents, les théâtres, les
mairies, les granges, etc., sont transformés en salles de mé-

.decine et de chirurgie. Dans ces cas d'urgence , on conçoit la difficulté de répondre partout aux exigences des lois hygiéniques ; on prévoit les privations nombreuses auxquelles vont être condamnés et le malade et le médecin. C'est alors que le zèle, le dévouement et l'activité de celui-ci doivent s'accroître et se multiplier , afin de soutenir le courage et la résignation du soldat. Si nous avions à nous étendre sur ce devoir impérieux, nous n'aurions que des éloges à donner au service de santé militaire en France , et à répéter, par conséquent, ce que l'histoire contemporaine s'est chargée de porter à la connaissance et à l'admiration des siècles futurs, savoir , que chefs et inférieurs ont tous rivalisé d'humanité et de générosité. Mais tel n'est pas notre but ici ; nous devons nous occuper seulement de l'indispensable nécessaire des *hôpitaux improvisés* et des *ambulances.*

La première chose à faire dans les lieux destinés à devenir des hôpitaux militaires, c'est d'établir une ventilation, une aération suffisante. A cet effet , on pratique dans les parties les plus élevées des bâtiments, dans les voûtes des églises principalement, où les miasmes vont se rendre et s'accumuler, des ouvertures opposées, communiquant avec des tuyaux d'évent prenant de l'air au-dehors et s'élevant à une certaine hauteur du centre des localités. On dispose ensuite sur deux rangs, et quelquefois plus, car ici les besoins ont force de loi, des paillasses, des matelas, si on peut s'en procurer, de la paille, quand on n'a que cette seule ressource pour recevoir et coucher les malades, les blessés. Nous ne parlons pas des couchettes, non en fer, mais seulement en bois , car où en avoir suffisamment ? Nous ne disons rien non plus des draps, des traversins, des couvertures , etc. ; toutes ces choses et beaucoup d'autres font défaut; les capotes, les sacs des militaires y suppléent. L'important ici, c'est de mettre le soldat malade ou blessé à l'abri du froid, de l'humidité ou de la chaleur du dehors ;

de lui donner les secours dont il a le plus besoin, de le
mettre enfin le plus promptement possible dans le cas
d'être évacué sur l'hôpital le plus voisin. Mais combien de
souffrances, de privations à essuyer avant ce temps heureux et désiré ! combien de chances d'infection, d'épidémies à courir ! Et pourtant, une position semblable, un
hôpital aussi imparfait, sont préférables au séjour de l'*ambulance*, lieu peu éloigné du champ de bataille, mobile
comme les mouvements de l'armée, où ont été disposés
par avance tous les objets, tout le matériel propre à une
médecine et à une chirurgie réduites à leur plus grande
simplicité, et où se trouve réunie la plus grande partie du
personnel du service de santé. C'est à l'ambulance que se
font les premières opérations, les premiers pansements,
quand toutefois les blessures ont permis le transport du
blessé ; dans le cas contraire, le champ de bataille lui-
même devient hôpital, lit de douleur, où plus d'un opéra-
teur paie de sa vie le devoir sacré qu'il remplit auprès du
brave et malheureux soldat.

　　*d. Vaisseaux.* — Dans les vaisseaux, la salubrité se
maintient, dans les temps ordinaires, en ouvrant les sabords et les écoutilles ; mais quand le temps est mauvais,
que les flots sont agités, que l'atmosphère est chargée d'humidité, on a recours aux trompes ou manches à vent, aux
ventilateurs, et surtout à l'action raréfiante du feu au
moyen du fourneau ventilateur du docteur Wütig. Ce
fourneau, employé dans les hôpitaux, dans les mines, etc.,
est en tôle ; il supporte un ballon de cuivre laminé, d'où
partent deux tuyaux aspirateurs et une douille d'évacuation. Avec cet appareil mis en action au moyen d'un bois
léger, de préférence au charbon, on peut, en une heure
ou deux, renouveler l'air dans un espace de 1,800 à 2,400
mètres cubes. L'acide carbonique est également balayé du
bas-fond, des recoins du vaisseau, par le fourneau venti-

lateur. La cuisine, placée à l'entrepont, concourt encore à l'assainissement des vaisseaux.

L'eau sale et infecte qui s'amasse à fond de cale est soutirée à l'aide des pompes. Le dépôt noir qu'elle forme à la longue est enlevé par des lotions faites avec l'eau de mer, et des robinets qui permettent l'entrée et la sortie de cette même eau.

La salubrité des vaisseaux dépend encore de la sécheresse parfaite des bois qui ont servi à leur construction, du lavage fréquent, ou plutôt du frottage (car l'humidité est funeste à bord) souvent renouvelé et fait pour ainsi dire à sec. Quant aux fumigations dites désinfectantes, on doit donner la préférence à celles que l'on peut faire en décomposant le nitrate de potasse par l'acide sulfurique affaibli, ou mieux en versant une certaine quantité de ce dernier acide sur un mélange de sel marin et de peroxide de manganèse. Ces fumigations sont supérieures à celles que l'on fait avec des substances aromatiques ou avec la poudre à canon.

Une autre condition de salubrité sur laquelle on ne saurait trop insister, c'est le bon état physique et moral des marins et des personnes qu'on réunit à bord. Un convalescent, un individu pusillanime, de constitution faible et chétive ne saurait reconquérir de la santé, devenir courageux, fort et robuste sur un bâtiment; du moins l'expérience a été peu favorable à de semblables épreuves. Un nombre trop considérable d'hommes réunis sur un vaisseau est encore une cause fâcheuse et nuisible à la santé de tous. Nous en dirons autant du long séjour, d'un logement forcé ou choisi sur le faux-pont et surtout à fond de cale. Enfin la chaleur intérieure des vaisseaux deviendrait aussi dangereuse que l'air vicié qu'on y respire, si de temps à autre on ne faisait pas arriver de l'air frais par les sabords et par les portes de la sainte-barbe.

14.

## VI. PRISONS. — BAGNES.

*a. Prisons.* Bien que les prisons soient destinées à renfermer des individus coupables de fautes ou de crimes punissables par les lois, elles doivent cependant présenter des conditions hygiéniques semblables à celles que nous avons indiquées pour les hôpitaux, les casernes. Les différences se trouveront dans les murs d'enceinte, plus élevés et plus épais ; dans ceux de l'intérieur, également très épais et très solides ; dans les portes, plus compactes, mieux ferrées, plus multipliées ; dans les fenêtres, qui seront toutes grillées à l'extérieur ; dans les lits, qui seront un peu moins confortables ; dans les cours, plus tristes et un peu moins spacieuses ; dans la police intérieure, plus active et plus rigoureuse. Paris présente à ce sujet deux modèles bons à imiter : ce sont les prisons de la rue de la Roquette, destinées, l'une aux jeunes détenus, l'autre au dépôt des condamnés. Dans ces deux maisons, la solidité, la sûreté, la salubrité se trouvent réunies. Dire ici en quoi et comment ces trois conditions existent, ce serait répéter ce que nous avons déjà dit tant de fois ; nous préférons donc examiner les prisons sous le point de vue de leur application répressive ou morale, c'est-à-dire comme moyen de corriger, de détruire les maladies de l'âme, d'empêcher leurs récidives ; c'est ce que nous ferons en parlant des lois, de l'éducation, et là encore nous resterons dans notre sujet, car nous ferons de l'hygiène... morale.

*b. Bagnes.* — L'hygiène des bagnes, agglomération affreuse et repoussante d'individus plus affreux et plus repoussants encore, doit être celle des camps, des casernes, des prisons. Partout la propreté la plus grande, l'aération la plus facile, doivent exister si l'on ne veut pas avoir à redouter une prompte et mortelle épidémie.

## VII. INHUMATIONS. — CIMETIÈRES. — EXHUMATIONS.

### HYGIÈNE QUI S'Y RATTACHE.

*a. Inhumations, cimetières.* — L'inhumation comprend les derniers devoirs rendus aux morts; le cimetière est le lieu où reposent ces derniers. La première a été pratiquée par tous les peuples; le second a été respecté par toutes les nations. Cette pratique, ce respect, étaient prescrits par les lois, par la religion et la morale, et malheur à ceux qui y manquaient. Aujourd'hui encore le respect, la vénération, les habitudes sont les mêmes, et toujours, probablement, il en sera ainsi.

L'embaumement, si admirablement et si habituellement pratiqué par les Égyptiens, semble devoir se rétablir pour nous, et, tout récemment, on a vu, sur ce sujet, les prétentions de quelques uns, la lutte honorable de quelques autres.

A l'embaumement, les Grecs préférèrent l'incinération à l'inhumation des cadavres. Dans le premier mode, l'incinération, si favorable à l'impossibilité d'une inhumation avant la mort réelle, si propice à l'entière destruction des miasmes putrides, et que nous préférons de beaucoup à tous les genres d'embaumement et d'inhumation; dans ce premier mode, disons-nous, les cendres, renfermées dans des urnes et conservées dans les familles, étaient autant de symboles d'ancienne et sincère amitié, autant de témoignages d'amour et de piété filiale. Dans le second mode de sépulture, les corps étaient enfouis sur des collines, au pied des montagnes, sur le bord des fleuves, sur les rives de la mer, mais toujours loin des habitations. Les Assyriens, les habitants de Colchos, précipitaient leurs morts dans les fleuves; les Scythes les ensevelissaient dans la neige; les Germains les livraient aux flammes d'un bûcher; les Juifs les confiaient à la terre, et les lieux ordinaires d'inhumation étaient les jardins ; le bord des chemins, le milieu des champs, le haut des montagnes, etc.

À Rome, on pratiquait l'inhumation et la combustion des cadavres, et cela, soit au milieu ou dans le pourtour des villes, dans des lieux ou des édifices consacrés aux sépultures, soit hors des villes, le long des grands chemins. On sait que les *tombes* ou *tumulus* des Romains, dont on retrouve encore des traces dans quelques pays, ne sont autre chose que des débris humains échappés au bûcher et réunis en masses plus ou moins considérables. Les anciens Gaulois ont également brûlé leurs cadavres ; les cendres, pieusement recueillies dans des urnes, étaient déposées dans des tombeaux en brique, profonds de 7 à 10 mètres, dont on retrouve souvent des vestiges.

À l'exemple des Juifs, les premiers chrétiens lavaient leurs morts, les embaumaient, les enveloppaient de linge et d'aromates précieux, et les descendaient dans des caves, appelées aujourd'hui *catacombes*. Les grands seuls avaient l'honneur de l'incinération.

Chez les Chinois, les sépultures se font dans des lieux élevés et boisés, percés de petites routes, embellis par une grande variété d'ornements, et éloignés de l'enceinte des villes. Au Japon, à Siam, à Ceylan, dans l'Indoustan, l'incinération a lieu pour les grands ; l'inhumation est réservée pour le peuple. En Turquie, on enterre indifféremment hors des villes, loin des villes et dans les mosquées. En Afrique, on pratique l'inhumation dans des lieux *ad hoc*. Le corps des rois nègres est soumis à la dessiccation au moyen d'un feu doux et suffisamment continué. Enfin chez les Hottentots, les Indiens de l'Amérique septentrionale, les Péruviens, les Groënlandais, on soumet les morts, soit à l'inhumation près des villes et des bourgades, soit à la combustion, avec conservation des cendres ou des ossements calcinés. En Europe, et surtout en France, l'inhumation seule est pratiquée. Son éloignement des habitations, du pourtour des églises, de l'intérieur des monastères, des couvents, etc. , date de 1776 ; il est dû aux écrits judicieux, aux efforts constants de Haguenot, Navier, Maret, Scipion Patioli, etc. Tel est, en peu de mots, l'historique des différents modes de sépulture. Cet historique, tout abrégé qu'il est, suffit pour nous faire voir qu'en général les lieux consacrés aux sépultures étaient éloignés des habitations, et que la nature du climat autant que les mœurs des peuples ont été et sont encore les causes uniques des modes suivis ou adoptés.

A quelle distance des villes les cimetières doivent-ils être situés ; quels lieux doivent être choisis ; quelle profondeur doivent avoir les fosses pour empêcher l'action toxique des effluves, des miasmes provenant de la décomposition ou de la putréfaction des cadavres?

Un cimetière placé à quelques centaines de mètres du pourtour d'enceinte d'une ville, à l'abri du vent du sud, sur un terrain ni trop sec ni trop humide, et bien ouvert au nord et à l'est, clos de murs de 3 à 4 mètres de hauteur, d'une étendue trois fois plus grande que l'espace nécessaire aux inhumations de chaque année, sera un cimetière convenablement situé et convenablement établi. Des fosses de 2 mètres de longueur, de 133 à 166 centimètres de profondeur, distantes les unes des autres de 130 centimètres sur leurs grands côtés, de 60 centimètres à leurs extrémités, seront également convenables. Ces lois hygiéniques, que l'on trouve dans les cimetières de Paris et dans ceux des principales villes des départements, découlent des observations, des calculs dus à Maret, qui a vu, 1° qu'un corps qui se putréfie peut infecter une atmosphère de 8 à 10 mètres d'étendue ; 2° que trois années sont ordinairement nécessaires à la décomposition d'un cadavre enfoui à moins de 3 mètres de profondeur ; 3° enfin que les émanations miasmatiques sont d'autant plus faciles, d'au-

tant plus promptes que les obstacles qui les retiennent
sont moins denses ou moins épais.

Les cimetières doivent être éloignés des puits, des sources, des rivières, dont les eaux peuvent servir aux besoins
domestiques. Aucun bâtiment ne devrait non plus se trouver
près de leurs murs d'enceinte ; un tel état de choses nuit à la
libre circulation de l'air, au balayage des émanations. Le
même inconvénient est attaché aux allées de haute futaie
que l'on trouve encore dans quelques cimetières. La culture
des arbustes, des arbrisseaux, des fleurs, du lierre, de
quelques cyprès, devrait seule être permise dans les lieux
où les cœurs tendres viennent pleurer et regretter un père
adoré, une mère chérie, un fils plein d'espérances, un
ami fidèle.

Combien de temps doit s'écouler entre la mort et l'inhumation ; quels sont les inconvénients inhérents aux cimetières ; comment pourrait-on éviter ces agglomérations de
cadavres, ces sources incessantes d'émanations putrides,
causes probables des épidémies meurtrières qui viennent
de temps à autre effrayer et décimer les populations ?

En général, et en Europe surtout, on ne procède à l'inhumation des corps que vingt-quatre ou quarante-huit heures
après la mort ; mais on sait que ce temps n'est pas toujours
suffisant pour assurer que la mort est réelle. Cette coutume
explique comment des inhumations *précipitées* ou *prématurées* ont pu avoir lieu. Elle explique encore l'établissement
de loges dans lesquelles les cadavres sont placés dans leur
cercueil, un cordon de sonnette attaché à l'une des mains
ou à toutes les deux, loges dites d'*attente*, que l'on trouve
à Berlin, à Iéna, à Cobourg, etc., et que l'on est étonné,
affligé même de ne point voir à Paris. Comment une ville
de cette importance, de cette supériorité sous tant et de si
légitimes rapports, semble-t-elle avoir oublié toutes les
maladies, tous les cas pathologiques qui peuvent simuler
la mort ? Pourquoi ne point avoir sans cesse présents à l'es-

prit les faits suivants rapportés par les auteurs ? Vésale porta le scalpel sur un individu que l'on croyait mort ; Winslow fut deux fois enseveli ; Rigaudeaux accoucha une femme qui deux fois avait été regardée comme morte ; l'auteur de *Manon Lescaut* (l'abbé Prevost) poussa un dernier cri quand on procéda à son autopsie ; un militaire anglais, frappé du calme et de l'inaltérabilité de sa femme, considérée comme morte, eut le bonheur de la voir revenir à la vie après huit jours d'angoisse et d'attente, etc., etc. ; enfin ne sait-on pas, et ne devrait-on pas afficher partout qu'il n'y a qu'un signe certain de la mort réelle, le commencement de la *décomposition du cadavre ?*

Nous avons dit plus haut que les émanations cadavériques étaient les causes probables des épidémies : nous n'avons point dit assez. En effet, ce qui suit, rapporté par le secrétaire perpétuel de l'Académie de médecine, le docteur Pariset, semble devoir changer cette possibilité en certitude. Dans l'hiver de 1823, on établit à Kelioub, près du Caire, une fabrique de coton. Les fouilles sont faites à travers des tombes anciennes et nouvelles. Vers midi, un tailleur de pierre est pris de céphalalgie ; on le porte chez lui, et quatre heures après il meurt. Dans la même soirée, huit personnes de sa famille présentent des douleurs, des boutons charbonneux, et périssent également. Enfin la maladie gagne le Caire. A-t-on oublié aussi qu'avant le VI<sup>e</sup> siècle, époque de l'abolition de la momification des cadavres, l'Égypte ne connaissait pas la peste ?

Aux inconvénients inhérents à tous les lieux de sépulture, viennent s'en ajouter d'autres qui méritent également, et la sollicitude des législateurs et la méditation des savants ; nous voulons parler des nombreux achats de terrain à perpétuité, du prix toujours croissant de ce même terrain, de la gêne dans laquelle se mettent quelques familles en écoutant bien plus les cons  s de l'orgueil et de

la vanité que ceux de la raison et de la sagesse ; de la douleur vive et poignante de ceux-là qui ont plus de regrets et
de pleurs que de moyens pécuniaires ; de l'étendue future
des cimetières où se déposent pour des temps illimités des
cadavres embaumés renfermés dans d'épais cercueils de
plomb, placés eux-mêmes dans des coffres en chêne, en
acajou, en hêtre, en ébène, etc., puis fortement encaissés
dans la pierre, le marbre ou le granit. Ne serait-il pas plus
humble, plus convenable de nous résigner à revenir ce que
nous avons été d'abord, terre ou matière informe, que le
souffle de la Divinité a daigné animer un instant, c'est-à-
dire de réduire en cendres une matière inerte qui bientôt
sera perdue dans l'immensité des corps bruts de la nature ?
Telle serait notre opinion si nous avions à nous prononcer
sur une aussi haute et aussi sérieuse question législative et
hygiénique. Cette opinion, nous le désirons et nous l'espérons, ne sera pas confondue avec cette idée d'industria-
lisme forcé, qui n'a pas craint de heurter de front nos
mœurs et nos préjugés en proposant de soumettre, comme
moyen de salubrité publique, comme utilité générale, tous
les cadavres, humains et autres, à l'action dissolvante d'un
courant d'eau, afin d'en retirer les matières grasses, et de
transformer celles-ci en autant de produits destinés à l'é-
clairage, au savonnage, etc. Non ; nous savons tout le respect qui doit entourer les mœurs et les habitudes d'un pays.
Mais nous savons aussi que ces mœurs, que ces habitudes
sont choses mobiles et changeantes ; que le caprice les crée
ou les modifie, que l'imitation les adopte et les propage.
Qu'un grand, qu'un prince de la terre arrive à la puissance, aux honneurs avec tel ou tel penchant, avec telle
ou telle qualité, tous ceux qui viennent après lui, qui
l'approchent plus ou moins, imitent et le penchant et la
qualité : l'histoire est là pour appuyer cette vérité. Eh bien !
qu'un de ces hommes supérieurs, qu'un de ces hommes
d'élite par la naissance, le rare mérite, la vaste intelligence,

ait le courage de revenir aux coutumes de l'antiquité, et
bientôt l'urne funéraire renfermant ses cendres sera, de
tous les monuments capables d'entretenir des souvenirs
honorables, de porter au loin l'admiration et le respect, le
plus grand et le plus digne.

*b. Exhumations.* — Dans le cas où la justice ordonne-
rait l'exhumation d'un cadavre déjà en putréfaction, le médecin et le pharmacien préposés à cet office auront les précautions suivantes. Si la putréfaction est peu avancée, le
cadavre sera sorti du cercueil, arrosé avec de l'eau chlorurée, puis soumis à l'examen demandé. La putréfaction
est-elle très avancée? on ne sortira le cadavre du cercueil
qu'après un certain temps ; on l'arrosera d'eau de chaux,
d'eau chlorurée, d'eau vinaigrée, etc.; on fera ensuite les
ouvertures, les incisions nécessaires, et chacune sera immédiatement suivie de lotions, d'aspersions désinfectantes.
Dans l'un et l'autre cas, les cercueils voisins seront toujours ménagés et respectés pendant les fouilles. Toutes les
recherches anatomiques, chimiques ou autres, seront faites,
autant que possible, en plein air.

S'agit-il de fouiller des cimetières renfermant des cadavres complétement décomposés? on procédera dans un
temps sec et froid, avec un nombre d'ouvriers suffisant
pour que les opérations ne languissent pas, et peu de
terrain sera découvert à la fois. Si ce terrain répand une
odeur très fétide, on l'arrosera avec des liqueurs désinfectantes.

VIII. VOIRIES. — TUERIES. — CHARNIERS ou LIEUX
   D'ÉQUARRISSAGE. — BOYAUDERIE. — FABRIQUES DE
   POUDRETTE. — ÉGOUTS. — PORTS. — CANAUX. —
   MARCHÉS. — BOUES.

Tous ces foyers d'infection et de putréfaction, placés,

15

comme nous l'avons dit, hors des villes, loin des habitations publiques et privées, demandent dans leur construction une ventilation incessante, continue, un sol incliné et en bon état, des rigoles nombreuses pour conduire les liquides loin des ateliers, dans un égout ou dans des puisards, où de la chaux est versée en quantité suffisante pour la destruction complète des matières. Ils demandent encore des fours pour détruire certains débris inutiles, pour en réduire d'autres en noir de fumée, en sel ammoniac, en gaz propre à l'éclairage, etc. Mais, placés, comme ils le sont ordinairement, sous des hangars spacieux et élevés, constamment découverts, soit supérieurement, soit latéralement, et en totalité ou en partie, au moyen de châssis mobiles, ces ateliers présenteront rarement, pour les ouvriers qui y seront employés, des dangers imminents. L'habitude, d'ailleurs, jointe à l'aérage dont nous venons de parler, est un puissant agent prophylactique.

Parent-Duchâtelet, dans son *Essai sur les cloaques* de la ville de Paris, conseille de donner aux charniers la disposition suivante. Sur un terrain élevé, à la proximité d'une rivière ou d'un aqueduc qui fournirait de l'eau pour le lavage des matières et le nettoyage de l'atelier, pas très éloigné non plus de la ville, afin d'abréger le transport des animaux, on élèvera différents bâtiments consacrés, l'un à l'abattoir proprement dit, l'autre aux ateliers des travaux d'équarrissage, un troisième pour l'habitation des employés; enfin un parc pour les animaux amenés vivants. La surface totale du terrain devra être de 12,058 mètres au moins, et sa forme celle d'un carré long. L'abattoir sera divisé en cases séparées les unes des autres par un mur de refend, et ayant chacune deux entrées. Chaque case, de 9 mètres 50 centimètres sur 4 mètres 50 centimètres, pourra recevoir quatre chevaux. Les murs seront en pierre dure; le sol sera dallé et mastiqué, avec pentes et rigoles se rendant dans quatre auges pratiquées aux angles de l'abattoir. Ces auges se déverseront dans un égout principal placé près de l'abattoir. Au-dessus de ce dernier, on établira un séchoir avec plancher et couverture à claire-voie, avec persiennes dans le pourtour.

Dans le bâtiment consacré aux ateliers, se trouveront : un manége, deux greniers, une voirie pour les débris, une presse hydraulique, deux fondoirs, un réservoir d'eau avec robinet et cuvette se rendant à l'égout général, enfin les lieux d'aisances. Le tout sera construit comme l'abattoir et planté d'arbres. Le parc sera assez spacieux pour contenir au moins 400 chevaux. Nous supposons ce charnier élevé près d'une ville aussi considérable que Paris.

La voiture destinée au transport des animaux morts sera assez grande pour renfermer en totalité un cheval dont on aura préalablement désarticulé les jambes; de plus, elle sera pourvue d'une bâche, doublée en plomb dans son intérieur, et elle présentera dans sa partie antérieure une pente assez prononcée pour retenir tous les liquides provenant des cadavres.

Dans le plan que nous venons d'esquisser rapidement, on ne trouve pas de fours propres à la combustion, à la destruction de certaines parties animales. Cette suppression s'explique par l'active progression de l'industrie, qui, aujourd'hui, ne trouve aucun corps inutile, ne laisse rien perdre. Les matières organiques les plus infimes, les immondices les plus repoussantes donnent aux arts, à l'agronomie, à la vie domestique, des produits précieux et nombreux. Ainsi les *issues* ou parties internes des animaux, comme la cervelle, la langue, les poumons, la trachée-artère, le cœur, le foie, les reins, la vessie, etc., sont recherchés comme engrais ; le sang desséché devient également un engrais excellent, quand il n'est point enlevé en totalité par les raffineries de sucre, ou mêlé à de la farine et donné comme nourriture aux porcs, aux oiseaux de basse-cour ; une grande partie de la chair musculaire est dévorée par les animaux du Jardin des Plantes, par des chiens, etc. L'intestin grêle passe dans les ateliers de boyauderie; les tendons fournissent la colle - forte; le tissu cellulo-adipeux donne une huile abondante employée par les fabricants de perles, consommée pour l'éclairage, ou destinée à graisser les harnais; les fers sont détachés des sabots et vendus sous le nom de *caboches*; les crins sont tissés; les cornes sont transformées en peignes, en lames transparentes, etc.; les os fournissent de la gélatine, du noir animal. Pulvérisés, ces derniers donnent un engrais précieux, du moins pour certains terrains; enfin les asticots, qui se développent si promptement et en si grande quantité dans les cadavres de Montfaucon, sont recherchés par les pêcheurs, les nourrisseurs de volailles, et aussi par ceux qui élèvent des faisans, de jeunes oiseaux, etc.; quant à la peau, tout le monde connaît l'art du tanneur, du mégissier, du peaucier.

L'établissement de Montfaucon, où se trouvent et d'où partent, brutes ou plus ou moins travaillées, toutes les parties animales que nous venons d'énumérer, paraît remonter à 1645. Mais en 1404, Paris avait déjà un lieu destiné à l'écorcherie des chevaux; ce lieu, situé en aval de la Seine, n'était pas très éloigné du grand castel du Louvre. Il y en avait un autre près du Pont-au-Change. Enfin beaucoup d'écorcheurs et de tueurs d'animaux, qui demeuraient dans certains quartiers intérieurs, attirèrent sur eux l'attention et la surveillance de l'autorité; les uns furent pourchassés, d'autres restèrent inconnus et continuèrent leur dangereuse industrie. Il faut arriver de 1563 à 1801 pour voir cesser complétement un état de choses aussi déplorable et aussi contraire aux lois de l'hygiène.

Les fabriques de poudrette, ordinairement situées loin des habitations, dans des lieux élevés et bien aérés, non couverts, disposés de manière à faciliter la séparation et la dessiccation des matières solides provenant des fosses d'aisances, n'offrent ni plus ni moins de dangers que les vidanges, les charniers d'écarrissage, les ateliers de boyauderie, établis au grand air. Les inconvénients, les dangers de toutes ces sources abondantes d'émanations nous étant connus, nous n'y reviendrons pas.

Dans le nettoyage ou le curage des égouts, on tiendra compte et de l'odeur, et de la température, et des matières contenues. L'odeur, tantôt fade, ammoniacale ou hydrosulfurée, tantôt putride, forte et repoussante, spéciale, sera chassée par des courants d'air au moyen de regards au-dessus desquels on placera un brasier ardent. La température sera modifiée par une ventilation, une aération préalable et suffisante. Enfin, les matières, distinguées en deux couches principales : une inférieure formée de sable, de gravier, etc., une moyenne dite vase ou boue plus ou moins liquide, seront poussées et portées au-dehors au moyen de râteaux ou *rabots*; le sable sera monté à l'aide de paniers descendus par les regards. La vase a-t-elle acquis une consistance capable de résister aux efforts du rabot ? Les ouvriers suspendent momentanément le cours de l'eau qui se trouve à la surface du dépôt, brassent celle-ci fortement, puis la font écouler en enlevant brusquement les moyens de barrage.

Quand un égout n'a pas été curé depuis longtemps, qu'on a lieu de le soupçonner rempli de gaz délétères, voici les précautions qu'il est indispensable de prendre et que nous trouvons dans les *Annales d'hygiène*. On établit de 100 mètres en 100 mètres des jours à la voûte de l'égout; on scelle hermétiquement sur une de ces ouvertures un tuyau de 5 mètres de hauteur, dans lequel on entretient un brasier ardent au moyen de bois fendu et bien sec. On isole les premiers 100 mètres par une toile clouée sur le prolongement de l'égout. Pour remplir cette indication, on asperge d'eau chlorurée la seconde ouverture, on y renouvelle l'air au moyen d'un fourneau allumé, puis on y fait descendre

15.

un ouvrier armé du masque de Robert, ou de l'appareil de M. Paulin, formé d'une blouse imperméable à laquelle est adapté un masque de verre et une lampe qui reçoit l'air par un tuyau du dehors : le même tuyau alimente la respiration de l'ouvrier. Celui-ci va clouer le drap ou la toile qui doit intercepter la circulation des émanations. Un tirage actif est établi de la seconde à la première ouverture, au moyen du tuyau d'appel dont il a été parlé plus haut. Dans ce tirage, les gaz délétères sont brûlés, l'air est renouvelé; et quand on s'est assuré, avec des lampes descendues et brûlant dans l'égout, avec du papier imbibé d'acétate de plomb et retiré non coloré en noir, que l'acide carbonique a disparu, que du gaz hydrogène sulfuré, des hydrosulfates, etc., n'existent plus, que la respiration est possible et sans danger, on procède à l'opération. A cet effet, on munit chaque ouvrier d'un flacon d'eau chlorurée, on déblaie peu à peu les matières, et on fait des aspersions fréquentes de chlore liquide. Les premiers 100 mètres une fois terminés, on ferme la partie nettoyée avec des bottes de foin saupoudrée de chlorure de chaux sec, puis on passe aux seconds 100 mètres, aux troisièmes, etc., en observant toujours les mêmes précautions.

Les égouts se rendant dans les rivières, dans les fleuves, peuvent-ils en altérer les eaux? Non, disent quelques chimistes; oui, affirment Thouret, Tenon et beaucoup d'autres. Oui, disons-nous également, surtout si l'écoulement de la rivière, du fleuve, est peu rapide. Quant à l'infiltration des égouts dans les puits, les citernes ou toute autre eau stagnante; leur action délétère ne permet aucun doute.

Ainsi que les égouts, les ports, les canaux doivent être souvent curés, nettoyés, et comme pour les premiers on choisira des temps ni trop chauds ni trop froids. Dans les grandes chaleurs, les émanations sont plus fluides, plus élastiques, et par conséquent très faciles à être emportées au loin par les vents ou les courants d'air ; dans les grands froids, ces mêmes émanations se concentrent dans les parties basses des égouts, des ports, des canaux.

Les marchés des grandes villes, en raison de leur construction à claire-voie, de leur grandeur, de la disposition régulière et bien entendue des denrées qui s'y trouvent apportées, en raison aussi des bornes-fontaines qui les entourent, des jets et courants d'eau qui les décorent ou les traversent, ne présentent en général rien de dangereux pour ceux qui les habitent. La même observation s'applique, à plus forte raison, aux marchés des cantons, des bourgs, etc., qui, le plus ordinairement, se tiennent, ou dans des lieux appelés *halles*, simplement recouverts d'une toiture très élevée et supportée par un certain nombre de piliers, ou sur la voie publique.

Enfin, quant aux boues des rues, aux immondices des marchés et des maisons, les villes, les bourgs, les villages, suivront avec avantage les règlements de police et de salubrité exécutés à Paris. Ici, en effet, chaque jour un service régulier de voitures, de tombereaux, circulent, le matin, dans tous les quartiers, et enlèvent ce que le balayage public et privé a réuni au coin des rues, sur les bords des quais, le long des promenades, etc.

IX. VILLAGES. — BOURGS. — PUITS. — PUISARDS. — CITERNES. — ROUTOIRS. — MARES. — ÉTANGS.

En général, les habitations des villages, des bourgs sont salubres. La plupart sont grandes, bien aérées, bien distribuées ; elles sont ordinairement élevées entre cour et jardin, et leur intérieur, habité ou non par plusieurs familles, ne présente plus le spectacle hideux et repoussant des garnis, des greniers, des combles que l'on trouve dans les grandes cités, dans les villes manufactu-

rières, dans Paris principalement. Nous disons qu'en général, ces intérieurs sont plus propres, et nous avons raison,
car il est encore des villages, des bourgs, qui semblent rivaliser de misère, d'incurie, de dégradation avec ce que nous
avons signalé de plus infime et de plus honteux. Ainsi, pour
citer quelques exemples, quelle pauvreté plus grande que
la chaumière du paysan de la Sologne? quelle différence à
établir entre les masures des habitants du Doubs, de l'Al-
lier, de la Mayenne, de la Somme, etc., et la hutte du
sauvage? Pourquoi voit-on encore autour des maisons des
tas de fumier chargés d'immondices, de matières fécales,
et ruisselant de toutes parts des liquides infectes et dé-
goûtants?

Les villages renferment, quelquefois du moins, dans leur
intérieur, des puits, des citernes, des puisards, des cimetières, des routoirs, des mares, des étangs sur lesquels
nous devons nous arrêter un instant.

Les premiers, les *puits*, réservoirs naturels de l'eau po-
table des villageois, peuvent être méphitisés, soit par de
l'acide carbonique, comme cela s'observe chez ceux-là qui
ont été fermés depuis longtemps, soit par l'acide hydro-
sulfurique, etc. Observons, toutefois, que ces circonstances sont très rares, et qu'en général les puits offrent
peu de dangers.

Les *citernes*, sortes de puits peu profonds, à large ouverture, à fond conique, sont tout-à-fait sans inconvénient.

Les *puisards*, confondus avec les égouts sous le nom de
*cloaques*, sont plus dangereux que les puits, en ce que, d'ordinaire, les liquides qu'ils reçoivent se perdent par infiltration
dans le sol, et qu'ils laissent à la surface de celui-ci une vase
plus ou moins épaisse d'où s'échappe, le plus souvent, du
gaz hydrogène sulfuré. Malgré cela, nous ne conclurons
pas cependant à la suppression des puisards; ceux-ci, en
effet, sont pour les villages ce que les égouts sont pour les
grandes villes, c'est-à-dire le lieu où se rendent les im-

mondices les plus hétérogènes et les plus insalubres, et leur utilité est incontestable. On diminue leurs inconvénients en les éloignant le plus possible des habitations, et en pratiquant dans leur partie inférieure des issues nombreuses et profondes pour la prompte infiltration des matières.

Nous ne dirons rien des cimetières des villages, si ce n'est qu'ils sont peut-être un peu moins nuisibles que ceux des villes, en raison du petit nombre de cadavres qu'ils renferment, de la rareté des inhumations, etc. Toutefois leur existence dans le centre des villages est un vice qu'on devrait ne plus rencontrer nulle part.

Des recherches faites par un grand nombre de médecins, de chimistes, d'agronomes, etc., sur les *routoirs*, *roussoirs*, *rotours*, *roussières*, etc., ou lieux destinés à l'opération du *rouissage*; des opinions émises pour ou contre le danger d'une semblable opération près des habitations, pour ou contre l'altération du liquide mis en œuvre, l'eau, il faut conclure, en s'appuyant sur les expériences dues aux docteurs Parent-Duchâtelet et Giraudet, que tout ce qui a été dit de l'influence délétère des routoirs doit être regardé comme erroné ; que le rouissage ne nuit ni à la santé publique ni à la santé des ouvriers ; que la fermentation putride due à la décomposition dans l'eau des sucs glutineux et de la matière colorante des végétaux, et en particulier du chanvre, du lin, etc., n'est pas assez complète pour donner aux produits qui en émanent des propriétés morbifères. Ajoutons encore que les maladies endémiques ou épidémiques observées dans les localités voisines tiennent, comme partout ailleurs, ou à des modifications extérieures plus ou moins connues, ou aux vicissitudes atmosphériques, à l'usage immodéré de certains aliments, des fruits verts, etc.; —enfin, que l'eau des puits, des fontaines qui environnent les routoirs, que l'eau des routoirs mêmes n'est pas altérée dans ses qualités potables au point de rendre son usage ha-

bituel nuisible aux hommes ou aux animaux. Certes, ce qui
précède semble être en opposition avec ce que nous avons
dit des eaux stagnantes, des marais, etc.; — mais, si l'on
réfléchit que beaucoup de routoirs sont établis dans des
eaux courantes; que la plupart gisent au grand air; que
quelques uns seulement, et les moins considérables, se
trouvent sur le pourtour des villages, à quelque distance
des fermes, etc.; si on pense à l'action bienfaisante d'un
air souvent renouvelé, on abandonnera facilement les théories, les explications; on se rendra à l'évidence des faits, à
la parole de l'expérience, et on aura, sur la question que
nous venons d'étudier, une opinion rationnelle et favorable. Une note publiée ( *Gaz. méd.*, 1843, p. 725) par
M. d'Hauw, pharmacien belge, sur le rouissage du lin,
vient à l'appui de ce que nous venons de dire sur les avantages de cette opération dans une eau courante.

Les *mares*, les *étangs*, se trouvant confondus avec les
marais, les eaux stagnantes, nous renvoyons à ces deux
chapitres.

## X. ÉMANATIONS.

Les émanations ne sont autre chose que les produits
fluides ou gazeux qui s'échappent des matières organiques en
décomposition, ou de certaines substances métalliques; qui
se forment dans l'acte de la respiration, soit chez l'homme,
soit chez les animaux; qui se manifestent souvent dans les
lieux de grandes réunions ou d'encombrement; qui proviennent enfin, soit des localités, de l'air, des eaux, etc.,
soit des *habitations,* du *chauffage*, de l'*éclairage*, des
*théâtres*, des *hôpitaux*, des *prisons*, des *cimetières*, etc.;
soit encore des usines, des manufactures, des ateliers,
dans lesquels trop souvent les lois physiologiques et hygiéniques sont violées ou seulement méconnues. Là, ce
sont des vents qui arrivent chargés de principes morbi-

fiques; ici, c'est une absence de plus en plus complète de ventilateurs donnant dans le jour 6 mètres cubes d'air nouveau par heure, et 40 à 45 mètres cubes pour la nuit, comme cela doit être pour les *colléges*, les *pensions*, les *hôpitaux*, les *prisons*, les *ateliers*, etc. (Péclet). Ailleurs, on a méconnu les faits chimico-physiologiques suivants : 1° L'homme a 26,000 inspirations par jour, lesquelles rendent irrespirables 4 mètres cubes d'air. 2° L'homme transforme en acide carbonique, par l'acte de la respiration, et dans l'espace d'une heure, tout l'oxigène contenu dans 90 litres d'air. Le volume d'air respiré, qui est de 333 litres, renferme à peu près 0,04 d'acide carbonique (Dumas). 3° La vapeur d'eau formée pendant la respiration (il y en a à peu près 38 à 40 grammes par heure) est une des principales causes viciantes de l'air, en ce qu'elle dissout des matières animales provenant des transpirations pulmonaire et cutanée, etc. (Péclet). 4° Un espace confiné déjà vicié par l'acte de la respiration acquiert des propriétés toxiques qui croissent dans des proportions effrayantes, car de nouvelles quantités de gaz acide carbonique, de vapeur d'eau, d'émanations organiques, etc., sont sur-ajoutées à celles déjà existantes. Les maladies dues à l'encombrement sont : le scorbut, le typhus, la dysenterie, la phthisie, la fièvre typhoïde, la scrofule, etc., qui se développent dans un temps d'autant plus court que l'espace est plus étroit, la ventilation plus rare, la cause pathogénique plus active, et contre lesquelles la dissémination est le premier moyen thérapeutique et hygiénique à opposer.

Les émanations ne sont pas toutes dangereuses au même degré. Les unes, celles qui proviennent des fleurs, et qu'on appelle plus communément *odeurs*, causent des céphalagies, des vertiges, de la somnolence, des nausées, etc.; les autres, comme la vapeur du charbon, les fermentations vineuses et alcooliques, déterminent l'asphyxie, la mort

même si leur action est prolongée; enfin il y en a qui tuent
à l'instant : telles sont celles qui résultent d'un mélange
d'hydrogène, de soufre, d'ammoniaque, qui proviennent
principalement des fosses d'aisances, des égouts, et qu'on
connaît sous les noms de *mitte*, de *plomb*.

Les émanations qui sont dues à des cadavres en décomposition ou en putréfaction sont - elles aussi dangereuses qu'on le croit généralement? Des milliers de physiologistes, d'hygiénistes, ne souffrent aucun doute à cet
égard; deux hommes cependant, Parent-Duchâtelet en
France, Warren en Amérique, ont nié leur influence
délétère, et voici sur quoi ils appuient leur assertion. A
Montfaucon, dit Parent-Duchâtelet, où 12,000 chevaux et
autant peut-être d'autres animaux plus petits sont écarris
tous les ans, les ouvriers, les habitants des environs jouissent d'une bonne santé malgré le sang et les immondices
qui pourrissent çà et là, malgré l'air infecté qu'on y respire
constamment. Dans ces mêmes lieux, ajoute le même auteur, les maladies charbonneuses ne sont pas plus fréquentes
qu'ailleurs, malgré la quantité de bêtes malades qu'on y
dépèce sans précaution. Enfin les aliments préparés et conservés au sein de ces foyers de putréfaction ne perdent rien
de leurs qualités assimilatrices et fortifiantes; et, à l'époque
du choléra, 1832, les communes de Pantin, de la Villette,
Romainville, n'eurent pas une mortalité plus grande qu'ailleurs. De son côté, le docteur Warren a observé que les
professions de boucher, de tanneur, mégissier, fossoyeur,
vidangeur, n'avaient pas été plus décimées que d'autres à
l'époque (fin du siècle dernier) où la fièvre jaune éclata à
Boston et à Philadelphie. Le même observateur cite encore
l'immunité dont jouit la famille de John Gilmore, tout le
temps qu'elle occupa une chambre située près des tables
de dissection de l'hôpital Saint-Barthélemy, et dans lesquelles des pièces d'anatomie étaient constamment en macération. Ne sait-on pas aussi que beaucoup de médecins

légistes se livrent impunément à des recherches ou à des expertises médico-légales sur des cadavres déjà avancés en putréfaction (Orfila et Lesueur); et que si, à Paris, beaucoup de jeunes débutants dans la carrière médicale sont pris de fièvres typhoïdes après un séjour peu prolongé dans les amphithéâtres, un nombre égal de jeunes gens livrés à d'autres professions est atteint par la même maladie (Andral). Tels sont les principaux faits en faveur de l'immunité des émanations animales : voyons les faits défavorables empruntés à Haguenot, Maret, Navier, etc.

En 1720, à Marseille, trois des ouvriers creusant dans un terrain où pourrissaient des cadavres, périrent suffoqués (l'abbé Rosier).

En 1572, une fièvre pestilentielle éclate à Cayenne sous l'influence d'exhalaisons putrides s'échappant d'un puits où il y avait plusieurs cadavres (Paré). Des fossoyeurs tombent frappés de mort en creusant des tombes à côté d'autres tombes (Haguenot, Pennicher, Paulin, Habberman, etc.).

A Saulieu, en Bourgogne, sur 170 personnes présentes à l'exhumation d'une femme morte depuis vingt-trois jours, 149 furent atteintes de fièvres putrides (Maret).

A deux lieues de Nantes, plusieurs bières ayant été dérangées pour inhumer le seigneur d'un village, il en résulta une maladie mortelle qui emporta 15 des assistants (*Gaz. de santé*, 10 février 1774). Par suite d'une démonstration anatomique faite par Chambon sur le foie et ses annexes très avancés en putréfaction, 1 personne sur 4 tomba en syncope et mourut soixante-dix heures après ; 2 autres furent malades, et Fourcroy, l'un des assistants, eut un exanthème. Le démonstrateur n'eut qu'un accès de fièvre (Percy). La chute que fit Bichat, et qui l'enleva si promptement à la science, ne devint probablement mortelle qu'en raison de l'atmosphère fétide dans laquelle l'illustre auteur de l'*Anatomie générale* passait les jours et une partie des

16

nuits. Le docteur Ollivier, visitant, le 3 octobre1832, un magasin de chiffons, fut obligé de sortir promptement, saisi qu'il était de vertiges et de nausées ; revenu à lui, il rentre et va dîner en ville. Là, il ne tarda pas, lui seul, à éprouver des douleurs abdominales, un affaissement général, des sueurs froides, des vomissements, des déjections liquides, des syncopes. A ces déjections succédèrent des évacuations fétides, sanguinolentes, qui durèrent quelques jours. Notre confrère et ami M. Chevallier, en 1830, lors de la désinfection des victimes de juillet, contracta une ophthalmie qui dura trois mois, et un phlegmon charbonneux à la nuque (*Ann. d'hyg.*, t. VII, p. 107). Parent-Duchâtelet, dans son mémoire sur le curage de l'égout Amelot, convient qu'une grande partie des ouvriers mis en œuvre furent atteints, d'abord d'ophthalmies diverses, et même de cécités subites, puis de céphalalgies, de vertiges, syncopes, courbatures, embarras gastriques, coliques, angines, fièvres, etc. Enfin quel médecin n'a jamais éprouvé, soit des picotements d'entrailles, soit de la diarrhée, après quelques heures de dissection ? D'après ces faits, l'influence délétère des animaux putréfiés doit donc être admise dans la science. Toutefois, voyons si quelques circonstances ne peuvent pas singulièrement restreindre cette influence.

Certes, nous ignorons complétement et la nature et le mode de développement des produits dus à la décomposition des corps organisés, et l'action isolée de chacun d'eux sur l'économie animale. Ce qui n'a point échappé à l'observation, ce sont les faits suivants : 1° les matières animales et végétales se conservent facilement quand elles sont privées d'oxigène : de là le procédé Appert; 2° la même conservation s'observe quand l'oxigène est totalement privé d'une certaine quantité d'humidité; 3° la cuisson des matières organiques retarde leur décomposition ; leur combustion prompte ou rapide agit de la même manière. Quelle quantité d'oxigène, quel degré de chaleur,

quel volume de vapeur d'eau faut-il pour faciliter la putréfaction ? Nous venons de le dire, la chimie n'a jusqu'alors
rien enseigné de précis à ce sujet. Elle s'est contentée de
nous apprendre qu'un air froid et sec, souvent renouvelé,
est peu nuisible, quoique chargé de principes étrangers à
sa composition; que saturé d'humidité, d'une certaine
température, contenu dans un certain espace, il acquiert
des propriétés tout opposées. Profitons de cet enseignement; car il nous suffit pour comprendre les cas où les
émanations putrides ont été sans dangers, quels sont ceux,
au contraire, où elles ont été funestes. N'allons donc pas
au-delà; n'oublions pas qu'il est des phénomènes naturels
que l'intelligence humaine ne saura jamais comprendre.
Beaucoup de ceux qui appartiennent à la putréfaction sont
de ce nombre.

L'air humide, chaud, confiné, comporte toutes les conditions favorables à la putréfaction des corps organisés :
cette vérité est incontestable. Par quelle voie les produits
de cette putréfaction arrivent-ils dans nos organes; par suite
de quels phénomènes physiologiques agissent-ils; par quels
moyens enfin leur influence fâcheuse est-elle combattue,
annihilée ? c'est ce que nous allons examiner.

Répandues dans l'espace, mêlées à l'air, dissoutes dans
une certaine quantité d'eau, les émanations putrides pénètrent en nous par *infection* ou par *imbibition*. Dans
ce mode de propagation, qui n'est autre qu'une inocula-
tion par *voie interne* ou par *voie* des muqueuses, les émanations s'infiltrent peu à peu dans les porosités de nos
tissus, en passant, en petite quantité par la peau, en
plus grande quantité par les membranes muqueuses et
les voies aériennes, et arrivent jusque dans les liquides
de notre économie, où, comme ces derniers, elles
sont absorbées, exhalées, etc. De cette explication, due
aux expériences faites sur l'absorption par les physiologistes modernes, et surtout par le professeur Magendie, il

résulte que les moyens prophylactiques à opposer à l'action des émanations putrides sont des plus simples. Il ne s'agit, en effet, que de travailler au grand air les matières organiques déjà putréfiées ou susceptibles de le devenir ; de renouveler l'air des ateliers avant que d'y pénétrer ; de ne descendre dans les égouts, les puisards, les fosses d'aisances, etc., qu'après avoir préalablement établi un courant d'air dans leur intérieur.

En résumé, les faits rapportés par Parent-Duchâtelet et Warren n'infirment en rien l'action insalubre, délétère et incessante des émanations. Ils ne prouvent qu'une chose, que cette action est plus lente au grand air, dans les agglomérations où la ventilation est bien établie, que dans les lieux confinés ou rétrécis ; mais qu'elle finit toujours par amener cet état de pâleur, d'étiolement, de souffrance, si fréquemment observé chez les ouvriers travaillant les matières organiques putréfiées. Ces faits ne détruisent pas non plus cette vérité pathogénique, savoir, qu'on peut à volonté faire naître le typhus, la fièvre typhoïde ; il suffit pour cela de renfermer plusieurs individus dans un appartement trop étroit, mal aéré, mal éclairé.

*Hygiène relative aux émanations.* — D'après ce que nous avons dit du sol, des localités, des eaux, du mode de construction des habitations, des hôpitaux, des prisons, etc., etc., peu de chose nous reste à signaler touchant l'hygiène des émanations. Celles-ci, en effet, seront rares, peu considérables, nulles même, quand les lois générales que nous avons posées pour le choix des localités, pour les lieux de grandes réunions, d'encombrement, pour les manufactures, les ateliers, les fabriques, etc., auront été fidèlement et complétement exécutées. Mais, ces lois pouvant être empêchées, annulées ou extrêmement restreintes dans leur application, voyons par quels moyens autres que ceux déjà signalés, tels que les courants d'air artificiels, les tuyaux d'évent, les fourneaux et les soufflets ventilateurs, les vasistas, les cheminées d'appel, les lavages et arrosements avec l'eau chlorurée, les fumigations de chlore gazeux, etc., on parvient encore à combattre, à annihiler les émanations. Ces moyens sont : 1° l'agitation de l'air avec des *vents* ou des *tarares* : Percy a conseillé ce moyen pour les salles d'hôpitaux ; 2° la déflagration de la poudre à canon (moyen peu utile); 3° les arrosements avec l'eau de chaux : ils conviennent principalement pour les lieux méphitisés par l'acide carbonique, l'hydrosulfate d'ammoniaque ; 4° les acides sulfureux, nitrique, hydrochlorique et acétique : les deux premiers servent pour désinfecter les hardes, les habits des malades, des prisonniers, etc.; 5° la combustion du sucre, du vinaigre, des baies de genièvre ; les aspersions d'eaux spiritueuses et aromatiques, telles que celles de Cologne, des Carmes, de lavande, etc. : agents inefficaces dans le but qu'on se propose, car ils ne font que masquer momentanément la mauvaise odeur de l'air, et ne détruisent nullement les miasmes qui s'y trouvent suspendus ; 6° enfin l'abattage des arbres très élevés et trop près des habitations, celui d'une portion des bois, des forêts qui, par leur voisinage, étouffent, pour ainsi dire, les villes, villages, bourgs, en les enveloppant de toutes parts.

Mais de tous ces agents désinfectants ou modificateurs de l'air, un seul, le chlore, mérite la préférence. Son usage, proposé pour la première fois par Fourcroy, remonte à 1791 et 1792. Quelques années après, Cruikshank l'employa à l'hôpital de Woolwich. Enfin Guyton-Morveau le regarda comme bien supérieur aux fumigations d'acide hydrochlorique avec lesquelles, en 1773, il avait assaini une des églises de Dijon méphitisée par des émanations cadavériques, puis une prison de la même ville où régnait une maladie désastreuse.

Bien que le mode d'obtention ou de préparation du chlore soit du ressort de la chimie, les besoins nombreux,

16.

l'usage fréquent de ce produit en hygiène, nous font un devoir de dire ici comment on obtient ce corps désinfectant. Dans une capsule de verre, de porcelaine ou de faïence, d'une capacité une fois plus grande que ne le comporte le volume des substances employées, placée au centre du lieu que l'on veut purifier, on met : 10 parties en poids, nous supposons 10 grammes, d'hydrochlorate de soude ou sel marin, 2 parties de peroxide de manganèse, 4 parties d'eau; on fait du tout un mélange exact, sur lequel on verse 6 parties d'acide sulfurique. Tout aussitôt la réaction s'opère, et du chlore se dégage. Il faut alors détourner promptement la tête, ou même s'éloigner du mélange ou quitter la place. Celle-ci est-elle une salle d'hôpital, une prison ? elle aura été préalablement évacuée, exactement fermée pendant le dégagement du chlore, et bien aérée avant d'être occupée de nouveau. Le lieu ne peut-il être évacué ? on ne dégage que peu de gaz à la fois; on porte çà et là le vase ou l'appareil qui fournit le chlore, ou bien on remplace celui-ci par des vapeurs d'acide nitrique. Tel est le mode de préparation et d'emploi du chlore à froid. Si on veut agir à chaud, on place sur un bain de sable une capsule semblable à la précédente, contenant 1 partie de peroxide de manganèse, 4 p. de sel, et 5 à 6 parties d'acide sulfurique.

Quant aux acides acétique, sulfureux, nitrique et hydrochlorique, ils sont dégagés ou répandus, le premier en versant du vinaigre sur une plaque métallique échauffée : dans les appartements, on prend ordinairement la pelle à feu ; le second en brûlant du soufre sublimé (fleur de soufre), seul ou mêlé avec un peu de nitre (procédé de Chaussier) ; le troisième en mélangeant à froid, et à parties égales, du nitrate de potasse et de l'acide sulfurique; enfin, le quatrième en versant 15 parties d'acide sulfurique sur 12 parties de sel marin.

Le docteur Payerne a proposé dans ces derniers temps (1843) une machine de son invention, qu'il appelle *épurateur*, et qui a pour but de purifier l'air des lieux renfermés sans se mettre en communication avec l'air extérieur ; nous regrettons sincèrement de ne pas connaître cette machine, qui, dit-on, a déjà fonctionné à la Salpêtrière, et qui est applicable aux hôpitaux, aux prisons, aux mines, à la cloche des plongeurs, etc.

## XI. ALIMENTS.

A. On appelle *aliment* toute substance qui, introduite dans les voies digestives, y subit, après un mélange avec les différents sucs de l'estomac, et sous l'influence des forces vitales, une modification, une altération telle que ses principes nutritifs peuvent s'assimiler et se combiner avec nos organes. L'aliment sert tour à tour à l'entretien de la santé, à l'altération de cette même santé, à la guérison des maladies, suivant les doses auxquelles on le prend, les circonstances qui accompagnent son ingestion, les règles qui président à son usage. Pris sous un volume qui ne dépasse pas la capacité digestible de l'estomac, il reste aliment ; au-delà il devient indigeste, il fatigue les organes, amène l'indisposition, la maladie ; prescrit dans sa quantité, dans son usage, sa durée par le thérapeutiste, il constitue le traitement ou régime diététique.

La différence de l'aliment avec le poison est des plus tranchées. L'aliment, considéré d'une manière générale, s'assimile toujours, en totalité ou en partie, avec nos organes ; il ne devient nuisible ou dangereux qu'autant qu'il a été pris en trop grande quantité et dans des conditions défavorables. Le poison, au contraire, a toujours pour résultat, pour effet, prémédité ou non, de porter le désordre dans les fonctions organiques, de détruire la vie, et cela dans un temps plus ou moins court. Il ne contient rien d'assimilable à notre économie ; il n'est, en un mot, comme

la plupart des médicaments actifs, avec lesquels il est souvent confondu par des mains habiles et expérimentées,
qu'un corps étranger dont la présence doit nécessairement
causer des troubles, des modifications tantôt funestes,
tantôt salutaires, suivant qu'il est employé comme agent
toxique ou comme agent thérapeutique.

L'étude des aliments forme une des parties les plus essentielles de l'hygiène. De leur choix, de leur usage, de
leur mode de préparation, dépendent la conservation de
la vie, l'entretien de la santé, la réparation des forces physiques, le libre exercice des facultés intellectuelles, la
guérison d'un grand nombre de maladies.

Les aliments sont liquides ou solides. Ceux-ci comprennent les aliments proprement dits, les *condiments* ou les
*assaisonnements;* les premiers sont connus sous le nom de
*boissons.* Leur étude comprendra leur définition (nous venons de la donner), leur répartition sur le globe, leur
choix, leur préparation, leur digestibilité, leur classification, leur conservation, leurs altérations ou sophistications,
et enfin l'hygiène qui s'y rattache. Là nous nous occuperons de l'appétit, de la faim, des heures des repas, du régime, de la diète, des influences du jeûne, du maigre,
de la disette ou famine.

B. *Répartition des aliments sur le globe.* — L'homme
éprouvant des modifications, des besoins, des pertes subordonnées aux climats, aux pays qu'il habite, la nature a
réparti sur la surface du globe des végétaux et des animaux
dont la nature, les qualités sont appropriées à la nature
et aux qualités des différents climats, des différents pays;
en d'autres termes, chaque climat, chaque pays a des substances alimentaires qui lui sont propres. Les palmiers,
les lauriers, la vigne, les hespéridées, certaines graminées habitent la zone torride; les amentacées, les acoty-
lédonées croissent au nord, d'autres préfèrent les régions
tempérées; les céréales, dont on trouve quelques espèces

vers l'équateur, végètent au nord et au sud du tropique;
les fruits aromatiques se rencontrent entre les tropiques ;
ceux qui sont sucrés et aqueux, originaires des mêmes
lieux, réussissent très bien dans les climats tempérés ; ceux
qui sont sucrés et acides, d'une culture facile dans les pays
tempérés et méridionaux, ont une saveur d'autant plus sucrée, d'autant moins acide, qu'on les recueille dans des
climats plus chauds. Il en est de même des fruits astringents, qui ont une saveur plus sucrée dans le midi, plus
austère dans le nord. Quant aux fruits huileux, ils se plaisent dans tous les climats. Enfin, les racines bulbeuses, qui
acquièrent un développement énorme sous les tropiques,
vivent très bien dans le nord, tout en perdant un peu de
leur grosseur.

Les animaux, également répandus dans toutes les parties du globe, se rencontrent plus abondamment et avec
des qualités supérieures dans les pays tempérés, là où le
sol, arrosé par des pluies bienfaisantes, échauffé par une
température moyenne, fournit les pâturages les plus riches,
les plus gras, comme on le dit habituellement. Sous l'équateur, les animaux, les mammifères principalement, sont
plus rares ; on n'en trouve que dans les contrées où il
existe quelques herbages.

C. *Choix des aliments.* — Les substances les plus naturelles, les plus favorables pour réparer les pertes journalières de l'homme, pertes qui s'élèvent à plus d'un kilogramme dans les vingt-quatre heures, abstraction faite des
diverses sécrétions, de la défécation, sont fournies par
les végétaux et les animaux; le règne minéral ne donne
que les assaisonnements ou condiments, et encore ceux-ci
sont-ils peu nombreux. Quant aux matières terreuses recherchées et ingérées par plusieurs peuplades nègres ou
indiennes, elles ne peuvent être considérées comme aliments, car elles ne profitent en rien à la conservation et à
l'entretien de l'économie.

Le choix des aliments comprend l'appréciation de leur *qualité*, de leur *digestibilité*. Un aliment végétal est de bonne qualité quand il provient d'une espèce réputée la plus belle, d'un climat, d'une saison, d'un pays, d'une culture qui lui sont le plus favorables. Un aliment fourni par le règne animal sera également de bonne qualité quand il aura été pris dans telle région du corps plutôt que dans telle autre, sur un sujet tantôt jeune, tantôt plus âgé, tantôt mâle, tantôt femelle, et ayant plutôt telle manière de vivre que telle autre. Au surplus, l'habitude est un excellent guide dans la distinction des caractères qui constituent le bon et le mauvais aliment. Toutefois voyons sur quoi reposent ces caractères, ces qualités.

Pour les aliments végétaux, les qualités dépendent de l'âge du sujet qui les a fournis, du climat habité, du mode de culture, du temps de la récolte. Ainsi, plus une plante est jeune, plus ses produits ou principes employés sont tendres; plus la chaleur sous laquelle elle a vécu a été grande, plus elle contient de gluten et de matière sucrée, plus elle a de saveur, de parfum. Les herbes potagères ne sont servies sur nos tables que pendant leur jeunesse; plus tard, elles deviennent ligneuses, dures, coriaces, insipides, Ces dernières qualités se présentent encore après les saisons chaudes et sèches; c'est le contraire quand les années ont été humides, et qu'une température convenable a suffisamment réchauffé le sol.

Le mode de culture change, améliore, perfectionne une foule de végétaux, de fruits, de céréales. Tous les cultivateurs savent qu'en changeant les blés de terrains, qu'en leur faisant éprouver une sorte de croisement annuel, bisannuel, etc., on leur donne plus de valeur vénale, plus de qualités alimentaires.

L'âge influe également sur la qualité des aliments fournis par les animaux. Plus ceux-ci sont jeunes, plus leur chair est tendre et gélatineuse; la vieillesse la rend dure et coriace. L'âge adulte développe leur saveur, leurs principes nourriciers.

Le sexe apporte encore des modifications. C'est ainsi que les femelles ont, en général, une chair plus molle, plus succulente que les mâles ; mais, soumet-on ceux-ci, encore jeunes, à une opération particulière appelée *castration*, l'odeur forte, caractéristique, souvent repoussante qui empreint toute leur économie, disparaît complétement, et leur chair devient semblable, ou plutôt supérieure à celle des femelles. Le bœuf, le mouton, le chapon, etc., destinés à l'alimentation, subissent la castration, et tous les jours nous apprécions la saveur délicieuse des mets qu'ils fournissent.

La qualité des pâturages, le genre de nourriture, la vie sauvage ou domestique, sont encore à considérer dans le choix des aliments fournis par les animaux. Ceux-ci sont-ils abandonnés à eux-mêmes, à l'abri de notre domination, de nos besoins incessants et tyranniques ? leur chair est ferme, sapide, colorée, parfumée quelquefois par l'arôme des végétaux dont ils se sont nourris. Sont-ils renfermés dans nos étables, exposés à des travaux rudes et trop longtemps prolongés, ou bien leur chair est pâle, blafarde, infiltrée, comme on l'observe souvent pour le porc, le lapin, etc. ; ou bien elle est sèche, maigre et peu nutritive.

D. *Préparation des aliments végétaux.* — La qualité des aliments végétaux est encore subordonnée aux opérations ou préparations préliminaires qu'on leur fait subir, savoir : le rôtissage, la cuisson dans l'eau, le vin, le lait, etc. ; la mouture, la conversion en fécule, la fermentation, l'expression. Par ces diverses opérations, que ne subissent pas la plupart des fruits charnus, ni un certain nombre de plantes herbacées, de racines tendres et succulentes, de semences oléagineuses, les aliments acquièrent des propriétés nouvelles, perdent quelques uns de leurs principes inutiles ou nuisibles, deviennent plus faciles à être conservés et employés. Citons quelques exemples. Dans l'acte de la cuisson, les utricules renfermant l'amidon sont brisées, la gomme est épanchée et convertie en matière sucrée, les parties mucilagineuses et muqueuses sont dissoutes, l'arôme et la saveur sont développés, augmentés ou perdus; le manioc, la pomme de terre, laissent échapper le corps vénéneux qui leur est propre; enfin la fibre végétale, ramollie, gonflée, devient en partie assimilable.

Soumises à la mouture, opération qui rappelle le broiement grossier exécuté par les sauvages entre deux pierres de forme aplatie, les céréales sont séparées des parties ligneuses et corticales qui leur sont inhérentes et qui sont dépourvues de qualités alimentaires. De plus, elles deviennent plus facilement miscibles les unes avec les autres, plus propres à être transformées en un grand nombre de mets nouveaux, tels que pain, pâtes, galettes, biscuits, biscottes, etc.

La fermentation des farines de blé, de froment, de riz, de raisin, d'orge, du suc de pommes, etc., donne le pain, le vin, la bière, le cidre, etc. Dans cette opération, l'amidon, seul ou mélangé avec le gluten, éprouve une altération, une décomposition dite *panaire* pour les céréales, *alcoolique* pour le raisin, la pomme, etc., dont le résultat est la production d'une certaine quantité de sucre, de gomme, d'amidon, de gaz hydrogène et d'acide carbonique. De là, pour les pâtes fermentées, le boursouflement, la porosité, la légèreté que l'on recherche et qui plaisent, la proportion plus ou moins grande d'acide acétique qu'elles renferment, la facilité avec laquelle on les digère. Tous ces avantages ne se rencontrent pas dans les pâtes non fermentées, non *levées* comme on le dit encore, et qui sont minces ou aplaties, comme nous le voyons dans le *pain azyme*, avec lequel sont préparés les pains à cacheter, les hosties, etc. De là aussi la saveur douce, piquante et sucrée, le pétillement de certaines boissons vineuses et alcooliques.

L'expression nous donne les huiles solides ou liquides, le suc des fruits, produits employés tantôt comme condiments, tantôt comme boissons, comme liqueurs, et avec lesquels on prépare, en les associant avec du sucre, une foule d'aliments, tels que le chocolat, les gelées, les conserves, les confitures, les marmelades, les ratafias, etc.

*Préparation des aliments animaux.* — Les aliments tirés des animaux subissent le rôtissage et la coction avec l'eau, le vin, le lait, l'huile, la graisse, le beurre. Quelques produits, tels que le lait, le sang, les œufs, etc., sont mangés dans leur état naturel; d'autres, comme le lait pour les fromages, les viandes noires que l'on aime faisandées, certains poissons avec lesquels les Kamtschadales, les Lapons préparent leur *caviar*, sont soumis à la fermentation. Enfin, la réduction en farine a été employée par les peuples itchthyophages, qui souvent pulvérisent le poisson sec, et en font, dit le docteur Motard, des pâtes diverses.

E. *Digestibilité des aliments.* — La digestibilité des aliments dépend de leur qualité d'abord, qui doit être bonne, et de l'état de division, de broiement, dans lequel ils arrivent dans l'estomac, puis de l'énergie et de l'intégrité des fonctions digestives. Nous ne reviendrons pas sur le caractère d'un aliment dit de bonne qualité ; nous dirons seulement à quelles conditions la division, la mastication des aliments peut se faire complétement, à quels signes on reconnaît le bon état des organes digestifs, et quels sont ceux d'une digestion facile, d'une digestion difficile.

La mastication sera complète quand les dents, les gencives, la bouche, ne présenteront aucune carie, aucune brisure, ulcération, perforation, fistule, etc. Les organes digestifs sont dans un bon état toutes les fois qu'un sujet, étant à jeun, éprouve, à une heure qui est à peu près la même tous les jours, un appétit modéré ou semblable aux jours précédents,

17

et que, joint à cela, sa bouche est fraîche, son haleine douce. L'estomac, les intestins seront mal disposés, au contraire, quand la bouche sera pâteuse, amère, sèche ou chaude ; qu'il y aura inappétence, dégoût, coliques, douleur, gargouillement dans l'abdomen, oppression, abattement, météorisme, évacuation rare et difficile de gaz intestinaux ayant une fétidité prononcée, une chaleur insolite.

Une digestion est facile quand, après chaque repas, le corps est dipos, la tête libré, l'esprit sain et gai ; qu'il se manifeste un peu de chaleur et de force dans toute l'économie, que l'aptitude aux exercices reprend son énergie accoutumée ; qu'on n'éprouve ni frissons, ni bâillements, ni hoquets, ni renvois ; enfin quand, dans l'estomac et dans le ventre, on ne ressent ni gonflement, ni embarras, ni pesanteur, ni malaise quelconque.

La digestion est difficile toutes les fois que le repas est suivi de quelques uns des signes suivants : frissons, bâillements, hoquets, renvois, nausées, vents, crachotements, bouffées de chaleur au visage, oppression, maux d'estomac, inaptitude aux exercices, paresse, lassitude, faiblesse générale, somnolence, pesanteur du corps, etc., etc.

La difficulté des digestions est-elle habituelle, permanente ? cet état fâcheux est souvent l'indice de maladies qui existent ou qui menacent, telles que la tristesse, l'ennui, la mélancolie, l'hypochondrie, etc., etc.; il est encore la cause de l'abus immodéré des assaisonnements épicés, des boissons stimulantes, des liqueurs fortes, abus qui dispose aux maladies les plus graves, et qui n'a pas les avantages toniques, stomachiques, digestifs, qu'on se plaît, en général, à lui accorder.

F. *Classification des aliments sous le rapport de leurs propriétés, de leurs qualités ou de leurs effets.* — Il ne suffit pas d'avoir fait choix d'un aliment de bonne qualité ; il ne suffit pas non plus de savoir que l'estomac, les intestins remplissent leurs fonctions avec une facilité, une régularité parfaite ; il faut encore ne pas ignorer que les propriétés ou qualités des aliments varient dans leurs effets selon les circonstances atmosphériques, climatériques, individuelles, etc., dans lesquelles l'homme peut se trouver. De là une classification susceptible de changements, de modifications selon les lieux, les âges, les sexes, les constitutions, les tempéraments, les idiosyncrasies, les susceptibilités nerveuses, sympathiques ou antipathiques, les conditions morales, etc., c'est-à-dire une classification basée sur le résultat d'actions des aliments. Dans cette classification se trouvent, par conséquent : 1° des aliments dits *adoucissants, farineux, amylacés, féculents, analeptiques, albumineux*, etc., c'est-à-dire, composés en très grande partie de gomme, d'amidon, de fécule, d'albumine, de sucre, etc. ; 2° des aliments *rafraîchissants, tempérants*, riches en mucilage, en acides aqueux ; 3° des aliments *fortifiants, corroborants*, riches en osmazôme, en fibrine, en gélatine, etc. ; 4° des aliments de haut goût, de saveur et d'odeur prononcées, appelés pour cela *échauffants*. Tous ces aliments sont subdivisés en ceux qui sont *faciles*, et ceux qui sont *difficiles* à digérer. Parmi ces derniers se trouvent les corps durs, fermes, compactes, coriaces ou gras, pesants, etc. Sont, au contraire, réputées faciles à digérer, les substances humectantes, moelleuses, tendres ou fondantes, savoureuses, agréables au goût, et un peu aromatiques.

Il est une classification plus digne, plus scientifique : c'est celle qui a pour base la composition chimique des corps. Mais nos connaissances ici sont-elles assez étendues, ou plutôt assez certaines pour prendre un pareil guide ? Ne savons-nous pas, d'ailleurs, que dans tous les animaux, dans tous les végétaux, on trouve des principes quelquefois analogues, souvent semblables, dans des proportions différentes il est vrai, et que ces mêmes principes, isolés, séparés les uns des autres, perdent une grande partie de leurs

propriétés, de leurs qualités naturelles, pour en contracter de nouvelles, et de bien opposées? D'après ces considérations, nous avons préféré une classification peut-être
vulgaire, mais qui a l'avantage d'être d'accord avec le langage habituel, et qui, après tout, ne s'éloigne pas beaucoup
de celle de nos devanciers.

*Première classe.* — Parmi les aliments de notre première classe, les *adoucissants*, se trouvent toutes les substances végétales ou animales susceptibles de modérer la
sensibilité, la chaleur et l'action des organes. Ces aliments
peuvent également contribuer à réprimer les passions, à
adoucir le caractère; enfin ils sont bien facilement assimilables, nourrissent bien, et augmentent l'embonpoint. Ils
comprennent la plupart des farineux, un grand nombre de
légumes, presque tous les poissons, le lait, la crème, le
beurre, les graisses, les huiles, les viandes blanches, et
surtout celles des jeunes animaux.

Les farineux nourrissent bien, et développent peu de
chaleur animale; mais ils finissent, à la longue, ou lorsqu'on les prend en trop grande quantité, par donner lieu
à des flatulences, à des embarras intestinaux assez prononcés. Tous n'ont pas besoin de subir la fermentation
panaire pour être facilement digérés et absorbés. Au surplus, cette fermentation est-elle indispensable? c'est ce
que nous examinerons avec le professeur Robert D. Thomson, de Glascow, en parlant du pain.

Les farineux, les féculents, font la base de la nourriture
des enfants, des personnes maigres, sédentaires, très sensibles et très excitables. On les conseille encore aux individus sanguins, pléthoriques, épuisés par les maladies,
atteints ou menacés d'affections aiguës, chroniques ou organiques du côté des voies respiratoires et gastro-intestinales. Associés aux rafraîchissants, ils conviennent souvent
dans les maladies scorbutiques et cutanées. On les prend

en bouillies, en potages, en gelées, en purées, en galettes, etc.

*Deuxième classe.* — La seconde classe, les *rafraîchissants,* renferme des substances douées d'une saveur acide
modérée, chargées d'une assez grande quantité d'eau de
composition et de végétation, capables par conséquent de
calmer la soif, de nourrir peu, d'amener plutôt la maigreur
que l'embonpoint, d'augmenter la fréquence ou la facilité
des selles, de tempérer la chaleur et la sensibilité organiques, d'apaiser l'irascibilité du caractère et des passions :
tels sont la plupart des fruits, un grand nombre de légumes, le petit-lait, les fromages à la crème, l'eau, etc., etc.

L'usage des aliments rafraîchissants doit être modéré,
varié, alterné, 1° selon l'acidité plus ou moins grande des
substances; 2° selon les climats et les saisons; 3° selon les
habitudes, les constitutions des individus. Ainsi, celles
qui sont douées d'une grande acidité doivent être associées
à d'autres ayant des qualités plus douces, plus mucilagineuses; celles qui sont simplement acidules et un peu sucrées peuvent être prises seules. Nous n'irons pas plus loin
dans des remarques qui sont prévues et senties par tout le
monde. Nous rappelerons seulement que les aliments rafraîchissants sont principalement recherchés par les jeunes
gens, par les individus sanguins, hauts en couleur, forts
d'embonpoint, et sujets aux hémorrhagies, aux inflammations, aux accès de violence, de colère, etc.; que les
saisons chaudes en commandent l'usage, etc.

*Troisième classe.* — Les aliments qui appartiennent à la
troisième classe, les *fortifiants,* sont pris parmi les viandes
faites, un peu colorées, comme celle du bœuf, du mouton; puis parmi les poissons à chair ferme ou grasse, les
végétaux ayant une saveur amère, ceux qui contiennent
beaucoup d'amidon et de gluten, tels que le froment, le
seigle, les pois, les fèves, les lentilles, etc., et enfin parmi
les vins généreux.

17..

Ces aliments ont toujours une saveur assez prononcée. Ils donnent à la caloricité animale une force de développement plus considérable que les adoucissants. Ils agissent également sur la sensibilité, sur l'énergie morale et physique, qu'ils augmentent toujours d'une manière très remarquable. Ils forment la nourriture principale des individus bien portants, adultes, de constitution vigoureuse et livrés à des travaux pénibles. Ils sont nuisibles, au contraire, aux sujets dont les forces de la vie sont peu intenses, chez ceux dont les travaux du corps sont presque nuls, tels que les enfants très jeunes, les femmes, les convalescents, et surtout les malades. Enfin, en raison des propriétés toniques de ces aliments, leur usage doit être associé à celui des végétaux; car ils prédisposent aux inflammations, aux hémorrhagies, à l'apoplexie, à la goutte, etc.

*Quatrième classe.* — Les aliments échauffants se distinguent des précédents par leur saveur très prononcée, par l'énergie avec laquelle ils excitent la sensibilité, la prompte calorification qu'ils développent dans toute l'économie; l'ardeur, la violence qu'ils donnent aux passions, enfin par la force musculaire et intellectuelle qu'ils procurent. Toutefois, ces aliments sont moins nourrissants que les fortifiants; leur usage amène rarement après lui l'embonpoint que l'on observe avec ces derniers et ceux de la première classe.

Dans cette quatrième et dernière classe d'aliments, se trouvent les viandes noires ou très colorées, le sang; quelques plantes très sapides, comme le cresson, l'oignon, les raves; tous les assaisonnements, tous les aromates; les roux et les mets de haut goût; les substances salées, épicées, fumées ou fermentées; certaines graines torréfiées, comme le café, le gland, etc.; les liqueurs alcooliques, les vins, etc.

Leur usage, toléré par un petit nombre d'individus seulement, doit être rare et toujours modéré, car ils sont généralement réfractaires à la digestion. De plus, ils fournissent peu à l'abondance et à la facilité des selles ; ils *échauffent* (de là leur nom) comme on le dit dans le langage ordinaire, et cela en tenant la muqueuse intestinale dans un état de surexcitation qui paralyse ou diminue ses fonctions de sécrétion et d'excrétion.

G. *Conservation des aliments.* — Beaucoup de végétaux se conservent d'une année à l'autre, et quelquefois davantage, au moyen de la dessiccation, de l'eau-de-vie, du vinaigre, du sucre, de la chaleur et de la soustraction de l'air (procédé Appert). Ces diverses opérations ou méthodes ont pour but, la première, appliquée aux fruits charnus, aux céréales, aux feuilles, au biscuit de mer, etc., l'évaporation d'un excès d'humidité : on obtient cette évaporation à l'aide de la chaleur du four, de l'étuve (Turck), du soleil, ou bien par l'action du vide, des corps avides d'eau, comme la chaux, certains chlorures, par la coagulation de l'albumine (Wislin) ; avec la deuxième, la troisième et la quatrième on absorbe les parties aqueuses ; la cinquième neutralise les principes fermentescibles.

Les aliments animaux se conservent à l'aide de la salaison, de la fumaison, du boucanage, du marinage, de l'encaquetage, etc. Dans le premier procédé, les viandes deviennent imputrescibles, ou très longtemps inaltérables, soit parce que le sel employé (sel de nitre, sel marin, etc.) absorbe leur eau de composition, soit par le fait de la combinaison des matières salines avec la fibrine. Dans la fumaison, la créosote paraît jouer le principal rôle. On sait, en effet, qu'un soluté aqueux de cette substance peut conserver presque indéfiniment les matières animales qu'on y a plongées pendant quelques minutes. La charcuterie conserve beaucoup de ses produits par une dessiccation complète ou incomplète, par l'abri du contact de l'air, l'association du sel et de divers aromates. Le marinage salé, huileux ou butyreux, s'applique au thon, à l'anchois, aux haricots verts, aux petits pois, etc. Enfin, l'encaquetage, méthode où la salaison, la soustraction de l'air sont mises en œuvre, est destiné à la conservation des harengs, de la morue, des maquereaux, etc.

Les aliments se conserveront encore par le froid, la cuisson répétée, la soustraction de l'air pure et simple, l'emploi des désoxigénants, l'absorption des gaz à mesure que ceux-ci se produisent, la compression, la destruction des insectes, l'aération, etc.

L'emploi du *froid* est basé sur ce fait physique et chimique, que la fermentation est impossible avec une température égale à 5 ou 6° centigrades au-dessous de 0. La fermentation putride, ne pouvant s'établir au-dessus de 60° centigrades, rend compte de l'emploi de la *chaleur* dans la conservation des aliments.

La *cuisson ordinaire*, le *refroidissement* qui succède à cette cuisson, n'empêchant pas la fermentation, on a pensé qu'en soumettant les aliments, à des intervalles réglés, à une température très élevée, 100° centigrades, par exemple, on éloignerait indéfiniment leur décomposition, et cela en chassant l'oxigène incorporé dans les substances. L'expérience a confirmé cette pensée.

La *soustraction de l'air* s'obtient en plongeant les substances dans de la gélatine, de la graisse, du beurre fondu, et laissant refroidir le tout; ou bien en immergeant les mêmes substances dans de bonne huile d'olive. Les sucs de fruits, versés dans des bouteilles, recouverts d'une couche d'huile et bien bouchés, se conservent encore très facilement sans altération. Il en est de même des volailles, du gibier, renfermés dans des pâtés. Enfin on prolonge l'état frais des œufs en les plongeant dans un vase rempli d'un lait de chaux un peu concentré.

Les *désoxigénants* employés à la conservation des aliments sont : 1° l'acide sulfureux, qui, à l'état de gaz ou dissous dans l'eau, absorbe l'oxigène du corps alimentaire,

devient acide sulfurique que saturent des bases étrangères
ou que des lavages enlèvent ; 2° les sulfites solubles, qui
agissent comme l'acide sulfureux ; 3° enfin le protoxide de
fer, le protosulfate du même métal, le fer en limaille,
qui, de même que les précédents, absorbent l'oxigène de
la substance avec laquelle on les met en contact.

L'*absorption des gaz* à mesure de leur production est
opérée à l'aide du charbon pulvérisé ou délayé dans de
l'eau.

La *compression*, qui a pour but l'expulsion de l'air et
des parties aqueuses, agit à peu près comme la dessiccation.

La *destruction des insectes*, indispensable pour la conservation des céréales, s'opère à l'aide du van, du crible,
ou encore à l'aide du chaulage, opération qui consiste à
envelopper le grain d'une couche de chaux vive, de sulfate
de zinc, d'acide arsénieux, etc. La chaux doit seule être
employée, les autres substances n'étant pas sans dangers et
n'agissant pas d'ailleurs avec plus de certitude. Dans la construction et l'usage des *silos*, greniers souterrains connus
des Arabes, la dessiccation, la destruction des insectes, la
soustraction de l'air, sont mises en œuvre.

L'*aération*, qui agit à la manière du refroidissement,
de la dessiccation lente, est souvent employée avec succès
pour conserver les viandes fraîches, mais pendant un
temps peu prolongé.

Les *aromates* agissent en communiquant aux aliments
leur odeur, leur saveur, et quelquefois leur couleur.

Les aliments par trop anciens, fermentés depuis longtemps, recouverts de végétaux parasites, de champignons, etc., déjà très indigestes, acquièrent souvent des
propriétés vénéneuses. On trouve dans les ouvrages de
médecine et d'hygiène des cas d'empoisonnements à la
suite d'ingestions de fromages dégénérés, de saucisses
gâtées, de viandes fumées ou trop faisandées.

*Vases propres à la cuisson, à la préparation des ali-
ments.* — Ces vases sont en argent, en fonte, en cuivre,
en zinc, en plaqué, en terre, en porcelaine, en faïence,
en alliages divers. Les premiers et les seconds sont sans
danger, à moins d'une excessive malpropreté. Il n'en est
pas de même des troisièmes et des quatrièmes : des accidents, des empoisonnements même, sont assez fréquemment la conséquence de leur usage, et surtout de la négli-
gence apportée dans leur entretien, dans leur étamage. On
ne saurait trop recommander l'emploi des vases fabriqués
avec des alliages de fer et d'étain, ou recouverts de feuilles
d'argent convenablement épaisses : le plaqué à bon marché
est tout aussi dangereux, plus dangereux même que le
cuivre nu, à cause de la fausse sécurité dans laquelle il
place ceux qui en ont fait l'acquisition.

Les vases de terre ou de grès ne sont pas non plus sans
inconvénients, non par eux-mêmes, mais par la couche de
verre plombique qui recouvre et efface leurs porosités,
et qui souvent est attaquée par les liqueurs acides ou enlevée par les instruments de fer, par le feu ou l'usure.

Les vases en faïence, en porcelaine, sont sans dangers ;
leur prix seul, quoique diminué depuis quelque temps,
en empêche encore l'usage chez le pauvre. Mais celui-ci
trouve maintenant, dans la quincaillerie, des vases en
faïence plaqués en fonte, dont le prix est peu élevé, et
l'usage tout-à-fait innocent.

H. *Falsifications des aliments.* — Elles peuvent avoir
lieu : 1° soit avec des substances alimentaires, mais d'un
prix moins élevé ; 2° soit avec des substances dangereuses.
Nous signalerons les unes et les autres en parlant de chaque
aliment en particulier ; qu'il nous suffise de rappeler ici que
de la bonne qualité des aliments dépend leur salubrité, et
que de celle-ci dépendent la santé, la vie de l'homme ;
enfin, qu'un aliment de mauvaise qualité nourrit mal,
qu'il engendre des maladies, qu'il peut compromttre

l'existence : c'est ce qui arrive, en effet, de l'usage, plus ou moins longtemps prolongé, de végétaux mal cultivés, de fruits peu mûrs, de viandes trop jeunes ou trop vieilles, trop maigres ou trop grasses. Les mets mal préparés, les poissons peu frais, les substances altérées, soit par la vétusté, soit par un vice de conservation, etc., sont encore peu salubres ou du moins fort peu agréables.

La viande des animaux qui ont succombé à une épidémie, à un virus, est-elle dangereuse? Voici sur cette question la réponse des faits et de l'observation. En 1814 et en 1815, le typhus contagieux qui enleva une si grande quantité de gros bétail ne communiqua aux animaux qui en furent victimes aucune propriété toxique ; on les consomma impunément comme aliment (Parent-Duchâtelet). Il paraît qu'il en est de même de la rage, de la pustule maligne ; cependant on lit dans la *Gaz. méd.* 1835, p. 161 , que la maladie charbonneuse peut être communiquée. Le journal de physiologie du professeur Magendie en dit autant de la ladrerie, du claveau, et de toutes les épidémies ayant un certain degré de malignité. Le météorisme, le tournis, le sang de rate, les phlegmasies non dégénérées, sont des maladies qui n'altèrent en rien les qualités de la chair des animaux. Mais comme il n'est pas toujours facile de dire positivement à quelle affection a succombé un animal qui ne provient pas d'une boucherie ou d'un abattoir surveillé par l'autorité, il vaut mieux, dans le doute, s'abstenir, et ne se nourrir que d'animaux bien portants tués à mesure des besoins.

I. *Hygiène relative aux aliments.* — L'alimentation ayant pour but la réparation des forces, l'entretien de la santé, la prolongation de la vie, voyons à quelle condition cette fonction importante sera complétement remplie.

L'alimentation aura lieu toutes les fois que les aliments seront pris avec plaisir, en quantité suffisante, à des heures réglées par l'habitude, et que la digestion aura été tout à la fois complète et bonne.

Une bonne digestion provoque l'accélération du pouls, source de l'hématose, entretient la calorification ; elle donne un esprit facile, affable, gai, disposé au bien. Cette vérité est connue de tout solliciteur. Nous pourrions à ce sujet faire beaucoup de contes, rappeler beaucoup d'historiettes ; l'esprit et la mémoire du lecteur y suppléeront facilement.

La qualité des aliments étant reconnue bonne ; l'état normal de l'estomac et des intestins, la tolérance organique rendant leur digestibilité certaine, il faut, d'après Celse, ne donner aux sujets faibles que des aliments faibles, c'est-à-dire des aliments qui se digèrent facilement et qui développent peu de chaleur animale. Il faut que les sujets robustes prennent des aliments forts, ou difficiles à digérer, et très nutritifs ; enfin ceux-là qui tiendront le milieu entre les faibles et les forts, prendront des aliments d'une force moyenne. Toutes ces propositions peuvent être résumées en celle-ci : aux sujets d'une faiblesse prononcée, d'une susceptibilité extrême, on conseille des aliments doux et analeptiques ; on en donne au contraire de fortifiants à celui qui est faible également, mais chez lequel les appareils nerveux et digestif sont peu irritables ; aux individus doués d'une force physique et morale prononcée, d'un embonpoint remarquable, on prescrit des substances rafraîchissantes et peu assimilables, c'est-à-dire les végétaux frais et herbacés ; enfin aux personnes jouissant habituellement d'une bonne santé, exemptes de prédispositions maladives, placées dans des conditions hygiéniques morales et matérielles excellentes, on permet des aliments pris dans les quatre classes.

Mais la faiblesse et la force ne sont que des choses relatives ; mais l'état normal de l'estomac et des intestins n'est encore qu'un état relatif, et cet état d'ailleurs n'est pas si

facile à bien connaître. Comment se guider alors dans ses
avis, dans ses conseils ? En s'étudiant soi-même, en in-
terrogeant les autres, en se confiant, en un mot, à l'expérience, à l'observation, qui, toutes deux, ont servi à établir les règles, les lois suivantes :

1° *Règles relatives aux âges.* — *Enfants.* — Nous
entendons ici l'enfant sevré, qui a passé les orages de la
dentition, et qui a atteint ses quinze ou dix-huit mois. La
faiblesse des organes réclame à cet âge les substances les
plus douces, les moins irritantes, les plus faciles à digérer.
Par conséquent, pas d'échauffants, pas de spiritueux, pas
de café, etc. Ce n'est que peu à peu, à mesure que la
force, la santé s'établissent et se consolident, qu'on peut
se permettre une alimentation progressivement rafraîchissante et fortifiante.

Jusqu'à sept ans, dit C.-G. Hufeland, les enfants doivent être nourris de légumes frais, de fruits, d'eau et de
lait. Ce précepte ne saurait être absolu ; nous voyons tous
les jours des infractions à cette règle générale, et ces infractions sont loin d'être nuisibles ou fâcheuses.

L'enfant, ordinairement glouton et affamé, a besoin de
faire des repas nombreux et légers ; chez lui, la mastication devra être surveillée, car elle est souvent incomplète.
On défendra tout excès dans les pâtisseries, les bonbons,
les fruits crus ; la plupart de ces substances, peu assimilables, disposent au tempérament lymphatique, aux constitutions molles et débiles.

2° *Règles relatives à l'adolescence.* — A cet âge, l'état
des forces le permettant, on donne des aliments dont la digestibilité est de plus en plus difficile ; il faut d'ailleurs tenir compte des phénomènes de la digestion, éviter les
échauffants, les spiritueux, qui ajoutent encore aux dangers d'une puberté naissante, d'une intelligence précoce,
et apprécier à leur juste valeur les appétences et les ré-

18

pugnances qui ne manquent pas de se manifester à cette
époque de la vie.

3° *Règles relatives à l'âge adulte.* — La constitution
étant bonne, la santé intacte, les organes et leurs fonctions sans altération aucune, on use de tous les aliments,
mais avec modération, avec sagesse et diversité ; avec diversité surtout, car la nutrition est à ce prix. Excepté
quelques substances, comme le pain, la viande de bœuf,
de mouton, etc., qui renferment de la fibrine, de la gélatine, de l'albumine, des sels de soude, de potasse, de
chaux ; des acides hydrochlorique, acétique, lactique ; de
l'azote, du carbone, de l'hydrogène ; en un mot, tous les
produits immédiats et élémentaires des corps jouissant de
la propriété nutritive, excepté ces substances, disons-
nous, qui peuvent à elles seules entretenir la santé, prolonger la vie, il en est peu qui n'arrivent pas promptement à fatiguer l'estomac, à ne plus être digérées, à
amener le marasme, et enfin la mort, si leur usage est
exclusif et longtemps continué. Le sucre, la gomme, l'huile,
la gélatine, l'albumine, etc., avec lesquels des expériences
diverses ont été faites ( Magendie, puis Leuret, Lassaigne, etc.), sont dans ce dernier cas. Aussi, les idées
économiques, philanthropiques, émises sur ce sujet, dans
ces derniers temps, n'ont eu pour résultat que deux vérités bien anciennes, savoir : qu'une bonne intention ne
peut défendre ou soutenir un fait mauvais, et que de la
diversité des aliments dépend la nutrition entière de nos
organes. De ce qui précède, conclurons-nous que les
substances azotées seules peuvent nourrir, que les autres ne nourrissent pas ? Nous dirons seulement que les
premières sont des aliments par excellence, que les autres
ne sont que des adjuvants. Mais comment expliquer l'alimentation des peuples qui ne vivent que de riz, de maïs,
de sucre, de cassave, de figues, de dattes ? comment expliquer celle des animaux herbivores ?

Un mot encore. La physiologie, et surtout les travaux de Spallanzani, Gosse, Stevens, Prout, Marcet, Beaumont, Magendie, Andrews, Lawrence, Tiedman, Gmelin, Leuret, Lassaigne, Blondelot, Flourens, Payen, Prevost, Leroyer, Wilson, Lallemand, Londe, Donné, Bouchardat, Sandras, Bernard, Chatain, etc., etc., sur la digestion, le suc gastrique, nous apprennent que les aliments, après avoir été déchirés, broyés par la mastication, humectés par la salive que fait couler en abondance la saveur des mets et le mouvement des mâchoires, descendent dans l'estomac ; que, là, ils ne tardent pas à être ramollis, dissous, et transformés en une pâte appelée *chyme;* que leur solution doit être attribuée au suc gastrique , suc acide et complexe; qu'arrivés dans le duodénum, où ils trouvent les fluides pancréatique et biliaire, ils se séparent, dans des proportions variables, en gouttelettes limpides ou opaques qui ont reçu le nom de *chyle.* Le chyle est promptement absorbé par les vaisseaux chylifères; il porte avec lui les premières traces de l'organisation animale; sa nature participe de la nature de l'alimentation. Coagulé en masse fibrineuse, le liquide qui s'en sépare, analogue au sérum du sang, est porté dans le torrent de la circulation, où il fournit à l'hématose des principes combustibles et de la chaleur, où enfin il apporte la vie des organes, le stimulus des fonctions, etc. Les *fèces,* ou *matières fécales,* sont formées par les parties insolubles, inassimilables, des substances alimentaires. Mais cette nutrition se fait-elle en appelant à son aide toutes les parties et toutes les dépendances du tube digestif, afin d'extraire des aliments les principes qui les constituent, afin d'absorber ceux qui lui conviennent, rejeter ceux qui lui sont inutiles, transformer quelques autres en autant de principes également absorbables ou assimilables, et former du tout les liquides et les solides de l'économie ? ou bien n'est-elle, cette nutrition, qu'un simple résultat d'appropriation ou d'interposition

moléculaire des principes nourriciers qui se trouvent tout
formés, tout élaborés dans les végétaux et les animaux?
Nos organes, sous le rapport des fonctions, seraient-ils inférieurs aux organes des végétaux? Ceux-ci, malgré cette
infériorité, pourraient-ils plus que les nôtres? Enfin, les
propriétés, les forces vitales, ne seraient-elles plus que des
mots vides de sens, que des puissances dont les actes immenses, impénétrables pendant fort longtemps, sont devenus tout-à-coup explicables, imitables ou exécutables
par la cornue ou l'alambic des chimistes? Nous ne le pensons pas : nous pensons, au contraire, que nos connaissances sur ce sujet sont encore les mêmes d'autrefois, et
que le temps n'est pas loin où les hautes questions, posées
d'abord avec toute la séduction d'un esprit rare, brillant et
étendu, partagées et soutenues par des hommes d'un mérite également supérieur, mais combattues par d'autres
chimistes ou physiologistes non moins recommandables ; le
temps n'est pas loin, disons-nous, où toutes ces questions
seront abandonnées et remplacées par d'autres également
difficiles ou impossibles à résoudre. *Voir* les travaux de
MM. Dumas, Liebig, Boussingault, Payen, etc., sur la
*nutrition*, l'*assimilation*, l'*engraissement*, sur le rôle que
joue l'azote dans l'*alimentation*, etc.

4° *Règles relatives à la vieillesse.* — Les aliments qui
conviennent à la vieillesse doivent être très assimilables et
faciles à digérer. Eu égard à l'affaiblissement de l'économie,
à l'aridité, au défaut de souplesse des organes, à la perte
ou à l'absence des dents qui rendent la mastication lente
et difficile, on devra rechercher les substances douces,
comme les panades, les soupes, les œufs frais, le poisson,
les végétaux cuits, etc. Les échauffants très actifs seront défendus, ainsi que l'usage fréquent du vin, des liqueurs, du
café, des acides, etc.

5° *Règles relatives aux convalescents.* — La convalescence des maladies exige, de la part du médecin hygié-

niste, la plus grande sagacité. A la suite d'une maladie aiguë, donner de suite beaucoup d'aliments, prendre ceux-ci parmi les fortifiants, les excitants, sous prétexte de relever promptement des forces épuisées, perdues, serait une faute, et une faute grave, car la santé pourrait être de nouveau ébranlée. C'est ici qu'il est indispensable de se rappeler que ce n'est pas ce que l'on mange qui nourrit, mais bien ce que l'on digère. On donnera donc des aliments légers, tels que des fécules, des potages, des bouillons, des légumes frais et cuits, des compotes de fruits, des viandes blanches; on arrivera ensuite, peu à peu, aux toniques ou aux fortifiants, et toujours on commencera par les plus digestibles.

Dans les maladies chroniques, les préceptes que nous venons de donner peuvent être négligés ou enfreints, c'est-à-dire que l'on peut, quelquefois, débuter par des aliments fortifiants, comme les viandes bouillies ou rôties; faire sucer ces dernières; n'en donner que peu à la fois et souvent; arroser le tout d'une petite quantité de vin généreux. Beaucoup de charlatans ont acquis quelque renommée en renfermant dans la simple et unique prescription du régime ci-dessus tout leur savoir thérapeutique.

6° *Règles relatives aux sexes, aux constitutions, aux habitudes.* — Chez la femme d'un tempérament ordinairement lymphatique, menant une vie sédentaire, exempte, en général, des travaux pénibles du corps (nous parlons de la femme de la ville), exempte également des travaux excessifs de l'esprit (nous exceptons les femmes auteurs, les femmes célèbres), une alimentation légère, modérée et facilement digestible est suffisante. Friande et délicate, elle se contente de peu, mais il faut que ce peu soit sain et savoureux : elle recherche surtout les mets sucrés, les pâtisseries, les liqueurs douces, les fruits nouveaux, les fécules, les viandes blanches rôties ou bouillies.

Certaines époques de la vie des femmes doivent encore

18.

modifier leur genre d'alimentation. Ainsi, et toujours d'une manière générale, à l'époque des règles, elles devront rechercher les aliments peu échauffants ; elles éviteront surtout les rafraîchissants. Deviennent-elles enceintes? les aliments les plus nutritifs leur seront accordés, en évitant toutefois ceux qui sont excitants. Sont-elles accouchées, allaitent-elles leurs enfants? elles se contenteront des aliments adoucissants et fortifiants, se priveront des mets de haut goût, des liqueurs spiritueuses, du café, etc.

Les sujets lymphatiques devront, comme la femme, les enfants, être nourris avec des substances toniques, savoureuses et réparatrices; telles sont les viandes de bœuf, de mouton, bouillies ou mieux rôties, associées aux plantes herbacées, mais amères et aromatiques, comme les chicoracées, les crucifères, etc.

Les tempéraments sanguins préféreront le régime végétal, les fruits aqueux et tempérants, les viandes blanches ; en un mot, tous les aliments peu propres à augmenter la richesse des globules du sang.

Les personnes dites bilieuses, chez lesquelles les fonctions digestives sont promptes et actives, feront usage d'aliments denses et longs à digérer (nous ne disons pas indigestes). Aux sujets nerveux, on recommandera les substances douces et savoureuses, les fécules par exemple. On défendra les épices, les aromates, et tous les mets de haut goût, comme les viandes faisandées, le gibier, etc.

Les habitudes doivent être prises en considération dans l'indication du régime ; ainsi on modifiera, on détruira peu à peu celles qui seront mauvaises, en régularisant les repas, en défendant les aliments choisis par un goût altéré ou dépravé, maladif ou capricieux, bizarre ou fantasque, comme on l'observe si souvent chez les jeunes filles et les jeunes femmes chlorotiques, en donnant la préférence à ceux que tout le monde avoue et reconnaît comme bons et réparateurs.

7° *Règles relatives aux saisons, aux climats.* — Les végétaux conviennent aux habitants des climats chauds; les peuples du Nord doivent donner la préférence aux substances animales. Nous avons vu pourquoi, en parlant des saisons, des climats.

8° *Règles relatives aux professions.* — Le régime doit être subordonné au genre de profession exercée. Celle-ci nécessite-t-elle une grande dépense en force, en sécrétion, en excrétion? les aliments fortement réparateurs sont prescrits en abondance. Le contraire a-t-il lieu; la profession est-elle sédentaire; les puissances intellectuelles sont-elles principalement mises en jeu? on conseille les aliments doux, faciles à digérer. Les repas sont peu copieux, souvent renouvelés. Quant à l'usage du café, des liqueurs, des excitants, il ne faut y recourir que rarement; leur abus finit par donner lieu à une surexcitation cérébrale qui n'est pas sans danger.

9° *Règles relatives aux sujets maigres, délicats, sensibles.* — Leur nourriture doit être légère et adoucissante. Les échauffants ne leur conviennent que dans des cas extrêmement rares.

10° *Règles relatives aux sujets chargés d'embonpoint.* — On leur conseille les aliments rafraîchissants, et principalement les légumes, les végétaux herbacés. Quant aux acides, au vinaigre pur ou étendu d'eau, ou en forme d'assaisonnement, que les gens du monde considèrent comme de bons moyens d'amaigrissement, on ne saurait trop en défendre l'usage. En effet, non seulement ces substances n'atteignent pas le but qu'on se propose, mais encore elles engendrent une foule de maladies gastro-intestinales. D'ailleurs la science ne possède aucun *amaigrissant* proprement dit; elle ne connaît que des aliments plus ou moins nourrissants. De plus, on sait parfaitement que les deux états particuliers, extrêmes de l'économie, qu'on appelle *maigreur, obésité,* tiennent bien

plus à une disposition organique naturelle qu'au genre
d'aliments dont on fait usage. De là ces exemples d'individus consommant tous les jours une grande quantité d'aliments et n'acquérant pas d'embonpoint, tandis que d'autres
sont promptement frappés d'obésité, bien qu'ils suivent
un régime de vie extrêmement sobre.

11° *Règles relatives aux heures des repas, à la quantité
d'aliments.* — Les repas doivent être réglés sur les forces
digestives, sur les besoins d'assimilation, sur les pertes
éprouvées par l'organisme. Cette loi explique la différence
dans les quantités d'aliments pris chaque jour par des individus différents; elle explique encore les degrés à admettre dans
la vertu appelée *sobriété*. Celui-là qui ne mangera, dans les
vingt-quatre heures, que 1 kilogram. de pain, 500 gram.
de viande, autant de légumes, 80 à 100 gram. de fruits;
qui ne boira que 2 litres de vin, 1 litre d'eau, quand il
pourrait en consommer un tiers ou moitié en plus, sera
sobre; un autre, au contraire, sera taxé d'intempérance,
si, ne pouvant supporter et digérer que la moitié des aliments ci-dessus, il en ingère les deux tiers.

Toutefois, la sobriété est une vertu reconnue, recommandée. C'est elle qui donne à l'homme une carrière
longue, heureuse, exempte d'infirmités. Elle consiste à ne
jamais se gorger d'aliments au point de gêner la liberté
des fonctions organiques et morales, à éviter la satiété,
à rester quelque peu sur son appétit, à ne quitter la table
qu'avec le désir d'y rester encore.

Les repas devront donc être plutôt légers que copieux,
plutôt éloignés les uns des autres que précipités ou rapprochés. On s'y livrera avec une prudente lenteur, une
sage modération, c'est-à-dire qu'on ne mangera ni trop
vite ni trop abondamment. Manger trop vite, a dit Brillat-
Savarin, est un défaut, et un défaut grave, car il annonce un homme qui ne sait pas vivre, et il compromet la
santé en apportant après lui des digestions difficiles et pé-

nibles. Pris en trop grande quantité, les aliments enrichissent le sang, distendent les vaisseaux et les organes, disposent à l'embonpoint, au tempérament sanguin, aux congestions cérébrales, aux hémorrhoïdes, à la goutte, à la gravelle, aux calculs vésicaux. Ces trois dernières affections coïncident avec l'émission rare ou insuffisante des urines.

Les repas ne doivent pas être pris dans des appartements trop échauffés; la digestion en est souvent troublée, et des accidents apoplectiformes peuvent en être la suite. On trouve d'ailleurs dans la science des observations qui prouvent le danger du *dos au feu* et du *ventre à table*. Les émotions vives de l'âme sont également funestes après le repas; la promenade est avantageuse.

Le temps de la digestion est subordonné à la nature, à la texture de la substance alimentaire. Celle-ci est-elle féculente, amylacée, molle ou tendre? une à deux heures suffisent; il est bien entendu que nous parlons ici d'une manière générale. A-t-on porté dans l'estomac des bouillons, des viandes rôties provenant de jeunes animaux, des œufs peu durs, du pain, de la pâtisserie? deux à quatre heures sont nécessaires pour la digestion. Il en faut un peu plus pour les légumes coriaces, les viandes bouillies, fumées et salées; pour l'ortolan, la carpe, l'anguille, la raie. Les substances fournies par des animaux âgés, les volailles grasses, comme l'oie, le canard, le chapon, la caille, etc.; le poisson salé, la charcuterie, beaucoup d'aliments au beurre, tels que les *roux*, les *fritures*, les *ragoûts*, etc., etc., sont dans le même cas. Enfin les tendons, les aponévroses, les champignons, les truffes, un grand nombre de légumes frais, l'albumine durcie, la pellicule des semences, celle des fruits, sont peu digestibles ou tout-à-fait indigestes.

Toutefois, la digestion exigeant en général quatre à cinq

heures pour être complète, les repas seront éloignés les uns-des autres de cinq à six heures. Au surplus, le besoin ou la faim, esclave de l'habitude (cela s'observe pour une foule de fonctions), annonce l'heure du repas, et cette heure est subordonnée elle-même à la quantité d'aliments consommés chaque fois et au pouvoir digestif de l'estomac. A Paris, on ne fait généralement, dans la classe moyenne ou marchande (nous verrons plus loin les habitudes des gens riches), que deux repas : on déjeune à dix ou onze heures, on dîne à cinq ou six heures. Nous négligeons la tasse de café ou de chocolat prise par quelques personnes aussitôt leur lever, la tasse de thé ou de riz au lait que d'autres prennent le soir. Dans certaines villes de France, en Allemagne, en Angleterre, en Pologne, etc., on déjeune à neuf heures, on dîne à deux heures, et le soir à neuf heures on fait un dernier repas, mais léger. Les enfants, les jeunes gens des collèges, des pensions, chez lesquels la vie et les fonctions sont actives, l'accroissement incessant, font quatre repas : ils déjeunent à huit heures du matin, dînent à midi, goûtent à quatre heures, et soupent à neuf heures du soir.

　Autrefois, nos pères faisaient leurs quatre repas, et cette coutume a été celle des monastères, des abbayes, des couvents, etc. Les Romains en faisaient cinq : le déjeuner (*jentaculum*), le dîner (*prandium*), le petit dîner (*merenda*), le souper (*cœna*), et le goûter (*commissatio*). Chaque repas avait son caractère, son cachet particulier; la mode, le bon ton, les plaisirs en dirigeaient souvent la durée et la composition. A déjeuner, on recevait ses amis : le repas était simple, mais confortable; à dîner, on invitait ses connaissances, ses protecteurs ou ses protégés : le repas était somptueux; à goûter, on avait ses enfants ou ceux des autres : le repas était frugal; enfin à souper, on avait sa femme ou sa maîtresse : ce repas, le plus délicat, le plus recherché de tous, était rehaussé par l'esprit, la gaieté, l'amabilité des convives. Aujourd'hui, les gens aisés, les personnes livrées aux grandes affaires, qui fré-quentent le barreau, les chaires, la tribune, qui se donnent aux spéculations de l'esprit, aux méditations du cabinet, ne font plus qu'un repas, le dîner. Pour eux, le déjeuner compte à peine, car il consiste très souvent en une tasse de café ou de chocolat, ou bien en une côtelette, un léger morceau de viande froide. Mais quand arrivent six heures, que la faim se fait sentir, un repas fin, somptueux, déli-cat, recherché, vient satisfaire des estomacs préparés d'avance, par la sobriété du matin, à tous les plaisirs d'une table richement chargée, gracieusement servie. Ce repas, il est vrai, quelque somptueux qu'il soit, est bien loin de ceux des Lucullus, des Vitellius, des Héliogobale, etc., qui dépensaient 40, 80, 100 et 800,000 francs par jour; mais il est assez riche en hors-d'œuvres, en viandes, en épices, en aromates, en vins, en liqueurs, en pâtisseries, en fruits, en confitures, pour exciter les appétits paresseux ou éteints, et être la source, chez les intempérants, des maladies les plus graves.

Les sensations qui nous appellent aux repas sont de deux sortes : l'une est l'*appétit*, l'autre est la *faim*. L'appétit se réveille souvent au souvenir, à la vue d'une friandise, d'un mets préparé selon notre goût. Il est instantané, brusque, passager, capricieux, et caractérisé par l'afflux du sang sur toute la membrane muqueuse de la bouche, par l'érection des papilles nerveuses, le soulèvement des cryptes mu-queuses, la sécrétion des glandes salivaires, la coloration de la face, l'injection des yeux. La faim est un besoin im-périeux, persévérant, qui se manifeste par un vide dou-loureux dans l'estomac, par des tiraillements, comme on le dit généralement, par une faiblesse extrême dans toute l'économie. Tous ces phénomènes sont plus prononcés, plus intolérables dans ce qu'on appelle la *faim canine*, *faim-valle, rage de la faim*. L'appétit se calme avec peu de chose ; la faim ordinaire exige un repas complet ou habituel. La faim exagérée, devenue une véritable maladie, une gastrite des plus graves, demande une alimentation progressive dans sa quantité, raisonnée dans son temps, calculée dans son choix.

Dans les repas, il ne faut pas confondre l'*abstinence* avec la sobriété : la première est souvent un devoir religieux, un ordre médical ; la seconde n'est jamais que le fait d'une raison forte et éclairée, qu'un intérêt prononcé pour la conservation de la santé. Mais, quelle que soit la cause de l'abstinence, elle doit être ménagée dans son application, et celui qui la prescrit, ou qui s'y condamne, doit prendre en considération l'âge, le tempérament, les habitudes, le sexe, l'état de santé ou de maladie, l'activité des fonctions organiques, les pertes et les fatigues éprouvées, etc. Et, bien que le sommeil, le repos, certaines névroses, permettent de supporter impunément une abstinence de plusieurs jours, de plusieurs mois et même de plusieurs années, ces observations ne sont que des exceptions, et n'infirment en rien l'exactitude des longues tables de mortalité dressées dans les temps de disette ou de famine. Dans ces temps, de funeste mémoire, l'abstinence est poussée dans les dernières limites du possible. La faim reste permanente avec tous ses inconvénients, ses dangers, savoir : le tiraillement et l'inflammation de l'estomac, la diarrhée ; l'hyperémie du canal digestif, l'anémie générale, l'atrophie ou la perforation des organes, la perturbation des mouvements du cœur, la défibrination ou la sérosité du sang, l'infiltration des tissus, infiltration qui engendre les pétéchies, le scorbut, puis les fièvres graves, les hémorrhagies passives, les hydropisies, les œdèmes ; enfin la suppression des sécrétions, l'impuissance, la faiblesse musculaire, l'émaciation des tissus, l'exaltation des propriétés cérébrales, le délire simple ou furieux, la mort.

**J.** *Régime alimentaire.* — Le régime ou le genre d'alimentation influe beaucoup sur le développement des forces, sur la nature de la constitution, du tempérament, des passions, des penchants, des habitudes, etc. ; cette vérité remonte aux temps les plus reculés. On sait parfaitement que les hommes qui se nourrissent principalement de la chair des animaux, qui habitent le Nord, ont une énergie musculaire très prononcée, une stature carrée, peu élevée : tels sont les caractères ou qualités du Lapon, du Tartare, du Scythe, de l'Esquimau. Chez ces différents peuples, la puissance calorifique est très forte ; cette puissance est due à l'hématose qui s'exerce sur une grande masse de matières nutritives, avec des organes thoraciques très développés, et en produisant un sang très abondant, très riche en globules, très artérialisé. La même alimentation, dans les climats doux et tempérés, donne une force musculaire également prononcée ; mais elle dispose à la pléthore, aux phlegmasies, aux hémorrhagies, aux affections putrides, dysentériques et bilieuses. Elle hâte l'époque de la puberté, mais elle diminue la stature et la longévité. Chez les peuples frugivores, l'hématose languit, le sang artériel est moins abondant, le système cellulaire est très développé, la constitution lymphatique prédomine, les dégénérations organiques sont fréquentes ; telles sont les remarques que l'on peut faire sur le nègre en général.

Le régime végétal est-il outré, exclusif ? le sang s'appauvrit, les cachexies, la chlorose, les leucophlegmasies, les aigreurs, les dysenteries se manifestent ; la diathèse inflammatoire devient rare, la faculté prolifique diminue. Le même régime est-il tempéré par l'ingestion, à de longs intervalles, de quelques substances animales, par une sobriété sage et raisonnée ? une santé constante, une vie calme, heureuse et longtemps prolongée, en sont les conséquences. Qui ne connaît la vieillesse avancée de quelques solitaires, de plusieurs philosophes ?

19

Le régime lacté (*voy.* LAIT) conduit aux mêmes résultats
que le régime végétal, c'est-à-dire à la longévité, au retard
de la puberté, à l'abondance du tissu cellulaire. L'usage du
poisson, usage réputé prolifique par Hérodote et par d'autres historiens, et aussi par beaucoup de médecins, dépourvu
de cette puissance, selon d'autres, amène après lui une
foule de maladies cutanées. C'est ainsi qu'on lui attribue la
radésyge, si fréquente en Norvége et dans le Groënland,
la lèpre venue en Europe de la Syrie et de la mer Rouge ;
les éruptions dermoïques, les érysipèles observés chez nous
après l'ingestion de certains mollusques. Mais ces propriétés
pathogéniques ne sont-elles pas plutôt le fait du climat humide des côtes poissonneuses, de dispositions individuelles
particulières ? Nous le pensons ; et c'est ainsi que chez nous
on peut expliquer pourquoi, sur dix ou douze personnes
qui ont mangé des moules, des écrevisses, des œufs de
barbeau, etc., une ou deux seulement sont, le lendemain
ou quelques heures après, couvertes de plaques rouges ou
violacées, d'élevures plus ou moins prononcées.

Non seulement le physique, mais le moral de l'homme
se trouve sous l'influence du régime, du genre d'alimentation. Les peuplades qui se nourrissent de viandes sont,
comme les espèces animales carnassières, hardies, courageuses, indomptables, sanguinaires. Celles qui se nourrissent de fruits, de végétaux, sont, au contraire, d'un
caractère doux et pacifique ; les combats, le sang, leur
font horreur. Chez elles encore, le sentiment du beau, du
juste, de la morale, prédomine, éclate partout. Enfin, c'est
parmi les hommes sobres, préférant les aliments végétaux,
mangeant peu de viande, que l'on trouve les qualités de
l'âme et du cœur, c'est-à-dire la douceur, la bonté, la résignation, qualités qui ont été le cachet des philosophes les
plus renommés, des savants les plus illustres, tels que Pythagore, Zénon, Plotin, Porphyre, Newton et beaucoup
d'autres.

Que ceux, dit Galien, qui ne pensent pas que la différence des aliments rende les uns tempérants, les autres dissolus; les uns chastes, les autres incontinents ; les uns braves, les autres lâches ; ceux-ci doux, ceux-là querelleurs ; les uns modestes, les autres présomptueux ; que ceux, continue-t-il, qui nient cette vérité, viennent près de moi; qu'ils suivent mes conseils pour les aliments et les boissons, je leur promets qu'ils en retireront de grandes leçons pour la philosophie morale ; ils sentiront augmenter les forces de leur âme ; ils acquerront plus de génie, de mémoire et de prudence. (Hébert, p. 9, *Des substances alimentaires*).

Hippocrate, Plutarque, Platon, Aristote et beaucoup d'autres philosophes pensaient comme Galien à ce sujet. Brillat-Savarin a dit : Dis-moi ce que tu manges, je dirai qui tu es.

Fr. Hoffmann avance que l'âme est troublée par les qualités nuisibles des choses dont nous faisons continuellement usage, telles que l'air, les aliments, les exercices, etc. Il ajoute encore qu'Hippocrate, dans son *Traité du régime*, avait dit : Si quelqu'un veut rendre son âme plus sage, c'est par le régime qu'il y réussira.

Nous avons vu dans notre historique que Moïse et les fondateurs de la religion chrétienne ont compris le régime dans leurs institutions pour conserver la santé de l'homme et le rendre en même temps plus accessible aux bienfaits de la raison (Hébert, p. 10).

K. *Régime diététique.* — Les vrais praticiens, les médecins dignes de ce nom, ceux qui ont le courage de fouler aux pieds les préjugés populaires, savent parfaitement bien que les médicaments actifs ne conviennent que dans des circonstances fort rares; que le régime, dans la très grande majorité des cas, est la base de toute méthode curative ; qu'il est souvent à lui seul le meilleur et le principal moyen de guérison ; qu'Hippocrate regardait comme supérieur le

médecin qui guérissait par le régime ; qu'il suffit enfin pour
améliorer . de mauvaises dispositions de l'économie, pour
prévenir beaucoup d'états de langueur, éviter certaines affections violentes, une mort prompte et imprévue.

Craton a dit, avec vérité , que ceux qui veulent suivre
un régime exact n'ont pas besoin de médicaments, et que
tout peut être entrepris, essayé, avant de recourir aux remèdes. Tronchin n'avait recours aux médicaments qu'a-
près avoir épuisé tous les moyens hygiéniques. Cheyne,
dans son *Essai sur la santé et une longue vie*, essai dont
Haller faisait le plus grand cas, affirme que tous les gens
de lettres et toutes les personnes faibles peuvent conserver
leur santé ou l'améliorer, sans pour cela renoncer à leurs
occupations, pourvu qu'ils s'assujettissent à des règles sur
l'hygiène.

Huxam considère le régime comme la méthode de guérir
la plus facile et la plus naturelle. Sprengel tient le même
langage. On lit dans son *Histoire de la médecine* que le
régime est de toutes les branches de la médecine celle qui
contribue le plus à la guérison des maladies, parce que les
effets des moyens qu'elle propose sont durables, tandis
que ceux des médicaments ne tardent pas à se dissiper. On
lit encore dans le même auteur que beaucoup de maladies
chroniques, contre lesquelles l'art épuise en vain toutes ses
ressources thérapeutiques, s'amendent ou disparaissent
sous l'influence d'un bon régime. Au nombre de ces maladies se trouvent le spasme, la goutte, la gravelle, les hémorrhoïdes, l'hypochondrie, l'hystérie, les maladies de la
peau, l'hydropisie, les catarrhes, la phthisie, les ulcères
opiniâtres aux jambes, etc., etc.

Sydenham avertit qu'à l'usage des médicaments propres
à guérir les maladies chroniques, doit être joint un bon
régime. Sans ce dernier, tout ce qu'on tentera peut être
inutile. (*Opera medica*, p. 475.)

Au régime seul appartient la possibilité de renouveler

le système vivant. (Barbier, p. 34, t. II, de son *Hygiène.*)

Enfin, toute la méthode curative d'Asclépiade, dit l'illustre auteur de la *Médecine raisonnée*, était renfermée dans le régime.

Dans l'Inde, les brachmanes ont fait du jeûne, que saint Chrysostôme a qualifié : « la mort du vice, la vie de la vertu, la paix du corps, l'ornement de la vie, la source de toute vigueur, le rempart de la chasteté, le boudoir de la pudeur, » un remède à tous les maux. (Ed. Auber, *Hygiène des femmes nerveuses,* p. 123.)

Nous n'irons pas plus loin dans nos citations des auteurs célèbres qui ont écrit en faveur du régime touchant la guérison des maladies. Nous en avons dit assez pour prouver qu'un régime bien entendu est la condition la plus favorable à l'entretien et au retour de la santé ; que le malade, le convalescent, devront toujours consulter leur médecin sur le choix des aliments qui leur sont nécessaires ; que l'adulte doit être son propre conseil, capable qu'il est de savoir quelles sont les substances qu'il digère difficilement, facilement, ou pas du tout.

Dirons-nous, maintenant, les conséquences nombreuses et fâcheuses des écarts dans le régime ? Répéterons-nous, avec tous les auteurs, que ces écarts sont la cause la plus fréquente des maladies les plus graves ; qu'eux seuls empêchent la plupart des hommes de parvenir au terme naturel de leur existence ; que les individus les plus sobres sont ceux qui vivent le plus longtemps ? Non. Ces vérités sont connues, répandues partout, et nous ne saurions rien ajouter à leur évidence, à leurs conséquences. Nous n'avons non plus ni la force ni la prétention d'empêcher le véritable gastronome de regarder la digestion prompte et facile comme le premier de tous les biens.

L. *Influence du jeûne, du maigre.* — L'observance du jeûne, du *maigre,* pendant le carême, n'a pas sur l'économie l'influence fâcheuse que lui prêtent gratuitement les

personnes peu orthodoxes, trop amies de la table et de
la bonne chère. Nous nous en rapportons à ce sujet aux
visages fleuris et vermeils de quelques uns de nos prêtres,
sur la ferveur desquels nous ne laissons aucun doute, et
qui n'ont rien perdu pendant les quarante jours qui précèdent la Pâque. Nous appuierons encore notre dire sur
des expériences qu'un confrère, aussi pieux que spirituel,
a publiées dans le numéro 8 de la *Gazette médicale* de
cette année, sous le titre de *Un carême*, et desquelles il
résulte les faits suivants :

« En 1839, j'ai (c'est l'auteur qui parle) jeûné d'un bout
à l'autre du carême, les dimanches exceptés, puisque la
religion les excepte, c'est-à-dire je ne mangeais qu'à midi
(je me levais terme moyen à six heures). Ce repas (appelé
dîner) était composé d'œufs, de poisson, de légumes, et de
dessert, à l'exception des trois derniers jours de la semaine
sainte, où l'on ne mange plus d'œufs. Le soir, de huit à
neuf, je faisais une collation consistant en fromage, confitures, compotes ou fruits secs. Je satisfaisais complétement
mon appétit. Je me suis privé de pluvier, poules d'eau, ma-
creuses et d'autres oiseaux aquatiques regardés comme aliments maigres, réservés pour certaines bouches privilé-
giées, et qui sont loin d'être maigres, chimiquement et
médicalement parlant. Une seule fois je manquai à mes intentions bien arrêtées de faire jeûne : un accouchement
difficile pour lequel je fus appelé, et qui me prit la nuit tout
entière, en fut la cause. Tous les jours je me pesais, le
matin, à jeun, à la même heure, avec les mêmes habits,
afin de constater la diminution ou l'accroissement de mon
embonpoint. Je tenais compte du plus ou moins d'humidité
du temps, de toutes mes fonctions digestives, intestinales,
génitales, intellectuelles, etc.

» A des époques fixes, tous les dix jours, le matin à jeun,
je me pesais et j'essayais mes forces. La pesée, faite la veille
du carême, 12 février, donna 60 kilogrammes et demi ;

dix jours après, 23, même poids ; dix jours encore (5 mars),
250 grammes de moins ; dix jours de plus, je regagne et
au-delà ce que j'avais perdu ; enfin, le 15 mars, je pèse
60 kilos 3/4. Je retombe à 60 kilos, et je reste avec ce poids
jusqu'à la fin du carême. Dix jours après le carême j'ai
conservé mes 60 kilos ; mais le 1er mai, un mois après Pâque,
j'avais engraissé : je pesais 60 kilos 3/4.

» *Force musculaire*. La première traction, exercée sur
une romaine, avec les deux mains, a donné 18 kilos ; la
seconde, 20 à 21 ; la troisième, 20 à 22 ; la quatrième, 20 ;
j'arrive à 23, 24 ; je reviens à 20, à 19, à 20, à 18. Par
la traction avec la main droite sur le pied droit, j'ai trouvé :
1° 40 kilos ; 2° 40 à 41 ; 3° 40 et au-delà ; puis 41, 44, 42,
44, 43, 44, 48.

» Mon appétit resta le même, ou à peu près. Ma digestion
fut tout aussi facile. Le maigre échauffe, dit-on, c'est-à-dire
qu'il constipe ; le jeûne en fait autant. Toutefois, j'ai eu peu
à souffrir de la constipation. J'en dirai autant de la diarrhée. Mon sommeil a été moins bon, mes rêves plus agités,
mais pas plus érotiques, bien que je vécusse dans la continence. En somme, le maigre est une pauvre nourriture,
surtout pour l'homme habitué à manger de la viande. Le
jeûne énerve ; mais, à part cela, on peut faire le carême,
même rigoureusement, sans beaucoup souffrir. »

M. *Abondance, disette des aliments ; leur influence*. —
L'influence exercée par l'abondance ou la pénurie des sub-
sistances sur la nature, le nombre, la richesse, la force des
populations humaines, tout extraordinaire qu'elle soit, ne
saurait surprendre aucun esprit. Le plus vulgaire même
comprend facilement que peu ou pas assez de nourriture
produit des effets fâcheux, funestes quelquefois, sur le
développement des individus, sur les mariages, les naissances, la fécondité. Les volumes I, II, III et IX des *Annales d'hygiène* renferment sur ce sujet les renseignements
les plus positifs. D'un autre côté, MM. Benoiston, Villermé,

Mélier, etc., ont démontré par des chiffres la différence énorme qu'il y a entre les riches et les pauvres, sous le rapport de la mortalité. En France, dit le premier observateur, 2 pauvres meurent sur 1 riche (il faut tenir compte du nombre plus grand des premiers); et suivant le second, tandis que le premier arrondissement de Paris ne perd que 1 individu sur 52, le douzième en perd 1 sur 26. Suivant le docteur Villermé encore, la vie moyenne du riche à Paris est de quarante-deux ans; elle n'est que de vingt-quatre chez le pauvre. Dans les départements misérables, la vie moyenne offre une différence de douze ans avec les départements riches et fertiles. Les hommes ont une stature généralement plus élevée, une vertu prolifique plus prononcée, dans les pays où règne l'abondance (Villermé, Quételet). Enfin, des maladies épidémiques, une mort prématurée, sont la conséquence fatale, inévitable, des disettes, des famines. Les années 1816 et 1817, années de pluies torrentielles, années encore en deuil des funestes événements de 1814 et 1815, ont mis en évidence cette vérité cruelle et déchirante, que la famine et la peste sont sœurs, et que toutes deux, au même degré, sont le fléau le plus destructeur des nations. Fléau le plus destructeur, disons-nous! mais non; il y a pire encore : ce sont les accapareurs, les âmes cupides et infâmes qui ne reculent pas devant cette pensée homicide de spéculer sur les premiers besoins de la vie, sur les aliments, et de dire à son semblable, à son frère : Donne-moi tout ton or pour un peu de pain.

La fertilité d'un pays étant l'élément de la population, l'élément de la richesse et du bien-être général; cette fertilité dépendant de la qualité du sol, du mode de culture, de l'abondance des engrais, un gouvernement qui voudra faire son devoir, remplir ses obligations, être en un mot le père de ses administrés, ne saura jamais trop encourager, honorer, récompenser l'agronome, le cultivateur,

## 1° FARINEUX. — ADOUCISSANTS. — ANALEPTIQUES

### (FACILES A DIGÉRER).

*Salep de Perse.* — Substance féculente fournie par différents orchis, et très agréable lorsqu'elle a été cuite dans le lait, le bouillon de veau ou de poulet, mais surtout dans le bouillon de bœuf. On la regarde comme très nourrissante : 30 grammes suffisent, dit-on, pour nourrir un adulte pendant un jour. Les Turcs, les Persans, font un usage habituel du salep dans leurs repas. En France, on ne l'emploie guère que dans les convalescences comme analeptique ; cependant on le sert sur quelques tables, sous forme de potage.

Dans le commerce, on trouve du salep indigène qui vient du Nivernais. Cette substitution n'offre aucun inconvénient.

Il y a des pays où on mange les tubercules des orchis sans aucune préparation. Péron rapporte, dans son *Voyage aux terres australes,* p. 81, qu'à la terre de Lewin les naturels ont pour toute nourriture les bulbes des orchis, dont ils sont très avides ; nos campagnards pourraient en user de même, surtout dans les temps de disette. (Mérat et Delens.)

*Arrow-root.* — Fécule retirée des racines de différentes plantes qui croissent aux Antilles et qui appartiennent au genre *maranta*. L'arrow-root s'emploie comme le salep. — On peut le remplacer par la fécule de pomme de terre, qui coûte moins cher, qui jouit des mêmes propriétés analeptiques et fortifiantes, et que l'on trouve toujours pure.

*Sagou.* — Fécule extraite de la moelle d'une espèce de palmier. Le meilleur nous vient des îles Moluques. Le commerce en fournit de trois espèces : le rose, le gris et le blanc ; les deux derniers sont généralement préférés. Mêmes propriétés, mêmes usages que les précédentes.

*Tapioka.* — Fécule contenue dans la racine d'un petit arbrisseau originaire d'Afrique, et appartenant au genre *manihot.* Mêmes propriétés, mêmes usages que ci-dessus.

*Moussache.* — Tapioka non granulé.

*Fécule de pomme de terre.* — Aliment doux et facile à digérer, retiré des tubercules arrondis qui croissent sur les racines d'une plante herbacée connue de tout le monde, vivant dans presque tous les climats, et appartenant au genre *solanum.*

Comme aliment, cette fécule est très recherchée par les malades et les personnes délicates. On en fait des potages au gras, au maigre, au lait, sucrés, etc.; des pâtisseries de toutes espèces, plus légères que celles à la farine, et d'une digestion plus facile; des bouillies, des crèmes, des gelées, etc. On en met dans le chocolat et dans une multitude d'entremets fort délicats; on peut en ajouter un tiers dans le pain (Gannal.)

On ne saurait trop propager l'emploi de la fécule de pomme de terre, tant à cause de sa salubrité que de son bon marché et de la facilité de sa conservation. Cet aliment paraît supérieur à toutes les fécules exotiques tant vantées. (Mérat et Delens.)

*Orge perlé*, ou *gruau d'orge.* — Grain de l'orge séparé de son écorce. L'orge est une des céréales les plus cultivées, surtout dans les pays du nord.

C'est en Hollande qu'on prépare l'orge perlé. Le commerce nous le présente sous forme de petits grains blancs, arrondis et lisses à leur surface. Il sert à faire des potages, et peut très bien remplacer, sous ce rapport, le riz, ainsi que Parmentier l'a proposé dans les années de disette.

*Riz cochina* ou *chochina.* — Pâte composée, très analogue à la semoule, et employée de la même manière et dans les mêmes cas que les pâtes suivantes :

*Semoule, semouille, vermicelle.*—Pâtes préparées avec la plus belle farine de froment, une petite quantité de safran et de sel, que l'on emploie en potages.

*Riz.* — Grain d'une graminée appartenant au genre *oryza*, originaire, suivant Linné, de l'Ethiopie.

Sous le rapport de son utilité, comme aliment, le riz est, de toutes les plantes connues, la plus précieuse pour le genre humain : on peut presque affirmer que les trois quarts des peuples s'en nourrissent; aussi le froment ne peut-il être mis en parallèle avec lui.

Chez nous, le riz n'est qu'une nourriture accessoire; le pain, la pomme de terre, lui sont préférés. On en prépare des potages, des bouillies, des gâteaux, des gelées, etc., avec l'eau, le lait, le bouillon, le sucre, divers aromates, etc.; on en fait aussi des crèmes; on le fait cuire avec de la viande, de la volaille, etc.; enfin on peut l'employer en poudre. Il convient aux estomacs faibles et délicats, aux convalescents; il est très sain et de facile digestion.

Le riz resserre le ventre, produit la constipation, échauffe, dit-on. Toutes ces assertions sont autant d'erreurs; il ne produit les effets dont il vient d'être question qu'en diminuant l'état inflammatoire des organes digestifs, et parce qu'il ne donne que peu de fèces, de matières excrémentielles, formé qu'il est d'une grande quantité de fécule.

Le riz Caroline est le plus estimé : il est composé de : fécule 96 ; sucre 1 ; huile grasse 1,50 ; albumine 0,20 (Vogel); ou bien : eau 5,00 ; fécule 85,07 ; parenchyme 4,80 ; matière végéto-animale 3,60 ; sucre incristallisable 0,29 ; matière gommeuse voisine de l'amidon 0,74 ; huile 0,13 ; phosphate de chaux 0,40 (Braconnot.)

Le riz du Piémont contiendrait : eau 7,00 ; amidon 83,80 ; parenchyme 4,80 ; matière végéto-animale 3,60 ; sucre incristallisable 0,05 ; matière analogue à l'amidon 0,10 ; huile 0,25 ; phosphate de chaux 0,40 (Braconnot.)

Suivant Vauquelin, le riz est essentiellement formé de

fécule; il contient à peine du gluten et du phosphate de
chaux, ce qui le distingue des autres graines céréales servant à la nourriture de l'homme. Le même chimiste n'a pu
y découvrir du sucre; cependant on en extrait de l'eau-de-
vie connue sous le nom de *rack*, ce que l'on explique en
disant que la fécule est transformée en sucre, au moyen du
gluten (Orfila, *Elém. de chimie*, p. 525, t. II.)

*Gruau d'avoine.* — Ce que nous venons de dire des propriétés alimentaires et des usages du riz, peut être répété
pour le *gruau d'avoine*, grain d'une autre graminée appartenant au genre *avena*, originaire d'Asie, et généralement
cultivée en Europe. Ce grain a été dépouillé de sa partie
corticale au moyen d'un moulin particulier.

Le gruau est souvent donné en potage, en crème, en
bouillie; cependant il est moins usité que le riz. En
Ecosse, on prépare une eau-de-vie d'avoine que l'on consomme sous le nom de *wiskey*. Cette eau-de-vie, mêlée à
de l'eau, sert encore à faire un *grog* qui rend potables les
eaux les plus malsaines. (Nodier, *Promenades aux montagnes d'Ecosse.*)

NOTA. Le *gruau* de Paris, avec lequel on fait des petits pains si beaux, si éblouissants de blancheur, n'est autre
que la farine de froment la plus belle, ou *fine fleur* de certains pays.

*Farine de froment* ou *blé.* — Le froment est pour toute
l'Europe une des plus précieuses céréales. On ignore encore complétement son origine; on sait seulement qu'il
est annuel, qu'il se divise en deux races très distinctes,
l'une que l'on sème à l'automne, et qui passe l'hiver en
terre : c'est le *triticum hibernum*; l'autre qui se met en
terre dans le mois de mai (*triticum æstivum*), et dont le
grain est plus petit, barbu, etc. : l'autre est plus gros; ses
fleurs sont sans barbe.

Le blé se cultive en grand, dans des terres profondes,
fortes, bien fumées et bien labourées, surtout pour la va-

riété d'hiver, qui est la plus productive, et dont le grain est de meilleure qualité. Avant d'être mis en terre, le blé est soumis au *chaulage*, c'est-à-dire qu'on l'arrose avec une certaine quantité de chaux vive délayée dans de l'eau. Cette opération a pour but de préserver le grain de la rouille, de la carie, du charbon, et d'autres maladies qui pourraient lui être attachées et qu'il reproduirait. Le chaulage se fait quelquefois avec de l'arsenic en poudre et étendu. Au nom seul d'une pareille substance, on peut, à bon droit, être saisi de terreur et de crainte. En effet, combien d'accidents semblent devoir naître d'une pareille manière de faire en agriculture ! Et cependant il n'en est rien ; du moins, on ne cite pas de cas malheureux. Cela tient à plusieurs raisons : d'abord, la quantité de substance toxique répandue sur chaque grain est des plus minimes : elle équivaut tout au plus à 54 milligrammes pour 324 kilogrammes de grains (Audouard). En second lieu, les pluies entraînent une grande partie de l'arsenic, et la plante n'en contient plus à l'époque de la floraison. C'est ce que des expériences faites en 1833 par M. Boutigny (d'Evreux), puis, dans ces derniers temps, par MM. Soubeiran, Chatain, Bouchardat, Legrid, Regnault, Ruspini, etc., démontrent d'une manière irrécusable. Toutefois, ce mode de chaulage, insuffisant contre la formation du blé noir (Boutigny d'Evreux, Audouard, etc.), devrait être défendu ; car le blé ainsi préparé séjourne souvent dans les greniers, et il en peut résulter des accidents. Enfin, un autre motif de défense se trouve dans la facilité avec laquelle le commerce livre au premier venu, se disant cultivateur, des quantités considérables d'arsenic.

M. Tourier a calculé qu'on récoltait annuellement en France 7 milliards de kilogrammes de blé ; ce qui fait, semence prélevée, environ 500 grammes de pain par jour pour chaque individu. (*Journal chim. méd.*, p. 388, tome IV.)

20

Le commerce tire du blé de la Pologne, de la Barbarie, de l'Egypte, des États-Unis, etc.

Dans les bons terrains le blé rend 20 à 30 pour un et plus. Pline dit que l'Égypte, la Sicile, etc., rendent 100 pour un. Il ajoute qu'un seul grain a rapporté jusqu'à 400 épis. Cette abondance est loin d'être la même en Europe ; là, les tiges sont presque toujours uniques, et elles supportent rarement plus d'un épi. Il est donc à désirer que les espérances données par MM. Kuhlmann et Schattemmann, sur l'usage des engrais solides et liquides à base d'ammoniaque, se réalisent.

Le blé a la grosseur du riz. On le conserve en tas dans des greniers bien aérés, avec la précaution de le remuer souvent, si on ne veut pas le voir s'échauffer et se détériorer. On peut encore le renfermer dans des silos, c'est-à-dire dans des fosses profondes, bien glaisées, entourées de paille, et hermétiquement fermées. Sa conservation, qui, par ce mode, peut durer un grand nombre d'années, est attribuée, d'une part à l'humidité du lieu, qui empêche le grain de s'échauffer ; de l'autre, à la chaleur du même grain qui s'oppose à la moisissure.

Le blé peut être attaqué et dévoré par quelques insectes, et entre autres par le charançon, les alucites ; mais on le défend contre ces animaux en le remuant et le vannant souvent. Toutefois le blé non renfermé dans des silos ne saurait être gardé très longtemps : il faut l'employer quand il commence à vieillir.

Passé au moulin, le blé se sépare en farine et en son. L'abondance, la qualité du premier produit (*farine*), sont subordonnées aux années, qui peuvent être plus ou moins bonnes, plus ou moins favorables à la nature du blé lui-même, et aussi à la bonne confection du moulin.

Réduit en farine, le blé sert à faire le pain ordinaire, le pain azyme ou *hostie*, le biscuit de mer, les pâtes à l'italienne (*vermicelle, semoule*, etc.), la pâtisserie, la bouillie des enfants, etc. Les anciens le mangeaient grillé ou rôti, et ils en préparaient une liqueur appelée *alica*.

La farine, en vieillissant, s'échauffe, s'altère et fait alors du mauvais pain. De plus, elle est souvent mêlée avec de la poudre de semences de nielle, de blé de vaches (*rougeole*), etc.; enfin on la falsifie encore avec la craie, le plâtre, etc.

Le charbon ou nielle des blés n'est pas nuisible à la santé; il nuit davantage aux céréales. Il est sans odeur, se répand avec facilité et se disperse. Il en est à peu près de même de la rougeole (*melampyrum arvense*) qui colore le pain en rouge violet, le rend un peu amer, mais non dangereux (Tessier). Cependant nous lisons dans le *Traité des substances alimentaires* du docteur Hébert, p. 63, que la farine de blé mêlée à l'*ivraie*, graine vénéneuse, et celle du *blé noirci* ou malade du charbon, de la carie ou nielle, peuvent occasionner des maux de tête, des étourdissements, des convulsions, des paralysies, etc., etc. Nous ne nions pas la possibilité de ces accidents; nous croyons seulement qu'il faut une quantité assez notable de ces divers corps étrangers pour les produire.

Quant au blé cornu ou *ergoté*, réduit en farine, il est un poison dangereux, bien que la cuisson lui fasse perdre une partie de ses propriétés. Il donne souvent lieu à des étourdissements, à des convulsions, des gangrènes sèches, etc., etc. Le plâtre, le grès, des oxydes de fer et de cuivre, de la chaux, de la magnésie, le talc, se trouvent quelquefois mêlés par accident (beaucoup de ces corps étrangers peuvent être fournis par les engrais, les marnes, les meules de moulin, etc.) ou par fraude, à la farine de blé. Des mélanges semblables attaquent tout à la fois et la bourse du consommateur, sa santé, et son existence, puisqu'elles détruisent ou diminuent la qualité nutritive de la farine. On reconnaît ces différentes substances en délayant la farine suspecte, dans de l'eau, calcinant la pâte qui en résulte, et traitant les cendres par des réactifs et des opérations que la chimie possède à un très haut degré d'exactitude, et dans les détails desquelles nous n'entrerons pas ici.

Dans les mélanges faits avec des farines de légumineuses et des farines de céréales, la distillation sèche donne un produit neutre avec les céréales, un produit acide avec l'amidon ; les farines de riz et de maïs ; enfin un produit alcalin avec les farines de pois, de lentilles, de fèves. Avec le microscope on distingue les utricules de l'amidon, utricules plus grosses que celles du froment et très petites dans le manioc. Par le moyen du lavage sous un filet d'eau, on détermine la quantité de gluten ; cette quantité varie dans le froment entre 8 et 14 pour 100. Enfin, dans la farine de froment non mélangée, on doit compter, en azote pur, 15 pour 100 des principes azotés (gluten et albumine).

Le froment contient de la fécule, du gluten, du sucre, une matière résineuse et des sels en quantité variable, suivant les lieux où la culture a été faite. Le gluten, ou partie nutritive de la farine, est plus considérable dans le froment que dans le seigle (Proust), et plus dans l'orge que dans l'avoine. Voici un tableau, au surplus, qui donne une idée des proportions dans lesquelles le gluten se trouve réparti dans des farines de localités différentes :

La farine de Tangarock contient 22,5 de gluten sec p. 100.

| | |
|---|---|
| Celle d'Odessa . . . | 15,0 |
| Celle de Richelle . . . | 11,0 |
| Celle de Brie . . . . | 10,5 |
| Celle de Puzelle . . . | 8,3 |

(Orfila, *Élém. de Chimie*, p. 522, t. II.)

La farine de blé ne doit être employée qu'un mois après sa fabrication ; plus tôt, elle donne lieu à des dysenteries souvent très rebelles. On lit dans Tourtelle que le froment et le seigle nouveaux ne sont pas sains, surtout quand l'année a été humide, et qu'il ne convient de les réduire en farine qu'après qu'ils ont passé au moins un hiver.

### FARINEUX DIFFICILES A DIGÉRER.

*Maïs ou blé de Turquie.* — Plante originaire d'Amérique (Parmentier, Humboldt), du genre *zéa*, famille des graminées. La culture du maïs est infiniment plus répandue que celle du blé, du seigle, du sorgho : c'est un des principaux aliments de l'espèce humaine. Un tiers de la France, presque la moitié de l'Europe méridionale, quelques provinces du Nord, font du maïs la base de leur nourriture (Mérat et Delens). Des tribus nègres et sauvages le mangent rôti.

Les essais tentés autour de Paris pour cultiver le maïs ont été sans succès ; mais comme cette plante vient très bien dans les terres sablonneuses, on peut faire de nouvelles tentatives dans les Landes, et arriver à de beaux résultats. On sait d'ailleurs que le grain du maïs est très productif. Un hectare de bonne terre peut donner 40 hectolitres de grains.

On connaît un assez grand nombre de variétés de maïs ; il y en a à grains noirs et d'un jaune doré : c'est le plus commun ; à grains blancs : c'est le plus délicat, le plus recherché, mais le plus difficile à cultiver. On en voit encore à grains violets, panachés ou mouchetés. Le volume des grains de maïs varie entre celui d'une bille d'écolier et celui de la vesce ; de là les noms de *maïs à poulet*, *maïs à fourrage*, etc.

Le maïs renferme, sur 100 parties : eau 12 ; matière gommo-sucrée 2,50 ; sucre cristallisable, un peu azoté, 4,50 ; albumine 0,80 ; son 3,25 ; fécule 75 (Lespez et Mercadieu). De plus : huile particulière, 9 pour 100 (Dumas). Pas d'huile (Liébig). Suivant le docteur Pallas, la quantité de sucre contenue dans le maïs est assez consi-

20.

dérable pour être exploitée, surtout si on a le soin de casser l'épi au moment de la fructification (Orfila, *loco cit.*, p. 525).

La grande quantité de fécule contenue dans le maïs explique pourquoi il est si nourrissant. La farine, obtenue au moyen de moulins particuliers, est d'un jaune pâle, plus grasse, plus spongieuse que celle du froment; son odeur est spéciale, sa saveur un peu amère. Le pain préparé avec elle seule est noir, peu élevé et visqueux. Associée à d'autres céréales qui ont subi la mouture, cette farine donne un pain meilleur. Cependant ce n'est pas sous cette forme qu'on en use habituellement; c'est en bouillie, appelée *polenta* ou *gaude*, suivant les pays. Ces mets sont préparés avec l'eau ou le lait, et on y ajoute du sel, du beurre, de la graisse, du sucre, etc., suivant le goût et la fortune des personnes qui s'en nourrissent. Dans plusieurs de nos provinces, les gens de la campagne, les domestiques, les ouvriers, etc., en font leur principal aliment. On accommode d'une multitude de manières le maïs et sa farine; on en fait des galettes, des gâteaux, des gaufres, des espèces de vermicelle (Mérat et Delens).

Le *pito* de la Côte-d'Or, le *chica* du Chili, le *poso* de la baie de Campêche, etc., sont des liqueurs alcooliques retirées du maïs fermenté. On pourrait également en préparer du vinaigre.

Suivant la majorité des écrivains, il paraît démontré que les hommes qui se nourrissent de maïs sont plus forts, plus grands, plus lestes, plus robustes que ceux qui sont alimentés avec le seigle, l'orge, le sarrasin. Les femmes elles-mêmes se ressentent de l'heureuse influence de cette céréale; elles sont mieux constituées; les nourrices ont plus de lait, leurs enfants viennent mieux.

Les peuples qui se nourrissent de maïs n'ont ni calculs urinaires, ni maladies de vessie, ni attaques d'épilepsie

(Lespez). Par contre, ils peuvent être atteints de diarrhée, de dysenterie, de lienterie, de pellagre, d'engorgements abdominaux, etc. Toutefois, ces accidents ne s'observent qu'autant que le maïs n'est pas suffisamment mûr, qu'il n'a pas été torréfié avant son emploi, que les préparations ordinaires dont il fait la base sont mal faites, etc. (Caron).

*Pomme de terre.* — Tubercule arrondi du *solanum tuberosum*, plante herbacée de la famille des solanées, dont on ne connaît pas exactement le lieu natal; qui fut apportée en 1586 de l'Amérique septentrionale en Angleterre, par sir Walter Raleigh, et avec laquelle toute famine devient impossible, car elle croît partout.

C'est en Angleterre, en Allemagne, que la pomme de terre a été appréciée d'abord; puis en Belgique, en Hollande, et enfin en France, où il a fallu tous les efforts de Turgot, de Parmentier, de François de Neufchâteau, de Cadet de Vaux, etc., pour vaincre les préjugés populaires, et surtout ceux des gens de campagne qui n'en voulaient d'abord donner qu'à leurs animaux. Maintenant, ce tubercule est partout cultivé, partout employé.

La pomme de terre, appelée encore *parmentière*, pour rappeler à tout jamais le nom du vénérable Parmentier, a une culture extrêmement facile. Que les terrains aient du fond, qu'ils soient légers et un peu frais, ils lui conviennent. Cependant on a observé que ce tubercule devenait tendre et farineux dans un sable gras, pâteux dans un terrain glaiseux et humide, etc. On le met en terre après l'avoir coupé par quartiers, et en laissant un *œil* à chaque morceau. Peu de maladies l'atteignent : on ne cite que la *frifolée* ou *givre* qui le fasse périr.

Les variétés nombreuses de pommes de terre connues aujourd'hui ont été classées en plusieurs races suivant la couleur extérieure des tubercules : il y en a de *blanches*, de *jaunes*, de *rouges*, de *violettes*, de *noires*. Les premières sont les moins recherchées; les violettes et les noires sont âcres, vireuses et peu féculentes; les rouges, de grosseur moyenne, sont en général celles que l'on préfère pour la nourriture de l'homme : telle est la *vitelotte*. La *sucrée de Hanovre*, la *violette hollandaise*, etc., sont encore assez estimées. Quant à la *patraque jaune*, à la *pomme de terre blanche*, celle dite *chandernagor*, à *vache*, etc., elles sont données aux bestiaux crues ou cuites.

On fait un grand usage de la pomme de terre comme aliment. Elle remplace très bien le pain, quoiqu'elle nourrisse un peu moins que ce dernier. Heureusement qu'en temps ordinaire, et quand la cupidité des accapareurs ne s'en mêle pas, elle coûte trois fois moins que le pain. On voit à Paris les ouvriers pauvres ne se nourrir que de ce tubercule, qu'on leur vend tout cuit et tout chaud au prix de 5 centimes les 500 grammes.

La pomme de terre fait la base de la *soupe à la Rumfort*, dite à bon droit *économique*. Les Anglais mangent souvent la pomme de terre en place de pain. En France, et ailleurs aussi probablement, on ajoute parfois de la pomme de terre cuite et écrasée dans le pain : cette addition, faite à poids égal de la farine de froment, donne un produit plus frais, plus savoureux, mais un peu plus compacté. Nous en avons mangé d'assez bon, surtout lorsqu'il était récemment préparé. Toutefois la pomme de terre entière, cuite séparément et mangée avec le pain, est de beaucoup préférable et plus facile à digérer.

La pomme de terre se conserve dans les lieux frais. On la descend à la cave si l'hiver s'annonce comme devant être rigoureux; cependant il est difficile de la garder saine au-delà d'une année, à moins de la faire cuire à demi dans de l'eau, de la dessécher et de la placer dans un lieu parfaitement exempt d'humidité. Vient-elle à germer? elle perd sa qualité; gèle-t-elle? elle se ramollit, aigrit et devient sucrée.

Desséchée, concassée et préparée de certaines manières, on peut faire avec la pomme de terre des espèces de gruau, de polenta, de sagou, de riz, de vermicelle, etc., qui s'emploient à la place de ceux-ci sans trop de désavantages.

C'est surtout comme légume que la pomme de terre est usitée. On la mange cuite sous la cendre, à l'eau, à la vapeur; on l'arrange de mille manières. On l'assaisonne au gras, au maigre, au sucre; on en prépare des salades, des fritures; on la fait cuire avec la viande, avec d'autres légumes; on en accommode au beurre et on la mange sur le pain. Enfin on en fait des tartes, des gâteaux, des bouillies, des soufflés, etc., etc.

*Millet.* Plante de la famille des graminées, du genre *pa nicum,* dont les semences, très aimées des oiseaux, servent quelquefois à la nourriture de l'homme, surtout dans quelques localités pauvres du Midi, où on les fait cuire avec de l'eau, du sel, du beurre ou du lard, quelques aromates, etc. En Italie, en Espagne, etc., on s'en sert pour la subsistance des pauvres. Suivant Pline, les Gaulois, les Campaniens, etc. employaient le millet comme aliment.

*Sarrasin* ou *blé noir.* Plante annuelle de la famille des *polygonées,* originaire, dit-on, du pays des Sarrasins et cultivée en grand dans plusieurs contrées de la France, comme la Bretagne, le Dauphiné, la Franche-Comté, la Bourgogne, la Pologne, etc. Passée au moulin, la semence du *polygonum fagopyrum* donne une farine grisâtre, assez riche en gluten, avec laquelle on fait un pain lourd et assez difficile à digérer par des estomacs autres que ceux des robustes villageois.

Le sarrasin nourrit peu, en raison de sa faible proportion de fécule (il n'en contient qu'un peu plus de moitié de son poids). Toutefois il est d'une grande ressource pour les pays que nous avons cités plus haut, et dans lesquels le seigle et le froment ne viennent qu'avec beaucoup de difficultés. On en fait des bouillies ou polentas, des gaudes, des tartes, etc.

*Farine de seigle.* La farine du *secale cereale*, plante annuelle qui paraît être originaire de l'île de Crête, et que l'on cultive dans les terrains sablonneux, secs, maigres, légers du nord de l'Europe, donne un pain un peu bis, mat, frais, gras, assez savoureux, d'une odeur agréable, susceptible de se maintenir frais pendant sept à huit jours, mais moins nutritif que celui de froment.

Le pain de seigle pur est un peu lourd; il n'est généralement bien digéré que par les habitants des campagnes. Il rafraîchit, facilite les déjections alvines, mais il donne souvent des aigreurs surtout chez quelques citadins qui, le matin, font usage de cet aliment, dans l'espoir ou la conviction qu'il préserve de l'apoplexie.

Mêlée avec six à sept fois son poids de farine de froment, la farine de seigle forme le *pain de ménage*, pain frais et agréable que l'on mange dans beaucoup de provinces et qui doit être préféré au pain de seigle pur. Enfin, avec la farine de seigle, d'orge, avec la mélasse, le miel, des aromates, etc., on fabrique le *pain d'épice*.

Soumis à la fermentation et à la distillation, le grain de seigle donne un alcool qui ne trouve de consommation que dans les arts. Mûr, sec et rôti, quelques personnes l'ajoutent au café, ou le prennent en guise de café.

Réduit en poudre et analysé, le grain de seigle donne sur 3,840 parties : enveloppe 930, humidité 390, farine 25,20; et 3,840 parties de cette dernière renferment : albumine 126, gluten non desséché 364, mucilage 126, amidon 23,45; sucre 126, enveloppe 245, perte 208 (Einhoff).

Les seigles de mauvaise qualité donnent des entérites, des diarrhées, des coliques, etc.; mais s'ils sont mélangés avec du seigle ergoté, les accidents produits sont autrement graves. Un pain qui contiendrait la cinquième partie de son poids d'ergot finirait par amener la gangrène des extrémités, des membres inférieurs principalement, et la mort.

*Lentille.* La lentille, *ervum lens,* est une petite légumineuse annuelle qui croît facilement dans les terrains sablonneux, et dont les semences constituent un aliment précieux, surtout pour l'hiver. On les mange cuites, entières ou en purée, seules ou avec du veau, du petit salé, du jambon, etc. On en fait des potages, des ragoûts, des salades, etc.

Les lentilles sont moins venteuses, plus légères que les haricots ; on doit les choisir entières, non piquées par un insecte appelé *gousson* ou *cochon,* qui, dans les années pluvieuses et dans certains terrains, les dévore et y insinue ses œufs.

*Fèves de marais.* Légumineuse annuelle, originaire de Perse, et cultivée dans presque toute l'Europe. Aux environs de Paris, la fève vient très abondamment dans des terrains appelés *marais.* La fève est une nourriture précieuse pour le riche et pour le pauvre ; le premier la mange, dans la primeur, avec sa *robe ;* le second la consomme sèche et dépouillée de son enveloppe. On en fait des potages, des purées, des salades, etc. On l'associe ordinairement avec des aromates, et principalement avec la sariète, afin d'en rehausser la saveur. Tout le monde connaît *les rois de la fève,* et ces rois sont beaucoup plus heureux que bien d'autres. Enfin dans les années de disette, la farine de fève peut être mêlée au pain. Les Romains ont les premiers donné l'exemple de cette précieuse ressource.

D'après Fourcroy et Vauquelin, la fève contient : 3,54 de substance amère, aigre ; 4, 61 de gomme ; 34, 47 d'amidon ; 23,54 de fibre amylacée, de membranes ; 10,86 de glaïadine ; 0,81 d'albumine ; 0,98 de phosphate de chaux et de magnésie ; 15,63 d'eau , et perte , 3,46. Einhoff l'a trouvée composée de : matière volatile 600, amidon 1312 ; légumine 417, albumine 31 , mucilage 177, matières féculentes, fibreuses et enveloppe 996, extrait soluble dans l'alcool 136, sel 375, perte 1,335. Ce chimiste avait opéré sur 3,840 parties.

*Haricots.* — Le haricot ordinaire, *phaseolus vulgaris*, genre de plante de la famille des légumineuses, paraît être originaire de l'Asie ; on le cultive en Europe depuis un temps immémorial, dans les jardins et en plein champ.

On connaît beaucoup de variétés de haricots ; il y en a une à semences rouges, une autre de couleur ventre de biche, une autre bariolée, etc ; le plus grand nombre est à graines blanches plus ou moins comprimées, ovoïdes, arrondies, etc. Les meilleures ont une peau fine et tendre ; elles se cuisent promptement, se réduisent facilement en farine, en bouillie, en purée. L'espèce la plus renommée est celle dite de Soissons, de Clamart.

Le haricot est un légume d'une culture facile ; il est très abondant, et d'une grande ressource pour toutes les classes de la société. Les personnes riches le recherchent dans la primeur ; elles le mangent sauté au beurre, à la *maître-d'hôtel*, ou bien assaisonné au gras, avec des viandes, etc. Un gigot aux haricots est un mets qui compte bon nombre d'amateurs.

Les ouvriers, les artisans, les gens de campagne mangent des haricots pendant les trois quarts de l'année, à cause de leur bas prix : ils les conservent dans des greniers après les avoir desséchés au soleil, à l'étuve ou sur le feu.

Les haricots se mangent encore en gousse pendant les mois de mai et de juin, et quelquefois juillet et août ; c'est ce qu'on appelle *haricots verts.* En cet état, ils sont moins flatulents ; ils constituent alors un mets délicat, très estimé, et convenable surtout aux personnes faibles et nerveuses. On les sert cuits à l'eau et assaisonnés au beurre très frais.

Le haricot vert est peu flatulent, venons-nous de dire. Le haricot sec jouit en effet de la réputation de former beaucoup de gaz intestinaux, d'être lourd, indigeste, échauffant, laxatif. Tous ces inconvénients ne s'observent que sur les sujets faibles ou délicats, ou encore chez les hommes de cabinet, les personnes âgées ou privées d'exercice. Les sujets robustes, accoutumés aux travaux durs et actifs, ne sont nullement incommodés par ce légume. Toutefois, ajoutons que le haricot rouge cause moins de borborygmes que le haricot blanc.

Réduit en farine ou en poudre, le haricot pourrait entrer dans le pain dans les temps de disette.

*Châtaigne.* — Le fruit du châtaignier, *castanea vesca,* grand et bel arbre de la famille des amentacées, naturel à l'Europe où il habite les montagnes et les coteaux élevés, sablonneux, rocailleux, la châtaigne, disons-nous, est un aliment sain et utile pour un grand nombre de provinces. L'Auvergne, le Limousin, le Vivarais, etc., où la culture du blé est encore peu répandue et peu facile, s'en nourrissent pendant plusieurs mois de l'année.

On fait cuire la châtaigne à l'eau, à la vapeur, sous la cendre, dans des poêles trouées, etc., après l'avoir fendue dans le tiers au moins de son épaisseur. Desséchée, on la conserve facilement plusieurs années. Réduite en farine, on peut la faire entrer dans le pain, dans la pâte de chocolat. On en prépare également des purées, des bouillies excellentes. Jetée à plusieurs reprises dans du sirop de sucre bouillant et concentré, la châtaigne, améliorée par la culture dans les environs de Lyon ou en Provence, est servie sur les tables comme objet de dessert, ou dans les soirées comme bonbons, sous les noms de *marron glacé* de Lyon ou de Luc. C'est encore la même variété de châtaignes que l'on met dans les volailles, et qui constitue la truffe de la petite propriété : cette truffe-là n'est pas sans mérite.

*Orge.* — Le grain de l'*hordeum sativum,* céréale annuelle, cultivée dans les pays du Nord, les montagnes, les lieux pauvres, etc., peut servir à préparer, quand il a été passé au moulin, un pain gris, épais, grossier et d'une

21

digestion des plus difficiles. Au surplus, les qualités de ce pain sont passées en proverbe, et il n'y a plus rien à ajouter à cette expression : *grossier comme du pain d'orge.*

L'usage du pain d'orge est peu répandu, surtout en France. En Suède, les pauvres gens s'en nourrissent, et cet aliment *tient au corps,* comme disent les campagnards. Suivant Pline, l'orge a été le premier aliment des Romains ; les gladiateurs surtout s'en nourrissaient : de là le nom d'*hordearii* donné à ceux-ci, et le nom de *pain de gladiateur* donné à celui-là.

Avant les Romains, les Égyptiens paraissent avoir mangé du pain d'orge : c'est ce que semblent démontrer les recherches faites à ce sujet par le savant naturaliste Raspail, recherches qui ont fait voir que les grains pris pour ceux du blé, étaient ceux de l'orge.

L'orge fait aujourd'hui la base des soupes économiques, de la bière, liqueur alcoolique fermentée, habituelle dans le nord de l'Europe, en usage dans beaucoup de pays chauds, surtout pendant l'été, et dont nous parlerons plus loin.

Suivant Hippocrate et Galien, la farine d'orge rôtie donnait le *maza* des anciens, et la substance propre à faire le *cinnus,* et d'autres boissons analogues.

L'orge a été analysée plusieurs fois. D'après Fourcroy, elle contient : huile grasse 1,100 parties ; sucre 7,100 ; de l'amidon, une matière animale, des phosphates, de la silice, du fer, et quelquefois de l'acide acétique. D'autres chimistes (Proust, Einhoff, etc.) y ont trouvé : une résine jaune, un extrait gommeux sucré, du gluten, de l'amidon, de l'hordéine, etc.

*Avoine.* — Avec le grain de l'avoine, céréale dont nous avons déjà parlé à propos du *gruau d'avoine,* on peut faire, dans les pays où le terrain se refuse à produire le blé ou le seigle, ou dans les temps de disette, un pain noir, amer, grossier, mais non malsain. Ce grain contient, en effet, une assez grande quantité de fécule, 59 pour cent ( Vogel ) : cette fécule a été comparée à l'arrow-root (Chevalier), du gluten ( Davy ), puis du sucre, un principe amer, une huile jaune-verdâtre, de la matière fibreuse, etc.

L'enveloppe de l'avoine contient un principe aromatique analogue à celui de la vanille ( Journet ) que l'on développe par la torréfaction.

## 2° LÉGUMES FRAIS ou HERBACÉS.

Les légumes herbacés contiennent peu de principes nutritifs; cependant on en fait un fréquent usage, surtout en été, où on les recherche comme tempérants et comme rafraîchissants. En hiver, beaucoup de légumes, conservés par des méthodes et des procédés variables, mais tendant tous à la privation plus ou moins exacte du contact de l'air, sont encore servis sur les tables : ces légumes, il est vrai, sont moins agréables.

Les légumes doivent être choisis tendres et fondants. On les mange cuits à l'eau, au beurre, à la graisse, etc. On les associe souvent encore avec quelques substances animales, comme le veau, le poulet, le mouton, etc. Enfin, bien que les meilleurs légumes ne soient pas ceux qui viennent sur couches ou dans les serres, la mode, la gastronomie, le luxe, paient fort cher tous ceux que l'active intelligence du jardinier fait pousser bien avant le terme marqué par la nature, et bien loin des climats qui leur sont propres.

Partagés en deux sections, sous le rapport de leur digestibilité, nous allons étudier d'abord les légumes dits faciles à digérer. Dans cette première section, renfermant la plupart des légumes nouveaux, jeunes et tendres, se trouveront les épinards, la bette, la chicorée, la laitue, l'oseille, les haricots verts, les asperges, etc.

*Epinards.* — Plante de la famille des chénopodées, ori

ginaire d'Orient, introduite en France depuis deux cents ans, et cultivée dans tous les jardins potagers.

Les feuilles du *Spinacia oleracea* se cueillent à mesure des besoins, et elles durent presque tout l'hiver. Elles constituent un aliment léger, très estimé et très recherché des personnes délicates. On les accommode au jus, au lait, au maigre, au sucre, etc. On en met sous la viande, et il y a des pays où les épinards sont mangés en salade. Quand nous disons que les épinards sont faciles à digérer, que cette propriété les a fait surnommer le *balai de l'estomac*, nous n'entendons pas la prompte assimilation de leurs principes nutritifs. Non ; on sait que ce légume est presque rendu en totalité avec les matières fécales qu'il colore fortement en vert, et qu'il doit être classé parmi les aliments peu nutritifs.

Les épinards ne sont bons, suivant les friands et les amateurs, qu'après avoir été cuits à plusieurs reprises dans une nouvelle quantité de beurre très frais. Cette observation est vraie, mais alors on a un mets difficile à digérer à cause de l'assaisonnement gras. L'addition de quelques aromates, comme la muscade, le macis, devient alors nécessaire.

*Bette, Poirée.* — Plante de la famille des chénopodées, dont on mange les feuilles, comme celles des épinards, mais associées avec l'oseille à cause de leur saveur fade. La poirée blanche ou blonde (nuance des feuilles) entre quelquefois dans les bouillons gras, mais toujours elle fait partie du bouillon maigre, appelé encore bouillon *aux herbes.*

On cultive une sous-variété de la poirée, qu'on nomme *Carde,* et qui est considérée comme un aliment très sain.

*Arroche, Bonne-Dame.* — Ce que nous venons de dire de la bette peut être répété pour l'arroche, *Atriplex hortensis*, plante qui croît dans les lieux cultivés, maritimes, salés, sablonneux, etc., et que l'on mange comme les épinards, l'oseille, le pourpier, etc. Les feuilles des genres *Atriplex halimus* et *Atriplex portulacoïdes* (pourpier) se confisent avec le vinaigre, et se mangent en salade.

*Chicorée.* — Plante annuelle cultivée dans les jardins comme substance alimentaire, et qui donne son nom à une grande famille naturelle, les *chicoracées*.

On connaît plusieurs variétés du *Cichorium indivia :* les principales sont les *scaroles*, les *chicorées douce, blanche, frisée*, la *barbe de capucin*, et l'*endive ;* toutes ces plantes ont perdu leur amertume naturelle par l'étiolement. On les mange crues, en salade, ou même cuites au gras, au maigre, ou sous de la viande. Elles sont très saines, rafraîchissantes, agréables à l'estomac.

Les feuilles jeunes et tendres de la chicorée sauvage, *Cichorium intybus*, plante vivace, qui croît sur le bord des chemins, dans les lieux secs, etc., se mangent également en salade, surtout comme substance amère et dépurative. La même plante est encore recommandée, par les femmes du peuple et les commères, *contre le sang*, c'est-à-dire pour prévenir les accidents de l'âge critique : rien n'est plus hasardé que cette propriété.

Tout le monde connaît le *café-chicorée*, imitation grossière de la graine d'Arabie réduite en poudre. Ce prétendu café n'est autre que la racine de chicorée torréfiée, pulvérisée et additionnée au véritable Moka, Bourbon ou Martinique, dans des proportions variables. Son usage commença en Flandre et en Hollande ; il s'étendit ensuite à l'époque de la guerre continentale. Depuis, l'habitude et l'économie l'ont maintenu. Il n'est pas rare même de rencontrer des personnes, très économes il est vrai, qui ne sauraient prendre la fève de Moka pure, qui la préfèrent mélangée avec la chicorée, lui attribuant alors des propriétés supérieures, et surtout moins excitantes. Cela se conçoit facilement : une tasse de café préparée avec moitié graine de Moka et moitié racine de chicorée ne peut avoir les qualités et l'arome du café pur.

*Laitue.* — Des espèces diverses appartenant au genre *lactuca*, de la famille des chicoracées, une seule, la *laitue cultivée*, doit nous occuper ici, à cause de son usage alimentaire. Cet usage, en effet, est immémorial; les Grecs et les Romains, assure Dioscoride, mangeaient de la laitue. Galien, qui donnait à cette plante le nom d'*herbe des sages, des philosophes*, en prenait souvent le soir pour se procurer du sommeil.

La culture a fait naître une grande variété de laitues; on en connaît plus de cinquante, divisées en trois races, savoir : la *laitue pommée* ou *laitue* proprement dite, la *laitue pommée oblongue* ou *chicon*, et la *laitue frisée*. Chacune de ces races est mangée en salade, ou cuite avec des viandes. Toutes sont agréables, saines, rafraîchissantes, un peu laxatives. A Paris, on en vend une grande partie de l'année; les maraîchers la font venir d'abord sur couches chaudes, puis en pleine terre, et cette dernière culture va quelquefois jusqu'aux premières gelées. Vers le milieu de la saison, on est dans l'habitude de relever les feuilles, de les lier et de produire ce qu'on appelle l'*étiolement* ou le *blanchiment* des feuilles centrales.

Parvenue dans tout son développement, la laitue donne par incision un suc blanc, amer, un peu visqueux, qui se concrète à la chaleur, etc., auquel le docteur François a donné le nom de *thridace*. Ce produit, appelé encore *lactucarium* par les médecins anglais, jouit de propriétés sédatives peu prononcées : on l'a classé parmi les calmants ou les narcotiques légers.

*Oseille.* — Plante vivace, que l'on trouve à l'état sauvage dans nos bois et nos prairies, et que l'on cultive dans les jardins, en planches, en bordures, etc. L'oseille appartient à la famille des polygonées. Ses feuilles, cuites à l'eau et assaisonnées de diverses manières, servies sous la viande,

avec celle du veau principalement, dans la soupe, etc.,
sont un excellent aliment. Encore jeunes, non dépourvues de leur acidité par l'eau bouillante, elles font partie
des condiments. On les coupe plusieurs fois dans l'année,
afin de les avoir plus tendres et plus douces. Quand elles
sont trop acides, on les adoucit en les plongeant dans de
l'eau bouillante, en les *blanchissant*, comme on le dit
culinairement, ou bien on les associe avec la poirée, la
bonne-dame, la laitue, etc.

Mangées en trop grande abondance, et pendant un
temps prolongé, les feuilles d'oseille peuvent former dans
la vessie des graviers ou des calculs à base d'oxalate de
chaux (Magendie, Laugier, etc.). Prises, au contraire,
avec modération, elles sont tempérantes et laxatives; on
sait qu'elles sont la base du bouillon aux herbes.

Soumises à l'analyse, les feuilles du *rumex acetosa* fournissent une grande quantité de sur-oxalate de potasse ou
*sel d'oseille*, sel préparé en grand dans les montagnes de
la Suisse, en Souabe, etc., et avec lequel on enlève les
taches d'encre. Le suc d'oseille contient en outre de l'acide
tartrique, du mucilage, de la fécule, etc.

Pour l'hiver, on est dans l'habitude de conserver l'o-
seille en la faisant cuire, la coulant dans des pots de grès,
et l'abritant du contact de l'air au moyen d'une couche de
graisse ou de beurre répandue à sa surface. Ainsi préparée,
cette oseille renferme quelquefois du cuivre à l'état salin.
On constate la présence de ce corps vénéneux en plongeant dans la masse d'oseille cuite une lame de fer parfaitement décapée : celle-ci ne tarde pas à rougir. Quelques gouttes d'ammoniaque versées dans de l'eau qui aura
séjourné sur de l'oseille suspecte, donneront une coloration
bleue, etc.

*Haricots verts en gousses*, ou *cosses très jeunes*. —
Voyez HARICOTS, parmi les adoucissants.

*Asperges*. — Sous ce nom, on mange les pousses ou

turions de l'*asparagus officinalis*, plante vivace que l'on cultive dans les jardins, et qui appartient à la famille des *asparaginées*. La culture produit des asperges très variables en beauté, en volume et en saveur. On les mange cuites à l'eau et assaisonnées à la manière des petits pois, ou cuites à l'eau encore, mais avec de l'huile et du vinaigre, ou à la sauce blanche.

L'asperge est un des mets les plus recherchés, les plus exquis. Il est dommage qu'à peine ingéré dans l'estomac, il communique à l'urine une odeur si repoussante et contre la fétidité de laquelle la science chimique n'a encore rien de bien satisfaisant à opposer. Les essais tentés sur nous-mêmes et quelques uns des nôtres, avec la térébenthine prise en nature et en pilules, soit avant, soit après les repas, n'ont eu que bien peu de succès. Le meilleur moyen de masquer ou de diminuer l'odeur puante de l'urine, est encore de verser au fond du vase de nuit une petite quantité de vinaigre ou d'acide hydrochlorique affaibli. Les turions d'asperges contiennent de l'asparagine, de l'albumine, de la mannite, de l'acide malique, des sels, etc.

*Cardes de poirée.* — Voyez BETTE, POIRÉE.

*Cardon.* — Sous ce nom, on mange les pétioles du *cynara cardunculus*, plante vivace, originaire de la Barbarie, de la Sardaigne, de la Provence, etc., que l'on cultive dans les jardins, et qui appartient à la famille des *carduacées*. On fait cuire les cardons à l'eau et on les assaisonne au jus. Ils sont assez recherchés, mais peu nourrissants. On les dit aussi aphrodisiaques : cette propriété est contestable.

Le commerce distingue deux espèces de cardons : ceux d'Espagne et ceux de Tours; quant aux consommateurs, ils estiment l'une et l'autre, surtout si l'une et l'autre sont de bonne qualité.

*Choufleur, chou Brocoli.* — Ces deux variétés du *bras-*

*sica oleracea* sont extrêmement recherchées comme aliments. On choisit les têtes les plus blanches, les plus fermes et les plus serrées. On les fait cuire à l'eau et on les assaisonne au beurre, à la sauce blanche, au gratin, au fromage, etc. Elles causent peu de vents, surtout quand elles sont bien cuites.

*Le chou de Bruxelles, chou à jets*, cultivé dans le Brabant, et plus particulièrement dans les environs de Bruxelles, de Paris, est un peu moins estimé que les précédents. On le sert sur les tables ordinairement accommodé au jus.

*Artichaut.* — Sous le nom d'artichaut, on mange le réceptacle et la partie inférieure des folioles calicinales du *cynara scolymus*, plante de la famille des carduacées, qui croît dans le midi de la France, en Espagne, etc.

Encore jeune, tendre, l'artichaut est recherché par quelques personnes qui le mangent cru, avec du sel et du poivre, et quelquefois de l'huile et du vinaigre ; mais tous les estomacs ne s'accommodent pas d'un mets semblable. Arrivé à un développement plus considérable, l'artichaut est soumis à la coction dans l'eau ; puis on le mange à l'huile et au vinaigre, ou mieux à la sauce blanche. Frit, au beurre ou à l'huile, le même légume constitue encore un mets très délicat. Le *foin*, formé des fleurs et des soies, est ordinairement mis de côté ; cependant nous avons vu maintes personnes le rechercher et le savourer.

Le réceptacle, ou *cul d'artichaut*, est soumis à la dessiccation et conservé pour l'hiver. Dans cette saison, on le fait entrer dans des ragoûts, des sauces, des pâtés chauds, etc., etc. ; il est alors très estimé et très convenable pour les convalescents, les personnes délicates, les enfants, etc.

*Houblon.* — Les pousses de l'*humulus lupulus*, famille des urticées, se mangent au printemps, à la manière des asperges. Les pousses, encore jeunes et tendres, conte-

nant une matière sucrée, sont faciles à digérer et fortifiantes. Elles conviennent par conséquent aux enfants faibles et lymphatiques. Les cônes de houblon, infusés dans
la décoction d'orge fermenté, font la base de la bière, ou
du moins ils empêchent cette boisson de s'aigrir, de se
corrompre.

*Salsifis, Scorzonnère, Salsifis noir* ou *d'Espagne.* —
Racine du *scorzonera hispanica,* de la famille des *chicoracées.* Le salsifis croît dans le midi de l'Europe; on le
cultive dans les jardins, au nord surtout, où sa racine acquiert plus de volume et de qualité. On le mange depuis
l'automne jusqu'au printemps; c'est un mets assez agréable.
On doit le choisir tendre, facile à rompre, charnu, succulent, d'une saveur douce. On le sert frit, à la sauce, dans
des ragoûts, etc. Ses jeunes pousses sont quelquefois
accommodées en salade.

*Carotte.* — La carotte, *daucus carota*, famille des ombellifères, n'est un légume facile à digérer qu'autant qu'on
la choisit très jeune et très tendre. La meilleure nous vient
de Flandre; elle ne se *boise* jamais. Cependant on en cultive
autour de Paris, dans les jardins et en pleine terre, mais
celle-ci se *boise* promptement, devient dure et coriace.

On mange les carottes cuites dans l'eau, avec de la
viande, en ragoûts, en fricassées, etc. Brûlée, la carotte
sert à colorer le bouillon et lui donne du goût. Dans cet
état, on l'a proposée aussi comme succédanée du café.
Séchée et réduite en poudre, la carotte devient précieuse dans les voyages, les temps de disette. On peut alors
en faire des potages, des purées, et l'ajouter à la farine
pour le pain.

Le jus de carotte a donné, par l'analyse chimique, du
sucre liquide ( Bouillon-Lagrange et Marggraf, Parmentier, etc.), du malate acide de chaux, de la fécule, une
matière colorante jaune, etc. Les cendres de carottes contiennent des carbonates de chaux et de magnésie.

La tisane de carotte, la carotte cuite à l'eau et arrangée au maigre, sont-elles un remède efficace contre la jaunisse? Oui, en ce sens qu'elles font partie du régime végétal que l'on doit suivre dans cette maladie, et ce régime, à lui seul, suffit pour guérir les hépatites simples et non symptomatiques.

*Fèves de marais.* — A l'occasion des aliments nourrissants, nous avons parlé des fèves de marais, très jeunes, encore peu développées; nous n'y reviendrons pas.

*Pois.* — Le pois, *pisum sativum*, famille des légumineuses, est une plante annuelle très répandue, originaire, dit-on, du midi de l'Europe, et cultivée partout à cause de la bonté exquise de ses semences. Celles-ci, à l'état frais, ou *petits pois*, sont un mets délicieux et très estimé. Leur saveur est douce, sucrée, pleine d'arome. On les mange au sucre, sautées au beurre, au gras, sous de la viande, de la volaille, etc. Les petits pois sont adoucissants et peu venteux. Toutefois, il est des personnes qui ne peuvent les supporter; elles en éprouvent des douleurs intestinales, des coliques, de la diarrhée, etc. Mais ces cas sont rares.

Conservés par la méthode d'Appert, ou par toute autre, les petits pois peuvent être mangés frais pendant toute l'année et fort loin du lieu de leur récolte. Il faut avouer cependant que la préparation, l'espèce de coction qu'ils éprouvent, leur fait perdre une grande partie des qualités qui, dans leur primeur, en font un des mets les plus friands et les plus recherchés. Desséchés, et alors moins faciles à digérer, les pois sont encore une grande et précieuse ressource alimentaire. On en fait des potages, des purées qui sont fort estimées, et que l'on sert seules ou sous de la viande, de la volaille, du gibier.

Soumis à l'analyse, les pois ont donné, sur 3840 parties: matière volatile 540, amidon 1265, légumine 559, albumine 61, sucre 81, mucilage 249, matières féculentes, fibreuses et enveloppe 840, sels 11, perte 229 (Einhoff.

### LÉGUMES DIFFICILES A DIGÉRER.

Dans cette seconde section se trouvent les légumes complétement développés, ayant un tissu plus compacte, des
sucs plus épais, plus faits, plus nutritifs que les précédents, et ne convenant, par conséquent, qu'à des personnes
plus fortes, plus robustes. Étudions chacun de ces légumes
en particulier.

*Panais.* — Racine de *pastinaca sativa*, plante bisannuelle, naturelle à nos contrées, et améliorée par la culture. Le panais est un légume ombellifère des plus utiles. On
doit le choisir gros, charnu, succulent et d'une odeur forte :
celle-ci, par la cuisson, devient agréable et savoureuse.
Cependant beaucoup de personnes éprouvent de la répu-
gnance pour ce légume. On le fait entrer dans le pot au
feu avec la carotte, le navet, l'ognon brûlé. On en fait
également des ragoûts, des fricassées, et on le sert sous la
viande ; il forme alors un mets agréable.

Suivant quelques chimistes, le panais ne renfermerait
pas de fécule, mais il contiendrait 12 pour cent de sucre
cristallisable.

*Carotte.* — La carotte, entièrement développée, fait
partie des légumes peu faciles à digérer. Déjà nous avons
fait cette observation à l'occasion des légumes facilement
digestibles, *voy.* CAROTTE ; là, nous en avons dit assez
pour nous borner ici à ces quelques mots.

*Pomme de terre.* — Il en a été suffisamment question
dans l'étude des farineux et des adoucissants.

*Patate* ou *Batate.* — La patate, *convolvulus batatas*,
famille des *convolvulacées*, est originaire de l'Amérique du
sud. On la cultive aux Antilles et même dans le midi de la
France où elle a assez bien réussi. Toutefois, la patate indigène ne vaut pas la patate américaine ; elle est moins

féculente, moins sucrée, et elle ne peut pas non plus être comparée à la pomme de terre.

La racine de patate ressemble au réceptacle de l'artichaut, moins les fleurs et les soies; on doit la choisir rougeâtre en dehors, blanche en dedans, farineuse et sucrée. On la mange cuite à l'eau, sous la cendre, en ragoût, etc. Elle peut éprouver la fermentation sucrée, et donner une liqueur alcoolique à la distillation. Ses feuilles peuvent être mangées à la manière des épinards. Dans quelques pays, on a, à tort, donné le nom de *patate* à la pomme de terre, au topinambour, et à quelques autres racines tuberculeuses nutritives.

*Chervi* ou *racine sucrée.* — Racine du *sium sisarum*, plante potagère de la famille des *ombellifères*, originaire de Chine, naturalisée en France et dans toute l'Europe, où on la cultive dans les jardins. La racine de chervi doit être choisie charnue, sucrée, blanche, tendre et cassante; elle est très nourrissante. On la mange cuite dans la marmite, comme le panais, la carotte. A Paris cette racine est peu connue. Le chervi contient 8 pour cent de sucre.

*Topinambour* ou *Poire de terre*, ou *Artichaut du Canada.* — Le topinambour appartient au genre *helianthus*, famille des radiées; il est originaire du Brésil. Il constitue une espèce herbacée, grande, vivace, dont les racines poussent des tubercules analogues aux pommes de terre; ces tubercules ne mûrissent qu'à l'entrée de l'hiver; leur saveur est celle de l'artichaut.

Le topinambour, peu recherché et peu cultivé chez nous, qui préférons de beaucoup la pomme de terre, se mange en ragoût ou seul. Il est venteux et rebelle à la digestion. L'analyse chimique l'a trouvé composé de dahline, d'inuline, d'osmazome, d'un principe résineux, etc. (Braconnot, Payen et, auparavant, de Machy).

*Betterave.* — La betterave, *beta vulgaris*, plante bisannuelle de la famille des *chénopodées*, est cultivée en

22

grand à cause de la racine, qui acquiert parfois un poids énorme (10 à 15 kilo.), et à cause de la grande quantité de sucre contenu dans cette même racine.

Des variétés de betteraves connues, la *blanche*, la *jaune* et la *rouge*, c'est cette dernière que l'on mange le plus, ou du moins qu'on préfère généralement. On la fait cuire au four ou sous la cendre, et on la sert en salade, au naturel, après l'avoir coupée par tranches, en ragoût, etc.

Les feuilles de betterave sont mêlées quelquefois avec celles de l'oseille pour masquer la saveur acide de ces dernières. Ses côtes, larges et blanches, sont souvent servies sous le nom de *cardes*. Enfin, cultivée dans les serres chaudes, on en mange les jeunes feuilles en salade.

La betterave cuite peut se conserver dans du vinaigre, comme le cornichon; elle sert alors d'aliment, ou plutôt de hors-d'œuvre, pendant l'hiver.

De tous les avantages de la betterave cultivée en grand, de la variété jaune surtout, le plus grand est sans contredit la quantité de sucre qu'on en retire, sucre qui rivalise avec celui de la canne, et dont la fabrication a déjà joué un rôle si important dans le commerce et l'industrie. Nous n'entrerons à ce sujet dans aucun détail; nous dirons seulement les noms, à jamais célèbres, des Margraff, Achard, Chaptal, etc., attachés à cette heureuse et riche ressource du sol français.

*Céleri.* — Le céleri n'est autre que l'ache des marais, *apium graveolens*, qui a perdu une grande partie de son âcreté par la culture. Cette plante est bisannuelle; elle appartient à la famille des *ombellifères*. C'est un aliment très recherché pendant l'hiver; son odeur forte et pénétrante est généralement agréable.

Les sommités tendres du céleri s'emploient comme aromates autour des viandes bouillies; on les mange aussi en salade, ainsi que les supports étiolés des feuilles et les tiges non développées. On sert également sur les tables les racines jeunes du *céleri-rave*, variété du précédent. Ce céleri est accommodé en salade ou cuit avec des assaisonnements convenables.

Le céleri est considéré comme un aphrodisiaque, mais surtout comme un aliment échauffant ; les estomacs dits froids ne peuvent le supporter. Soumis à l'analyse, il a donné de l'huile grasse, de l'huile essentielle, du soufre, de la mannite, de la bassorine, de la gomme, etc. (Vogel).

*Chicorée cultivée* et *sauvage*, *Laitue*, *Pourpier*, *Mâche* ou *Doucette*. Déjà nous avons vu les quatre premières plantes que nous venons de citer parmi les légumes faciles à digérer ; nous les avions considérées alors comme ayant subi la cuisson et divers assaisonnements ; ici nous les supposons dans leur état de crudité, mangées en salade, par conséquent plus ou moins rebelles à la digestion, et convenables à certains estomacs seulement. Nous en dirons autant de la *Mâche* ou *Doucette*, et du *Pissenlit*. La première, *fedia olitoria*, de la famille des *valérianées*, croît partout et en abondance au printemps. A cette époque, les pousses sont mangées en salade ; on peut également les faire entrer dans les potages maigres. Le second, le *Pissenlit*, *leontodon taraxacum*, plante vivace qui fait partie des *chicoracées*, croît dans les prés, les champs, les lieux cultivés, etc. On mange au printemps ses pousses et ses jeunes racines accommodées en salade. La tendreté, l'amertume peu prononcée du pissenlit le font rechercher de beaucoup de personnes. Comme tous ses congénères, ce légume est amer et dépuratif.

*Cresson de fontaine.* — Le *sisymbrium nasturtium*, de la famille des *crucifères*, est une plante vivace qui croît dans toute l'Europe moyenne et du Nord, dans les fontaines, les eaux vives, etc. Le cresson se rencontre encore à l'île Bourbon, en Perse, à la Nouvelle-Hollande, en Amérique, sur les Cordilières, etc. C'est une des plantes les plus usitées, soit comme médicament, soit comme aliment, mais seulement à l'état frais. Ses propriétés toniques, anti-scorbutiques, dépuratives, sont connues de chacun. De là l'énorme consommation qu'on en fait à Paris princi-palement, en salade, sur les volailles rôties, les filets, les *beef-steaks*, etc.; de là aussi la qualification de *santé du corps* que lui donne le peuple.

Le cresson très jeune est mangé en totalité; plus avancé, on en choisit les feuilles les plus tendres ; les tiges sont mises de côté. Le cresson alénois, *lepidum sativum*, n'est guère employé que dans les assaisonnements.

*Navet.* — Le navet, *brassica napus*, de la famille des *crucifères*, fournit une racine alimentaire fort employée. Cuit, et dans sa primeur, le navet est très sucré, facile à digérer, mais il est un peu venteux. Il jouit à cet égard d'une réputation populaire. Le commerce des halles en distingue plusieurs variétés; les principales sont : le *navet ordinaire*, la *rabioule*, *grosse rave* ou *turneps*. Les petits sont les plus estimés; leur goût est plus prononcé, quoique doux, et plus agréable. A Paris, on préfère généralement le navet de Fréneuse et de Vaugirard. Le navet se marie très bien avec certaines viandes, quelques volailles, et sur-tout avec le mouton et le canard. On le mange encore en soupe, en sauce blanche, en friture, etc.

La composition chimique du navet n'est pas encore par-faitement connue. On sait seulement que son suc a beau-coup d'analogie avec celui de betterave, et qu'il renferme jusqu'à neuf pour cent de son poids de sucre cristallisable (Drapier).

*Chou.* — Déjà nous avons vu que le chou, *brassica oleracea*, famille des *crucifères*, était un légume extrême-ment précieux, tant par les variétés qu'il donne et qui sont toutes alimentaires, que par la facilité avec laquelle l'homme le cultive et le récolte. Les anciens, qui préféraient de beaucoup la nourriture végétale à la nourriture animale, faisaient grand cas de ce légume, dont le type primitif doit être le *brassica campestris* de Linné.

Des variétés du chou potager que nous ne connaissons pas encore, la plus précieuse est le chou *cabus* ou *pommé* de Saint-Denis ou d'Aubervilliers, près Paris, légume dont la tête est grosse, très serrée, presque ronde, d'un vert foncé, d'une odeur prononcée, et du poids de 10 à 12 kilogrammes. Après cette variété viennent le chou *cabage*, qui est très petit et bon à manger vers la fin d'avril; le *petit chou rouge*, dont la couleur est d'un violet sale, et qui sert tout à la fois d'aliment et de médicament : *le chou d'Allemagne*, qui est tardif, qui pèse quelquefois 35 à 40 kilo., et avec lequel on prépare la *choucroute*; enfin le *chourave*, qui n'est connu et employé que dans certaines provinces, et le *chou frisé* ou *d'hiver*, dont les feuilles, attendries par la gelée, ont une saveur plus délicate, plus agréable que dans les autres espèces.

Bien que le chou soit consommé en grande quantité, et par les riches, et surtout par les pauvres de la France, de la Hollande, de l'Allemagne, etc., il n'est cependant qu'un légume peu substantiel, peu nourrissant. Il n'acquiert les qualités qui lui manquent qu'autant qu'on le fait cuire avec de la viande, comme le bœuf, le mouton, le porc frais, etc., ou bien avec la graisse, le beurre, et quelques autres légumes un peu aromatiques.

Le chou est très venteux; les gaz qu'il développe sont d'une puanteur extrême. Il ne convient, par conséquent, ni aux mélancoliques, ni aux personnes sédentaires; les vieillards, les femmes, les enfants feront également bien de s'en abstenir. Schrader a trouvé dans le suc de cette plante de la fécule verte, de l'albumine végétale, de la résine, un extrait gommeux, du sulfate, du nitrate et de l'hydrochlorate de potasse. Il est probable que ce légume, comme toutes les plantes de la même famille, contient du soufre à l'état libre; nous disons qu'il est probable, car l'analyse du chou n'a pas encore été faite complétement.

*Poireau.* — Le poireau , *albium porrum* , famille des *liliacées* , sert tout à la fois d'aliment et de condiment. On l'emploie cuit, avec des viandes ou dans le pot-au-feu. On choisit de préférence les feuilles tendres et succulentes. Ce légume est venteux ; le peuple en fait une grande consommation.

*Oignon* ou *Ognon.* — L'*Allium cepa*, famille des *Liliacées* , est un des végétaux les plus répandus et les plus cultivés , soit comme aliment , soit comme condiment. Sa culture date des temps les plus reculés, et de même que les anciens juraient par le chou , de même les Égyptiens adoraient l'ognon ; aujourd'hui on se borne à faire de ce légume une grande consommation alimentaire.

Il y a des pays , tels que l'Égypte , l'Italie , et surtout l'Espagne, où l'ognon est la nourriture principale des habitants : ceux-ci le mangent cru ou cuit. En France, on le mange également sous ces deux états. Cru et haché menu, il entre dans les sauces piquantes ou *vinaigrettes ;* cuit, et c'est dans cet état qu'on le préfère généralement, on l'associe avec des viandes , de la volaille , du gibier, quelques légumes frais, etc. On en fait des purées , des ragoûts, etc. On le confit dans le vinaigre , et on le sert comme hors-d'œuvre. L'ognon ne convient pas à tous les estomacs ; il est souvent indigeste et venteux. Beaucoup de personnes le repoussent de leur table à cause de son odeur forte et pénétrante.

L'horticulture a établi beaucoup de variétés de l'*Allium cepa ;* les principales sont la rouge et la blanche. La médecine conseille souvent l'ognon blanc comme pectoral et adoucissant, sous forme de sirop , de pulpe, de tisane, etc.

Fourcroy, Vauquelin , etc., ont trouvé dans l'ognon : deux huiles, une fixe, une volatile ; du soufre , des sels de chaux , de l'acide phosphorique et des phosphates , des citrates , une matière végéto-animale , etc.

*Rave, Radis.* — La rave et le radis sont deux variétés du *Raphanus sativus*, plante annuelle que l'on cultive dans les jardins, et qui appartient à la famille des *Crucifères*. La *rave* ou *petite rave*, distinguée du *radis* par sa forme plus longue, plus cylindrique, est servie comme hors-d'œuvre, au déjeuner ou au dîner. On la mange seule, ou avec un peu de beurre frais et du sel. Il en est de même du *radis*, racine ronde, plus ou moins volumineuse, de couleur rosée, etc. De même que la rave, le radis est d'autant plus estimé qu'il est plus petit, plus tendre, moins piquant. Dans les provinces, ces deux légumes ne paraissent guère sur les tables qu'au printemps ; mais, à Paris, on en mange toute l'année et en quantité considérable. Ceux qui viennent sur couches sont peu sapides.

Le *Radis noir*, ou *Raifort des Parisiens*, est la racine du *Raphanus niger*, plante bisannuelle, également de la famille des *Crucifères*. Cette racine, dont le volume, variable, est ordinairement celui du navet, qui est noire extérieurement, blanche intérieurement, dont la saveur est âcre et piquante, l'odeur forte et pénétrante, est employée comme condiment. On la sert, au commencement des repas, coupée par tranches minces avec ou sans assaisonnement, en guise de moutarde. Sur les estomacs qui peuvent la supporter, elle agit à la manière des excitants, des stomachiques, des antiscorbutiques, etc.

*Morille.* — La morille, *morchella esculenta*, est un champignon pédiculé, ferme, spongieux, etc., que l'on trouve aux bords des fossés un peu humides, que l'on mange au mois d'avril et en mai, dans des ragoûts, des sauces, des pâtés chauds, etc. Elle tient, sous le rapport alimentaire, aux végétaux et aux animaux ; c'est un aliment *végéto-animal*, propriété qu'elle partage avec les champignons et les truffes. La morille est délicate, agréable, très recherchée : c'est la truffe de la petite propriété. On doit la choisir tendre, de la grosseur d'une noix ou à peu près, ovale ou oblongue, jaunâtre ou blanchâtre, trouée dans tous les sens, etc.

*Truffe.* — La truffe, *tuber cibarium*, se trouve dans les terrains arides, argileux, rougeâtres, ferrugineux, légers, etc. On en distingue trois variétés : celle du Périgord, celle de Bourgogne, et celle dont la chair est violette. La première, la plus estimée de toutes, la plus chère et la plus recherchée, est noire à l'intérieur ; son odeur et sa tendreté sont très prononcées : elle n'est bonne à manger qu'après les premières gelées. La seconde est blanche à l'intérieur ; elle est plus dure, moins odorante que la précédente. Elle n'est mûre que vers le mois de septembre. Quant à la troisième, nous ne l'avons jamais vue.

Le Piémont, la Provence, l'Italie, etc., fournissent également des truffes qui comptent bon nombre d'amateurs ; ce que nous allons dire de la truffe du Périgord peut leur être appliqué.

La truffe doit être privée de son écorce ou enveloppe extérieure. On la mange entière ou pilée. Dans ce dernier cas, on en fait des coulis, des bisques, etc. ; dans le premier, on la marie avec des viandes, des ragoûts, des volailles, etc. Qui ne connaît les foies, les chapons, les pâtés truffés ? Les truffes peuvent être confites ou conservées dans l'huile, le beurre, la graisse, etc., auxquelles elles communiquent leur arôme et leur saveur ; mais, quoi qu'on ait fait pour ces diverses préparations, jamais leurs produits ne valent la truffe fraîche et récente.

Pendant longtemps la truffe n'a paru que sur les tables richement et somptueusement servies ; les gourmets de moyenne et de petite fortune ne pouvaient s'en permettre l'usage, dont la résurrection, à Paris, paraît dater de 1760.

Les anciens ont connu la truffe ; les écrits de Pline et de Galien en font foi, et l'histoire nous apprend que les Apicius, les Lucullus romains la recherchaient avec avidité.

Les truffes sont regardées comme aphrodisiaques. L'anecdote racontée par Brillat-Savarin, dans sa *Physiologie du goût*, chapitre *Eprouvettes gastronomiques*, n'est point favorable à cette opinion. On dit encore que les truffes, habilement préparées, heureusement digérées, car elles sont lourdes et indigestes, jouissent de la propriété d'éclairer les esprits, de diriger les consciences, de conduire les votes. Enfin on assure que beaucoup de graves et importantes discussions, soit politiques, soit législatives, ont été emportées d'assaut, à la suite d'un dîner où le *tuber cibarium*, ce mets ministériel, gouvernementalisateur, du pour ou du contre, comme on l'appelait alors, n'avait point été épargné.

Les truffes sont lourdes et indigestes, avons-nous dit; de là leurs détracteurs; mais elles ne sont réellement malfaisantes que chez ceux qui *ne savent pas manger* (expression de l'auteur de la *Physiologie du goût*).

L'analyse chimique a trouvé dans la truffe beaucoup d'albumine et de carbonate d'ammoniaque, du fer, de l'acide prussique, etc. (Bouillon-Lagrange, Sage, etc.); mais le palais du véritable gourmet sait y découvrir quelque chose de bien supérieur à tous ces principes, nous voulons parler du parfum exquis, de la saveur délectable que des papilles nerveuses bien nées ne peuvent jamais oublier.

*Champignons.* — Considérés sous le rapport alimentaire, les champignons doivent être partagés en deux grandes classes : ceux qui forment un manger ou un assaisonnement agréable offert si abondamment par la nature, et ceux qui sont de véritables poisons. Malheureusement la science ne peut encore mettre à la disposition de tous les consommateurs les moyens faciles, prompts et certains de distinguer le bon champignon du champignon vénéneux; ce n'est que sur l'ensemble, la réunion de certains caractères, que le choix ou la préférence peuvent être basés. Voici, en peu de mots, l'énumération de ces caractères.

*Bons champignons.* — Sont considérés comme non dan-

gereux, comme bons à manger, tous les champignons qui
ont une *odeur* de roses, d'amandes amères ou de farine
récente ; une *saveur* de noisette, ni fade, ni acerbe, ni
astringente ; une *organisation* simple, une *surface* sèche,
charnue ; une *consistance* ferme, non fibreuse ; une *couleur* franche, rosée, veineuse ou violacée, ne changeant
point à l'air. Ces champignons habitent les lieux peu
couverts, comme les friches, les bruyères, et se trouvent
sous toutes les latitudes. On doit les choisir non entiers
( ils sont presque toujours entamés par les animaux), non
complétement développés (plus ils sont jeunes, meilleurs
ils sont), ou entiers, mais sans volva ni collier. On doit
encore les récolter par un temps sec, après la vaporisation
de la rosée ; et il vaut mieux les couper, ou casser le pédicule que l'arracher. Enfin le temps dessèche les bons champignons, mais ne les altère pas.

*Champignons réputés dangereux.* — Ceux-ci ont une
*odeur* herbacée, fade, vireuse, très prononcée, désagréable, rappelant celle du soufre, de la terre humide ou
de la térébenthine ; une *saveur* astringente, styptique,
acerbe ou fade, nauséeuse ; une *organisation* composée ;
une *consistance* molle, aqueuse, grenue, fibreuse ; une
*couleur* livide, rouge sanguine (la couleur intérieure change
à l'air). Ces champignons habitent les lieux couverts, humides, se rencontrent sur des corps en décomposition,
mais ne se trouvent pas au 40e ou 50e degré de latitude.
Il sont ordinairement entiers, avec le volva et le collier.
Les animaux les entament rarement, et le temps les cor-
rompt au lieu de les dessécher.

Tels sont les caractères des bons et des mauvais champignons ; mais ajoutons, pour être aussi complet qu'il
nous est possible de l'être ici, pour mettre en garde le
consommateur, qu'il est des circonstances, des qualités du
sol, des états atmosphériques, climatériques particuliers,
qui peuvent rendre malfaisants les champignons de bonne

qualité ; que beaucoup d'espèces vénéneuses peuvent être confondues avec des espèces comestibles, et qu'il est sage, quand on ne peut établir soi-même toutes ces distinctions, de ne faire ses provisions que sur des marchés, où, comme à Paris, des inspecteurs sont chargés de veiller à ce qu'il ne se glisse dans les petits paniers ou *manivaux* aucune espèce nuisible.

Les champignons constituent un mets délicat et très recherché ; on les trouve sur la table du pauvre comme sur la table du riche. La nature les fournit en si grande abondance, leur récolte est si prompte et si facile, qu'on ne doit pas s'étonner d'apprendre que, dans certaines provinces de France, comme le Périgord, la Gascogne, la Provence, certaines contrées de l'Europe, comme l'Italie, l'Allemagne, la Sibérie, etc., beaucoup de malheureux s'en nourrissent presque exclusivement.

La plus grande quantité de champignons consommés à Paris vient sur des couches de fumier ; une seule nuit suffit à leur développement.

Les champignons doivent être choisis d'une grosseur médiocre, charnus, bien nourris, blancs en dessus, rougeâtres en dessous, de consistance assez ferme, mais cependant faciles à se rompre ; moelleux en dedans, d'une odeur et d'un goût agréables. Ils doivent être employés et consommés le jour de leur récolte ; ils perdent de leurs qualités d'un jour à l'autre, si même ils n'en acquièrent pas de mauvaises. Lorsqu'on veut les préparer pour les manger, on les monde de leurs feuillets et de leurs tubes : c'est ce que les cuisiniers appellent *foin*. On en retranche aussi quelquefois le pédicule, qui est ordinairement moins délicat. La partie charnue, entière ou coupée, est jetée dans de l'eau pure ou dans de l'eau vinaigrée, où on la laisse quelques instants. Le champignon coupé par tranches doit conserver sa couleur ; s'il devient bleu, rouge ou noir, il faut le rejeter, afin de n'avoir aucun doute sur sa qualité.

On mange les champignons cuits, grillés, etc.; seuls

et à différentes sauces, ou mariés à des ragoûts, à des
viandes, des volailles, du gibier, etc. On en sèche pour
l'hiver, et cette préparation est d'une grande ressource
pour le midi de la France. En Allemagne, il y a des contrées où on mange le champignon cru sur le pain, comme
on le fait d'une pomme, d'une poire.

Bien que nous ayons qualifié le champignon de mets
délicat, savoureux et très recherché, il peut cependant
causer quelques accidents, des indigestions, par exemple.
Mais, à part quelques antipathies, quelques susceptibilités
organiques, le gourmand seul peut être indisposé par le
champignon; le gourmet, jamais.

En France, les champignons comestibles sont : 1° le
champignon de couche, *agaricus edulis*, et sa variété
champêtre, *agaricus campestris* ou *pratelle;* 2° le cèpe,
*boletus edulis;* 3° l'oronge, *amanita aurantiaca*, et ses
variétés; 4° la morille, que nous avons étudiée; 5° la chan-
terelle, *merulius cantharellus;* 6° les menottes ou gy-
roles, *clavaria coralloides;* 7° les différentes espèces de
mousserons, *agaricus albellus*, *tortilis;* 8° la truffe, que
nous connaissons. Comme espèces délétères, nous ne signalerons que l'agaric bulbeux, *agaricus bulbosus*, et sa
variété, l'*amanita verna;* et la fausse oronge, ou agaric
mouche, *agaricus muscarius*, ou *amanita pseudo-auran-
tiaca.* Un empoisonnement, trop fréquent encore aujour-
d'hui, a-t-il lieu dans une famille avec des champignons?
on doit se hâter, avant l'arrivée du médecin, de faire vomir le malade avec l'émétique (5 à 10 centigrammes) dissous dans de l'eau chaude.

Parmi les principes très nombreux, tels que l'albumine,
le mucus, la gélatine, l'osmazôme, etc., trouvés par la
chimie dans les champignons, trois : la fongine, l'acide
bolétique et l'acide fongique, leur sont particuliers (Braconnot).

## 3° FRUITS

### (FACILES A DIGÉRER).

*Raisin.* — Fruit du *vitis vinifera*, famille des *vinifères*, arbuste très commun en France, originaire de l'Asie ou de l'Amérique du Sud, et dont la première culture, perdue dans la nuit des temps, est attribuée à Osiris, puis à Bacchus, enfin à Noé. Le raisin doit être choisi bien mûr, bien nourri, d'une peau mince et délicate, succulent et d'une saveur agréable. Mangé en grande quantité, il est souvent indigeste ; en quantité modérée, le matin à jeun, et encore chargé de rosée, il relâche le ventre, du moins chez beaucoup de personnes. Son usage convient aux sujets bilieux et irritables, ainsi qu'à ceux qui sont disposés aux maladies inflammatoires. Il fait partie des desserts. On le mange sans sa pellicule quand il est frais ; il est bon aussi de ne point avaler les pepins. Son suc est composé d'eau, de mucilage, de sucre, de gelée, d'albumine, de gluten, de tannin, de bitartrate de potasse, de tartrate de chaux, de phosphate de magnésie, de muriate de soude, de sulfate de potasse, des acides tartrique, citrique et malique ( Thomson ).

On compte un grand nombre d'espèces de raisins ; celles dont on fait le plus d'éloges sont : 1° le *Chasselas de Fontainebleau*, fruit d'un beau jaune, d'un grain égal et fort sucré ; 2° le *Morillon noir*, d'une saveur douce et sucrée, nommé *pineau* en Bourgogne, *auvernat* à Orléans ; 3° le *Morillon blanc*, d'un goût excellent ; 4° le Morillon hâtif ou raisin de la Madeleine ; 5° le *Cioutat* ou raisin d'Autriche, de couleur noire ; 6° le *Chasselas* ou le Bar-sur-Aube, espèce que l'on peut garder, dont on fait le vin, et qui offre deux variétés : le noir et le blanc ; celui-ci est très abondant ; 7° le *Muscat blanc*, qui est bon à manger, à confire,

23

et à faire du vin de liqueur : le *Muscat noir* ne vaut pas le premier ; 8° le *Beannetin* ou muscat d'Orléans, raisin blanc, fort sucré et semblable au *Mélier* ; 9° le *Damas* ; 10° le *Muscat de Rivesalte* ; 11° celui de *Malvoisie* ; 12° le *Sang d'Italie* ; 13° le *Bourguignon* ; 14° le *raisin d'abricot* ; 15° enfin le *Sauvignon.*

Le raisin peut être conservé frais d'une année à l'autre, ou du moins jusqu'en mars et avril ; pour cela, on le cueille par un temps sec, au milieu du jour, non trop mûr et non recouvert d'humidité. On enlève tous les grains gâtés, on attache chaque grappe avec un fil et on suspend celle-ci la pointe en haut au plafond d'une chambre appelée *fruitier* et exempte d'humidité. On peut encore conserver le raisin en le renfermant, frais et non humide, dans des boîtes de bois avec assez de son pour isoler tous les grains les uns des autres ; ou bien encore dans des barils où on le dispose couches par couches séparées par autant de couches de mousse ou de foin parfaitement secs.

On prépare avec le suc de raisin et du sucre, des confitures très saines, très recherchées, et supérieures en qualité à ce que l'on appelle *vin cuit.*

Le raisin non mûr, connu sous le nom de *verjus*, est employé comme condiment dans les sauces, pour accommoder les cerneaux, etc.

*Raisin sec, ou raisin de caisse.* — Il se prépare en Provence, à Roquevaire principalement. L'espèce choisie à cet effet est celle que l'on nomme *panse* ; ses grains sont gros, charnus, sans beaucoup de pepins et clair-semés sur la grappe. Viennent ensuite le *verdal*, l'*araignan*, et le *gros sicilien blanc* ; puis ceux de Cahors, d'Espagne, de Damas, etc. Les raisins secs de Corinthe sont plutôt médicamenteux qu'alimentaires.

Les raisins secs sont plus nourrissants que les raisins frais ; mais ils sont plus difficiles à digérer. On les fait entrer dans quelques ragoûts, dans certaines pâtisseries (babas, plum-pudding, etc.).

*Raisiné.* — Confiture économique , préparée avec du suc de raisin non fermenté, des poires de Martin-sec ou de messire Jean , ou bien avec des poires seulement , du sirop, du sucre commun ou du miel et quelques aromates. Bien préparé , le raisiné est un aliment agréable , un peu relâchant. Celui que l'on achète chez les épiciers de Paris, et qui vient de Bourgogne, est fait sans soin, sans propreté, avec du moût de cidre et des pommes communes et altérées. Il renferme une foule de corps étrangers, et souvent du cuivre ; de là des accidents toxiques. La vente d'une pareille drogue devrait être défendue.

*Cerise.* — Fruit du *prunus cerasus*, arbre de la famille des *rosacées*, originaire de l'Asie-Mineure , et très commun en France, aux environs de Paris, etc. La cerise doit être choisie douce , un peu acide , bien mûre et de bon goût. Elle est facile à digérer et tempérante. Cependant les personnes âgées, flegmatiques , celles dont l'estomac est paresseux devront les préférer cuites et mêlées à du sucre.

La cerise la plus estimée est celle dite à *courte-queue* que l'on cultive dans la vallée de Montmorency, et avec laquelle on prépare des conserves, des confitures, des compotes, des tourtes, etc. Parmi les espèces communes, nous citerons: 1° les *guimdoux*, cerises fort communes dans le Languedoc, en Gascogne et dans l'Aunis; 2° la *griotte* ou *cerise noire*, espèce agréable au goût, aigrelette et très facile à digérer ; 3° le *bigarreau*, fruit allongé et dur, très indigeste ; 4° le *cœuret*, variété du précédent , mais un peu plus tendre ; 4° la *cerise jaune*, dont l'odeur est pénétrante et un peu musquée. La cerise renferme de la gomme , du sucre, de l'albumine végétale , de l'acide malique, du malate de potasse, de la chaux, de l'eau, etc.

Les cerises sont conservées dans l'eau-de-vie ou par le procédé d'Appert. Privées de leur noyau et écrasées dans de l'eau, elles donnent une boisson très agréable qui peut remplacer la limonade citrique ou tartrique. Les pharmaciens, les confiseurs préparent un sirop de cerises qui est très recherché.

*Groseilles* en grappes. — Les groseilles en grappes, *gades* ou *gadelles* sont les fruits du *ribes rubrum*, famille des *ribésées*, arbrisseau naturel aux montagnes de l'Europe, et cultivé dans tous les jardins. Elles sont rouges ou blanches, d'une saveur agréable, acidule, surtout dans la variété rouge. Elles contiennent du sucre, de la gomme, de l'acide citrique, de la gélatine végétale appelée tour à tour *pectine* ou *acide pectique, grassuline,* etc. C'est cette gélatine qui donne au suc de groseilles, mêlé avec la moitié ou les deux tiers de son poids de sucre, la propriété de se prendre en masse tremblante, demi-solide, connue sur les tables sous le nom de *gelée de groseilles.* Celle de Bar, préparée avec les groseilles blanches privées de leurs graines ou pepins, est très estimée. On estime également la gelée de groseilles faite à froid ; mais alors il faut mettre parties égales de suc de fruit et de sucre.

Les groseilles se mangent seules ou roulées dans du sucre râpé. Dans les desserts on les associe souvent aux fraises, aux framboises, etc. On en prépare un vin pétillant comme celui de Champagne, et bien agréable à boire. Enfin les limonades gazeuses préparées avec le sirop de groseilles sont très recherchées comme boissons tempérantes.

Le *Ribes nigra* ou *Cassis* est un arbrisseau originaire du nord de l'Europe, cultivé dans nos jardins, dont les fruits trouvent peu d'amateurs. Cependant les liquoristes, les distillateurs en préparent une liqueur ou ratafia qui, dans le peuple, jouit d'une grande réputation comme stomachique. Cette liqueur, faite par une longue digestion de l'eau-de-vie sur le fruit, ne vaut pas, à beaucoup près, celle dont nous donnons la recette : sur 200 grammes de baies de cassis, privées de leur rafle et écrasés entre les mains, 40

grammes de framboises mondées, versez un litre d'eau-de-
vie. Après douze heures de macération, passez le liquide
à travers un linge, ajoutez un demi-litre de sirop de sucre,
mêlez, filtrez et conservez dans des bouteilles bien bou-
chées.

*Orange.* — Fruit du *citrus aurantium*, famille des *au-
rantiacées*, arbre de l'Inde, de la Chine, d'où il est passé
en Arabie, en Syrie, en Égypte, puis en Italie, en Provence, etc. L'orange fait partie des desserts de luxe; sa couleur, son odeur, sa saveur flattent tout à la fois les yeux,
l'odorat et le goût. A Paris, on trouve des oranges presque toute l'année; elles y arrivent de Nice, de Portugal,
de Malte et même d'Afrique. On les mange seules ou sau-
poudrées de sucre, et arrosées d'un peu d'eau-de-vie, de
rhum, de kirsch, de vin de Madère, etc. Celles dont la chair
est rouge, la peau fine et peu épaisse, sont plus sucrées
que celles à chair blanche. On en fait des confitures, des
gelées, des pâtes sèches, des glaces, des limonades (*orangeades*), du sirop, etc. Le suc d'orange contient du sucre,
de l'acide citrique, un principe amer particulier, de
l'eau, etc.

Les fruits de l'*aurantium amarum* ou *citrus vulgaris*
(bigarade, orange amère, etc.), sont plus estimés que les
oranges, du moins par quelques personnes; leur écorce
sert à préparer le *curaçao*. Ce que les confiseurs vendent
sous le nom de *chinois* sont les fruits du bigaradier ci-
dessus.

Le citronnier, *citrus medica*, arbre originaire de Médie,
donne des fruits, les *citrons* ou *limons*, dont le suc est employé comme assaisonnement. Les perdrix, les huîtres, les
haricots blancs et frais, etc., arrosés d'un peu de jus de
citron, sont des mets fort recherchés. Le suc de citron entre
également dans quelques ragoûts, dans les limonades, les
glaces, les gelées, etc. On en prépare un sirop qui,

23.

étendu d'eau, donne une boisson rafraîchissante et fort
agréable.

Ce que nous venons de dire du *citron* est applicable au
*cédrat*, fruit d'une espèce ou d'une sous-espèce de citronnier, et à la *bergamote* (*citrus limetta*), fruit provenant
encore d'une variété du *citrus medica*.

La composition chimique de tous ces fruits divers est
analogue à celle des oranges, c'est-à-dire que chez les uns
et les autres on trouve dans l'épicarpe, écorce ou enveloppe extérieure, de l'huile essentielle, du mucilage, de l'albumine, etc. ; dans la partie charnue, de l'eau, de l'acide
citrique et malique, quelques sels de chaux, du mucilage,
de la gomme, du sucre, etc.

*Poires délicates.* — Fruits du *pyrus communis*, famille
des *rosacées*, arbre originaire d'Arménie. Les plus estimés
sont connus sous les noms de *beurré doré* ou *gris, doyenné,
crassane, Saint-Germain, Angleterre, messire-Jean, bon-
chrétien, Rousselet*, etc.

Les poires se mangent crues, mais mûres ; leur usage
ne peut donner la pierre, comme quelques personnes le
pensent et le disent. On en confectionne des compotes, des
tartes, des gâteaux, du raisiné, etc. On les conserve pour
l'hiver et les desserts, avec l'eau-de-vie, le sucre, quelques
aromates, ou bien on les soumet à une demi-dessicca-
tion. Elles sont composées de sucre, de gomme, d'albumine et de fibres végétales, d'acide malique, de sels de
chaux, d'eau, etc.

*Pommes délicates.* — Fruits du *malus communis*, famille des *rosacées*, arbre originaire des forêts de l'Europe, et cultivé partout. Comme celle des poires, la
chair de la pomme est parfumée, tendre, douce, légèrement acidulée et d'une saveur agréable. Les espèces les
plus recherchées sont le *pigeon*, la *reinette*, le *calville*, le
*fenouillet*, etc. On les mange cuites ou crues : dans ce
dernier état elles doivent être choisies parfaitement mûres,

et *à point*, comme on le dit ordinairement. Cuites, sucrées et légèrement aromatisées, elles constituent, sous le
nom de *compotes* ou *marmelades*, un mets agréable pour
les malades, les convalescents et les personnes en bonne
santé. On en fait des tartes, des gâteaux, des confitures,
des gelées, etc. : celle de Rouen, ainsi que le *sucre de
pomme* de la même ville, ont une grande renommée.
On les mange encore cuites au beurre, au sucre, ou desséchées au four.

Le suc de pommes, avec lequel on prépare le *cidre*,
des boissons tempérantes, un sirop, un extrait laxatifs, etc.
renferme les mêmes principes que nous avons indiqués
pour le suc de poires. M. V. Pecquet conserve les poires
et les pommes dans des tiroirs hermétiquement fermés,
au fond desquels il y a une couche de sciure de bois blanc,
mélangée d'un huitième de charbon de hêtre pulvérisé, et
suffisante pour y enterrer des fruits aux deux tiers environ. Selon le même horticulteur, tous les fruits d'automne
peuvent être conservés de la même manière jusqu'au printemps.

*Pêches.* — Fruits du *persica vulgaris*, famillé des *rosacées*, arbre originaire de la Perse et cultivé dans toute
l'Europe. La pêche est le fruit le plus fin, le plus délicat
que l'on connaisse; elle réunit toutes les qualités. En effet,
sa forme est agréable, son velouté est séduisant, sa chair
est embaumée, sucrée, savoureuse, et remplie d'un suc
délicieux. On la mange seule ou saupoudrée de sucre, et
arrosée d'un vin généreux. On en prépare des beignets, des
compotes, des marmelades, des conserves sèches ou à
l'eau-de-vie, des tartes, des gâteaux, etc.; mais toutes
ces préparations ne valent pas la pêche fraîche et récemment cueillie.

La culture distingue deux races de pêches, l'une à fruits
dont la chair ferme tient au noyau, qui se plaît surtout
dans le midi, et qu'on y nomme *pavie* ou *presset;* et

l'autre, à chair fondante, qui se détache du noyau, connue sous le nom plus spécial de *pêche*, et à laquelle se rattache le *brugnon* (*persica lœvis*). A Paris, les variétés les plus estimées nous viennent de Montreuil. Comme espèces très délicates, on connaît la *Malte*, la *Madeleine*, la *grosse-mignonne*, etc. Le suc de la pêche contient de l'eau, du sucre, de la gomme, un acide analogue à l'acide malique, de la gélatine végétale, etc.

*Groseille à maquereau.* — Fruit du *ribes grossula-ria*, arbrisseau aiguillonné, qui vient dans les haies de notre pays, et qui appartient à la famille des *ribésiées.* Ce fruit est une baie plus ou moins grosse, d'une couleur verte, jaune ou rouge, quelquefois velue à sa surface; d'une acidité très prononcée avant sa maturité; de là son usage pour relever la saveur de certains ragoûts, de certains poissons (maquereau, hareng, etc.); d'une saveur sucrée quand elle est mûre. Dans ce dernier état, on en fait des tartes, des gelées, des confitures qui sont recherchées par quelques personnes. Ces groseilles ont une composition chimique analogue à celles que nous connaissons déjà.

*Merise.* — Fruit du *cerasus avium*, famille des *rosa-cées*, arbre qui croît dans nos bois, et que l'on cultive dans les jardins. La merise fait partie des desserts de campagne; on la mange fraîche ou à demi desséchée. Soumise à la fermentation et distillée, on en obtient une liqueur alcoolique appelée *kirsch-wasser* (eau-de-vie de cerises): la plus estimée nous vient de la Forêt-Noire, de l'Alsace et de la Suisse. En Dalmatie, on prépare avec une variété de merises, nommée *marasque* (*marasca*), une sorte de *kirsch-wasser* appelée *marasquin*, que l'on sucre et que l'on aromatise, et que les gourmets désignent sous le nom de *marasquino di zara*. La merise offre une composition chimique analogue à celle de la cerise.

*Fraise.* — Fruit du *fragaria vesca*, famille des *rosa-*

*cées*, plante vivace qui habite les bois, que l'on cultive dans les jardins et que l'on rencontre dans toute l'Europe. La fraise est une baie d'une couleur rouge charmante, quand elle est mûre, d'un parfum délicieux, d'un goût exquis. On la mange fraîche, seule ou avec du sucre et une petite quantité de vin, de rhum, de kirsch ou de madère. On l'assaisonne avec la framboise, la groseille, la crème, le jus de citron, etc. On en prépare des glaces, des sorbets, du sirop, une gelée, des tartes, du vin, etc.

Les fraises ne conviennent pas à tous les estomacs; les personnes délicates doivent en manger peu, et s'assurer de leur digestibilité. Quelques auteurs (Gesner, Linné, etc.) les conseillent contre la gravelle et contre la goutte, et cela, parce qu'elles jouissent, avec tous les fruits doux, de la propriété de rendre les urines alcalines; d'autres les regardent comme vermifuges, antiphthisiques, etc. : ces dernières propriétés sont plus que douteuses. Enfin on sait que les fraises donnent souvent lieu à des éruptions cutanées.

Le suc de la fraise peut fournir du sucre, de l'alcool, du vinaigre; on y trouve également de l'acide malique et de l'acide citrique, une matière odorante particulière, de la gomme, de l'eau, etc.

*Framboises.* — Fruits du *rubus idæus*, famille des *rosacées*, arbrisseau naturel aux bois et aux buissons de toute la France, cultivé dans les jardins, les marais des environs de Paris, etc. Les framboises se servent sur les tables, comme les fraises, comme les groseilles, avec lesquelles elles rivalisent en bonté et en beauté, et avec lesquelles on les mélange souvent. On les mange seules ou avec du sucre, de la crème, du vin, etc.; enfin on en prépare des confitures, des gelées, des glaces, des sorbets, un sirop, des boissons, qui ne cèdent en rien aux préparations semblables faites avec les fraises ou les groseilles. Le suc de framboise contient de la gomme, des acides malique, citrique et pectique, de l'albumine végétale, des sels de chaux, de potasse, etc.

*Abricot.* — Fruit de l'*armeniaca vulgaris*, famille des *rosacées*, arbre originaire de l'Arménie, cultivé dans les jardins. La chair de l'abricot est fondante, d'un parfum et d'un goût très agréables; on la mange crue ou cuite, en confiture, en marmelade; on en fait des tartes, des gâteaux. Encore jeune et encore vert, l'abricot est confit dans du vinaigre et servi sur les tables à la manière des cornichons. Plus avancé, presque mûr, on le conserve dans de l'eau-de-vie et du sucre. Enfin, avec les amandes renfermées dans les noyaux d'abricot, on fait une liqueur de table, dite *eau de noyau*, qui est très recherchée. Les mêmes amandes sont mangées fraîches par quelques personnes; mais, comme elles renferment de l'acide prussique, il faut en modérer la quantité.

*Pruneaux.* — Fruits à demi desséchés du *prunus domestica*, que l'on doit choisir nouveaux, tendres, moelleux, de saveur et d'odeur douces, agréables, et que l'on mange ordinairement cuits et sucrés. Les pruneaux sont tempérants et laxatifs; les plus estimés nous viennent de Tours, d'Agen, de Brignolles, etc.; ceux dits *noirs* ou à *médecine*, préparés avec le petit damas noir, ne figurent jamais que sur les tables des malades.

### FRUITS DIFFICILES A DIGÉRER.

*Figues.* — Fruits du *ficus carica*, famille des *urticées*, arbre originaire de l'Asie, cultivé depuis un siècle en Afrique, d'où il a passé dans l'Attique, puis en Espagne, en Italie et en France, etc. La figue est un réceptacle spongieux, concave, renfermant les fleurs et les graines des fruits. Les meilleures figues nous viennent d'Alger, de Tunis, de Provence, du Languedoc, d'Espagne, d'Italie, etc.

On doit les choisir molles, succulentes et de bon goût, non fermentées. On en distingue trois races principales, les jaunes ou *figues grasses*, les blanches ou *marseillaises*, et les *violettes*. Chez nous, on les mange sèches ou fraîches. Dans ce dernier état, on les sert en hors-d'œuvre, après la soupe : quelques personnes cependant les réservent pour le dessert. En Afrique, dans certains cantons de l'Italie et de l'Espagne, elles sont la base de l'alimentation de beaucoup de peuplades.

Les anciens faisaient une grande consommation de figues. Les Romains en fabriquaient une sorte de vin et de vinaigre; ils en nourrissaient leurs athlètes et beaucoup d'animaux domestiques, tels que le porc, l'oie, etc., dont ils voulaient augmenter le poids et la quantité de graisse.

Les figues contiennent beaucoup de sucre cristallisable, sucre qui s'effleurit à la longue à leur surface, qui leur donne une couleur blanche, et qui explique la quantité d'eau-de-vie retirée aux Canaries, dans l'Archipel grec, de leur suc étendu d'eau et fermenté.

*Dattes.* — Fruits (*drupe*) du *phœnix dactylifera*, famille des *palmiers*, arbre originaire de la Phœnicie, et cultivé dans quelques parties de l'Europe (Espagne, Portugal, Italie, Sicile, etc.). Les dattes sont cueillies un peu avant leur maturité. Elles sont consommées comme aliments dans les pays chauds (Afrique, Inde, etc.); en France elles ne sont guère employées que pour faire des tisanes, des pâtes dites pectorales. A Suez, on en fait de l'eau-de-vie, du vin, etc. : c'est dire assez que ce fruit contient, avec de la gomme, de la gélatine végétale, etc., une notable quantité de sucre.

*Jujubes.* — Fruits (*drupe*) du *rhamnus ziziphus*, famille des *rhamnées*, arbre originaire de Syrie, cultivé dans les pays méridionaux. Les jujubes ne servent de nourriture que dans les pays où on les récolte; dans une grande

partie de l'Europe elles font partie des médicaments pecto-
raux et adoucissants.

*Pommes et poires communes.* — Elles sont mangées,
crues ou cuites, par les gens du peuple. Leur saveur âpre
et acide est généralement peu agréable. Les poires molles
ou *blettes* sont peu estimées et peu recherchées.

*Coings.* — Fruits du *pyrus cydonia*, famille des *rosacées*, arbre originaire de l'île de Crète et de l'Asie occi-
dentale, naturalisé dans les contrées méridionales. Les
coings sont mangés cuits. On en prépare des gelées, des
pâtes, des compotes réputées astringentes et convenables
dans les diarrhées chroniques. Cuits avec le vin doux, ils
constituent le *cotignac*, raisiné agréable et sain, surtout
pour les personnes relâchées et délicates. Les coings ont
une composition chimique analogue à celle des poires.

*Prunes.* — Fruits du *prunus domestica*, famille des
*rosacées*, arbre originaire de Syrie, et surtout des environs de Damas, cultivé en Europe. On connaît au moins
une centaine de variétés de prunes, divisées en deux séries, les rouges et les blanches ou jaunâtres. Les plus estimées sont celles de *reine-claude*, le *gros-damas*, la
*sainte-catherine*, le *monsieur*, la *mirabelle*, etc. On les
mange cuites ou crues ; on en fait des compotes, des
tartes, des confitures, des gelées, etc. Elles sont généralement saines et d'un goût agréable et délicat. On les confit
à l'eau-de-vie comme les cerises, les abricots, etc. Desséchées au four, elles constituent les *pruneaux*, dont nous
avons déjà parlé. Soumises à la fermentation, les prunes
donnent du vin, de l'eau-de-vie, etc. Le *raki* des Hon-
grois, le *zwetschenwaser* des Allemands, sont des boissons
spiritueuses presque aussi estimées que le *kirsch-waser*.

*Mûres.* — Fruits du *morus nigra*, famille des *urticées*,
arbre qui paraît être originaire de Perse et qui depuis
longtemps est cultivé en Europe. Les mûres sont peu servies sur les tables ; elles sont rangées par les médecins et

les pharmaciens au nombre des médicaments légèrement stimulants. Ces derniers en préparent un sirop qui est très usité contre les angines muqueuses, etc. Les mûres blanches sont encore moins usitées que les noires.

*Guignes.* — Fruits du *cerasus juliana*, famille des rosacées, arbre très commun dans les bois, les campagnes. Les guignes sont peu estimées; le peuple et les enfants seuls en mangent à cause de leur bas prix. Dans les campagnes on les fait sécher pour l'hiver. On peut encore les conserver dans l'eau-de-vie, en préparer des compotes, des tartes, etc.

*Bigarreau.* — Fruit du *cerasus duracina*, famille des rosacées, peu·estimé; souvent dévoré par les insectes, rempli de vers; quelquefois confit dans l'eau-de-vie comme les cerises, dans le vinaigre comme les cornichons, ou bien séché au four. On peut également en préparer des compotes, des tartes, etc.

*Griotte.* — Voyez CERISE.

*Cormes.* — Fruits du *sorbus domestica*, famille des rosacées, arbre très commun dans nos bois. Les cormes ne sont mangeables qu'après qu'elles sont devenues molles ou *blettes*. Avant ce temps, elles sont âpres, astringentes et peu agréables; cette saveur est due à un acide particulier (*acide sorbique*) analogue à l'acide malique. Le *cormé* des Suédois est une liqueur piquante et enivrante retirée de la pulpe des cormes fermentées.

*Nèfles.* — Fruits du *mespilus germanica*, famille des rosacées, arbrisseau originaire du Levant, cultivé dans nos jardins. Les nèfles ne sont bonnes que *blettes*, c'est-à-dire ramollies. Elles paraissent sur les tables fin d'octobre et en novembre, et, en général, elles ne sont pas recherchées.

*Alises.* — Fruits du *cratægus torminalis*, famille des rosacées, arbre qui habite nos bois. Les alises se rapprochent beaucoup des nèfles; on les mange en hiver, quand elles sont parfaitement mûres ou amollies.

24

*Pastèque, ou melon d'eau.* — Fruit du *cucurbita citrullus*, famille des *cucurbitacées*, plante qui croît dans le Levant, l'Égypte, l'Inde, etc., que l'on cultive en Provence, en Italie, et dans tous les pays chauds maritimes.

La chair du melon d'eau est rouge ou verte, et tellement juteuse qu'elle fond en eau dans la bouche (de là son nom); on la prend en guise de rafraîchissement dans les pays chauds. En Italie, on vend la pastèque sur les places publiques sous le nom de *cocomero*. Sur les bords du Sénégal, où elle acquiert quelquefois un volume et un poids considérables (25 à 30 kilos), on lui donne le nom de *pomdion*. Les Indiens en font également une grande consommation. A Paris on n'en voit pas; elle a d'ailleurs perdu une grande partie de ses propriétés par le voyage.

*Melon.* — Fruit du *cucumis melo*, famille des *cucurbitacées*, plante probablement originaire d'Asie, cultivée en Europe, dans les climats chauds principalement, et dont on connaît un grand nombre de variétés. Chacun connaît l'odeur et le parfum exquis, la saveur délicieuse et sucrée du melon dit *cantalou*; toutefois il est des estomacs qui ne peuvent le supporter, le digérer facilement; cela tient bien plus à une idiosyncrasie particulière qu'à la nature même du fruit. Le melon est servi avec le bœuf; on le mange seul ou avec un peu de poivre et de sel, et il doit être arrosé d'un vin pur et généreux; quelques personnes y ajoutent du sucre, bien qu'il en renferme déjà une assez grande quantité; d'autres l'entourent de glace quelques heures avant de le servir, afin de l'avoir plus frais; un pareil raffinement de gourmandise n'a pas toujours été exempt de danger. L'immersion préalable dans de l'eau, faite par quelques uns, n'a pas les mêmes inconvénients, mais elle diminue les qualités du melon. Celles-ci se reconnaissent, disent les gourmets, aux caractères suivants : pesanteur marquée, odeur suave, mais non trop prononcée, queue non flétrie, consistance ferme sans être dure, son mat.

La chair du melon, mêlée à du sucre seul, ou à du sucre, à de la cannelle, à du girofle, etc., constitue une compote qui a ses amateurs; enfin, en Italie, on prépare avec les côtes de cantalou une excellente confiture sèche.

*Potiron, citrouille, pepon, courge.* — Fruit du *cucurbita pepo*, famille des *cucurbitacées*, plante annuelle dont on ignore l'origine, et que l'on cultive dans tous les jardins. Le potiron se mange cuit: on en fait avec le lait des soupes fort agréables et très saines. Dans le Nivernais on en prépare des tartes, et une sorte de raisiné en le cuisant avec le vin doux.

Le *giraumon*, le *gâteau*, le *bonnet-turc*, sont des variétés du genre *potiron* également estimées.

*Calebasse.* — Ce que l'on mange en soupe, dans quelques pays méridionaux, sous le nom de *calebasse*, n'est pas le fruit du calebassier, *crescentia cujete*, famille des *solanées*, arbre des contrées chaudes de l'Amérique, mais bien le fruit du *cucurbita lagenaria*, famille des *cucurbitacées*, plante originaire de l'Arabie, de l'Inde, et cultivée dans nos jardins.

*Tomates, pommes d'amour.* — Fruit du *solanum lycopersicon*, famille des *solanées*, plante originaire de l'Amérique méridionale, cultivée dans nos jardins. La tomate est une baie d'un beau rouge quand elle est mûre, d'une saveur acidule, agréable, que l'on mange comme condiment ou assaisonnement autour des viandes. La pulpe de la tomate contient un acide particulier, un principe amer, une huile volatile, une matière résineuse, un peu de sulfate de potasse, etc. La tomate se prépare et se conserve pour l'hiver à la manière des épinards, de la chicorée, de l'oseille, etc.

*Aubergine.* Sous ce nom, et sous ceux de *melongène*, *mayenne*, *varenglane*, on désigne le fruit du *solanum esculentum* ou *solanum melongena*, plante de la famille des *solanées*, originaire de l'Arabie et de l'Inde, cultivée

dans le midi de la France. L'aubergine est une baie cylindrique, ordinairement rougeâtre, que l'on mange cuite ou
crue et de diverses manières en Provence, dans le Languedoc, etc. Dans les Indes on prépare l'aubergine avec du
sucre : en Provence et en Italie, on la coupe par le milieu,
on la farcit et on la met sur le gril.

*Concombre.* — Fruit du *cucumis sativus*, famille des
*cucurbitacées*, plante supposée originaire de l'Asie, cultivée dans nos jardins. La chair du concombre est blanche
ou jaunâtre, d'une saveur fade, très aqueuse, d'une odeur
nauséuse. On la mange crue, en salade, ou bien on la fait
cuire et on l'associe avec le lait, la crème, le jus de citron,
quelques aromates. On la mêle encore avec des ragoûts de
viande. En Russie, en Pologne, on sale les concombres
pour l'hiver; en France, on fait peu de cas d'un aliment
semblable.

*Cornichons.* — Concombre très jeune, ou plutôt variété du concombre précédent, peu développée, tuberculeuse, d'une belle couleur verte. Confite dans le vinaigre et
le sel, elle est rangée parmi les assaisonnements et les
hors-d'œuvre. Les cornichons servent rarement d'aliment.
Préparés sans précaution, dans des vases de cuivre, il
arrive parfois qu'ils causent des accidents toxiques. Il est
donc prudent de s'assurer, au moyen de l'acide azotique,
de leur bonne qualité avant de les employer.

*Châtaignes. Marrons.* — VOIR ce que nous en avons
dit, p. 241.

*Olives.* — Fruits de l'*olea europœa*, famille des *jasmi-
nées*, arbre originaire de l'Asie, d'où il a été transporté en
Égypte, en Barbarie, puis en Italie, en Espagne, etc., où
il est acclimaté depuis longtemps, et que l'on cultive dans
le midi de la France. Les olives offrent un grand nombre
d'espèces ou de variétés sous le rapport de leur forme, de
leur couleur, grosseur et saveur; les plus estimées sont
dites *Picholines* : elles sont allongées et d'un noir rougeâtre.

Les olives ne sont mangeables qu'après avoir été mises dans la saumure ou l'eau de chaux, etc., qui les attendrit et leur ôte leur amertume. En Italie, on les laisse sécher sur l'arbre, puis on les passe au four et on les sert sur les tables. En Provence, on les mange comme nous le faisons des pommes. A Paris et dans le reste de la France, elles font partie des hors-d'œuvre ; quelques personnes les aiment *pochetées* ou *blettes*. Privées de leur noyau, les olives entrent dans les sauces, les ragoûts ; ou bien on les fait cuire avec le mouton, le canard, le filet de bœuf, etc. Elles contiennent une huile excellente et abondante dont nous parlerons plus loin.

*Pistaches.* — Fruits du *pistacia vera*, famille des *térébinthacées*, arbre originaire de l'Asie-Mineure, apporté en Europe par le censeur Licius Vitellius (Pline), et répandu maintenant dans tout le bassin de la Méditerranée. Les pistaches sont douces et agréables à manger, surtout à l'état frais ; leur saveur rappelle celle de l'amande douce et de la noisette. Elles rancissent assez promptement en raison de l'huile qu'elles renferment. Quand elles sont fraîches on en prépare des émulsions, des tablettes, des bonbons, des crèmes, des glaces, etc., qui sont fort estimés. Dans le Midi, elles font partie des desserts, des repas légers ou *collations.*

*Noix.* — Fruits du *juglans regia*, famille des *térébinthacées*, arbre originaire de Perse, d'où il a passé, en Grèce, en Italie, et de là en France, où il n'est pas encore bien acclimaté, car il y gèle quelquefois. La noix non encore complétement mûre, mais *nouée*, comme on le dit vulgairement, se mange sous le nom de *cerneaux*, avec du sel, du poivre, du vinaigre, du verjus, etc. ; ainsi préparée, elle fait partie des desserts, mais tous les estomacs ne la supportent pas également bien. Arrivée à sa parfaite maturité, la noix est mangée fraîche ; elle constitue alors un aliment très agréable et fort recherché, en ôtant tout-à-fait la pel-

licule mince qui la recouvre. Séchées au soleil et conservées dans des lieux ni trop chauds ni trop humides, elles
sont encore un aliment précieux pour beaucoup de personnes ; mais il faut qu'elles soient inodores, parfaitement
blanches dans leur intérieur, cassantes, agréables au goût ;
en un mot, qu'elles n'aient acquis aucune saveur de rance
ou de moisi.

Très petites, les noix peuvent être confites au vinaigre,
comme les cornichons. On les confit également au sucre, on
les *glace* à la manière des marrons, etc. Avec la partie verte,
charnue, lisse, qui les enveloppe, et qu'on nomme *brou*,
on prépare une liqueur de table, un ratafia dit *brou de noix*
qui jouit d'une grande réputation comme stomachique.

La noix donne par la pression une assez grande quantité d'huile douce, agréable à manger. Elle contient encore du mucilage, de l'albumine, de l'eau, etc. Son enveloppe, ou *brou*, renferme, suivant Braconnot, de l'amidon, une résine verte, du tannin, des acides citrique et
malique, de la potasse, de l'oxalate de chaux, du phosphate de la même base, etc.

*Amandes douces.* — Fruits de l'*amygdalus communis*,
famille des *rosacées*, arbre originaire de l'Afrique septentrionale, qui fleurit en mars dans nos climats, et que l'on
cultive partout. Les amandes douces sont mangées fraîches
ou sèches ; les premières sont plus recherchées; cependant,
quand les secondes appartiennent à l'espèce dite *princesse*,
elles sont encore très estimées.

Les amandes douces sont servies au dessert. Séchées,
elles font partie des *quatre mendiants*. On en prépare des
boissons (*émulsives*) que l'on sucre, que l'on aromatise,
et que l'on prend avec délices dans les saisons chaudes,
dans les soirées, les bals, les spectacles, etc. Associées au
sucre, les amandes douces entrent dans la composition
d'un grand nombre de gâteaux, de mets, tous plus agréables
les uns que les autres. Le nouga, les dragées, les pra-

lines, etc., ne sont autre chose que des amandes recouvertes de sucre, diversement colorées et aromatisées. Les amandes douces contiennent de l'huile, du mucilage, de l'albumine, de l'eau, etc.

Les *amandes amères* sont fournies par l'*amygdalus commis*, mais par l'espèce dite *amara* ou à fruits amers. Ces amandes et toutes celles qui ont une saveur analogue ne font pas partie des aliments; ce n'est que par exception que l'on voit quelques personnes briser les noyaux d'abricots, de pêches, de prunes, etc., et en manger le contenu. Au surplus, ces amandes contiennent un acide particulier (l'*acide prussique*), qui est un des poisons les plus actifs, et qui les rendrait dangereuses, même à une dose peu élevée.

*Noisettes.* — Fruits du *corylus avellana*, famille des *amentacées*, arbrisseau qui croît dans nos bois, nos jardins, etc. Les noisettes sont bonnes sèches et fraîches, mais surtout dans ce dernier état. Elles font partie des desserts, des *quatre mendiants*, et beaucoup de personnes en sont très friandes. Les meilleures portent le nom d'*avelines* ou *noisettes franches*. On en fait des bonbons, des dragées, des émulsions, etc. Soumises à la pression, elles fournissent une assez grande quantité d'huile, du mucilage, de l'albumine, etc. Sèches, elles doivent être choisies saines, cassantes, blanches dans leur intérieur, d'une saveur douce; celles qui ont moisi ou ranci doivent être rejetées.

## 4° SUBSTANCES ANIMALES DIVERSES

### ( FACILES A DIGÉRER ).

*Lait.* — Depuis bien longtemps le lait a occupé les hygiénistes, les chimistes et les médecins. *Voir* les travaux de Baumé, Rouelle, Schéele, Fourcroy, Vauquelin, Parmentier, Thénard, Deyeux, Berzélius, Payen, Chevreul,

Braconnot, O. Henry, Chevallier, Guibourt, Donné, Mandl, Devergie, Lassaigne, Quevenne, Romané, etc. Les premiers, les hygiénistes, l'ont étudié comme aliment; les seconds, sous le rapport de sa composition, de son altération et des produits divers qu'on peut en retirer; les troisièmes enfin l'appliquent souvent comme médicament et comme aliment.

Comme aliment, chacun sait que le lait est la première nourriture de l'homme. Une fois hors du sein de sa mère, celui-ci, autant par instinct que par besoin, se porte vers l'organe sécréteur de ce précieux liquide, la glande mammaire, glande entourée d'un tissu cellulaire graisseux plus ou moins abondant, et terminée par une éminence appelée *mamelon*. De ce mamelon sort, par la succion, chez la femme nouvellement accouchée, un liquide analogue à de l'eau de savon peu chargée, appelé *colostrum*, et qui agit comme purgatif chez le jeune enfant. Peu à peu ce liquide acquiert de la consistance, devient lait parfait et de plus en plus nourrissant.

Le lait est un liquide blanc, émulsif, légèrement odorant et de saveur agréable, tenant en suspension, dans des proportions très variables : 1° des globules formés par la matière butyreuse; 2° des particules de caséum à l'état de suspension; 3° du caséum dissous; 4° une matière de nature albumineuse; 5° de la lactine, des matières extractives, des sels et une trace de matière grasse.

Considéré dans les différentes espèces d'animaux de la classe des mammifères, le lait offre des différences de couleur, d'odeur, de saveur, de consistance, de propriétés nutritives surtout, qu'il est important de bien établir et de bien connaître. Le lait de vache a une couleur d'un blanc mat légèrement bleuâtre, une consistance presque sirupeuse; son odeur est peu prononcée, sa saveur est douce, sucrée, très agréable. Il est très nourrissant; de là le besoin de le couper quand on le donne aux très jeunes enfants. Le beurre qu'on en retire est abondant, consistant, d'un goût et d'un arôme qui tiennent souvent de la nature des pâturages qui ont servi de nourriture à l'animal.

Le lait de brebis a un peu d'odeur ; sa saveur est douce, sa consistance prononcée. Le beurre qu'il fournit est très fusible, abondant, et le fromage qu'on en retire est très gras. Il est peu employé comme aliment.

Le lait de chèvre a une odeur hircine assez prononcée ; sa crème est épaisse ; son beurre est ferme, blanc, peu abondant ; chauffé, il acquiert des propriétés gélatineuses. Sa saveur est moins douce, ses propriétés plus toniques que dans les autres espèces de laits. On le recommande aux phthisiques, aux jeunes enfants, aux convalescents, etc. Dans ces circonstances, il faut avoir la précaution d'empêcher l'animal de brouter les tithymales, végétaux dont il est très friand, et dont le suc âcre communique au lait des propriétés irritantes.

Le lait de femme a beaucoup d'analogie avec celui de vache ; cependant il est moins consistant, plus bleuâtre, plus sucré. Le fromage qu'il donne est peu abondant, visqueux, non gélatineux et tremblant. Ce lait n'est coagulé que par les acides concentrés. Sa composition est extrêmement variable. Parmentier et Deyeux, qui ont examiné beaucoup de laits de femmes, n'en ont trouvé aucun de semblable ; tous différaient par leur saveur, leur couleur, leur consistance, la quantité de crème, etc. Ces différences proviennent, sans aucun doute, non seulement du genre de vie, des habitudes, des mœurs de la femme, mais encore des impressions morales et physiques qu'elle peut avoir éprouvées.

Le lait d'ânesse se rapproche le plus de celui de la femme ; il est peu chargé de parties butyreuses et caséeuses. Il est également plus clair, plus léger que les autres laits, et plus facile à digérer. De là son fréquent usage comme pectoral et adoucissant dans les affections commençantes de la poitrine , les rhumes , les catarrhes aigus , etc.

Après le lait d'ânesse vient celui de jument, liquide moins fluide que le précédent , peu riche en beurre et en fromage , chargé d'une crème claire et jaunâtre. Les Kalmouks le préfèrent à tout autre, parce qu'il aigrit facilement, qu'il devient alcoolique , et que, sous un petit volume, il leur fournit une liqueur très enivrante.

Classés d'après leurs propriétés nutritives , les différents laits doivent occuper l'ordre suivant : lait de vache , lait de chèvre , lait de brebis , lait d'ânesse , lait de jument et lait de femme. Sous le rapport des propriétés médicamenteuses , le lait d'ânesse occupe le premier rang ; viennent ensuite le lait de chèvre, le lait de brebis , et le lait de vache pur et coupé.

Bien que le lait soit la première nourriture de l'homme, il vient des époques, des circonstances, des âges dans la vie, où il est insuffisant, indigeste , constipant, relâchant , etc. ; il faut donc y être habitué pour le digérer et trouver dans son usage les principes nutritifs nécessaires. En général, les personnes délicates, accoutumées à des travaux peu actifs, se nourrissent facilement avec le lait ; il n'en est pas de même pour les sujets robustes, livrés à des exercices pénibles : ceux-ci ont besoin d'une nourriture plus restaurante et plus tonique.

Le lait ne convient pas aux vieillards , aux tempéraments lymphatiques, aux sujets bilieux , sédentaires , scrofuleux , atteints de fièvre , de dévoiement, aux habitants des pays froids et humides, etc. Il convient parfaitement, au contraire , aux tempéraments secs, nerveux, irritables. On l'emploie pur ou additionné d'un peu d'eau de fleurs d'oranger , de rhum, d'eau-de-vie, de kirsch , d'eau simple , etc., suivant qu'on le digère facilement ou difficilement. Donne-t-il lieu à des aigreurs ? on l'associe avec une petite quantité de magnésie, ou bien on le coupe avec de l'eau de chaux, de l'eau ferrée ou de l'eau acidule. On doit le choisir d'une odeur et d'une saveur agréables, ni trop épais ni trop séreux, venant d'un animal sain et de préférence nourri à la campagne. Celui-ci doit encore être ni trop jeune ni trop vieux (trois à quatre ans), non en chaleur, ni trop près des moments où il va mettre et où il a mis bas (trois mois doivent être écoulés après le part). On estime surtout le lait du printemps, et celui de l'été est préférable à celui de l'hiver. Enfin le lait du matin vaut mieux que celui du soir, et le dernier qui a été tiré est moins séreux que le premier.

Dans l'art culinaire, le lait sert à préparer une grande quantité de mets très délicats, très recherchés, tels que des crèmes, des bouillies, des pâtisseries, des soupes, des fromages glacés, etc. Evaporé à une douce chaleur, il prend le nom de *frangipanne*. Etendu d'eau, il constitue une boisson (*hydrogala*) tempérante, adoucissante et légèrement nutritive. Pris froid ou chaud, ou bien mêlé à du café à l'eau, à un infusé de thé, cuit avec du chocolat, du riz, du vermicelle, etc., il constitue le premier déjeuner ou le repas du soir d'un grand nombre de personnes. Quelquefois encore on l'ajoute au café après le repas.

L'économie domestique retire du lait des produits alimentaires extrêmement précieux, dont il sera question plus loin; nous voulons parler de la crème, du beurre, des fromages frais et fermentés.

Les laits que nous avons examinés et qui sont les plus usités chez nous, ne sont pas les seuls qui méritent de fixer l'attention de l'hygiéniste. Celui du buffle, dont on se sert dans les Indes orientales et en Afrique, celui du lama et de la vigogne, qui est consommé dans l'Amérique méridionale, ne sont pas moins précieux et utiles. Il en est de même du lait de chameau et de dromadaire, que la Perse, l'Egypte, la Syrie, comptent parmi les aliments; de celui de renne, dont se nourrissent les Lapons, etc.

Le *petit-lait* ( nous parlons de celui des crémiers, des fermiers ), provenant de la coagulation du lait lors de la préparation des fromages, est un liquide agréable au goût, acidule et troublé par un peu de caséum tenu en suspension. Outre le caséum, le petit-lait contient du sucre de lait, des acides butyrique, acétique ou lactique ; quelques sels à base de potasse et de chaux, etc. Il jouit de propriétés plutôt tempérantes et laxatives qu'alimentaires. Son usage est préférable à la campagne, où l'exercice, le bon air, le rendent plus léger et plus facile à digérer.

Le petit-lait aigri ou fermenté sert de nourriture à beaucoup de peuples montagnards. Macéré avec différents fruits sauvages, il constitue le *laitiat* des habitants du Jura.

Le *lait de beurre* ou *babeurre* est une sorte de petit-lait trouble, formé de caséum, de sérum, de beurre émulsionné, etc. Ce liquide est moins acide et plus nourrissant que le précédent, mais il est moins digestible. Il est le produit du *barattage* ou préparation du beurre. Son usage est également plus fréquent à la campagne qu'à la ville.

Le *lait de poule* est une émulsion préparée avec le jaune d'œuf, l'eau chaude, le sucre et un aromate approprié au goût du malade ou du convalescent. Le lait de poule est pectoral, peu nutritif; il appartient bien plus à la classe des médicaments qu'à celle des aliments.

Le *caillé* ou lait tourné par l'action de la chaleur ou de la présure est un aliment rafraîchissant, peu usité, si ce n'est par quelques habitants des campagnes. Les sujets lymphatiques, bilieux, âgés, doivent s'en abstenir.

*Commerce et falsification du lait.* — Le lait n'est point un fluide toujours identique, non seulement dans les divers animaux, mais encore dans les animaux de la même espèce. Nous avons vu, en effet, que les propriétés physiques, que les proportions de ses composants variaient beaucoup, subordonnées qu'elles sont à la nature des climats, des saisons, de la température, au genre d'exercice, d'alimentation, aux impressions morales, etc. De là les essais nombreux et variés, les instruments inventés pour arriver à connaître la pureté d'un liquide consommé tous les jours en si grande quantité ; de là aussi les difficultés insurmontables jusqu'alors, de pouvoir dire, de suite : tel lait avec telle qualité est exempt d'altération ; tel autre, avec telles autres qualités, a été frelaté. Certes le *lacto-densimètre* et le *crémomètre* de notre collègue M. Quevenne, le *lactoscope* de M. Donné, le *barattage*, peuvent signaler quelques fraudes, révéler la présence d'une grande quantité d'eau ; mais, nous le répétons, ils ne satisfont pas complétement, ils ne dévoilent pas toute la vérité. A leur usage, adopté par quelques personnes, par les grandes administrations, il faut ajouter celui des sens du goût et de l'odorat, sens qui trompent rarement, à moins de n'avoir jamais pris que de mauvais lait. Telle a été notre opinion dans le sein de la commission chargée, par le conseil général des hôpitaux, d'examiner le lait des fournisseurs, et de comparer la valeur et l'utilité des instruments de MM. Quevenne et Donné.

A Paris, où le commerce du lait est considérable, où les marchands ont une habileté de fabrication et d'imitation très grande, on vend deux sortes de lait, celui des pays circonvoisins, distants quelquefois de 30, 40 et 60 kilomètres, et celui des nourrisseurs de l'intérieur de la ville. Le premier contient à peu près 30 à 32 grammes de beurre par litre ; le second, quoique moins nourrissant, moins aromatique, inférieur enfin en qualité, en fournit 40.

Le lait de Paris, ordinairement pur, surtout quand on le prend directement chez le nourrisseur, se vend 40 centimes le litre. Celui de la campagne, dont les marchands font deux qualités, a souvent été étendu de 1 à 2 dixièmes d'eau, et, de plus, il a été plus ou moins écrémé. On le vend 30 centimes la première qualité ; la seconde se paie 20 cen-

25

times. L'une se trouve chez les crémiers; l'autre, à tous les coins de rues.

La crème pure, vendue sous le nom de *crème double*, sert à préparer les fromages frais, les crèmes fouettées, etc. Enfin il y a un autre produit appelé *crème au café*. Cette crème n'est autre que le lait pur additionné d'un peu de crème également pure.

Suivant M. Quevenne, le lait ne serait altéré que par l'addition d'une quantité plus ou moins grande d'eau, et non par le sucre, la gomme arabique ou adragant, l'amidon, l'albumine, etc. Nous ne partageons pas cette opinion : nous croyons à la sophistication du lait avec le sucre, l'eau albumineuse, l'eau amidonnée, et à la possibilité d'y ajouter une certaine quantité d'émulsion d'amandes, de matière cérébrale. Une émulsion faite avec cette dernière substance, mêlée avec partie égale de lait acheté dans une vacherie, nous a donné un liquide tout-à-fait analogue au lait de seconde qualité.

Le lait allongé avec de l'eau a une consistance moins considérable qu'elle ne doit être. L'amidon se reconnaît au moyen de la teinture d'iode, au *gratin* qui se forme au fond des vases dans lesquels le lait a bouilli. L'eau albumineuse donne au lait une odeur nauséabonde particulière. Le sucre lui communique une saveur plus sucrée que d'habitude. Enfin les émulsions d'amandes et de matière cérébrale sont démontrées, la première, par les gouttelettes huileuses qui se présentent à la surface de la pellicule du lait qui a été chauffé; la seconde, par la petite quantité de phosphore démontrée par l'analyse chimique.

Le lait peut être conservé froid par le procédé d'Appert, ou bien en le faisant bouillir quelque temps après la traite. Les marchands doivent le déposer dans un vase de terre, de porcelaine ou de faïence; ceux de cuivre sont tout-à-fait dangereux et interdits. Celui qui arrive à Paris est renfermé dans des boîtes de fer-blanc, exactement fermées et complétement remplies.

Nous ne terminerons pas cet article, déjà fort étendu, en raison de son importance, sans dire un mot de la *diète lactée*, une des distinctions de la *diète générale*, de ce moyen ou agent thérapeutique en apparence négatif, mais avec lequel on arrive souvent à empêcher le développement d'un grand nombre de maladies. La *diète lactée*, ou usage exclusif du lait, convient dans les affections de la poitrine et des voies digestives, dans les toux d'irritations, les phlegmasies commençantes de l'estomac et des intestins, les vomissements, les difficultés de digérer, etc.

*OEuf.* — Corps arrondi formé dans les ovaires des femelles de certains animaux, appelés pour cela *ovipares*, et fourni, celui qui va nous occuper, par la femelle du *phasianus gallus*. L'œuf est une substance alimentaire universellement employée ; il est nourrissant sous un petit volume, facile à digérer, et très agréable quand il est frais. On le sert sur les tables sous des formes très variées, et les cuisiniers, les pâtissiers, en font une énorme consommation. On les mange frais, c'est-à-dire nouvellement pondus, et après trois minutes d'immersion dans l'eau bouillante : ce sont-là les *œufs à la coque, à la mouillette*. Quelques personnes viennent les prendre sous la poule, et les mangent tout chauds. D'autres les préfèrent durs, frits, au beurre noir, à la tripe, en omelette, sur le plat, en chemise, à la neige, brouillés, etc. Mais, sous le rapport de la digestibilité, ces divers modes de cuisson ou de préparation ne valent pas l'œuf mangé frais. Isolé, le *jaune d'œuf* fait partie des sauces, des assaisonnements.

Les œufs conviennent aux femmes, aux enfants, aux sujets faibles et délicats. Ils échauffent, dit-on. Oui, en ce sens qu'ils sont presque complétement absorbés, et qu'ils fournissent peu de matières excrémentitielles.

Les œufs de poule sont les plus estimés ; toutefois ceux de faisan, de paon, passent pour être plus délicats. Ceux

d'oie, de canne, de dinde, peu usités, à cause de leur
saveur moins délicate, sont plus gras ou plus lourds, c'est-
à-dire plus réfractaires à la digestion. Enfin ceux de vanneau, de mouette, de tortue, de certains poissons, ont
également de la réputation parmi les gastronomes.

L'œuf se compose d'une enveloppe solide ou *coquille*,
d'une pellicule mince qui tapisse cette dernière, du blanc
ou *albumen*, du jaune ou *vitellus*, du ligament et de la
cicatricule. Dans le vitellus se trouve une huile fixe, d'un
beau jaune doré, employée autrefois en médecine comme
topique adoucissant. Suivant Vauquelin, les œufs, à quelques classes d'animaux qu'ils appartiennent, sont composés
des mêmes éléments : cette opinion vient à l'appui de la
comparaison faite par Fourcroy entre les œufs et les semences de la plupart des végétaux.

Les œufs se gardent difficilement frais, du moins on ne
réussit pas toujours. Pour les conserver dans cet état, on
les couvre d'une couche de vernis, ou d'un lait de chaux,
de cendres tamisées, etc.

*Langues.* — Les langues de veau, d'agneau, de mouton,
de chevreuil, de bœuf, rangées ici dans l'ordre de leur digestibilité, jouissent des mêmes propriétés nutritives que
la chair des animaux dont elles proviennent. On les mange
sautées au beurre ou au vin, piquées, accommodées avec
des légumes, quelques aromates, des champignons, des
truffes, etc.

*Oreilles.* — Celles du veau et de l'agneau sont gélatineuses, adoucissantes et faciles à digérer. Celles du cochon
ont également un très bon goût, mais elles sont un peu plus
lourdes. Leurs modes de préparation culinaire sont trop
nombreux pour les rappeler ici.

*Laitance* ou *laite.* — Cette substance n'est autre que
l'organe de la reproduction chez les poissons mâles. Elle
paraît composée d'albumine, de gélatine, de phosphore, de
phosphate de chaux et de magnésie, d'hydrochlorate d'am-

moniaque, etc. La laitance est un aliment délicat, facile à digérer ; celles de carpes, de harengs, de maquereaux sont très recherchées. On les mange frites dans le beurre, ou avec le poisson qui les fournit.

*Ris de veau.*—Glande analogue au *thymus*, située à la partie supérieure de la poitrine de l'animal — aliment adoucissant et facile à digérer. On le mange à la sauce blanche ou piquante, dans des tourtes, des pâtés chauds, etc.

*Cervelle.* — Le cerveau des animaux, et en particulier celui du veau, du mouton, du bœuf, est un aliment albumineux, peu sapide, délicat, mais indigeste cependant pour quelques personnes. La cervelle du cheval peut aussi être employée comme aliment, surtout dans les temps de guerre, de disette. En 1814, des officiers d'artillerie, renfermés dans la place de Mayence, en ont mangé sans éprouver aucun accident. Les cervelles sont servies en blanquette, frites, etc. Les malades et les convalescents doivent s'en abstenir, ou en manger peu.

La *fraise* ou *mésentère* du veau, de l'agneau, est un aliment analogue au précédent. Toutefois il est peu recherché et ne réussit pas à tout le monde.

*Poumon.* — Le poumon ou *mou* de veau, celui de l'agneau, sont des aliments peu estimés, surtout par les personnes aisées. Ils sont cependant assez nourrissants et faciles à digérer.

*Crêtes.* — Les crêtes de coq, de poule, constituent un mets fin et délicat. On estime surtout celles qui sont grandes, épaisses et peu colorées. Elles font ordinairement partie des ingrédients qui entrent dans les tourtes, les pâtés chauds, etc.

*Cornes.* — Celles du cerf (*cervus elaphus*), quadrupède ruminant, désignées, encore jeunes, sous le nom de *cornichons*, d'une texture molle, tendre, cartilagineuse, acquièrent par la cuisson une saveur analogue à celle des champignons. Devenues solides, elles servent à préparer

25.

une gelée nutritive et de facile digestion, propre aux malades, aux convalescents.

*Têtes. Hures.* — Celles du mouton, du sanglier, jouissent d'une grande réputation. La première, assez facile à digérer, se mange à l'huile et au vinaigre, quelques épices, des aromates, etc. ; l'autre, plus indigeste, est servie et préparée comme la plupart des viandes de charcuterie. Les hures de Troyes sont les plus estimées. Quelques têtes de poissons (maquereau, carpe, brochet, etc.) sont encore des mets agréables, du moins pour quelques personnes.

*Pieds.* — Les pieds de veau, de mouton, d'agneau, encore jeunes, sont des aliments doux, gélatineux et faciles à digérer. On les mange à la sauce, avec des champignons, des truffes, etc., ou bien on les roule dans de la pâte et de la farine, et on les fait frire. Les *pattes* de volailles sont également recherchées par quelques personnes. Elles font *dormir*, dit-on : cette propriété est accordée à la volaille en général. Soumises à une longue et lente ébullition, elles donnent, comme les pieds, des gelées qui conviennent aux malades et aux convalescents.

*Rognons.* — Les rognons (*reins*) de veau, de mouton, de cochon de lait, d'agneau, constituent des aliments agréables, mais pas toujours faciles à digérer. On les mange sautés à la poêle avec du beurre, du vin, etc. ; cuits sur le gril et recouverts d'un peu de beurre et de persil, etc. Ceux du coq (testicules de l'animal) sont très délicats et très recherchés. On les fait entrer dans les tourtes, les godiveaux, etc.

### SUBSTANCES ANIMALES DIVERSES DIFFICILES A DIGÉRER.

*Foie.* — Le foie, organe sécréteur de la bile, est un aliment fortifiant, assez facile à digérer quand il est pris sur des jeunes animaux, difficile dans le cas contraire. On le mange sauté au beurre, piqué, cuit avec des légumes, etc.

Les foies les plus estimés sont ceux de chapon, de poulet, de canard, d'oie et de veau; ceux de cochon et de bœuf viennent ensuite. Les foies gras (ceux de canard et d'oie principalement) obtenus en nourrissant les animaux d'une certaine manière, et en les privant de tout exercice, de la lumière, associés avec les truffes, constituent un mets friand et recherché..., mais très indigeste. Les amateurs des fameux pâtés de Strasbourg et du Périgord, des terrines des mêmes pays, ne sauraient être trop réservés dans l'usage de ces sortes d'aliments.

*Moelle.* — La moelle, substance grasse renfermée dans l'intérieur des os longs des quadrupèdes, est un aliment doux, délicat, mais indigeste pour quelques estomacs. Il faut donc en manger peu et s'observer. La moelle de bœuf, celles du mouton, du veau, du lièvre, sont les plus recherchées. On les accommode comme les cervelles, et on les fait entrer dans les tourtes, les pâtés, etc. Beaucoup de personnes sont friandes de la moelle de bœuf chaude, étendue sur le pain, et couverte de quelques grains de sel.

La moelle contient de l'oléine, de la stéarine (Braconnot), de l'albumine, de la gélatine, de l'extractif, etc. (Berzélius).

*Graisse.* — La graisse est tout à la fois un aliment et un assaisonnement. Comme aliment, on estime beaucoup celle des volailles. Celles du veau, du bœuf, du porc, sont des condiments très usités par les cuisiniers, les pâtissiers, etc. Disons toutefois que les aliments gras ou chargés de beaucoup de graisse sont peu faciles à digérer. La graisse doit être employée fraîche. A l'analyse chimique, elle fournit de l'oléine et de la stéarine dans des proportions variables selon les diverses espèces d'animaux (Chevreul). On s'assure qu'elle ne contient pas de cuivre, provenant des vases où elle a pu être préparée, au moyen de l'acide azotique.

*Cœur.* — Cette partie des animaux nourrit et fortifie

assez bien, mais elle est lourde et indigeste. Les personnes robustes et peu difficiles dans leur alimentation mangent les cœurs de bœuf, de mouton, de veau, sautés, piqués ou cuits avec des légumes.

*Sang.* — Celui de cochon, pour le boudin, celui de lièvre, pour les civets, sont les seuls sangs usités comme aliments. Le sang est échauffant et de difficile digestion. Les mets dans lesquels il entre ne conviennent qu'aux sujets forts et robustes; de plus, ils doivent être consommés aussitôt leur préparation.

*Gésier.* — Le gésier, ou second estomac des granivores, est un aliment grossier, dur et indigeste.

*Tripes.* — Les tripes (intestins) de certains animaux (veau, mouton, agneau, etc.) seraient des aliments adoucissants si on les mangeait seuls; mais comme on les accommode ordinairement avec force épices et aromates, elles ne conviennent en général qu'à des estomacs robustes, à des personnes fortes et habituées à des travaux actifs. Le *gras-double*, espèce de tripe qui vient du premier ventricule du bœuf, constitue un mets recherché dans certaines provinces, et qui a tous les avantages et tous les inconvénients des tripes ordinaires.

On sait que beaucoup d'intestins servent d'enveloppe aux viandes de porc, de sanglier, etc., hachées, farcies et fortement épicées, que l'on vend sous les noms de *saucisses, saucissons, cervelas, andouilles, boudins*, etc.

*OEufs de poissons.* — Ils sont nutritifs et fortifiants. Les plus estimés et les plus faciles à digérer sont ceux de la carpe et de la perche; ceux du brochet, de la lamproie, de la tanche, du turbot, du barbillon, de la lotte, dérangent quelquefois les fonctions intestinales. On les mange séparément et différemment accommodés, ou avec les poissons qui les fournissent.

*Rate.* — Aliment grossier, commun, de mauvaise digestion, quel que soit l'animal qui l'ait fourni.

*Ligaments, aponévroses, tendons, cartilages.*—Encore
adhérentesà quelques portions musculaires, ces diverses parties d'animaux constituent les *basses viandes* des boucheries.
Elles sont vendues à très bon marché, et elles servent de
nourriture aux classes pauvres, qui en font des bouillons,
des ragoûts, en les asssociant avec des légumes frais ou
secs. Soumises à une longue ébullition, ces mêmes substances fournissent une gelée adoucissante, mais peu nutritive.

*Os.* — Avec les os traités par l'acide hydrochlorique, ou
par une longue digestion dans des espèces de machines de
Papin, on obtient une liqueur trouble, un peu lactescente
avec laquelle on faisait, dans les hôpitaux, dans les bureaux
de charité et de bienfaisance, des bouillons, des soupes
*économiques*, en diminuant des trois quarts la quantité de
viande employée ordinairement. Mais aujourd'hui que la
*gélatine*, produit solide, transparent, plus ou moins blanc,
fade, inodore, etc., obtenu en évaporant à siccité la liqueur
ci-dessus, a perdu ses propriétés nutritives; aujourd'hui que
la science, la chimie organique, qui avait reconnu ces propriétés en 1810, vient d'être démentie par une autre science,
la physiologie expérimentale, les choses ont bien changé.
Non seulement la gélatine n'est pas une substance alimentaire, assimilable à nos organes, elle est, de plus, un
corps nuisible, dangereux même; car, affirment les expé-
rimentateurs (Magendie, Gannal, Donné, etc.), elle ferait
périr peu à peu ceux qui s'en nourriraient exclusivement.
*Voir* à ce sujet la séance de l'Académie des sciences du
1er avril 1844, dans laquelle le professeur Magendie a dit
à ses collègues : « La question de la gélatine, mise sur le
chantier de l'expérience depuis plus de douze années, est
enfin résolue; pour moi, la gélatine ne peut plus être réputée *substance alimentaire.* » Déjà, en 1830 (*Revue médicale* du mois d'avril), la même substance passait pour
donner lieu à des vomissements, à de la diarrhée. Après

un aveu semblable, on se demandera peut-être : Qu'est-ce
que la chimie? qu'est donc cette science qui a propagé une
erreur si grave? Rien autre qu'une œuvre humaine,
qu'une œuvre imparfaite par conséquent, et dans laquelle
on ne doit avoir qu'une confiance sage et limitée.

Outre la gélatine, dont il vient d'être question, que l'on
extrait des os, que l'on peut obtenir également des pieds,
des cartilages, des tendons, de la peau, etc., d'un grand
nombre d'animaux, il en est d'autres que l'on peut préparer avec des substances et par des procédés analogues, et
que nous devons mentionner ici. La première, la plus
pure, celle avec laquelle on prépare des gelées au rhum,
au kirsch, au vin de Madère, au citron, etc., pour les
desserts, est connue sous le nom d'*ichthyocolle* ou *colle
de poisson*. Cette gélatine sert encore à la clarifica-
tion du café, du vin blanc, pour lustrer la soie, faire la
*colle à bouche*, etc. Elle est préparée avec la vessie aérienne
de l'*acipenser huso*. La *colle de morue* paraît avoir la même
origine. Celle des Lapons est faite avec la peau de la perche.
Les *tablettes d'Hockiack* des Chinois ne sont autre chose
qu'un extrait sec aromatisé, et de nature gélatineuse. La
*colle de Flandre* ajoutée aux bains médicamenteux et analeptiques, est extraite des rognures de peau, des sabots et
des oreilles des veaux, bœufs, ânes, chevaux et moutons.
La *colle-forte*, *colle des menuisiers*, est une variété de la
précédente, mais moins pure. Enfin les *tablettes de bouillon*, préparation emportée et consommée par beaucoup de
voyageurs, par les marins surtout, qu'il suffit de dis-
soudre dans un peu d'eau salée pour en faire usage, ont pour
base la gélatine unie à de l'osmazôme, à des aromates et
à des épices. Ces tablettes sont-elles nutritives? Leur mode
de confection, l'addition du sel dans l'eau qui doit les dis-
soudre, semblent devoir résoudre la question par l'affirmative,

5° VIANDES DE BOUCHERIE ET DE CHARCUTERIE.

Les viandes de boucherie, rangées dans l'ordre de leur digestibilité, sont fournies par l'agneau, le chevreau, le veau, le mouton, le bœuf et la vache. Les viandes de charcuterie sont celles du porc et du sanglier.

*Agneau.* — L'agneau de six mois à un an donne une chair blanche, molle, gélatineuse, peu sapide, assez estimée cependant, surtout quand elle a été rôtie, arrosée de suc de citron, saupoudrée de poivre, et sautée dans du beurre frais. Chez nous, on mange l'agneau vers l'époque de Pâques. Les individus lymphatiques doivent s'en abstenir.

*Chevreau, bouc, chèvre..* — La chair du chevreau est tendre et délicate, agréable au goût, facile à digérer, analogue enfin, quant à ses usages bromatologiques, à celle de l'agneau. Celle du *bouc* (*capra hircus*), mammifère ruminant, est peu estimée, à cause de son odeur forte, de la difficulté avec laquelle on la digère. Cependant les Écossais et les habitants du pays de Galles salent et fument les cuisses du bouc, et s'en nourrissent en hiver. Châtré et jeune, le bouc pourrait devenir un aliment utile.

La *chèvre* donne une viande également peu estimée sous le rapport alimentaire. Il n'en est pas de même de son lait, qui est moins séreux que celui de l'ânesse, moins épais que celui de la vache, dont la saveur est agréable, et avec lequel on fait d'excellents fromages. Le lait de chèvres nourries avec des plantes douces et salubres est conseillé contre les maladies de poitrine, la consomption.

Le *bouquetin* (*capra ibex*) est rarement compté parmi les animaux propres à la nourriture de l'homme. Cependant, quand il est jeune, sa chair, moins odorante et moins sapide que celle du bouc, est recherchée par quelques chasseurs.

*Veau (vitulus).* — Le veau fournit une viande blanche, légère, facile à digérer, et convenable aux estomacs faibles et délicats, aux convalescents, aux personnes qui ont de la tendance à la constipation. La chair du veau est donc laxative, tempérante ou rafraîchissante. On en fait des bouillons, des rôtis, des ragoûts, des blanquettes; on l'associe avec des légumes, etc. On doit rejeter celle qui proviendrait d'un animal mort-né. La langue, les rognons, le foie, les côtelettes, la rouelle ou partie charnue de la cuisse sont, dans le veau, des mets très recherchés.

Les meilleurs veaux nous viennent de la Normandie. On distingue celui des rivières et celui des montagnes. Le premier est élevé dans de bons pâturages, le second est nourri avec le lait de diverses vaches. Très jeune, c'est-à-dire de deux à trois mois, le veau est fade, mucilagineux, peu agréable; il est alors très laxatif, et dévoie un grand nombre de personnes. Ce n'est qu'à l'âge de quatre à six mois qu'il a acquis des propriétés nutritives. Paris en mange plus de 75,000 par an.

Le *bouvillon*, veau de huit à dix mois et plus, ne se mange pas; on le laisse devenir bœuf ou taureau, selon les besoins, les qualités de l'animal.

Le *veau marin (phoque)*, *phoca vitulina*, mammifère carnassier, a une chair molle, grasse, peu agréable, rarement usitée, excepté dans le Nord. Là, encore, le sang et la graisse du phoque font partie des substances alimentaires.

*Mouton.* — Le mouton, agneau châtré, a une chair un peu colorée, tendre, facile à digérer et très saine, surtout quand elle provient d'un animal encore jeune (six mois au moins), élevé dans un air pur et sec ou dans le voisinage de la mer, nourri enfin d'herbes aromatiques ou salées. Les moutons du Berry, ceux de Dieppe, dits de *prés-salés*, de la Bourgogne, sont les plus estimés. Leur chair se mange rôtie ou grillée, seule ou avec des légumes. Les côtelettes, le gigot, l'entre-côte de mouton sont très recherchés. Nous avons vu qu'il en était de même de la langue et des pieds du même animal. Paris consomme annuellement plus de 400,000 moutons.

Le *bélier* (*ovis aries*), mammifère ruminant, a une chair ferme, d'une odeur et d'une saveur peu agréables : aussi il n'est élevé que pour la propagation de l'espèce.

La *brebis*, femelle du bélier, a une chair molle, fade et visqueuse. Elle ne paraît que sur les tables des habitants peu aisés de la campagne, et elle a besoin d'être fortement assaisonnée. Son lait, gras, épais, peu séreux, riche en beurre et en caséum, donne des fromages excellents.

*Bœuf* (*bos*). — Mammifère ruminant, un des animaux domestiques les plus utiles, que beaucoup de peuples anciens ne mangeaient pas par respect pour les services importants qu'il rendait, mais que nous consommons aujourd'hui en très grande quantité. Paris, à lui seul, en engloutit plus de 70,000 par année.

La chair du bœuf est un aliment tonique, fortifiant et facile à digérer, du moins par les sujets bien portants et livrés à un travail actif. On la mange cuite ou bouillie sous le nom culinaire de *bœuf* ou *bouilli*, ou bien rôtie, en ragoût. Son *bouillon*, associé au pain, au riz, au vermicelle ou à d'autres pâtes féculentes, constitue des potages excellents. Les parties musculeuses prises le long du dos du bœuf, et servies sous les noms de *beefsteaks*, *aloyau*, *filet*, etc., sont des mets très recherchés, soit qu'on les mange seuls, soit qu'on les entoure de cresson, de pommes de terre, de truffes, etc. Les muscles *fessiers* ou la *culotte*, la *tranche* ou la portion charnue de la cuisse, avec lesquels on fait le *pot-au-feu*, le *bœuf à la mode*, la *viande fumée*, etc., sont également très estimés.

Les bœufs doivent être choisis jeunes, vigoureux, et nourris aux champs. Les meilleurs nous viennent du Cotentin, de la Normandie et de l'Auvergne. Il y en a de

26

plusieurs espèces , de plusieurs grandeurs et grosseurs. Les plus gros se trouvent en Égypte.

Le *taureau* , bœuf non châtré, destiné à la reproduction de l'espèce dite domestique, donne une chair dure, coriace , peu agréable, et difficile à digérer.

Le *bœuf d'Ispahan* , qui porte une grosse bosse entre les épaules, a une chair mauvaise et malsaine ; elle n'est mangeable qu'en hiver, et les malheureux seulement en font usage.

Le *bœuf musqué* n'est chassé que par les Indiens pour en avoir la chair et la peau ; cependant des équipages égarés , soumis aux horreurs de la disette, à la privation de toute viande fraîche, ont été fort heureux de s'en nourrir.

Le *bœuf sauvage* ou *bison*, que l'on trouve en Asie, en Afrique et en Amérique , est la nourriture principale des habitants de la Louisiane : le meilleur morceau est la bosse qui se trouve sur le dos , et qui est formée par une chair tendre et savoureuse.

La *vache* est le soutien des ménages champêtres. Son lait et tous les produits qu'on en retire , sa chair, quoique plus ferme et plus sèche que celle du bœuf, sont des aliments d'une grande ressource. La viande de vache, prise sur des animaux jeunes et gras, élevés en Normandie , est souvent vendue pour celle du bœuf; mais le bouillon qu'on en prépare est moins succulent. Paris en consomme à peu près 15,000 par an.

*Ours (ursus americanus).* — Mammifère carnassier dont la chair est analogue à celle du veau, et que l'on mange dans quelques pays, surtout quand l'animal est jeune.

*Porc.* — Le porc ou cochon , *sus scrofa*, mammifère pachyderme , est le cochon sauvage ou *sanglier* réduit à l'état de domesticité. Dans cet état, il porte le nom de *verrat;* sa femelle se nomme *truie* ou *coche* , et ses petits , dans le premier âge, sont appelés *cochons de lait.*

Toutes les parties du cochon sont usitées comme aliment.

Sa chair, blanche, tendre, mais grasse et compacte, très nourrissante, se mange fraîche, cuite avec le bœuf, ou avec des légumes, ou rôtie, grillée, en pâté, etc. : c'est là le *porc frais*. Cet aliment ne convient qu'aux sujets jeunes, vigoureux, livrés à des travaux pénibles. Les personnes goutteuses doivent s'en abstenir. On sait que les lois de Moïse en défendent l'usage. Salée et fumée (viande de charcuterie), la chair du porc est encore plus indigeste qu'à l'état frais. Cependant on en fait une foule de mets très recherchés et consommés en grande quantité, surtout par le peuple et les ouvriers des grandes villes. Beaucoup de préparations de charcuterie entrent dans les assaisonnements, servent à farcir des viandes, des volailles. Leur préparation demande les plus grands soins de propreté. Elles peuvent contenir du cuivre; dans le doute on les essaie par l'acide azotique.

La graisse de porc, ou *panne*, sert de condiment, d'assaisonnement, pour les fritures, les pâtisseries; elle remplace souvent le beurre ou l'huile. Cette même graisse, séparée des membranes, des fibres, du sang, auxquels elle est associée dans la panne, est encore employée dans l'art culinaire sous le nom d'*axonge* ou de *saindoux*. Le *lard*, couche graisseuse, épaisse et compacte, située entre la peau et les muscles, est un aliment très indigeste. Il ne convient qu'aux personnes robustes, qui le mangent rôti ou cuit avec des légumes. Enfin la peau ou *couenne* du cochon, soumise à une longue coction, constitue un mets délicat, du moins pour quelques estomacs. Quant à la *hure*, à la *langue*, aux *oreilles*, aux *pieds*, au *sang*, *foie*, *reins*, *rognons* du porc, nous avons vu comment et sous quelles formes on les employait.

La chair du *cochon de lait* est visqueuse, plus lourde encore à l'estomac que celle du porc : aussi il est peu de personnes qui en fassent usage.

*Sanglier.* Voy. GIBIER.

## 6° VOLAILLES

### ( FACILES A DIGÉRER ).

*Poulet.* — Le poulet est un aliment précieux et délicat.
A l'âge de deux à cinq mois, sa chair est blanche, exquise,
et de facile digestion. On la mange rôtie, en ragoût, etc. ;
on en fait aussi des bouillons pour les convalescents et les
malades. Les blancs de l'aile et de la poitrine sont les parties les plus estimées et les plus recherchées par les estomacs friands, ou par les personnes faibles et délicates.

*Pigeonneau.* — A l'âge d'un mois, le pigeon (*pigeonneau*) a une chair peu colorée, légèrement tonique,
facile à digérer, et convenable pour les convalescents. On
la mange comme celle du poulet, ou avec des légumes,
des petits pois, par exemple, et on choisit de préférence
celle qui recouvre les cuisses et la poitrine.

*Dindonneau.* — Le dindonneau ou *dindon* (*Meleagris
gallopavo*), ordre des *gallinacés*, est un oiseau domestique des plus précieux. Sa chair est blanche, tendre,
agréable, facile à digérer, surtout quand on la mange dans
la première année de l'animal. Les dindons blancs de la
Champagne, de la Bourgogne, de Caen, passent pour les
plus délicats. Il en est de même de ceux que l'on a engraissés promptement à l'époque de la mue, que l'on a
tenus renfermés, et que l'on a nourris de glands, d'herbes
aromatiques, de boulettes de farine d'orge, ou de pommes
de terre cuites et écrasées. Rôtie, la chair du dindon est
savoureuse, restaurante, et convenable aux estomacs sains
ou un peu débilités ; bourrée de marrons, de viande ha-
chée, d'épices, elle devient échauffante. L'ébullition lui
fait perdre de son goût, mais elle la rend plus analeptique.
Cuite à l'*étuvée* ou en *daube*, elle est plus nourrissante et
plus facile à digérer. Enfin, comme dans toutes les vo-

lailles, les ailes, la chair de la poitrine, sont les parties les plus estimées.

*Poularde.*— *Chapon.* —La chair de la poularde (poule à laquelle on a enlevé l'ovaire pour la rendre stérile) et du chapon (poulet châtré) est encore plus tendre, plus savoureuse, plus nourrissante que celle du poulet, surtout quand on la prend sur des sujets de sept à huit mois, nourris et engraissés à la manière des oies de Strasbourg. Ces volailles ne conviennent qu'aux estomacs bien portants; elles sont souvent indigestes pour les convalescents. Tous les gastronomes savent que les meilleurs chapons et poulardes nous viennent du Mans et de La Flèche. On les mange rôties, farcies ou non, au gros sel, au riz, etc.

*Pintade* ou *peintade.* — La pintade (*numida Meleagris*) est un oiseau du genre des *gallinacés*, qui se plaît dans nos basses-cours, et dont la chair, quand elle n'est pas trop grasse, peut être comparée à celle du poulet.

### VOLAILLES DIFFICILES A DIGÉRER.

*Poule.* —La poule n'est bonne que dans le jeune âge. Plus tard, sa chair est ferme, peu agréable. Cuite dans le pot-au-feu, avec le bœuf, elle donne au bouillon une saveur aromatique et agréable. On peut ensuite la manger au gros sel ou arrosée avec un peu de suc de citron, en choisissant de préférence les ailes et les parties blanches de la poitrine.

Le *coq* (*phasianus gallus*), de l'ordre des *gallinacés*, a une chair dure, coriace, peu agréable et très indigeste. Ce volatile fait rarement partie des aliments; on ne l'élève guère que pour l'entretien de l'espèce.

*Dinde.*—La *dinde* ou *dindon femelle* qui a passé un an, a une chair moins blanche, moins douce, moins facile à digérer que celle du dindonneau. La dinde ne convient pas aux estomacs faibles et délicats. Ses œufs sont préférés par

26.

les pâtissiers à ceux de la poule, mais on en consomme peu cependant ; on les réserve pour la couvaison.

Les *dindes truffées* du Périgord et d'autres lieux ne sont que des dindons femelles ou *poules d'Inde*, volailles fines et délicates, qui figurent si agréablement et si luxueusement, en hiver, sur les tables des riches ou des gourmands ; et dont l'importation est due aux jésuites.

La dinde sauvage ou d'Amérique, qui se nourrit de fruits et de glands du chêne vert, a une chair beaucoup plus délicate et plus succulente que les dindons domestiques.

*Pigeon.* — Le pigeon de colombier, espèce qui vient du *biset* ou pigeon de roche (*columba livia*), de l'ordre des *gallinacés*, a une chair brune, tendre, savoureuse, très nutritive, mais un peu échauffante, et qui ne convient pas aux individus secs et irritables. Le pigeon se mange à la crapaudine, aux petits pois ou rôti.

Le *pigeon ramier* (*columba palumbus*) et la *tourterelle* (*columba turtur*) partagent les qualités alimentaires du pigeon ordinaire.

*Canard.* — Le canard domestique (*anas boschus*), oiseau palmipède, a une viande un peu colorée, sapide, grasse, et difficile à digérer ; les bons estomacs seuls peuvent s'en permettre l'usage. Les gourmets préfèrent ceux qui sont engraissés avec du maïs bouilli, et qui nous viennent du Languedoc. Les canards qu'on élève aux environs de Rouen, et qu'on nourrit avec des vers de terre, sont également estimés. Ceux d'Amiens et des environs, que l'on expédie dans des pâtés, jouissent encore d'une bonne réputation gastronomique. Le canard se mange rôti, aux olives, aux petits pois, en daube, aux navets, etc.

La *cane* est aussi un excellent aliment ; ses œufs remplacent souvent ceux de la poule.

*Oie.* — La chair de l'oie domestique (*anas anser*) est blanche, grasse et difficile à digérer ; elle ne convient

qu'aux personnes fortes et robustes. On la mange rôtie ou
en daube. Sa graisse est très recherchée ; on la mange souvent seule, ou bien elle sert à accommoder des légumes
ou quelques viandes desséchées. Déjà nous avons dit l'usage
des *foies gras*, foies d'oie ou de canard, avec lesquels on
prépare des pâtés à Strasbourg, à Toulouse, etc. Les œufs
d'oie sont peu estimés.

*Paon.* — Le paon domestique (*pavo cristatus*), de
l'ordre des *gallinacés*, est plus beau par son plumage
qu'il n'est bon par sa saveur. Sa chair est, en effet, dure et
coriace. On la trouve bien rarement aujourd'hui sur les
tables, et nous n'avons plus de Vitellius ni d'Héliogobale
pour en savourer la langue et la cervelle.

*Cygne.* — Le cygne domestique ou privé (*anas olor*)
est le plus grand et le plus beau des palmipèdes. Sa chair
est noire, dure, coriace et difficile à digérer. On la
mangeait autrefois faisandée et fortement assaisonnée. Aujourd'hui, le cygne n'est plus qu'un oiseau d'ornement, à
moins qu'on ne le prenne très jeune.

## 7° GIBIER

### (FACILE A DIGÉRER).

*Lapereau.* — La chair du jeune lapin (trois à six mois)
est blanche, adoucissante et facile à digérer. On estime
surtout celle qui se trouve le long de l'épine du dos (*râble*).
On la mange sautée ; on en fait aussi des pâtés excellents.
Le lapereau domestique est de beaucoup inférieur au lapereau sauvage.

*Perdreau.* — La jeune perdrix ou perdreau est un excellent gibier, dont la chair, peu colorée, est fortifiante et
facile à digérer. Les perdreaux paraissent sur les tables dès
le mois d'août. Les espèces appelées *perdreau rouge* et *bar-*

*tavelle* sont les plus recherchées. Le perdreau se mange rôti, arrosé de suc de citron, ou dans des pâtés.

*Caille.* — La caille (*tetrao coturnix*), oiseau de l'ordre des *gallinacés*, est un aliment délicat, sain et facile à digérer, à moins qu'elle ne soit très grasse. La caille est mangée comme le perdreau.

*Alouette.* — L'alouette des champs, *mauviette des Parisiens* (*alauda arvensis*) est un oiseau de l'ordre des *passereaux*, dont la chair, brune, ferme, succulente, constitue, à l'automne, un mets délicat, savoureux, facile à digérer. L'alouette se mange rôtie ou dans des pâtés. Quelques personnes la préfèrent entière, sans être vidée.

*Gélinotte.* — La gélinotte (*tetrao bonasia*), oiseau de l'ordre des *gallinacés*, est un peu plus estimée et plus grosse que la perdrix, dont elle se rapproche beaucoup par la saveur, la délicatesse et le mode d'usage.

*Grive.* — La grive (*turdus musicus*), oiseau de passage de l'ordre des *passereaux*, qui arrive à l'automne, a une chair brune, riche en osmasôme, très nourrissante, excitante. Les grives sont choisies jeunes et grasses. On les mange comme les alouettes.

*Becfigue* (*musicapa atricapilla*). — Oiseau de l'ordre des *passereaux*, commun dans le Midi, où il becquette les figues, et qui consiste en une petite pelote de graisse fondante, d'une saveur délicate et succulente. Le becfigue ne se digère qu'à force d'épices et d'aromates. Les personnes faibles, les convalescents doivent s'en abstenir.

*Pluvier* (*charadrius pluvialis*). — Oiseau de passage de l'ordre des *échassiers*, qui se nourrit de vers, et dont la chair est excellente. Le pluvier se mange comme l'alouette, le becfigue, etc.

*Ortolan* (*emberiza hortulana*). — Oiseau de l'ordre des *passereaux*, commun en Gascogne, et dont la chair, tendre, délicate, facile à digérer quand elle est peu chargée

de graisse, est un mets très estimé des gourmets. L'ortolan se mange en automne.

*Étourneau* (*sturnus vulgaris*). — Oiseau de l'ordre des
*passereaux*, dont la chair est sèche, dure, excepté dans
la première jeunesse. L'étourneau se mange dans le temps
des vendanges, séparé de sa tête et de sa peau.

*Vanneau* (*tringa vanellus*). — Oiseau de l'ordre des
*échassiers*, qui a la grosseur du pigeon, que l'on voit depuis le printemps jusqu'à l'automne, et dont la chair, délicate et estimée, nourrit peu. Les œufs de vanneau passent
pour délicieux.

*Merle* (*turdus merula*). — Oiseau de passage, de l'ordre
des *passereaux*, estimé, comme aliment, autant que la
grive.

*Bécasseau* (*tringa ochropus*). — Oiseau de l'ordre des
*échassiers*. Le bécasseau ou *cul-blanc* de rivière est un
mets excellent.

*Bécasse ordinaire* (*scolopax rusticola*); *bécassine* (*scolopax gallinago*); *petite bécassine* ou *sourde* (*scolopax
gallinula*. — Oiseaux de l'ordre des *échassiers*, communs
en hiver, et recherchés pour l'excellence de leur chair
brune et de haut goût. On les mange avec leurs entrailles,
que les gourmets savourent avec délices. Les cuisses sont
les parties les plus estimées, et on les préfère faisandées.

*Faisandeau.* — Le jeune faisan a une chair blanche,
tendre, restaurante, très convenable aux individus faibles,
lymphatiques ou convalescents. On le mange rôti, farci,
truffé, etc. (*Voy.* FAISAN.)

*Oie sauvage.* — Sa chair, servie et accommodée comme
celle de l'oie domestique, est moins indigeste que celle de
cette dernière.

*Canard sauvage.* — Il a une saveur forte, une odeur
de venaison, un goût fin, délicat et succulent que l'on
ne trouve pas dans le canard domestique.

GIBIER DIFFICILE A DIGÉRER.

*Lapin.* — Le lapin (*lepus cuniculus*), mammifère de
l'ordre des *rongeurs*, a des qualités supérieures à celles du
lapereau, en raison de son âge plus avancé. Sa chair a plus
de goût, plus de fumet, mais elle est un peu moins digestible. Le lapin domestique, nourri de choux, d'herbes
potagères, ne peut lui être comparé.

*Faisan.* — Le faisan (*phasianus colchicus*) est le gibier
par excellence. On l'élève pour les tables somptueuses et
recherchées, où il paraît souvent recouvert de sa peau,
paré de ses plumes et bourré de truffes. Cet oiseau appartient à l'ordre des *gallinacés*; on distingue le *blanc*, le
*varié* et le *doré de la Chine*. Ce dernier est le plus estimé.
La chair en est brune, riche en osmazôme, très savoureuse,
surtout en automne. Elle est tonique, stimulante, comme
celle de l'alouette, de la bécasse, du chevreuil, du coq de
bruyère, etc.; mais elle ne convient qu'aux individus bien
portants. Les œufs de faisan, d'un gris verdâtre, plus petits que ceux de la poule, sont un mets délicat et hautement placé dans l'opinion des gastronomes.

*Perdrix.* — Oiseau de l'ordre des *gallinacés*, dont on
connaît trois sortes : la perdrix grise, *tetrao cinereus*; la
perdrix blanche ou des Pyrénées, *tetrao lagopus*, et la
perdrix rouge, *tetrao rufus*; cette dernière, dont le bec,
les paupières et les pattes sont rouges, passe pour la meilleure. Cependant toutes trois sont un excellent gibier,
surtout dans le jeune âge (*perdreau*) et avant la vieillesse.
Leur chair, un peu colorée, a un goût délicieux. Celle de
la perdrix blanche rappelle la saveur du lièvre, et elle offre
quelquefois l'amertume du coq de bruyère. Les perdrix se
mangent rôties, arrosées de suc de citron, en pâté, cuites
avec des légumes, le chou particulièrement, et quelques

viandes de charcuterie. On en fait d'excellents bouillons. Leurs œufs sont des mets très délicats.

*Chevreuil.* — Du chevreuil (*cervus capreolus*), quadrupède ruminant, on mange le gigot, les côtelettes et le filet. La chair, marinée ou faisandée, prise sur des sujets d'un an à dix-huit mois, à poil brun, est excellente. On estime celle des chevrettes.

*Lièvre.* — Le lièvre (*lepus timidus*), mammifère de l'ordre des *rongeurs.* Sa chair, noire, très savoureuse et très nourrissante, riche en osmazôme, mangée rôtie ou en civet, en pâtés, etc., ne convient qu'aux individus jeunes, forts et bien portants. Le lièvre ne doit pas avoir plus de sept à huit mois. On donne la préférence à celui des plaines et des montagnes. Le *râble* est, de toutes ses parties, celle qu'on prise le plus.

*Sarcelle* (*anas querquedula*). — Palmipède plus petit que le canard, qui habite les étangs et les mares, dont la chaire, noire et échauffante, est délicate et de bon goût. On la mange rôtie et fortement assaisonnée.

*Macreuse* (*anas nigra*). — Oiseau aquatique, que l'on mange en hiver, et dont la chair, coriace, huileuse, d'un goût marécageux très prononcé, n'est bonne que rôtie ou en salmi. Ce palmipède est peu nourrissant.

*Poule d'eau* (*fulica chloropus*). — La chair de cet oiseau aquatique, qui se nourrit de petits poissons, de vers, de mousses, de fleurs, et qui passe pour être un aliment maigre, est sèche, dure, difficile à digérer, peu estimée par les uns, très recherchée par d'autres. On la mange rôtie, et on choisit de préférence celle qui provient de jeunes animaux.

*Râle d'eau* (*rallus aquaticus*). — Échassier à long bec, de la grosseur de la caille, commun dans les étangs et les ruisseaux. Sa chair, d'une saveur marécageuse, peu agréable, est difficile à digérer, surtout quand elle provient de sujets vieux et mal nourris.

Le *râle des genêts* (*rallus crex*) est supérieur au précédent. La chair en est succulente, délicate, nourrissante et facile à digérer, surtout dans le jeune âge de l'animal.

*Mouette.* — La mouette (*fulica atra*) est un oiseau aquatique très commun en Irlande, et analogue, quant à ses qualités et à ses usages, à la macreuse, dont nous avons parlé plus haut.

*Coq de bruyère (tetrao urogallus).* — Le coq de bruyère ou de montagne, le plus grand des *gallinacés*, habite les forêts de pins et de sapins qui couronnent les hautes montagnes de l'Europe. Sa chair, supérieure à celle de la perdrix, et même des faisans, est noire, d'une saveur un peu résineuse, et assez difficile à digérer. Malgré cela, elle fait les délices d'un grand nombre de personnes. Le coq de bruyère est servi comme le faisan, et comme ce dernier, il n'apparaît que sur les tables délicates et recherchées.

*Outarde (otis tarda).* — Cet oiseau est le plus gros des échassiers d'Europe; il est très rare, et il figure parmi les meilleurs gibiers. Sa chair est ferme, de bon goût, très nutritive, mais difficile à digérer, du moins pour les estomacs faibles et paresseux. L'outarde doit être mangée jeune, bien nourrie, et un peu faisandée. C'est en automne qu'elle figure sur les tables; les cuisses sont les morceaux les plus délicats.

La *petite outarde* (*otis tetrax*) a une chair blanche, plus tendre, plus agréable et plus facile à digérer que la précédente.

*Daim (cervus dama).* — Quadrupède ruminant, dont la chair est moins tendre et moins succulente que celle du chevreuil. Le daim est très estimé en Angleterre; en France, il est rare et peu goûté.

*Cerf (cervus elaphus).* — Quadrupède ruminant, dont la chasse fait le plaisir des grands. Sa chair, qui rappelle celle du bœuf, n'est bonne que dans le jeune âge (avant quatre ans) et au commencement de l'été. Elle ne convient d'ailleurs qu'aux individus jeunes, robustes et bien portants. La *biche*, les *faons* et *daguets* fournissent une chair meilleure et plus facile à digérer.

*Élan (cervus alces).* — L'élan est le plus grand de tous les cerfs; il habite le nord de l'Europe, l'Asie et l'Amérique, dont il nourrit les habitants. Sa chair est courte, délicate, légère, surtout dans les jeunes animaux et les femelles. On la mange fraîche ou salée.

*Sanglier.* — Le sanglier, cochon sauvage, gibier des grands parcs et des réserves de chasse, est un grand et farouche quadrupède, dont la femelle porte le nom de *laie*, et les petits celui de *marcassins*. La chair du sanglier est plus recherchée, plus agréable, plus facile à digérer que celle du porc, surtout quand l'animal est jeune et gras. La *hure*, le *filet*, les *côtelettes*, etc., du cochon sauvage sont des mets très recherchés.

*Renne (cervus tarandus).* — Animal de la taille du daim, qui vit à l'état domestique en Laponie, où il nourrit les habitants de sa chair fraîche ou desséchée, de son lait abondant et susceptible de se conserver par la congélation, de son sang, avec lequel on prépare du boudin, de son beurre, peu sapide et abondant.

### 8° POISSONS

#### (FACILES A DIGÉRER).

*Merlan.* — Le merlan (*gadus merlangus*), très commun dans la Manche et la Baltique, fournit une pêche abondante vers l'entrée de l'hiver, époque où il est plus gras et plus gros. Sa chair est écailleuse, blanche, ferme, très agréable au goût, facile à digérer et peu nourrissante. Le merlan se mange frais ou salé, frit, au gratin ou à diverses sauces. Il convient aux estomacs délicats, aux convalescents.

27

*Eperlan ( salmo eperlanus )*. — L'éperlan est pêché dans la mer, à l'embouchure des grands fleuves, de la Seine en particulier. Sa saveur est délicieuse. On le mange frit au printemps et à la fin de l'été. Sa chair, blanche et tendre, a une odeur que l'on a comparée, les uns à celle de la violette, les autres à celle des concombres.

*Limande ( pleuronectes limanda )*. — Ce poisson habite l'Océan Atlantique, la Baltique et la Méditerranée. Sa chair est délicate, savoureuse, surtout à la fin de l'hiver. La limande se mange frite, au gratin, au court-bouillon, cuite au vin blanc, etc. Elle convient aux estomacs délicats, aux convalescents.

*Carrelet , plie ( pleuronectes platessa )*. — Poisson dont la chair est molle, d'un goût excellent, que l'on sert sur les tables à la manière de la limande, et qui habite l'Océan.

*Flondre, flet, fletz, fletelet ( pleuronectes flesus )*. — Poisson commun sur les côtes de la Baltique et de l'Océan Atlantique, qui remonte les rivières, que l'on pêche au printemps, et qui est moins estimé que la plie.

*Barbue ( pleuronectes rhombus )*. — La barbue est assez analogue au turbot. Elle habite l'Océan Atlantique et la Méditerranée. Sa chair est molle, délicate et fort recherchée. On la mange cuite au lait ou au court-bouillon.

*Sole ( pleuronectes sola )*. — Poisson de mer que l'on mange frit ou au gratin , ou bien arrosé de suc de citron, et dont la chair, ferme, friable, tendre et d'un goût excellent, convient aux convalescents, aux personnes délicates.

*Vive ( trachinus draco )*. — Cet excellent poisson de mer a une chair blanche, feuilletée, friable. On le mange rôti sur le gril ou à la sauce blanche.

*Vandoise*. — Poisson d'eau douce, qui appartient au genre *cyprinus*, et dont la chair est tendre, agréable et adoucissante. La vandoise se mange comme la carpe.

*Carpe* (*cyprinus carpio*). — Poisson d'eau douce, commun dans les contrées méridionales et tempérées, très fécond et très vivace. La carpe a une chair molle, humide, glutineuse, peu nourrissante. Cependant elle constitue un aliment très agréable et assez estimé, surtout quand elle a été pêchée dans la Seine, le Lot, la Saône ou le Rhin. On la mange frite, cuite sur le gril ou au court-bouillon. On prise surtout sa tête, notamment la pièce cartilagineuse qui sert d'appui aux dents du pharynx, et qui, sur les tables riches, est désignée sous le nom de *langue* ou *palais de carpe*. Le mâle est plus estimé que la femelle. Ses testicules ou laitance ont une saveur fort délicate. Avec les ovaires de la femelle, qui sont excellents en matelote, on prépare un *caviar rouge* qui est fort recherché par les juifs de Constantinople et de la mer Noire.

La *reine des carpes*, *carpe à miroir*, *à cuir*, etc., que l'on trouve dans l'Allemagne septentrionale, dans les étangs de la Lorraine, passe pour être plus agréable que la carpe ordinaire. Enfin le *carpeau*, variété mâle, qui habite le Rhône, la Saône, quelques étangs de la Bresse, etc., et qui est naturellement châtré, est un poisson très estimé.

*Able, meunier.* — L'able (*cyprinus albuxnus*) ; le meunier (*cyprinus rutilus*), sont des poissons blancs très communs dans les eaux douces d'Europe, et dont la chair molle, remplie d'arêtes, est peu estimée.

*Goujon* (*cyprinus gobio*). — Petit poisson très connu, très abondant dans les eaux douces courantes, que l'on mange frit. Peu d'estomacs repoussent le goujon.

*Ombre* (*salmo thymallus*). — L'ombre d'Auvergne, qui vit dans les ruisseaux et les petites rivières, a une chair blanche, ferme, agréable, grasse en automne, et très saine, même pour les malades. Le ventre de l'ombre est la partie la plus délicate. On le mange comme celui de la truite.

L'*ombre chevalier* (*salmo umbla*), espèce du lac de

Genève, dont la chair grasse rappelle celle de l'anguille, est un manger exquis.

L'*ombre bleue* ou *bésole* (*salmo Wartmanni*), qui habite le lac de Constance et d'autres lacs de la Suisse, est expédiée, marinée, en France et en Allemagne, où elle trouve de grands amateurs.

*Truite* (*salmo fario*). — La truite commune, rare dans la Seine, mais abondante dans beaucoup de rivières, est recherchée pour sa chair blanche, tendre, sapide et de facile digestion. On la mange fraîche, grillée, marinée, cuite au court-bouillon, et à la sauce à l'huile et au vinaigre. On peut encore la saler et la conserver pour l'hiver.

La *truite saumonée* (*salmo truita*), qui habite les lacs des hautes montagnes et les rivières, est bien supérieure à la précédente. Sa chair, rougeâtre et de saveur délicieuse, en fait un mets exquis et très estimé. On la mange cuite au vin, au court-bouillon, etc. Les petites sont plus digestibles, mais moins savoureuses que les grosses.

### POISSONS DIFFICILES A DIGÉRER.

*Feinte* (*clupea fallax*). — Poisson d'eau douce, qui habite la Seine, très délicat, surtout la femelle, et que l'on mange comme l'alose.

*Lotte* (*gadus lota*). — Poisson très abondant dans les rivières, et même les étangs de la France, de la Suisse et de l'Allemagne. Sa chair, blanche et feuilletée, est très agréable et facile à digérer. Son foie, blanchâtre, volumineux et indigeste, est cependant très estimé par les gastronomes. Ses œufs, qui ont les inconvénients de ceux du barbeau, sont rarement usités. La lotte se mange comme la lamproie.

*Sardine* (*clupea sprattus*). — La sardine abonde dans le golfe de Gascogne et dans la Méditerranée. Elle fait partie des hors-d'œuvre; on la mange fraîche dans les mois de mars et avril, conservée dans l'huile ou dans de la saumure. Sa chair, délicate, ferme et peu grasse, entre comme assaisonnement dans certaines préparations culinaires.

*Mulet.* — Le mulet de mer ou *cabut* (*mugil cephalus*) est un poisson dont la chair est tendre, délicate, et que l'on mange fraîche, salée ou fumée. Avec ses œufs, on prépare la *botargue* de Provence, assaisonnement que l'on mange avec de l'huile et du citron.

*Rouget.* — Le rouget (*mullus barbatus*) habite nos côtes de Provence. Sa chair, blanche et ferme, est un excellent manger. Le rouget est sain et nourrissant; on le sert, en hiver, rôti sur le gril.

Une autre espèce, dite *surmulet* ou *barbeau de mer* (*mullus surmuletus*), ne le cède en rien au précédent; son foie surtout est très estimé. Sa chair est ferme, friable et d'un très bon goût. On la mange rôtie ou cuite au court-bouillon, à l'étuvée.

*Turbot.* — Le turbot (*pleuronectes maximus*) vit dans l'Océan. Sa chair, blanche, ferme, succulente et de saveur délicate, en fait un mets excellent, surtout dans les mois de février, mars, avril et mai. Les turbots que l'on voit à Paris sont pris à l'embouchure de la Seine. On les fait cuire au court-bouillon, au vin, et on les mange à l'huile ou à la sauce aux câpres, ou à la sauce blanche, à l'italienne, etc. Les Romains, comme on le sait, faisaient grand cas de ce poisson. Cependant ce fut, suivant H. Cloquet, le *pleuronectes rhombus* (barbue) qui exerça, sous Domitien, le génie gastronomique des pères conscrits, et non le *pleuronectes maximus*. Pourquoi faut-il que l'histoire ne nous ait pas transmis la recette de la fameuse *sauce piquante* à laquelle s'arrêta le conseil? Le petit turbot ou *turbotin,* plus digestible et plus délicat que le gros, est conseillé aux convalescents, aux personnes délicates.

*Morue* (*gadus morrhua*). — Poisson qui habite les mers du Nord, et notamment les environs du banc de Terre-

Neuve. La morue est la nourriture habituelle des Hollandais, et pour beaucoup de peuples une ressource des plus grandes. Fraîche, elle constitue, sous le nom de *cabeliau*, un manger excellent. On la sert à la maître-d'hôtel, à la sauce blanche, à la sauce aux câpres, à la *hollandaise*, à la *béchamelle*, à la *purée d'ail* (voy. AIL), à la *provençale*, etc. Sèche et salée, elle est moins agréable, moins digestible. Cependant on en fait encore, dans cet état, une très grande consommation, surtout en hiver : il est vrai qu'on la fait dessaler, qu'on l'accommode au beurre, au lait, etc., afin de l'adoucir. La peau de la morue est grasse, gélatineuse et d'un assez bon goût. Son foie passe pour être un mets délicieux.

Le *godus mèrluchius* ou *merluche*, salé et séché, est consommé dans le Nord sous le nom de stock-fish. Les Groënlandais mangent, à demi putréfié, le *godus cellarius* ou *dorsh* des Allemands.

*Raie* (*raia batis*). — Poisson de mer très répandu et très employé comme aliment. Trop fraîche, la raie est dure, coriace, peu agréable. Un peu *mortifiée* par la contusion ou par le temps, elle a un goût excellent. On la mange cuite dans l'eau, et accommodée au beurre noir ou à la sauce aux câpres. Son foie est très recherché. L'espèce dite *raie bouclée* (*raia clavata*), plus petite que la précédente, est la plus estimée.

*Brochet*. — Le brochet (*esox lucius*) a la chair blanche, ferme, dépourvue de graisse, très agréable au goût, et de digestion facile. On le trouve dans les eaux douces de l'ancien et du nouveau monde. Celui des lacs et des rivières est préféré à celui des étangs. Le brochet est ordinairement mangé frais, cuit au bleu, au court-bouillon, et accommodé de diverses manières. En Russie, on le consomme salé. Le foie de ce poisson est très estimé ; ses œufs ont quelquefois l'inconvénient de donner lieu à des éruptions cutanées, à des superpurgations. Cependant on en prépare un *caviar* en Allemagne, et, dans le Brandebourg, on en compose avec des sardines un mets sain et recherché, appelé *netzin*.

Le *bar,* servi et accommodé comme le brochet, est un poisson de mer moins délicat que le précédent. Sa chair est blanche, grasse, adoucissante et chargée d'un petit nombre d'arêtes.

*Hareng (clupea harengus).* — Poisson qui nous arrive, pendant l'été et l'automne, des mers du Nord, et dont la pêche occupe un nombre considérable d'individus. La chair du hareng frais est tendre et savoureuse. On la mange cuite sur le gril, au beurre frais ou au beurre noir, à la sauce-moutarde, etc. Sa laitance est délicate et très prisée. Le hareng entre dans la *boullabesse,* espèce de soupe provençale.

Salés, fumés, les harengs, désignés alors sous les noms de *harengs saurs, sors* ou *sorets* (ce qui veut dire *roussâtres*), sont consommés en grande quantité par le peuple, à cause de leur bon marché. Cependant ils ont perdu de leurs qualités, sont plus secs, plus difficiles à digérer. Les estomacs robustes et sains peuvent seuls s'en permettre l'usage. Les harengs salés qui viennent de Hollande, et qu'on nomme *harengs blancs,* ceux de Dieppe, sont les plus estimés. On les mange cuits sur le gril, avec un peu de beurre ou d'huile, ou mêlés à d'autres viandes.

*Barbillon.* — Le barbillon des rivières n'est autre que le *barbeau* quand il est jeune.

*Barbeau (cyprinus barbus).* — Poisson qui se rapproche du brochet, qui habite les eaux claires et vives de l'Asie et de l'Europe, de la France surtout, a une chair blanche et délicate, surtout quand l'animal est âgé. Cependant on mange peu de barbeau. Sa chair est muqueuse, gélatineuse, difficile à digérer. Ses œufs passent pour vénéneux (Matthiole); ils causent souvent, surtout au printemps, des vomissements et des superpurgations.

*Brême* (*cyprinus brama*). — Poisson d'eau douce, très commun à l'embouchure de la Seine, peu estimé en raison de la grande quantité d'arêtes qu'il renferme, de la chair molle, grasse et peu agréable dont il est formé, et des épices qui doivent l'assaisonner. La *petite brême* (*cyprinus latus*), qui fréquente les rivages, et qu'on nomme *bordelière*, est encore moins estimée que la précédente.

*Tanche* (*cyprinus tinca*). — La tanche vit au sein des rivières, surtout dans les eaux stagnantes et marécageuses. Sa chair, de nature visqueuse, exige beaucoup d'assaisonnement, ce qui fait qu'elle est peu goûtée. Sa peau, au contraire, est recherchée par tous les gourmets.

*Alose* (*clupea alosa*). — Poisson de l'Océan Atlantique septentrional, de la mer Méditerranée et de la mer Caspienne, qui remonte au printemps dans les grands fleuves, et qui se nourrit d'insectes, de vers et de petits poissons. L'alose des fleuves (Loire, Seine) est plus estimée que celle des mers ; elle est plus grasse et de meilleur goût. Les amateurs de bonne chère font plus de cas du mâle que de la femelle. L'alose est tendre, délicate, savoureuse et très saine. On la mange cuite, soit au court-bouillon, soit à l'étuvée ou sur le gril. Ses œufs, sa laitance, sont fort agréables.

*Maquereau.* — Le maquereau (*scomber scrombus*) arrive chaque année au printemps des mers septentrionales, des côtes de l'Océan et de la Méditerranée. En France, on le mange frais, soit grillé et à la maître-d'hôtel, soit assaisonné de diverses manières. En Angleterre, on le consomme salé ; en Écosse, on le prépare à la manière des harengs ; enfin, en Italie, on le marine. Chez nous, le maquereau paraît sur les tables dans les mois d'avril et mai, c'est-à-dire avant l'époque du frai ; plus tard il est privé d'œufs et de laite, maigre, sec et peu savoureux. On doit le choisir brillant, mélangé de nuances bleues et argentées, gros, plein, consistant, et non mollasse ou blafard. La chair du maquereau mâle, préférable à celle de la femelle, doit être blanche, ferme, et cependant tendre, fondante, délicieuse, et pénétrée d'une huile très fine. Les malades, les valétudinaires, les convalescents, doivent se priver de ce poisson, ou n'en prendre que modérément, car il est lourd et souvent indigeste.

*Loche.* — Des trois espèces de loches connues, la loche franche ( *cobitis barbatula* ), la loche d'étang ( *cobitis fossilis* ), et la loche de rivière ( *cobitis tænia* ), la première est la plus estimée à cause de sa chair délicate et analogue à celle de l'anguille. Comme cette dernière, la loche ne convient ni aux malades ni aux estomacs délicats; elle paraît sur les tables en automne et au printemps, accommodée comme l'éperlan.

*Lamproie.* — Poisson chondroptérygien dont plusieurs espèces sont alimentaires. La grande lamproie ( *petromyzon maximus* ), qui remonte au printemps dans l'embouchure des fleuves, est la plus estimée, surtout à Rome et en Angleterre; en France on ne la prise pas. Sa chair est grasse, molle, tendre et savoureuse. On la mange comme l'anguille. La lamproie de rivière ( *petromyzon fluviatilis* ), la petite lamproie de rivière ( *petromyzon planeri* ), et la lamproie *sept-œil* de la Seine, jouissent à peu près de la même réputation que la précédente. La dernière surtout est consommée en grande quantité à Rouen, Elbeuf, Louviers, etc. Les autres espèces, plus petites que les précédentes, avec lesquelles le professeur Duméril a fait le genre *ammocœtus*, sont peu recherchées.

*Anguille* ( *murœna anguilla* ). — Poisson des lacs, des torrents, des rivières et des marais, très abondant dans les embouchures des grands fleuves, de la Seine surtout, où on le pêche au printemps et à l'automne. Sa chair, molle, blanche, grasse, tendre, délicate et agréable au goût, est indigeste, du moins pour beaucoup de personnes. Les individus cachectiques, disposés aux affections muqueuses, atteints de quelques maladies cutanées, doivent s'abstenir de l'anguille ou en prendre peu et rarement. On la sert grillée et fortement assaisonnée de moutarde (*anguille à la Tartare*) : on l'accommode aussi à l'ail et à d'autres épices ; elle est alors plus digestive que bouillie ou cuite à l'étuvée. Salée, elle devient également moins indigeste.

Le *congre* ou *anguille de mer* (*muræna conger*), très commun à l'embouchure des fleuves, est très estimé des Espagnols et des Anglais, mais peu par les Français, qui, cependant, en mangent quelquefois à la sauce blanche ou à la sauce à l'huile et au vinaigre.

La *murène commune* (*muræna helena*), que les anciens élevaient dans des viviers, qu'ils apprivoisaient même, et qui vit dans la Méditerranée, est un manger très délicat, bien que sa chair abonde en arêtes courtes et recourbées.

*Saumon* (*salmo salar*). — Ce poisson, des plus recherchés et des plus estimés, a une chair rouge, grasse, nourrissante et d'une saveur exquise. Le saumon habite la mer, mais il remonte quelquefois fort haut les fleuves et les rivières. On le sert sur les tables, au printemps, avant l'époque du frai ; la hure et le ventre sont les parties les plus recherchées. On les mange cuites au court-bouillon, et assaisonnées, soit à la sauce blanche avec ou sans câpres, soit à la sauce à l'huile et au vinaigre. Le saumon doit être pris avec modération ; il est souvent indigeste. Les plus petits, ou *saumoneaux*, sont plus digestibles que les gros, et ceux qui sont frais sont supérieurs à ceux que l'on a salés et conservés.

*Esturgeon.* — L'esturgeon ordinaire (*acipencer sturio*), qui vit dans l'Océan, la Méditerranée, etc., et qui remonte les eaux douces de presque tous les grands fleuves, est de toutes les espèces la plus usitée. Sa chair est grasse, difficile à digérer, mais de bon goût. Elle nourrit et fortifie, mais elle n'est tolérée que par des estomacs sains et assez robustes. Le dos, la laitance, le ventre, sont très recherchés. L'épine du dos, coupée en tranches, salée et .

fumée, constitue le *spinachia* ou *schinalia* des Italiens.
Avec ses œufs, du sel, du poivre et des ognons, on prépare un mets très connu, le *caviar*, qui est très échauffant et indigeste. L'esturgeon est servi rôti, grillé ou en
ragoût, comme le veau. Les Cosaques en font leur principale nourriture. Les Ostiaques mangent crue la moelle épinière de ce poisson. Le bouillon qu'on en prépare est relâchant et analeptique.

Le *grand esturgeon* (*acipenser huso*), très abondant
dans les grands fleuves de la mer Caspienne et de la mer
Noire, a les qualités nutritives du veau. Sa chair est très
estimée dans le Nord, où sa graisse, un peu forte en saveur, remplace le beurre et l'huile. Le *petit esturgeon*,
*sterlet* ou *strelet* (*acipenser ruthenus*), qui vit dans le
Danube et les autres rivières qui se jettent dans la mer
Noire et la mer Caspienne, est le plus délicat de tous, et
le plus estimé des poissons mangés en Russie. Ses œufs,
ainsi que ceux du précédent, entrent aussi dans la préparation du *caviar*.

*Thon* (*scomber thynnus*). — Grand poisson de la Méditerranée, qui se montre au printemps et à l'automne, et
que l'on mange soit frais, grillé et relevé par des assaisonnements de haut goût, soit salé (*thonine* des Espagnols,
des Italiens, des Turcs), soit enfin mariné et conservé
dans l'huile d'olive. La saveur du thon frais rappelle celle
du veau; sa chair est grasse, ferme, compacte, difficile
à digérer, mais nourrissante et fortifiante. Les bons estomacs peuvent seuls en savourer le bon goût. La tête, la
poitrine, le ventre, sont les parties les plus délicates du
thon. Ses œufs, son foie, salés et exprimés, sont conservés
et employés comme la *botargue*, espèce de caviar pro-
vençal, dont nous avons déjà parlé page 317, et qui se
nomme *botarcha* en Italie. La *botargue* se prépare avec
les œufs et le sang du mulet, du sel, etc.

## 9° MOLLUSQUES.

*Huîtres* (*ostrea edulis*). — L'huître, mollusque acé-
phale, testacé et hermaphrodite, habite presque toutes les
mers; on la trouve sur le rivage, à peu de profondeur.
Elle abonde surtout dans les golfes formés à l'embouchure
des grands fleuves, comme on le voit pour la Loire, et
surtout pour la baie de Cancale, qui, seule, en approvi-
sionne une grande partie du nord de la France. La pêche
s'en fait principalement à Cancale, au mont Saint-Michel
et à Granville.

Les huîtres ne sont expédiées et bonnes à manger qu'a-
près avoir été *parquées*, c'est-à-dire déposées dans des
réservoirs peu profonds, garnis de galets et de sable, communiquant avec la mer, où elles s'attendrissent et perdent
de leur goût désagréable. Les parcs de Marennes, de Tré-
port, Dunkerque, Fécamp, Saint-Wast, Étrelat, donnent
des huîtres supérieures à celles des parcs de Courseule,
du Havre-de-Grâce et de Dieppe. Les huîtres sont d'autant meilleures qu'elles ont été mieux parquées, amenées
avec plus de soins, et qu'elles sont plus fraîches. Parmi
les gourmets, les uns les aiment blanches, grosses, larges,
épaisses et pourvues d'une eau abondante et limpide ; les
autres, plus friands, les préfèrent vertes, petites, rondes,
peu épaisses, également baignées par beaucoup d'eau ;
telles sont celles qui viennent d'Ostende. Enfin les uns
n'aiment que les mâles, les autres regardent les femelles
comme bien supérieures. Erreur énorme, tant en histoire
naturelle qu'en gastronomie, car, nous l'avons dit en
commençant, les huîtres sont hermaphrodites, elles se
reproduisent d'elles-mêmes, sans accouplement. Elles jettent, au commencement du printemps, un frai qui ressemble assez à une goutte de suif, dans lequel on distingue,
à l'aide de la loupe, une infinité de petites huîtres toutes

formées, et qui s'attachent aux rochers, aux pierres dis-persées sur les bords de la mer. ( *Voir* notre article HUÎTRES, *Dict. pitt. d'hist. natur.* )

L'huître est mangée crue, seule, n'ayant pour tout assaisonnement que son eau légèrement salée ; ou bien on l'arrose d'un peu de suc de citron, de vinaigre, ou on la saupoudre de gros poivre (*mignonette*). Elle est saine et agréable ; elle nourrit peu et passe pour hors-d'œuvre. On cite des amateurs qui en absorbent jusqu'à 15 à 20 douzaines le matin à déjeuner, sans préjudice des autres aliments.

Marinée, l'huître acquiert des qualités qui ne manquent pas d'appréciateurs ; c'est dans cet état qu'elle fait souvent partie de préparations culinaires très recherchées, de la sole dite *normande* principalement. La cuisson durcit les huîtres et les rend moins digestives. Ce mollusque con-vient non seulement aux personnes bien portantes, mais encore à quelques malades et aux convalescents. Les phthi-siques, les goutteux, les scrofuleux, les chlorotiques, etc., se trouvent très bien de leur usage. Enfin, disons, pour terminer, que l'huître ne se mange que depuis septembre jusqu'à la fin d'avril, les quatre autres mois de l'année étant l'époque du frai.

*Moule* ( *mytilus edulis* ). — Les moules communes ou de mer forment des bancs considérables que l'on détruit avec des morceaux de fer en brisant les *byssus* qui les lient entre elles. Ces mollusques nous arrivent depuis sep-tembre jusqu'au mois de mai ; c'est à cette époque qu'ils sont savoureux et plus sains. Sur les bords de l'Océan on les parque à la manière des huîtres ; dans le royaume de Naples, à Tarente particulièrement, on les attendrit et on augmente leur qualité en les soumettant alternativement à l'action de l'eau douce et de l'eau salée. Quoi qu'il en soit de ces préparations préliminaires, les moules doivent

28

être choisies fraîches, saines, pleines et d'un blanc légèrement jaunâtre. On les mange crues, ou mieux cuites et
accommodées à la maître-d'hôtel, à la chapelure de pain,
à la poulette, à la sauce aux fines herbes, etc. Elles sont
en général un aliment agréable, facile à digérer, mais non
délicat. Quelques personnes en éprouvent des accidents,
tels que rougeurs et démangeaisons à la peau, vomissements, suffocations, bouffissure de la face, etc. Ces accidents, que l'on a voulu attribuer à la présence de corps
étrangers qui leur sont mêlés ou adhérents, comme du
cuivre, des crabes, etc., que l'on rencontre d'ailleurs
avec d'autres aliments, nous voulons parler des fraises,
du homard, des écrevisses, tiennent bien plus à des prédispositions individuelles particulières qu'à des causes
toxiques. Un vomitif, une potion éthérée, sont les premiers moyens à opposer aux accidents ci-dessus.

*Limaçon commun, grand escargot, escargot des vignes*
( *helix pomatia* ). — Ce mollusque est très commun dans
toute l'Europe, et principalement en France, où on le rencontre dans les jardins, les vergers et les vignes. On ne le
mange plus guère que dans certaines provinces de la France
et de l'Allemagne, après l'avoir fait *dégorger* dans plusieurs
eaux, et l'avoir fait frire et assaisonner avec des épices de
haut goût. Le bouillon d'escargot passe pour analeptique et
avantageux dans les maladies de poitrine.


### 10° CRUSTACÉS.


*Crevette.* — La crevette de mer ( *crangon vulgaris* ),
commune sur les bords de la Manche, surtout en Normandie et en Picardie, a les propriétés de l'écrevisse. Elle se
mange, comme cette dernière, cuite dans l'eau et des aromates. Elle excite l'estomac, prépare l'appétit et ne convient qu'à des estomacs énergiques et bien portants.

*Salicoque* (*palœmon squilla*), crustacé analogue au précédent. Même usage, mêmes propriétés, mêmes inconvénients. (*Voir* plus bas.)

*Ecrevisse.* — L'écrevisse commune (*cancer astacus*) abonde en Europe sur le bord des ruisseaux, des petites rivières, etc. ; elle se tient dans des trous, sous les pierres. On la mange en mars et avril, mois où ses œufs sont abondants et très bons. On les fait cuire comme les crevettes. On en prépare des bouillons toniques et analeptiques. En Pologne on les accommode avec une sauce au beurre et aux fines herbes ; elles sont alors un mets délicieux.

*Langouste* (*palinurus quadricornis*). — Crustacé moins délicat, plus indigeste que le homard. Même usage alimentaire que ce dernier.

*Homard.* — Le homard ou écrevisse de mer (*cancer gammarus*) est très recherché pour sa chair blanche, ferme, savoureuse, que l'on mange avec des sauces piquantes : celle qui se trouve renfermée dans les pinces et la queue est la plus estimée. Le homard nous vient des côtes de la Normandie et de la Bretagne. On doit être sobre dans son usage, car il est lourd et indigeste.

Les crustacés que nous venons d'énumérer sont tous des aliments recherchés, savoureux, mais échauffants et difficiles à digérer. Ils ont de plus l'inconvénient de donner lieu à des éruptions ortiées, à des vomissements, des coliques, des superpurgations dont il a été déjà question à l'occasion des moules, et contre lesquels on oppose les mêmes moyens.

## 11° REPTILES.

*Grenouille.* — La grenouille commune ou verte (*rana esculenta*) est alimentaire dans le midi de la France, de l'Allemagne, de l'Italie. En France, on ne mange que le train de derrière ; en Allemagne , on mange tout , la peau et les intestins exceptés. On en use au printemps, dans l'été et à l'automne. Dans ces trois époques de l'année leur chair est plus grasse et plus délicate , surtout quand elles ont été prises dans des eaux courantes. Les grenouilles se mangent frites, à la poulette, à la sauce blanche. Elles sont délicates et faciles à digérer. On en fait des bouillons restaurants et analeptiques.

*Couleuvres.* — Reptiles ophidiens que l'on mange quelquefois dans certains cantons du midi de la France sous le nom d'*anguilles de haies.* La chair de la couleuvre à *collier (coluber natrix)* , celle de la couleuvre *commune* verte ou jaune (*coluber viridiflavus*) , passe pour être saine et agréable.

*Tortue ( testudo ).* — Trois espèces principales , la *tortue de terre,* celle *de mer* et celle d'*eau douce*, sont bonnes à manger. Leur chair est blanche, très nourrissante et facile à digérer. On en fait des bouillons, des potages restaurants et adoucissants. Associées à d'autres substances alimentaires , elles constituent des mets délicats et recherchés. Leurs œufs sont également très estimés. Les tortues se rencontrent presque partout.

## 12° INSECTES.

Deux sortes seulement sont alimentaires , la *sauterelle de Tartarie* et le *ver palmiste des Antilles.* La première ( *gryllus tartaricus* ) est mangée dans certaines contrées de l'Asie et de l'Afrique. Sa chair est aussi blanche que celle des écrevisses , et sa saveur est des plus délicates. On la sert bouillie, rôtie ou desséchée au soleil. Le second ( *curculio palmarum* ), confit dans le rhum ou le tafia , ne se voit que sur les tables des riches habitants de la Jamaïque et de quelques autres colonies.

## 13° ASSAISONNEMENTS ou CONDIMENTS, ÉPICES, AROMATES.

Sous ces différentes dénominations, nous étudierons successivement la *crème*, le *beurre*, les *huiles*, la *graisse*, le *sucre*, le *miel*, le *sel*, le *poivre*, la *cannelle*, le *girofle*, la *muscade*, tout ce qui, en un mot, peut adoucir ou corriger la saveur trop forte de certains mets, relever la sapidité de quelques autres. Parmi les condiments, les uns sont sucrés, salins, huileux, les autres sont acides, sulfurés, balsamiques, etc. Tous ont pour effets spéciaux, soit la modération de la sensibilité des organes du goût, soit l'excitation de cette même sensibilité, effets qui influent singulièrement sur l'insalivation, la digestion et la nutrition.

De même que les aliments, les condiments se trouvent répartis sur le globe avec une sagesse admirable. Les climats énervants de la zone équatoriale voient naître les substances âcres, volatiles et excitantes. Celles qui sont acides se rencontrent en abondance sur la limite des zones plus tempérées. Les pays humides et brumeux sont riches en condiments sulfurés ou en crucifères. Quant à la répartition du sel marin, assaisonnement indispensable à tous les peuples, on peut dire qu'elle est universelle. Nous ne pousserons pas plus loin ces considérations générales.

*Crème (cremor).* — La crème est cette partie blanche, épaisse, d'une saveur douce et agréable qui vient surnager le lait abandonné à lui-même et reposé à l'air. Elle est principalement formée de beurre, de caséum, de sérum. Associée en petite quantité à d'autres aliments ou avec le sel, le sucre, le café, le chocolat, la crème se digère assez bien ; il n'en est pas de même lorsqu'on la mêle à des fruits ou à des liqueurs alcooliques. La *crème fouettée*, crème ordinaire, sucrée et aromatisée, additionnée d'un peu de gomme arabique en poudre et de blanc d'œufs, que l'on

28.

sert seule ou dans des pâtisseries, est très légère et facile
à digérer.

Les *crèmes d'orge*, *de gruau*, *de riz*, *de pain*, données
aux malades et aux convalescents, sont des sortes de bouillies préparées, les deux premières avec les céréales, la
troisième avec la farine de riz, la dernière avec le pain,
et sucrées et aromatisées au goût des personnes.

*Beurre* (*butyrum*). — Matière grasse extraite du lait
après une longue agitation. Le beurre varie dans les différents animaux qui le fournissent. Il est naturellement blanc
ou un peu jaunâtre chez la vache ; celui de la chèvre est
toujours blanc ; la brebis, l'ânesse, le donnent blanc également, mais plus mou que le précédent ; enfin quand le
lait de la femme en renferme, il est jaune et solide.

Le beurre est formé de *stéarine*, d'*oléine*, de *butyrine :*
ce dernier principe fournit les acides *butyrique*, *caproïque*
et *caprique* (Chevreul, Braconnot, etc.). Il contient, de
plus, une matière colorante qui lui est propre : nous négligeons celles qu'on lui a ajoutées dans la fabrication.

Frais, le beurre est un aliment sain et agréable ; on le
mange en tout temps, seul ou avec des radis, du jambon, des anchois, etc. Il sert d'assaisonnement à beaucoup de viandes, de poissons, de légumes. On en fait des
sauces et d'excellentes fritures. Il ne convient pas aux enfants, aux individus lymphatiques, aux malades, aux convalescents ; mais il n'a pas la propriété qu'on lui attribue
généralement d'augmenter la sécrétion de la bile. Altéré
par l'air ou par le feu, devenu rance enfin, il est âcre
et désagréable. Dans le commerce on le raccommode en le
chauffant, en le *fondant*, comme on le dit, ou en le faisant
bouillir pendant deux heures avec son poids d'eau et moitié
de carottes pilées. (*Journal de Pharm.*)

Le *beurre fondu*, celui qui a été privé par la chaleur de
la totalité de sérum et de partie aqueuse qui lui sont adhé-
rentes à l'état frais, n'a pas le goût fin et délicat qu'on aime

à trouver dans le beurre nouvellement fait : c'est pour cette raison qu'on le réserve pour les besoins ordinaires de la cuisine. Enfin les *beurres salés*, très fréquemment employés, se conservent assez longtemps avec leurs bonnes qualités. On estime surtout ceux de Bretagne, de Gournay, etc.

Le beurre, mêlé aux graisses de bœuf, de mouton, a une odeur et une saveur d'acide hircique assez sensibles, du moins pour les acheteurs. Altéré par du cuivre, l'acide azotique décèle la présence de ce dernier.

*Huiles.* — Les huiles (*olea*) employées dans l'art culinaire sont celles d'olive, de noix, de noisettes, d'amandes douces, d'œillette et de chènevis. La première, la plus généralement usitée, doit être choisie fraîche, d'une odeur et d'une saveur de fruits plus ou moins prononcées, selon le goût des personnes, et parfaitement pure. On s'assure de cette dernière qualité, soit au moyen d'instruments appelés *oléomètres*, soit avec le nitrate de mercure (Poutet, Félix Boudet), qui, en quelques heures, solidifie l'huile non falsifiée, soit par l'électricité, dont le fluide est 600 fois moins conductible par cette huile que par toute autre de nature végétale (Rousseau, Berzélius).

L'huile d'olive sert de condiment pour les sauces, les salades, pour la préparation et la conservation de certains aliments, etc. Les *huiles de noix*, de *noisettes*, doivent être employées récemment préparées : quelques jours suffisent pour leur donner une saveur désagréable. L'huile d'*amandes douces* peut se garder un mois avec toutes ses qualités alimentaires. L'*huile d'œillette* ou *de pavot* se conserve plus longtemps, mais elle est beaucoup moins estimée que celle d'olive. Quant aux *huiles de chènevis*, de *lin*, de *colza*, il est rare qu'on en fasse usage comme condiment ou comme aliment. Il n'en est pas de même de l'*huile de sesame* (*sesamum orientale*), qui peut facilement remplacer l'huile d'olive ; son emploi est fréquent. Sa saveur douce et

agréable, la facilité avec laquelle elle se conserve sans
rancir, en font un condiment précieux. Au Japon, cette
huile remplace le beurre et la graisse, et on assure
qu'elle donne de l'embonpoint.

Rancies par le temps ou la chaleur, les huiles acquièrent
des propriétés irritantes qui les rendent peu propres à
l'alimentation ; ce commencement de décomposition explique les difficultés avec lesquelles certaines personnes
supportent les roux, les fritures et les préparations analogues.

*Graisse (adeps).* — Ce que nous avons dit de l'usage, des
propriétés et des inconvénients du beurre et des huiles, est
applicable à la graisse de porc en particulier, et aux autres
graisses en général : aussi nous bornerons-nous à rappeler
que les graisses de volailles sont les plus agréables, les plus
faciles à digérer et les plus recherchées, soit comme condiment, soit comme aliment. Toutefois, nous l'avons déjà
fait remarquer, on ne saurait trop se modérer dans l'usage
des mets trop gras ; ils sont naturellement indigestes,
occasionnent des rapports nidoreux, des embarras gastriques, etc.

Tout le monde sait avec quelle promptitude les graisses,
les huiles, et en général tous les corps gras, attaquent le
cuivre, le plomb, etc. Cette connaissance explique la surveillance active des maîtres de maison, touchant l'entretien
et la propreté des ustensiles de cuisine.

*Jaune d'œuf.* — Le jaune d'œuf (*vitellus*) est tout à la
fois un correctif et un adjuvant d'une foule d'aliments, et
en particulier des aliments maigres, qu'il rend plus analeptiques, plus nourrissants. Il entre dans un grand nombre
de sauces, de pâtes, de crèmes. Il est composé d'eau, d'albumine, d'une huile douce, dans laquelle on trouve de
l'élaïne et de la stéarine, d'une matière colorante (Planche,
Récluz, Chevreul) ; enfin il sert de nourriture au jeune
poussin encore renfermé dans sa coquille.

*Sucre.* — Le sucre (*saccharum*) est trop connu pour nous occuper ici de sa nature, de son extraction, de ses propriétés physiques et chimiques, de ses usages. Qui ne sait, en effet, qu'il existe tout formé dans un grand nombre de végétaux; qu'il y en a de deux sortes, l'une cristallisable, l'autre non cristallisable ; que la première s'extrait en grand des sucs de canne, de betterave, d'érable, etc. ; que sa consistance est solide, sa forme grenue (prismes quadrilatères à sommets dièdres), sa couleur blanche, son odeur nulle, sa saveur douce, sucrée et agréable; qu'il sert de correctif aux substances âcres, amères, acides, mucilagineuses ou fades ; enfin qu'il fait la base des sirops, des bonbons, et que, dans l'art culinaire, il entre dans les compotes, les gelées, les pâtisseries, les glaces, les liqueurs de table, etc. ? Faisons remarquer cependant que le sucre, consommé comme aliment, n'est pas sans dangers. Pris en excès, il agace les dents, rend la bouche épaisse, pâteuse ; il échauffe, constipe, produit de l'altération, dispose aux cachexies, au ramollissement des gencives, à la surabondance de l'acide urique, etc. Il est donc prudent de ne pas donner trop de bonbons ou de sucreries aux jeunes enfants ; cela les rend difficiles, capricieux pour les autres aliments. Les adultes feront bien également d'en modérer l'usage, bien qu'on cite des individus qui aient vécu fort longtemps en ne mangeant que du sucre. Des expériences, dues au docteur Magendie et à quelques autres, prouvent sans réplique aucune que les cas de ce genre ne sont que des exceptions fort rares.

Le sucre brut, ou *cassonade*, est peu employé aujourd'hui que le sucre raffiné est à très bon compte. Cependant quelques personnes du peuple le préfèrent, bien qu'il se digère moins facilement.

Le sucre brûlé, ou *caramel*, fait partie des condiments ; les confiseurs, les distillateurs, les pâtissiers, les cuisiniers s'en servent pour couvrir des bonbons ou des fruits, pour

colorer des liqueurs, monter les nougats, brunir les bouillons et certaines sauces. Le caramel échauffe et se digère
mal.

Enfin la *mélasse*, résidu du sucre qui a cristallisé, n'est
plus achetée et consommée que par les enfants du peuple,
à cause de son bas prix, et malgré sa saveur âcre et peu
agréable.

Le sucre de canne peut contenir du sucre de raisin, du
sucre de lait, corps étrangers, à peine solubles dans l'alcool
chaud, concentré et en excès.

La coloration des bonbons, des sucreries, avec des
substances métalliques, n'étant plus tolérée aujourd'hui,
nous n'avons rien à dire des accidents qu'elle occasion-
nait autrefois, ni des réactifs employés pour les reconnaître.

*Miel.* — Le miel (*mel*) est tout aussi connu que le sucre
sous le rapport de son origine, de son extraction, de ses
propriétés, de ses usages. Nous nous bornerons donc à
rappeler que ces derniers sont moins fréquents, culinairement parlant, et que les enfants seuls mangent le miel
étendu sur le pain.

Les miels doivent être choisis blancs ou jaunâtres, gre-
nus, transparents, d'une odeur plus ou moins aromatique
selon les lieux, les temps où ils ont été recueillis; d'une
saveur sucrée, douce et balsamique. Les meilleurs sont
ceux de Narbonne et du Gatinais, celui de la vallée de Cha-
mouny, ceux du mont Hymette et du mont Hybla, ceux
de Crète, de Cuba, d'Éthiopie, etc.

Y a-t-il du miel vénéneux? Oui, si les abeilles ont bu-
tiné sur des plantes dangereuses. Aristote, Dioscoride, et
beaucoup d'autres après eux, ont signalé des faits de ce
genre, mais heureusement assez rares.

Le miel est relâchant; il entre dans le pain d'épice et
quelques pâtisseries ou confiseries particulières. Étendu
d'eau et soumis à la fermentation, il donne l'*hydromel vi-*

*neux*, boisson qui, dans certains pays, remplace le vin et la bière.

Le miel peut être altéré avec de la farine torréfiée ou ordinaire, de la pulpe de châtaignes, de l'amidon, de la fécule. On reconnaît la première fraude, 1° par l'alcool faible, qui ne dissout pas la farine torréfiée ; 2° par la chaleur, qui liquéfie difficilement un miel renfermant de l'amidon, de la farine ou de la pulpe de châtaignes ; 3° par l'eau froide, qui dissout en totalité le miel pur ; 4° enfin par la couleur bleue que prennent au contact de l'iode les mélanges de fécule, d'amidon.

*Sel.* — Le sel, *sel marin*, *hydrochlorate de soude*, ou mieux *chlorure de sodium*, est un des condiments les plus usités. Sa saveur salée, franche, le fait rechercher des hommes et des animaux, pour lesquels il est un stimulant précieux de l'appétit et de la digestion. Son usage remonte très loin. Déjà, du temps d'Homère, il était très commun. Sans ce condiment, nos humeurs se détériorent, la force musculaire perd de son énergie, des vers se développent dans les intestins, etc. Le docteur Barbier a calculé que tous les hommes prennent avec leur nourriture quotidienne de 15 à 30 grammes de sel marin ; que les militaires en consomment davantage ; enfin qu'au bout d'un an, chacun de nous en a dépensé plus de 4 kilogrammes.

Le sel marin se trouve dans le commerce, soit en petits cristaux bruns grisâtres (*sel gris* ou *de cuisine*), colorés par de l'argile, du fer, et contenant de l'hydrochlorate de magnésie qui les rend hygrométriques, soit en petits grains blancs et purs (*sel blanc*).

Malgré son prix peu élevé, le sel marin est souvent altéré, soit accidentellement par l'eau ou le sol dont il provient, soit par les marchands. C'est ainsi que, pour le premier cas, on y rencontre du sulfate de soude, du sulfate et de l'hydrochlorate de magnésie, du sulfate et de l'hydrochlorate de chaux, du sulfate d'alumine, des traces de sels

métalliques ( plomb , cuivre , fer), enfin du mercure , selon
Remer ; de l'oxide d'arsenic (Latour de Trie). Quant aux
falsifications proprement dites, elles ont lieu , tantôt avec
le sel de salpêtre ou sel marin impur, tantôt avec le sel
marin retiré de la soude de varech , et contenant de l'hy-
driodate ioduré de potasse (Barruel, Laugier, Serul-
las , etc. ) ; ou bien encore avec le sulfate de soude ( Chevallier ) qui le rend purgatif, le sulfate de chaux ou plâtre
pulvérisé qui en augmente le poids, etc. Heureusement
que ces différents mélanges , accidentels ou frauduleux ,
n'échappent point aux moyens que la chimie minérale met
en œuvre avec une rare précision, et que possèdent parfaitement les personnes chargées par l'autorité de surveiller la
vente des denrées et productions alimentaires. *Voir* à ce
sujet l'excellent travail de MM. Chevalier et Henry père
sur les *Falsifications qu'on fait subir au sel marin avant
de le livrer au commerce*, travail inséré dans le *Journal
de chimie médicale*, 7ᵉ année , p. 257 et 339.

*Vinaigre.* — Les usages du vinaigre , comme assaisonnement, sont trop connus pour ne point nous borner à
rappeler brièvement qu'il sert à *mariner* les substances
dont on veut retarder un peu la décomposition , pour *confire*
celles qu'on veut conserver d'une année à l'autre , et surtout qu'il ne jouit point de la propriété *amaigrissante* ,
comme le croient encore un trop grand nombre de personnes. On trouve dans les ouvrages de médecine et de
chirurgie des exemples funestes de l'abus du vinaigre ,
même affaibli.

Le vinaigre peut être altéré par les acétates de fer, de
soude et de cuivre , par l'acide sulfurique. L'acide azotique
démontre la présence du cuivre. La concentration , à feu
nu , donne naissance à des vapeurs blanches formées d'a-
cide sulfurique ; enfin , évaporé aux neuf dixièmes, et
traité par l'alcool concentré , puis par le chlorhydrate de
baryte , le vinaigre falsifié avec de l'acide sulfurique donne

naissance à des sulfates insolubles et à des sulfovinates cristallisables.

Les mets dans lequels on fait entrer le vinaigre ou d'autres condiments acides (*verjus*, *citron*, *oseille*, *groseilles à maquereau*, *limon*, etc.) demandent à séjourner le moins de temps possible dans les vases de cuivre, de plomb ou tout autre métal, en raison de la promptitude avec laquelle le contact des uns et des autres donne lieu à des composés vénéneux.

*Epine-vinette* (*berberis vulgaris*), berbéridée. — Les baies du vinettier font partie des condiments acides; dans le Nord, elles remplacent le citron. Fermentées, elles donnent une espèce de vin ou *piquette*, qui sert de boisson dans quelques pays. Confites au sucre, elles sont servies sur les tables comme dessert et friandises.

*Persil* (*petroselinum*), famille des ombellifères; *cerfeuil* (*chœrophyllum sativum*), ombellifère; *sarriette* (*satureia hortensis*), labiée; *estragon* (*artemisia dracunculus*), corymbifère; *marjolaine* (*origanum majorana*), labiée; *thym* (*thymus vulgaris*), labiée; *serpolet* (*thymus serpillum*), labiée; *sauge* (*salvia officinalis*), labiée; *romarin* (*rosmarinus officinalis*), labiée; *céleri* (*apium graveolens*, var. *dulce*), ombellifère. Les sommités jeunes et tendres des plantes que nous venons d'énumérer sont des aromates que l'on fait entrer dans un grand nombre d'aliments ou de mets rangés à bon droit parmi les échauffants. Les estomacs faibles et délicats ne sauraient être trop prudents dans l'usage de ces divers condiments.

*Laurier-sauce* (*laurus nobilis*), laurinée; *laurier-amande* ou *laurier-cerise* (*prunus lauro-cerasus*), rosacée. Les feuilles de ces deux arbres sont souvent ajoutées aux mets fades et mucilagineux pour en rehausser le goût et en augmenter la digestibilité. On les met encore, avec quelques autres aromates, dans les liquides destinés à la

29

cuisson de certains aliments, et entre autres des jambons, des volailles, du bœuf fumé, divers légumes, etc.

*Capucine* ( *tropœlum majus* ), géraniée. — Plante du Pérou et du Mexique, cultivée dans tous les jardins, dont les boutons sont confits et servis à la manière des cornichons, et dont les fleurs ornent les salades.

*Ciboule* ( *allium fistulosum* ); *civette* ( *allium schœnoprasum*). — Plantes de la famille des liliacées, très communes dans les jardins, dont on emploie les feuilles, hachées menu, dans les sauces, les salades, et qui ne conviennent qu'aux estomacs robustes et bien portants.

*Echalote* ( *allium ascalonicum* ); *rocambole* ( *allium scorodoprasum*); *ail* ( *allium sativum* ). — Plantes appartenant à la même famille botanique que les précédentes, communes également comme ces dernières dans nos jardins, et dont les *bulbes* et *bulbilles* sont journellement usités comme stimulants des organes digestifs, comme correctifs ou adjuvants des mets peu sapides. Ces deux condiments ne conviennent qu'à un petit nombre de personnes, à cause de leur saveur très prononcée, de leur odeur forte et persistante, odeur qui se communique à l'haleine, à la sueur, aux gaz intestinaux, aux plaies même. En France, il n'y a guère qu'en Provence, en Gascogne et en Bourgogne qu'on fasse un fréquent usage de l'échalote et de l'ail, de l'ail surtout. Dans ces pays, il n'est pas rare de voir des individus manger leur pain frotté d'ail seulement. Ailleurs, on se contente d'en toucher fortement les vases contenant les salades de chicorée, d'en mettre une ou deux gousses dans un gigot, dans un morceau de bœuf à la mode, etc. Un mets très recherché à Paris par les habitants du Midi, c'est la *morue à la purée d'ail,* préparation culinaire connue sous le nom de *brandade,* et qui a fait la réputation des *Frères Provençaux.*

L'ail est composé de mucilage, de sucre, de soufre, d'une huile volatile jaune, très âcre et très odorante, etc.

(Bouillon-Lagrange). Ce bulbe est-il anticontagieux, anti-
pestilentiel, comme le pense le vulgaire? Oui, si on l'ingère
dans l'estomac ; non, si on se contente de le porter dans la
poche, comme le font quelques personnes. On conçoit, en
effet, que l'excitation communiquée par cet aliment à l'é-
conomie animale peut devenir un moyen préservatif des
affections débilitantes; mais on conçoit aussi que cette excitation factice n'a qu'une action passagère, et que, trop
souvent répétée, elle devient elle-même une cause nuisible.

*Moutarde.* — La moutarde (*sinapis nigra*), famille des
crucifères, est une plante très commune en Europe, dont
les semences, contenant de l'huile grasse et de l'huile volatile, du soufre, du mucilage, de l'albumine, etc., servent
à fabriquer une des compositions condimentaires les plus
usitées. Cette composition, appelée *moutarde*, est faite,
comme chacun le sait, avec la graine du *sinapis nigra* qui
a macéré dans le vinaigre pendant vingt-quatre heures,
qu'on a broyée ensuite, seule d'abord, puis avec des aromates, tels que l'estragon, le citron, les anchois, les
truffes, etc., et qu'on ne livre au commerce qu'au bout
d'un certain temps. Autrefois la *moutarde de Dijon* avait
l'estime du plus grand nombre des amateurs et des consommateurs; aujourd'hui les fabricants de cette ville ont perdu
de leur réputation ; ils viennent après ceux de Paris; les
*Maille*, les *Bordin,* et leurs successeurs, sont les *premiers
moutardiers* des cours et des royaumes. Toutefois, la moutarde est un puissant digestif, un stimulant énergique, qui
ne convient qu'aux gasters chauds, actifs et robustes. On
doit en user avec modération, et concurremment avec les
aliments visqueux, fades ou aqueux. Elle fait la base des
sauces dites *Robert, à la tartare, remoulade,* etc. Les
sujets lymphatiques, sédentaires, âgés, l'aiment et la supportent très bien.

*Raifort* (*raphanus rusticus*), crucifère. — Le grand
raifort, cran de Bretagne, est un condiment sulfuré ana-

logue à la moutarde, et succédané de cette dernière. En Allemagne, on l'emploie sous le nom de *moutarde de moine*.

*Câpres.* — Boutons à fleurs du *capparis spinosa*, capparidée, que l'on confit au vinaigre, et que l'on fait entrer dans beaucoup de sauces.

*Cannelle.* — Seconde écorce du *laurus cinnamomum*, famille des laurinées, arbre qui croît dans l'Inde, et surtout à Ceylan. La cannelle est un condiment de haut goût, fort usité dans les cuisines. Les peuples du Nord en font une grande consommation. Les gens de campagne l'aiment dans le vin chaud, et préconisent cette boisson contre les sueurs rentrées, l'imminence ou le début des pleurésies, des péripneumonies, etc. On ne saurait trop blâmer une semblable médication; car, mal appliquée, elle amène après elle de fâcheuses conséquences. En Angleterre, le vin chaud cannellé est, dit-on, la boisson tempérante des bals et des soirées. La cannelle est composée d'huile volatile, de tannin, d'un acide particulier, de résine, d'amidon, etc. (Vauquelin, Planche, etc.).

*Vanille.* — Fruit (*gousse*) de l'*epidendrum vanilla*, orchidée, plante du Mexique, du Pérou, etc. La vanille contient de l'acide benzoïque, une huile volatile abondante, du mucilage, etc. Elle entre dans un grand nombre de mets, de liqueurs et de pâtisseries de dessert. Le *chocolat à la vanille* est estimé et recherché, et rien ne justifie le reproche que lui font quelques personnes de ne pas être un *chocolat de santé*.

*Safran.* — Stygmates du *crocus sativus*, iridée, plante originaire de l'Orient, et cultivée en grand en Espagne, en France, etc. Le safran renferme de la gomme, de l'albumine, de la cire, un peu d'huile volatile, une matière colorante (*polychroïte*), etc. (Bouillon-Lagrange, Vogel). L'art culinaire l'emploie pour rehausser le goût de certains aliments, pour en colorer quelques autres, en fabriquer des liqueurs, comme l'élixir de Garus, le scubac, etc.

*Muscade.* — Noix, semence ou amande du fruit du *myristica moschata*, arbre de la famille des laurinées, qui habite les îles d'Amboine et de Banda. La muscade fournit, par la pression, une grande quantité d'huile grasse, dite *huile* ou *beurre de muscade*. Elle est un condiment généralement employé dans l'Inde, les îles Moluques et l'Europe. Elle entre comme partie constituante d'un grand nombre de préparations culinaires solides et liquides, telles que sauces, ragoûts, liqueurs, etc. Il y a des personnes qui en *veulent* et en *mettent partout*, et qui, à cet effet, portent constamment avec elles un *étui-râpe* et des muscades, afin de ne point imposer de privations forcées à leur goût et à leurs habitudes, quand elles se trouvent chez un amphitryon assez peu gastronome pour ne point aimer un aromate aussi précieux.

Le *macis* ou *arille*, enveloppe axillaire de la muscade, improprement appelé *fleur de muscade*, est peu employé, bien qu'il soit doué des propriétés stomachiques, digestives et excitantes de l'amande du *myristica*.

*Girofle* ou *gérofle*. — Fleur non épanouie du *caryophillus aromaticus*, arbre des îles Moluques et de la Nouvelle-Guinée, famille des myrtes. Le girofle contient de l'huile volatile, une matière extractive, du tannin, de la résine, du ligneux, etc. (Trommsdorff, Bonastre, etc.). C'est un condiment excellent pour les estomacs froids et paresseux. Beaucoup de cuisinières en mettent dans le pot-au-feu (un *clou* ou deux).

*Gingembre.* — Racine de l'*amomum zingibar*, famille des drimyrrhizées, plante vivace de l'Inde, de Java ou de la Chine. Le gingembre est composé de matières résineuses, d'huile volatile, d'acide acétique, d'acétate de potasse, de gomme, de soufre, d'amidon, etc. (Morin). L'Inde, l'Allemagne, et surtout l'Angleterre, font une grande consom-

29.

mation du gingembre comme stimulant des organes digestifs. On en met dans presque tous les aliments, dans
presque toutes les boissons. Chez nos voisins les Anglais,
cette racine est à l'art culinaire ce qu'est le calomel à l'art
de guérir, une panacée universelle.

*Poivre.* — Fruit du *piper nigra*, arbuste de la famille
des *urticées*, selon les anciens botanistes, des *pipéracées*,
selon les modernes, qui est originaire de l'Inde, et que l'on
cultive aux îles de Malacca, de Java, Sumatra, à Cayenne,
dans l'Inde anglaise, etc. Pelletier a trouvé le poivre composé d'un principe particulier (*piperin*), d'une huile concrète très âcre, d'une huile balsamique, d'une matière
colorante gommeuse, d'extractif, des acides tartrique et
gallique, d'amidon, etc. Le poivre est le condiment obligé
des mets visqueux, mucilagineux ou peu sapides de nos
climats, où on l'emploie entier, concassé (*mignonnette*), ou
en poudre. Dans le premier cas, on l'associe aux viandes
de charcuterie, aux saucissons principalement. Mais c'est
surtout par les peuples des régions équatoriales que ce
condiment est recherché; ceux-ci en saturent leurs aliments
et leurs boissons, et s'en trouvent plus forts et plus dispos.
De là, sans doute, ce dicton populaire : *le poivre rafraîchit;* dicton que Gaubius a démontré être une erreur, et
que M. Girardin, de Rouen, conseille de poursuivre avec
l'arme du ridicule.

Le poivre devrait être acheté entier par les ménages, car
il est souvent altéré par d'autres substances, telles que les
semences de moutarde, la racine de pyrèthre, qu'on y
ajoute au moment de le mettre en poudre.

Le *poivre blanc*, plus doux, moins usité, est le précédent, dépouillé chimiquement et mécaniquement de son
enveloppe extérieure. Dans l'Inde, le Pérou et aux îles
Philippines, le *poivre long* (*piper longus*) remplace le
poivre noir. On le confit au vinaigre, et quelques personnes
le mangent cru, en salade, etc.

*Piment.* — Le piment, *poivre long* de nos climats, *capsicum annum*, solanée, est une baie qui, réduite en poudre et débarrassée de ses semences, peut remplacer le poivre noir. Entier, le piment est confit dans le vinaigre avec différents fruits pour en faire des *atchars*. Les Indiens le mêlent avec de la farine, et en préparent un mets qu'ils appellent *beurre de cayan*.

*Anchois.* — Petit poisson qui vit en troupes dans toutes les mers de l'Europe, où on le pêche à la fin de l'hiver. L'anchois est mangé frais par nos pêcheurs, qui le font frire ou griller. Les Italiens, les Espagnols le préfèrent salé, et le servent, soit comme aliment, soit comme assaisonnement. A Paris, c'est un condiment recherché, mais qui ne convient qu'aux personnes lymphatiques. Les anchois de Bayonne et de la côte d'Espagne sont les plus gros; ceux de Provence sont les plus délicats. Le *garum* des Romains était préparé, dit-on, avec les intestins d'anchois et de maquereau.

*Aschar, achar* ou *aischar.* — Dans l'Inde, on désigne sous ces différents noms un assaisonnement composé de sommités tendres de végétaux et de jeunes fruits confits dans le vinaigre de palmier. En Europe, ce sont les cornichons, les épis jeunes de maïs, les câpres, les petits ognons blancs, les haricots verts, etc., confits dans le vinaigre de vin.

Nota. Beaucoup de substances étudiées parmi les aliments, comme le poireau, l'ognon, les truffes, le cresson, les champignons, la tomate, la morille, les huîtres, le thon, les sardines, les viandes de charcuterie, etc., etc., peuvent également servir de condiments; il suffit de diminuer leur dose, de varier leur mode de préparation pour opérer ces métamorphoses. Cette simple observation suffit pour nous permettre de terminer ici l'étude des condiments, et de passer à celle des composés culinaires les plus fréquemment usités.

## 14° PRÉPARATIONS CULINAIRES.

*Bouillon.* — Le bouillon est la dissolution dans l'eau des parties gélatineuses, sapides, parfumées, acides ou salines qui entrent dans sa composition, c'est-à-dire de la viande, des légumes, du sel, des aromates. Il est formé d'eau, de matières volatiles, en très faible quantité, de sels divers, de matières organiques formées elles-mêmes de gélatine, d'albumine, de créatine, d'une matière douce et sucrée. On le prépare avec 1 partie de viande pour 2 parties d'eau, un peu de sel et quelques légumes. La viande doit être mise quand l'eau est encore froide : l'ébullition doit être lente, suffisamment prolongée, et faite à vase presque clos, c'est-à-dire dans un vase dont le couvercle est percé d'un trou rond et peu considérable.

Nous ne reviendrons pas sur le mode d'emploi du bouillon; nous dirons seulement ce qu'on entend par *thé de bœuf*, *consommé* et *bouillon coupé*. Le premier se prépare avec 1 partie de viande et 2 parties d'eau bouillante; c'est un simple infusé que l'on conseille aux estomacs très irritables. Le second est du bouillon très chargé ou réduit à moitié par l'évaporation; le troisième enfin, boisson des malades et des convalescents, est du bouillon ordinaire plus ou moins affaibli avec de l'eau.

*Bouillies.* — *Potages.* — Préparations faites avec les farineux, les fécules, les pâtes d'Italie, le bouillon gras, le lait, etc., et faciles à digérer. On doit les choisir bien cuites, exemptes de grumeaux, peu épaisses, sucrées ou non, aromatisées ou non, selon le goût des personnes.

La *bouillie* des jeunes enfants doit être claire, légère, bien cuite, donnée en petite quantité à la fois, si l'on ne veut pas voir survenir des gastrites chroniques, et, par suite, le carreau, le rachitisme et d'autres maladies analogues. Hallé recommandait, avec raison, les bouillies faites avec le pain grillé ou torréfié, légèrement aromatisées et additionnées d'une petite quantité de jaune d'œuf.

*Soupe.* — La soupe, ou *potage au pain*, est dite *trempée*, *bouillie* ou *mitonnée*. La première est la plus usitée. Elle se fait en versant le bouillon gras ou maigre, le lait, etc., très chauds ou bouillants sur du pain brisé en morceaux peu volumineux. On obtient la seconde en faisant bouillir ensemble, pendant quelques minutes, le pain et le liquide dont on a fait choix. Ces deux modes de préparation, subordonnés au goût des personnes, donnent un aliment également bon, également digestible. La soupe dite à l'*ognon* compte peu d'amateurs; elle a une saveur âcre et irritante qui répugne à beaucoup d'estomacs. Elle ne plaît qu'aux *mauvais* buveurs, à ceux qui prétendent qu'elle dissipe l'ivresse.

*Pain.* — Aliment préparé avec diverses substances nutritives, selon les pays, les climats. En Europe, le pain est fait avec les farines des céréales, de l'eau, un peu de sel, du ferment et quelques aromates : cette dernière addition ne se rencontre que dans certaines contrées. En France, le pain est la nourriture principale de l'homme et de quelques animaux. On le mange frais ou rassis; c'est dans ce dernier état qu'il est le plus digestible. Cependant quelques personnes le préfèrent tendre, et d'autres, en très petit nombre, encore chaud. On doit le choisir léger, poreux, bien levé et suffisamment cuit. Le meilleur est fait avec la farine de froment. Le pain dit *mollet* ou *régence*, de *gruau*, de *roi*, préparé avec la fine fleur de farine est d'un blanc admirable, extrêmement léger, mais beaucoup moins nourrissant que celui de froment, et de seigle surtout. Les gens aisés, les individus faibles, délicats, sédentaires, en font seuls usage. On conçoit, en effet, toute l'insuffisance d'un aliment semblable pour les hommes forts et robustes des villes et des campagnes. Le pain fait la base des *soupes* ou *potages* ordinaires, de la *crème au pain*, des *panades*, etc. Le *pain rôti* rentre dans les aliments un peu échauffants; il en est à peu près de même du *pain au lait* et du *pain au beurre*. Enfin le *pain salé* est très digestible. La *croûte* du pain se digère aussi plus facilement que la *mie*. Le *pain altéré*, *moisi*, est nuisible à la santé, dangereux même. Les additions d'alun, de carbonate de magnésie, de carbonate d'ammoniaque, faites au pain pour le rendre plus blanc, plus léger, sont tolérées, sans dangers par conséquent; quant au sulfate de cuivre, au plâtre, à l'argile, ajoutés pour en augmenter le poids, la loi réprime et punit sévèrement des sophistications aussi coupables.

Le pain, avons-nous dit, est composé d'eau et de farine. Le *rendement* de celle-ci, ou proportion de pain obtenue après la cuisson, est le suivant : 162 kilogrammes et demi de farine de froment produisent 102 pains de 2 kilogram. Tout corps étranger ajouté à la farine a pour but d'augmenter le rendement, mais il diminue en même temps les propriétés nutritives. Tels ont été les reproches adressés aux fécules de riz, de pommes de terre, etc., mélangées par beaucoup de boulangers, de vermicelliers, avec la farine de froment, dans l'intention de fournir au public du pain à bon marché. Ces mélanges, ou d'autres analogues, signalés par Parmentier, Teissier, etc., ne sauraient être tolérés que dans des temps de disette; ils donneraient un pain encore supérieur à celui des habitants des départements du Var et des Hautes et Basses-Alpes. Dans ces malheureuses contrées, le pain n'est cuit qu'une fois par an, à la chaleur de la bouse de vache desséchée au soleil et brûlée dans des trous. Pour le manger, il faut le briser à la hache, comme on le ferait d'un bloc de marbre ou de pierre, et le laisser détremper pendant deux ou trois jours.

*Pain de seigle.* — *Pain d'orge.* ( *Voy.* p. 238-242. )

Le *biscuit de mer*, pain à demi levé et desséché, est nourrissant et difficile à digérer.

Le *pain d'épice*, mélange de farine de seigle, de miel et d'aromates divers, ne convient qu'à un certain nombre de personnes ; il est quelquefois échauffant ou indigeste, et quelquefois aussi il relâche, surtout les adultes. Son usage doit donc être basé sur la connaissance parfaite des idiosyncrasies.

NOTA. Le pain fermenté est-il plus salubre que le pain non fermenté ? la farine fermentée perd-elle de ses propriétés nutritives ? telles sont les questions examinées par le docteur Robert D. Thomson, directeur du laboratoire et des classes de chimie pratique à l'université de Glascow, et résolues ainsi qu'il suit :

1° Un morceau de pâte pressée entre les mains et avalée dans cet état est indigeste pour la majorité des hommes, à cause de sa nature compacte et de l'absence de la disgrégation moléculaire, premier élément de la digestion.

2° Soumise à la cuisson, la même pâte devient digestible, parce qu'une partie de l'eau est expulsée, et que la disgrégation moléculaire a lieu. On ne peut guère expliquer autrement la digestibilité du pain d'orge, des gâteaux d'avoine, du pain de pois ; du pain de pois et de farine d'orge, du pain de pommes de terre et de farine, non fermentés et mangés par les paysans écossais ; du pain sans levain consommé par les Juifs à la fête de Pâques, du *biscuit* très bien supporté par les malades, enfin des gâteaux non levés dont se nourrissent les habitants du nord de l'Inde et de l'Afghanistan, gâteaux semblables aux *scones* écossais. Première conclusion : le pain non fermenté est digestible et nutritif.

3° La fermentation panaire a lieu aux dépens du sucre et du gluten de la farine.

4° Cette fermentation étant arrêtée par la cuisson, qui dégage l'acide carbonique provenant du sucre décomposé, qui chasse l'air contenu dans la pâte, expulse l'alcool formé et une grande partie de l'eau, et qui n'a d'autre

but que d'opérer la division moléculaire de la pâte faite
avec la farine, l'eau et la levûre, ne pourrait-on pas obtenir les mêmes résultats en substituant à la levûre l'alun
ammoniacal et le carbonate d'ammoniaque et de soude?
L'expérience a justifié cette opinion en prouvant, d'une
part, que la pâte ainsi préparée devient poreuse et blanche
par la cuisson, que l'alun est détruit, et en démon-
trant, d'autre part, qu'un sac de farine qui produi-
rait 107 pains non fermentés ne produit que 100 pains
fermentés du même poids. Seconde conclusion : la farine
fermentée perd de ses propriétés nutritives. (*Ext. du
philos. mag.*, nov. 1843.)

*Pâtisseries.*—Elles sont *lourdes*, *légères* ou *croquantes*,
et toutes plus ou moins sucrées et aromatisées. Les premières ne sont supportées que par les estomacs sains et robustes ; les secondes et les troisièmes, contenant une certaine quantité de carbonate de magnésie ou de carbonate
d'ammoniaque, ne conviennent qu'aux personnes délicates,
aux femmes, et aux enfants principalement. Faisons observer toutefois que ces sortes d'aliments, ainsi que les
*sucreries*, les *bonbons*, les *dragées*, les *pastilles*, etc., sont
plus agréables qu'utiles, et qu'en général ils nuisent plus
à la santé qu'ils ne la fortifient, surtout quand on en
mange souvent et beaucoup à la fois.

*Marmelades, gelées, compotes de fruits.* — Préparations salubres, surtout quand elles ne sont ni trop sucrées ni
trop aromatisées.

*Purées, ragoûts de légumes.* — Aliments de bonne qualité, très digestibles, à moins que leur assaisonnement en
graisse, beurre ou huile ne soit par trop abondant.

*Gelées de viandes.* — Préparations douces, légères,
agréables et faciles à digérer, prises indistinctement en
bonne santé et en convalescence, et préparées avec les
parties tendineuses des jeunes animaux, le sucre, quelques
aromates, certaines liqueurs alcooliques, comme la vanille,
le citron, le café, le rhum, le kirsch, etc.

*Choucroute* (*sauer - kraut*). — Choux qui ont subi la fermentation acide après avoir été hachés et soumis à l'action d'une saumure très chargée de sel marin. Les Allemands, qui en font un grand usage, y ajoutent du genièvre. La choucroute est un aliment facile à digérer, précieux dans les voyages de long cours, et excellent, seul ou associé à des viandes, des volailles, etc. A Paris, et en France généralement, elle est peu goûtée. Il est vrai qu'on ne sait pas toujours l'avoir bonne ni la bien préparer.

*Viandes attendries* ou *mortifiées ; viandes marinées, faisandées.* — On sait que les viandes nouvellement tuées sont en général fermes, coriaces, peu faciles à digérer. Quelque temps doit donc s'écouler avant leur apprêt culinaire. Ce temps, variable dans les diverses espèces d'animaux, est trop connu des cuisiniers et des ménagères pour que nous indiquions ici les modes divers de *mariner*, *faisander* ou *attendrir* les viandes.

*Viandes bouillies*, *rôties.* — Les premières sont peu sapides, mais faciles à digérer; les secondes, d'un goût plus prononcé, d'un arôme délicieux, d'une couleur dorée (due à l'*osmazôme*) qui réjouit le sens de la vue, pèsent un peu plus à l'estomac, mais pas assez cependant pour ne pas rester au nombre des mets savoureux et recherchés.

*Bouilli.* — La chair bouillie, le *bœuf,* ou, plus exactement, le *bouilli*, car la viande de bœuf n'est pas la seule qui fasse la base du *pot-au-feu*, n'est autre que la fibrine unie à de l'albumine coagulée. Cette fibrine, quoique privée d'une partie des matières sapides qui lui sont naturelles, doit conserver une saveur, une tendreté agréables. Cela a lieu toutes les fois que, par une longue ébullition, par l'épuisement de la viande, on ne sacrifie pas la qualité du *bouilli* à celle du *bouillon*, et qu'on ne fait pas de celui-là *une chair moins son jus* (Brillat-Savarin). Le *bouilli* se mange seul ou avec des hors-d'œuvre, tels que moutarde, sel, poivre, cornichons, anchois, olives, melon, etc. On

30

l'accommode encore au beurre , aux fines herbes , au gratin , à la sauce piquante.

*Ragoûts, étuvées, daubes de viande, de poisson, de volaille.* — Ces aliments sont généralement bons et de facile digestion. Associés à des légumes jeunes et tendres, à des aromates plus ou moins forts, à des condiments acides, salés, sucrés ou azotés , tous ces composés , dus à des mains habiles et jalouses d'une bonne réputation culinaire , mangés aussitôt leur préparation , conviennent à tous les âges, la première enfance exceptée , à tous les sexes et à presque tous les tempéraments. Le *bœuf à la mode* doit être placé à côté des *daubes* et des *étuvées.*

*Roux.* — *Fritures.* — Aliments généralement difficiles à digérer, en raison des véhicules avec lesquels on les prépare, de l'espèce de décomposition éprouvée par les véhicules eux-mêmes , et par conséquent supportables seulement par les estomacs doués d'une énergie vitale assez prononcée.

*Viandes lardées* ou *piquées, salées* ou *fumées.* — Préparations lourdes, irritantes et de digestion difficile , convenables seulement aux personnes douées d'organes digestifs actifs et puissants.

*Jambons , boudins , saucissons , et tout ce qui sort de l'étal et des fourneaux de charcuterie.* — Mêmes observations que pour les préparations précédentes.

*Jus de viandes.* — Aliments, ou plutôt *condiments,* dans lesquels prédomine l'*osmazôme,* et dont on ne doit user qu'avec modération , car ils sont fortement excitants. Les jus de viandes doivent être faits chez soi, si l'on veut n'avoir à redouter ni le défaut de soins dans la préparation , ni la présence de corps étrangers ou dangereux. L'*osmazôme* est la partie éminemment sapide des viandes ; c'est elle qui , en se caramélisant, forme la couleur et le rissolé des rôtis , qui constitue la qualité des bouillons, des consommés ; c'est d'elle enfin que sort le fumet de la venaison et du gibier. L'osmazôme est extraite des viandes faites : les jeunes animaux, les viandes blanches n'en renferment qu'une très faible proportion.

*Fromages frais, fromages fermentés.* — Les premiers sont des aliments doux, agréables, rafraîchissants et de digestion facile, surtout si on y ajoute un peu de sucre, quelques eaux aromatiques, non spiritueuses, bien entendu. Les seconds exigent une force digestible assez prononcée, quand on les mange seuls, un peu abondamment, et qu'ils sont très gras. En petite quantité et à la fin du repas, ils deviennent, au contraire, des excitants utiles à quelques estomacs faibles ou paresseux. Trop avancés, les fromages peuvent devenir nuisibles, dangereux même : on trouve dans la science des empoisonnements de ce genre. En chimie, les fromages fermentés sont considérés comme de véritables sels *(caséates)* ; les fromages *mous, blancs, à la crème, à la pie,* etc., sont du caséum mélangé à une certaine quantité de beurre, de crème et de sérum.

*Frangipane.* —Lait évaporé et concentré, sucré, aromatisé et mêlé à des amandes pilées. Aliment nourrissant, mais lourd.

*Chocolat à l'eau, à la crème. — Café à la crème.* — Aliments des estomacs faibles et délicats, des personnes sédentaires, âgées ou valétudinaires; ou bien encore, aliments avec lesquels on prélude ou on termine d'autres repas, comme le déjeuner et le diner.

L'usage du chocolat remonte au XVII⁰ siècle. Le goût, dit Brillat-Savarin, ce grand-maître de cérémonies du palais, a trouvé dans cette substance un mets exquis, succulent, aromatique, un mets qui réjouit tous les estomacs, qui convient à tous les sujets, enfin un mets des dieux, comme le prouve l'étymologie du mot *théobroma*, Θεός, Dieu, βρῶμα, nourriture.

Le chocolat est préparé avec les semences du fruit du cacaotier (*theobroma cacao*), arbre du centre du Nouveau-

Monde, et surtout de l'immense bassin des Amazones, qui appartient à la famille des *byttnériacées*. Ces semences sont choisies saines et entières, mondées, torréfiées et broyées à chaud avec du sucre et des aromates. Le refroidissement et des moules faits exprès pour le recevoir encore chaud donnent les formes diverses qu'on lui trouve dans le commerce. Le chocolat renferme souvent des fécules (*sagou*, *salep*, *arrow-root*, etc.); il est alors plus nourrissant, plus digestif. On y ajoute quelquefois des substances médicamenteuses, les ferrugineux principalement; il rentre alors dans la classe des agents thérapeutiques.

Bien préparé, exempt de farine de blé, de riz, de lentilles ou de fèves, d'amidon, etc., ce qui est rare pour les chocolats communs, cet aliment ne doit pas s'épaissir quand on le prépare, à l'eau ou au lait, pour les repas; on ne le sert qu'après l'avoir fait *mousser* dans la chocolatière, afin de le rendre plus léger, plus facile à digérer. Quelques personnes ajoutent encore à ses propriétés restaurantes et fortifiantes en y mêlant un jaune d'œuf. On sait que les Indiens, les Italiens et surtout les Espagnols, font une grande consommation de chocolat, qu'il y en a toujours de préparé chez eux, qu'ils l'emploient peu sucré, et plutôt comme boisson que comme aliment. En France, c'est un adjuvant aux aliments habituels; peu de personnes, en effet, s'en nourrissent exclusivement. Il en est de même du *café à la crème*, dont nous parlerons à l'occasion du *café à l'eau*. (Voir BOISSONS.)

Nous ne terminerons pas cet article sans donner la recette et les propriétés du *chocolat des affligés*, ou *chocolat à l'ambre* du spirituel et aimable auteur de la *Physiologie du goût*. Dans 500 grammes de chocolat, ajoutez 70 à 75 centigrammes d'ambre, et vous aurez une liqueur capable de réparer les forces de celui qui aura bu quelques traits de trop à la coupe de la volupté, qui aura passé à travailler une partie de la nuit, qui temporairement sera devenu bête, qui trouvera l'air humide, le temps long, l'atmosphère lourde, ou qui, enfin, sera tombé dans un état complet d'inaptitude intellectuelle.

*Glaces. — Sorbets.* — Préparations agréables et recherchées dans les saisons chaudes, les soirées, les bals, les spectacles, mais qui ne conviennent qu'aux jeunes gens, aux sujets doués d'un système circulatoire énergique. Les convalescents, les vieillards, les femmes ayant leurs règles, les estomacs débiles ou fatigués, les personnes qui toussent, doivent se priver de glaces ou n'en prendre qu'avec la plus grande modération. On doit s'en abstenir également aussitôt après les repas, étant en sueur, et avant de se mettre à table : les accidents les plus fâcheux, les maladies les plus graves, la mort même, ont été trop souvent la fatale conséquence d'imprudences de ce genre, pour ne pas les signaler et rappeler à chacun les lois de la sagesse et du bon sens.

Les glaces doivent être consommées lentement, par petites portions à la fois. Elles jouissent de propriétés toniques, ce qui explique l'habitude de quelques personnes d'en prendre au milieu d'un repas en guise de vin de Madère, qu'on buvait autrefois sous le nom de *coup du milieu*. Sans croire au danger d'une coutume semblable, puisque les glaces ne sont à craindre que pendant l'acte de la digestion, nous préférons de beaucoup l'habitude de nos bons et vieux pères.

L'usage des glaces, à Paris, est dû à Procope, limonadier habile et ingénieux, qui porta son art au plus haut degré de perfection, et qui trouva bientôt des imitateurs non moins habiles et non moins renommés. Quel est le fin gourmet qui n'ait pas en grande vénération les cafés de Tortoni, de Foy, de la Rotonde, Turc, Cardinal, etc., etc. ?

La composition des glaces, des sorbets, est connue de tous les consommateurs. On sait que ce sont des sucs de fruits, des crèmes au chocolat, à la vanille, aux pistaches,

30.

aux ananas, au rhum, etc., sucrés et solidifiés par des mélanges réfrigérants (sel marin et glace, sel ammoniac et
sel de nitre, etc.).

*Coloration des substances alimentaires.* — Après les
condiments, substances fournies par la nature pour stimuler
les organes digestifs paresseux, faibles ou délicats sans
être malades, pour rehausser la saveur des mets fades et
visqueux, mais que la gastronomie a torturés de toutes les
manières pour en faire les excitants fugaces et dangereux
des appétits rebelles ou instinctivement conservateurs, après
cette étude, disons-nous, et celle des préparations culinaires, vient l'indication des matières colorantes employées
dans l'art des Vatel, des Carême, des Berchoux, des Chevet, etc., etc., afin d'ajouter aux sensualités du goût
les sensualités de la vue. Ces matières colorantes, désignées par l'autorité comme étant sans danger, sont les
suivantes : *indigo*, *bleu de Prusse* ou *de Berlin*, pour les
couleurs bleues ; *cochenille*, *carmin*, *laque carminée*,
*laque du Brésil*, pour les couleurs rouges; *safran*, *graines
d'Avignon*, *graines de Perse*, *quercitron*, *curcuma*,
*fustel*, *laques alumineuses* préparées avec les mêmes substances, pour les couleurs jaunes; *bleu de Prusse* et *graine
de Perse*, *épinards*, *poirée*, *blé vert*, pour les couleurs
vertes; *bois d'Inde*, *bleu de Berlin*, pour les couleurs
violettes; *carmin* et *bleu de Prusse*, pour la couleur pensée. Les substances colorantes défendues par le même arrêté de 1840, sont : la *gomme-gutte*, l'*aconit napel*,
l'*oseille*, le *suc de chélidoine*, les *fleurs de renoncules*, les
*oxides de cuivre*, les *cendres bleues*, les *oxides de plomb*,
le *sulfure rouge de mercure*, le *chromate de plomb*, le
*vert de Schéele*, les *blancs de plomb, de zinc* et *d'argent*.

## 15° BOISSONS.

On appelle *boissons* les liquides introduits dans l'estomac dans le triple but de favoriser la dissolution des aliments solides, d'exciter les organes digestifs, d'étancher la soif. Les boissons sont aqueuses, aromatiques, vineuses, alcooliques ou spiritueuses.

A. *Boissons aqueuses*.. — On en connaît une sorte seulement : c'est l'eau, liquide considéré par les anciens comme un *élément*, et que la chimie moderne a trouvé composé de deux volumes d'hydrogène et d'un volume d'oxygène.

L'eau est le plus connu et le plus utile de tous les corps : aussi est-elle abondamment répandue dans la nature, qui la présente plus ou moins pure, fluide (état ordinaire) ou solide (*glace*), demi-solide (*neige*), sous forme gazeuse ou plutôt vésiculeuse (*nuages*, *brouillards*). Suivant les sources d'où elle provient, l'eau est distinguée en *eau de pluie*, *de rivière*, *de fleuve*, *de fontaine*, *de citerne*, *de puits*, etc. La meilleure est celle des grands fleuves et des larges rivières qui coulent rapidement sur un lit de sable ou de roc : on doit la prendre loin des bords riverains, loin des habitations. L'eau est choisie limpide, inodore, sans saveur désagréable, dissolvant complétement le savon, cuisant parfaitement les légumes, etc., chargée d'une certaine quantité d'air. Cette dernière condition est indispensable ; sans elle l'eau est indigeste. L'eau de pluie est également bonne, surtout si on a l'attention de ne point utiliser les premières quantités tombées des nuages, et si cette eau n'a point été en contact avec des toitures en zinc ou en plomb. Les eaux de fontaine, de puits, ne sont convenables qu'autant qu'elles sont aérées, et que le fond de leur réservoir est propre et rocailleux. L'eau de neige, obtenue par la fusion de cette dernière, offre les qualités et les dangers de l'eau de pluie. Elle est d'une grande ressource pour les peuples qui habitent les régions du Nord et les pays de montagnes. Les eaux de sources sont souvent excellentes, surtout quand le sol qui les reçoit n'est ni vaseux ni chargé de matières organiques en décomposition.

Quant aux eaux des citernes, des étangs, des mares, des lacs, des marais, leur usage est mauvais, dangereux quelquefois, en raison des matières salines, végétales et animales qu'elles contiennent en dissolution ou en suspension, et qui les altèrent plus ou moins.

L'eau n'a pas toujours les qualités voulues pour être saine et salubre; elle est souvent trouble, chaude, non aérée, chargée de corps étrangers. Différentes méthodes sont mises en usage pour la purifier et la rendre propre aux usages domestiques. Parmi ces méthodes se trouvent : 1° la *filtration*, exécutée à l'aide du sable, de la pierre, de la laine, des éponges, ou tout autre corps poreux, mais non soluble dans l'eau; 2° la *dépuration*, opérée, soit par le repos, soit par l'addition de quelques corps acides, tels que le suc de citron, le vinaigre, l'alun, le carbonate de potasse : ce dernier corps convient surtout pour les eaux séléniteuses; 3° le *rafraîchissement*, en plongeant les vases contenant l'eau dans d'autres vases remplis de glace, de neige ou de mélanges réfrigérants, ou bien en descendant les mêmes vases dans des fontaines, des citernes très froides, ou bien enfin en se servant de vases assez poreux pour laisser le liquide suinter à leur surface, s'évaporer lentement : tels sont les alcarazas en Espagne; 4° l'*ébullition* suivie de l'*agitation*, afin de rendre à l'eau l'air qu'elle a perdu en bouillant, méthode pratiquée par les anciens, encore en usage chez les Chinois, et applicable surtout aux eaux stagnantes; 5° la *distillation*, opération qui doit être suivie également de l'agitation, et que l'on met en usage pour l'eau emportée dans les voyages de long cours, ou pour l'eau de mer; 6° l'*emploi du charbon*, corps doué de la propriété d'absorber les gaz, et capable par conséquent d'enlever à l'eau l'odeur ou la saveur putrides qu'elle peut avoir contractées.

L'eau des grandes villes, amenée ordinairement dans les bassins, fontaines ou réservoirs publics au moyen de tuyaux

en bois, en fonte, en plomb, en terre, peut également être
altérée, soit par le temps nécessaire à son trajet, soit par
les corps étrangers entraînés avec elle, soit enfin par la destruction ou l'oxidation des tuyaux ou conduits eux-mêmes.
On obviera à tous ces inconvénients, d'abord par les moyens
de purification que nous venons d'indiquer ; puis en donnant à l'argile, à la fonte, et surtout au verre la préférence sur le bois et le plomb dans la construction des
moyens de transport.

Arrivée dans les maisons particulières, l'eau sera conservée exempte d'altération, en la recevant, non dans des
vases en fer, en cuivre ou en plomb, qui lui donnent une
saveur désagréable et souvent des propriétés vénéneuses;
mais dans des jarres de terre ou de faïence vernissées,
ou même encore dans des fontaines de marbre, de
pierre, ou des réservoirs mastiqués et glaisés. A bord des
vaisseaux, l'eau est embarquée dans des tonneaux char-
bonnés à l'intérieur. Ce moyen est bon, surtout si les parois des tonneaux sont épaisses, si la carbonisation a été
profonde, et si l'eau elle-même a été parfaitement purifiée
avant son embarcation. Sans ces précautions, une altération
semblable à celle des eaux stagnantes se manifeste, une
odeur et une saveur fétides se développent dans la masse
d'un liquide qui ne tarde pas à devenir nuisible à tout l'é-
quipage, dangereux pour ceux qui en font usage.

L'eau est le véhicule propre à la cuisson d'un grand
nombre d'aliments; elle sert à la préparation des bouillons
nutritifs et médicinaux. Elle est la boisson la plus ordinaire,
la plus saine et la plus indispensable de l'homme et des
animaux. Elle réussit à la généralité presque absolue des
individus, bien que des personnes, en effet, aient besoin d'y
mêler un peu de vin, d'eau-de-vie, de rhum, etc., pour
la supporter et la digérer. Elle fait la base des tisanes des
malades, et, à elle seule, elle est un des meilleurs agents
thérapeutiques connus. A elle seule encore, elle est,

dans ce moment même, tout un système médical, système appelé *hydrosudopathie* ou *hydrothérapie*, et qui bientôt ira rejoindre l'*homœopathie*, autre merveille du même genre, qui ne compte plus que quelques dupes.

L'eau froide stimule, tonifie ; l'eau tiède relâche, l'eau chaude excite, l'eau bouillante rubéfie, brûle. Prise à la température ordinaire, l'eau rafraîchit, calme la soif, aide à la digestion en délayant les aliments et multipliant leurs points de contact avec les dissolvants renfermés dans l'estomac. Elle répare les pertes causées par la transpiration et les autres excrétions ; enfin elle nourrit réellement, car elle prolonge les jours des malheureux qui sont privés de tout autre aliment ; elle donne la vie à tous les végétaux, à beaucoup d'animaux qui ne reçoivent pas d'autres substances assimilables. Elle a encore l'avantage, disent les observateurs, de conserver les forces et la santé, de maîtriser les passions, de prolonger la vie, de maintenir les fonctions intellectuelles dans une intégrité parfaite. Le physique et le moral des buveurs d'eau ne sont donc point inférieurs à ceux des autres hommes, amis du vin et des liqueurs spiritueuses. En effet, l'histoire rapporte que Pittacus, Charles XII, roi de Suède, Démosthène, Locke, Haller, Milton, et beaucoup d'autres, célèbres par leur courage, leur force et leur génie, ne buvaient que de l'eau.

L'eau est bue seule, coupée ou non avec un peu de vin, ou aromatisée et sucrée. Pendant les repas, on la boit pure ou coupée avec le vin, mais on trouve quelques personnes qui remplacent le vin par du sucre ou du sirop. Sa quantité est très variable dans les vingt-quatre heures : les uns en consomment plus, les autres moins. On la prend ordinairement froide, mais non glacée, surtout en été et quand la surface du corps est couverte de sueur : cette observation, déjà faite à l'occasion des *glaces*, des *sorbets*, est applicable à toutes les boissons *frappées* ou *glacées*.

L'eau, avons-nous dit, est la boisson la plus ordinaire

de l'homme ; elle est, de tous les liquides connus, le plus sain, le plus capable d'étancher la soif. En hiver, on la boit volontiers seule ; mais dans les grandes chaleurs on y ajoute souvent, soit un peu de vin ( un tiers, par exemple : c'est l'*eau vineuse*), soit quelques cuillerées de suc de fruits, tels que groseilles, citron, orange, cerises, etc., on a alors l'*eau de groseilles*, la *limonade*, les *orangeades*, l'*eau de cerises*, ou bien quelques gouttes d'eau-de-vie, de rhum, de kirsch, etc. Dans les grands ateliers et les casernes, pour les moissonneurs, les bûcherons, les hommes des ports, des marchés, etc., on prépare une boisson excellente et fortifiante en mêlant ensemble 29 parties d'eau et 1 partie d'alcool. Ce mélange n'a pas les inconvénients sudorifiques et débilitants de l'eau vinaigrée que l'on donnait autrefois en abondance. Il a de plus l'avantage de diminuer et de retarder la soif. A Paris, l'eau ainsi alcoolisée perd la vertu laxative et diarrhéique qu'elle exerce si fréquemment sur les personnes non acclimatées, et dont l'effet est désigné sous le nom de *parisienne*.

Dans les grandes villes, l'eau est achetée par les consommateurs, à un prix très modique, il est vrai, mais enfin elle est achetée. Ce surcroît de dépenses, ajouté à tant d'autres, explique les privations supportées par quelques uns. Ainsi, à Paris, chaque habitant a moins de 40 litres d'eau par jour ; cette quantité est insuffisante à tous les besoins de la vie privée. A Londres, à Édimbourg, la pénurie est moins grande ; chaque individu en a 60 litres. La privation est moins grande encore à Glascow et aux États-Unis, où chaque habitant en a 90 litres à sa disposition. Enfin, à Liverpool, 27 litres d'eau reviennent à chaque habitant ; ceux de Manchester en ont 44. (*Rev. britan.*, 1835.)

B. *Boissons aromatiques.* — Ce sont des infusés aqueux, tenant en suspension l'arôme et quelques principes extractifs de certaines substances excitantes, comme le thé, le café, le cacao, le gland torréfié, etc. Ces boissons se prennent chaudes, et le plus habituellement après les repas, afin de seconder l'estomac dans ses fonctions digestives; mais voyons chacune d'elles en particulier.

*Thé.* — Feuilles du *thea bohea*, arbrisseau de la famille des *théacées*, cultivé en plein champ par les Chinois. L'usage du thé, en Europe, remonte à l'année 1666; il est dû aux Hollandais. Depuis cette époque, cette boisson est devenue presque indispensable à un grand nombre de peuples. Les Anglais surtout en font une grande consommation : plus de 12 millions de kilogrammes passent en infusion par année. Les Hollandais, les Anglo-Américains, en consomment presque autant. Les Allemands, les Français un peu moins, bien que la dépense annuelle ait singulièrement augmenté depuis quelque temps, surtout en France.

Le thé se prend très chaud, sucré, et quelquefois additionné d'un peu de lait ou de crème. On le sert dans les soirées ou après les repas. Il constitue souvent, à lui seul, le déjeuner de beaucoup de personnes; il est aussi le remède populaire des digestions lentes, difficiles ou incomplètes. On le prépare par infusion dans des vases de faïence ou de porcelaine, et jamais dans des vases métalliques, en raison du tannin qu'il contient, et de la saveur désagréable que ce principe, en contact avec le métal, communiquerait à la liqueur.

La qualité du thé dépend, non pas seulement des précautions apportées dans sa préparation, mais surtout du choix des espèces associées les unes avec les autres. Des innombrables espèces connues, les plus usitées sont celles dites *vertes* et *noires*. Ces espèces sont mélangées dans des proportions variables, selon les goûts et les habitudes; cependant on peut les employer séparément, surtout les *thés verts*.

Le thé agit à la manière des excitants les plus puissants,

du moins chez les sujets irritables, nerveux ou peu accoutumés à ce genre de boisson. Son action est souvent semblable à celle du café, dont il va être question. Il est donc prudent d'étudier ses effets, d'en modérer l'usage, si l'on ne veut pas être privé totalement d'une liqueur qui, dans beaucoup de circonstances, peut avoir des avantages utiles et précieux.

Le thé pouvant se rencontrer avarié dans le commerce, ou sophistiqué, coloré par des mélanges plus ou moins dangereux, tels que le talc, le chromate de plomb, etc., il sera toujours prudent, dans le doute, de s'assurer de sa qualité par des moyens empruntés à la chimie analytique.

Aux feuilles de *thea bohea*, les habitants de l'Amérique méridionale préfèrent le *maté*, sorte de houx connu sous le nom d'*herbe* ou *thé du Paraguay*, qu'ils emploient également en infusion aqueuse.

*Café.* — Semence du *coffea arabica*, arbrisseau de la famille des *rubiacées*, qui paraît avoir été connu des Hébreux et même des Grecs, et qui est indigène des contrées chaudes de l'Éthiopie et de l'Yemen, d'où il a passé successivement dans l'Inde, aux Antilles, en Amérique, à Bourbon, etc. Choisi de bonne qualité, torréfié convenablement, c'est-à-dire modérément, réduit en poudre un peu grossière, à l'aide d'un moulin, jeté de suite dans l'eau bouillante, ou plutôt placé dans un appareil convenable (l'industrie en fournit un aujourd'hui qui ne laisse rien à désirer), pénétré de toutes parts, à deux fois différentes et instantanées, par un courant de vapeur d'eau, le café fait la base d'une boisson généralement appréciée et généralement usitée.

Le café se prend pur; c'est ainsi que le préfèrent les vrais amateurs. Cependant la majorité des consommateurs y ajoutent du sucre, d'autres un peu d'eau-de-vie, de rhum ou de kirsch; enfin il y a des personnes, et leur

31

nombre est grand, qui le préfèrent au lait ou à la crème, surtout le matin, au déjeuner. L'usage habituel du café au lait, usage presque universel chez les femmes des grandes villes, de Paris principalement, serait-il la cause des écoulements blancs que l'on rencontre si généralement dans la pratique médicale ? beaucoup de praticiens partagent cette opinion, et nous sommes loin de les contredire.

Le meilleur café est celui que l'on fait à mesure des besoins, c'est-à-dire que les graines du *coffea* sont brûlées, pulvérisées et traitées par l'eau sur la table même où la liqueur va être versée bouillante à chaque convive. Agir autrement, c'est manquer aux premières règles de la gastronomie, c'est priver les sens du goût et de l'odorat d'une jouissance inexprimable, c'est enfin ôter à l'esprit une partie des saillies gaies, fines et heureuses que lui donnent d'habitude le parfum et l'arôme délicieux des graines d'Arabie.

La qualité du café n'est pas la même dans toutes les espèces ou variétés; on en a la preuve en en faisant usage séparément. Les espèces les plus estimées sont celles dites de *Moka*, de *Bourbon*, de la *Martinique*. Ces espèces, associées entre elles, dans des proportions bien connues de tous les bons limonadiers, donnent une boisson excellente.

L'usage du café paraît avoir été connu en Perse en 875. Quant aux cafés publics, leur ouverture date de 1553 pour Constantinople, de 1643 pour l'Italie, de 1652 pour Londres, 1671 pour Marseille et 1672 pour Paris. Aujourd'hui, il n'y a pas de bourg, de village, de hameau qui n'ait son *café*. Grands et petits, riches et pauvres, chacun prend sa tasse de moka, s'empoisonne, comme l'ont toujours dit les détracteurs d'un liquide savouré par la multitude, mais..... *bien lentement*, ajoute Fontenelle.

Soumises à l'analyse, les semences de café ont donné aux chimistes une sorte d'essence, de la gomme, du tannin, de la résine, etc. Est-ce bien là réellement le dernier mot de la science, ou plutôt de la vérité? Où se trouve, en effet, dans une composition semblable, analogue à celle de tant d'autres végétaux, ces puissantes et heureuses propriétés qui donnent à celui-ci de l'esprit et de la gaieté, à celui-là du génie, à un troisième une aptitude plus grande au travail, à la méditation? Nous le répétons encore, la chimie crée bien des choses, mais elle en explique bien peu.

Comme l'usage du thé, l'usage du café a ses inconvénients. L'excitation qu'il porte dans toute l'économie, dans les fonctions cérébrales principalement, exige quelques précautions, surtout de la part des jeunes gens, des sujets nerveux, irritables ou atteints de phlegmasies aiguës. Les uns et les autres ne doivent se livrer à une coutume si généralement répandue qu'avec prudence et modération, s'ils ne veulent pas se priver pour toujours d'une boisson à nulle autre comparable, sous le rapport tonique et excitant. Les femmes enceintes, en couches ou nourrices, doivent s'abstenir du café. Les enfants, les personnes pléthoriques, se trouveront bien de la même conduite, ainsi que les individus maigres et ardents.

*Succédanés du café.* — Parmi les substances indigènes proposées comme succédanées du café, nous avons déjà cité le *café-chicorée*, ou racine torréfiée et pulvérisée du *cichorium intybus*. Cette préparation ne mérite aucune attention comme substance excitante. Il en est de même, 1° des fruits du chêne ou *café de gland*, que la médecine conseille quelquefois aux sujets lymphatiques ou scrofuleux, sous forme de boisson tonique et fortifiante; 2° des *enveloppes des semences de cacao* que le grillage sépare de l'amande, que certaines personnes peu aisées font bouillir avec de l'eau, et qu'elles prennent, en y ajoutant du sucre, en guise de chocolat ou de tisane analeptique; 3° des *pepins de raisin*, de l'*orge*, du *maïs*, etc.

C. *Boissons vineuses et alcooliques.* — Ici vont être

étudiés le vin et ses différentes espèces, les eaux-de-vie et tous les liquides analogues obtenus par la fermentation alcoolique et la distillation, les liqueurs simples ou composées, les diverses sortes de bières et de cidres, l'hydromel, le *quass* ou *kwass* des Russes, le *koumis* des Tartares, le *melth* des Scandinaves, le *pito* de la Côte-d'Or, le *chica* du Chili, le *poso* de la baie de Campêche, etc., produits dus autant et plus à l'industrie des hommes qu'à la nature elle-même, et qui tous sont des excitants assez prononcés, capables de développer beaucoup de chaleur animale, d'augmenter l'énergie des forces, d'activer toutes les fonctions, surtout si on en use à propos et sobrement.

*Vin.* — Le vin, le fils de la vigne, comme le disait Anacréon; le violent fils de la vigne, le lait de Vénus, selon Pindare; le lait de la bonne déesse, d'après les Romains, est un liquide obtenu, comme chacun le sait, du suc du raisin à l'aide de la fermentation. Considéré d'une manière générale, le vin est formé des acides tartrique, malique, carbonique (vins mousseux), d'une matière extractive, de tartre, d'une matière colorante, d'une huile volatile appelée *œnanthine* et de laquelle dépend le *bouquet* du vin, d'alcool, d'eau, etc. (Thomson, Gay-Lussac, Deleschamps, Fauré, etc.).

Les vins sont de plusieurs couleurs; il y en a de rouges, de blancs, de gris, de rosés, de paillés, etc. Leur saveur est également très variable; les uns sont doux, sucrés, piquants et pétillants; les autres sont durs, secs, amers, etc.

*Vins rouges.* — Parmi les vins rouges, regardés comme les plus fortifiants et les plus nutritifs, les plus salubres pour les sujets nerveux, et les moins enivrants, on doit placer en première ligne ceux de Bordeaux, vins qui, après avoir vieilli ou voyagé sur mer, après s'être dépouillés d'une partie de leur matière colorante et extractive, acquièrent une belle couleur rouge, un goût fin et recherché, un bouquet suave et délicat qui les rendent agréables pour tous les estomacs, validès ou convalescents. Les vins doués de toutes ces qualités viennent des crus de Château-Margau, Château-Lafitte et Château-Latour, dans le Haut-Médoc; du Château-Haut-Brion, dans la contrée dite de Graves. Comme vins de Bourgogne, plus excitants que les précédents, bien qu'ils ne soient pas plus riches en alcool, d'un goût plus suave, du moins pour quelques gourmets, et se mêlant plus agréablement à l'eau, nous citerons plus particulièrement ceux de la Romanée, de Chambertin, Richebourg, Clos-Vougeot, Clos-Saint-Georges, etc. ; puis ceux de Vosne, de Nuits, de Premeau, de Chambolle, de Volnay, de Pomard, de Beaune, de Meursault, etc. (Côte-d'Or); et enfin les vins d'Auxerre, de Moulin-à-Vent, etc. (Mâconnais). Les vins du Dauphiné, territoire de l'Ermitage, sont ceux de Méal, de Roucoule, de Muret, etc. (Drôme). Ces vins participent de ceux de Bordeaux et de Bourgogne. Les vins rouges de Champagne, moins estimés que les blancs, sont ceux de Verzi, de Verzenai, de Mailli, de Saint-Basle (Marne); des Riceys, d'Avirey (Aube). La Côte-Rôtie (Rhône) est la contrée du Lyonnais qui donne le meilleur vin. Enfin les vins du Nord, comme ceux du Rhin, ne sont bons qu'à l'âge de dix ou vingt ans, époque à laquelle ils se sont dépouillés de leur tartre, de leur âpreté. Ces vins peuvent se conserver trente, quarante, soixante et cent ans. En Pologne, nous avons bu du vin du Rhin qui avait plus de quarante ans de bouteilles, et qui était délicieux. La Touraine, l'Orléanais, la Lorraine, etc., donnent encore des vins de bonne qualité.

*Vins blancs.* — Vins acides, légers, diurétiques et plus agréables, mais plus enivrants, moins nourrissants et plus désaltérants que les précédents. Ils conviennent aux personnes sanguines, moins aux sujets nerveux. L'ivresse qu'ils produisent est peu durable, moins dangereuse que celle des vins rouges, à moins qu'on ne les mêle à ces derniers. Les

31.

vins blancs de première classe sont ceux de Sillery, de Haut-
Villiers (Champagne); de Mont-Rachet (Bourgogne);
Barsac, Sauterne, Villenave - d'Ornon (Bordelais); de
Château - Grillet (Loire); de l'Ermitage (Dauphiné); de
Madère, de Xérès (Espagne); de Johannisberg, de Stein-
berg, de Hochleim (duché de Nassau); viennent ensuite,
pour la seconde classe, les vins de Meursault, Chablis,
Tonnerre (Bourgogne); ceux d'Arbois (Franche-Comté);
de Condrieu (Lyonnais); de Saint-Péray (Languedoc), et
enfin ceux de Pouilly (Nièvre).

*Vins mousseux.* — C'est en Champagne (Aï, Éper-
nay, etc.) que l'on travaille les meilleurs vins *légers mousseux, demi-mousseux* et *grands-mousseux;* cependant la
Franche-Comté (Arbois), le Languedoc (Saint-Péray),
la Bourgogne, quelques contrées au-delà du Rhin, produisent des vins mousseux qui sont aussi très renommés.

*Vins sucrés.* — Les vins sucrés ou de liqueur sont plus
alcooliques, plus excitants, plus nourrissants que les précédents. On les recherche pour leur goût agréable et leurs
propriétés toniques; mais ils ne conviennent qu'en petite
quantité à la fois. Ils sont meilleurs à jeun qu'après les
repas, du moins pour beaucoup de personnes. Les estomacs
irritables et délicats doivent s'en priver, ou n'en prendre
que modérément. Le temps les améliore singulièrement.
Comme vins de liqueurs étrangers, nous citerons le *tokay*
(Haute-Hongrie), le *lacryma christi*, du pied du Vésuve;
le *tinto* d'Alicante, le *tintilla* de Rota, le *malvasia* et le
*Pedro-Ximenès* de Malaga; les vins rouges et les vins blancs
de Constance (cap de Bonne-Espérance), de Malvoisie (île
de Madère). En France, les premiers vins de liqueur sont:
les *muscats* de Rivesalte, Frontignan, Lunel (Roussillon,
Languedoc), et les vins de *paille* (Alsace et Dauphiné-
l'Ermitage).

Les vins ne sont bons qu'autant que leur couleur, leur
saveur, leur limpidité et leur odeur ne laissent rien à dési-

rer : *vina probantur odore, sapore, nitore, colore*, a dit
l'école de Salerne, et les dégustateurs, les connaisseurs de
nos jours ne demandent pas d'autres qualités aux vins réputés fins et délicats.

L'usage du vin est répandu sur une grande surface de
l'Europe. En Italie, en Espagne, dans une grande partie
de la France, de l'Allemagne, de la Hongrie, de la
Grèce, etc., c'est la boisson la plus ordinaire des gens aisés.
On le prend aux repas, pur ou plus ou moins coupé avec
de l'eau. Ce n'est que par exception qu'on en boit hors
des repas, et l'on sait combien cette exception est devenue
règle générale pour certaines classes de la société. Pris en
quantité modérée, le vin aide à la digestion, fortifie l'estomac, réjouit le cœur (*vinum lætificat cor hominis*),
augmente la chaleur, la transpiration, les sécrétions, facilite la nutrition, donne du ton aux organes, de la vivacité
aux muscles. Va-t-on au-delà de la quantité habituelle ? la
gaieté renaît ou augmente, l'imagination s'agrandit, l'esprit
s'anime et enfante les saillies les plus heureuses; le chagrin
disparaît, la vie s'embellit, mais devient plus brève, plus
rapide, a dit Fernel. Va-t-on plus loin encore; dépasse-t-
on les limites de la sagesse, de la tolérance ? le bien que
nous venons de décrire s'éteint peu à peu; la tête devient
pesante, les facultés intellectuelles s'anéantissent, l'ivresse
commence. Bientôt cet état est manifesté par des actes
d'une audace, d'une force extraordinaires et dangereuses,
ou par tous ceux d'un abrutissement honteux et dégoûtant. Nous reviendrons sur cet état à l'occasion des *habitudes*, et nous dirons notre opinion sur les *combustions*
dites *spontanées*. Enfin, l'excès du vin devient-il habitude ? les fonctions digestives s'altèrent et se détruisent,
l'appétit diminue, devient nul; le corps devient lourd,
les mœurs sont grossières, les sens s'affaiblissent, des
maladies graves, telles que la goutte, les calculs urinaires,
les hydropisies, l'apoplexie, l'amaigrissement, des can-

cers , etc., etc., se déclarent et conduisent l'ivrogne, soit
à des infirmités longues et douloureuses, soit à une mort
prompte et prématurée.

Le vin est le lait des vieillards, a-t-on dit. Ce liquide, en
effet, ranime les sens glacés par l'âge, maintient l'activité
de la circulation , réveille les muscles engourdis, etc. Il
n'est pas aussi avantageux à l'enfance et à l'adolescence ;
ici, la vie est trop active pour recourir aux excitants. De
là, probablement, le conseil de Galien , aux jeunes gens,
de ne boire du vin qu'à dix-huit ans, et celui de Platon,
qui interdisait cette boisson jusqu'à la vingt-deuxième année. Il y a loin de ces préceptes à cette logique toute ba-
chique inspirée à un épicurien fameux par le vin de
Candie. Le vin, disait-il, est un excellent passeport pour
l'autre monde ; il conduit au ciel. En effet, le bon vin fait
le bon sang, le bon sang fait naître la bonne humeur, la
bonne humeur donne de bonnes pensées, les bonnes pensées commandent de bonnes actions, et les bonnes actions
ouvrent les portes du ciel (page 168 de l'excellent et spirituel traité d'*Hygiène des femmes nerveuses* de notre honorable confrère le docteur Édouard Auber). Le vin ne
convient pas aux sujets délicats, grêles, irritables, disposés aux angines, aux chaleurs gastro-intestinales, aux
hémorrhagies, aux affections fébriles, bilieuses, inflammatoires, etc. Les femmes doivent également s'en abstenir,
ou n'en prendre que modérément. On sait qu'Aristote le
défendait aux nourrices, Mahomet à ses sectateurs, etc.
Aujourd'hui l'excès seul n'est pas permis.

*Falsification.* — A part les maladies auxquelles les vins
sont sujets, telles que l'*acidité*, le *graissage*, l'*amertume*,
la *moisissure*, etc., que les marchands cherchent à détruire par les alcalis, les terres absorbantes, le tannin, le
vin nouveau, il est d'autres altérations que les consommateurs doivent connaître et redouter. Ces altérations, véritables fraudes dues à la cupidité et à la mauvaise foi,

consistent : 1° dans la *dulcification* des vins aigres et acides par la litharge, le sucre, les raisins de caisse, un vin plus doux : le premier moyen est un véritable empoisonnement; 2° dans la *coloration*, obtenue par l'alun, les baies de sureau, de troène, de myrtile, de mûres, etc. ; 3° dans l'*astringence*, fournie par l'extrait d'écorce de chêne ou de saule; 4° dans la *saturation* des acides malique et tartrique par la craie; 5° dans l'*alcoolisation* des vins faibles par l'eau-de-vie ; 6° dans l'*affaiblissement* par l'eau, habitude générale, universelle, non dangereuse sans doute, mais qui doit être considérée comme un vol ; 7° dans l'*addition* du poiré ou du cidre, addition peu nuisible encore, et tout aussi coupable que la précédente ; 8° dans la *mixtion* des gros vins d'Auvergne, de Brie, d'Orléans, etc., avec les vins blancs légers de la basse Bourgogne, de l'Anjou ; 9° enfin dans la *fabrication* du vin sans raisin, c'est-à-dire d'un vin fait avec de l'eau qui a bouilli sur des fleurs de sureau, de sauge, d'ivette, que l'on a coloré avec les baies de sureau, de myrtile ou d'yèble, ou avec le bois d'Inde, et auquel on a donné du montant au moyen de l'alcool ou de l'eau-de-vie.

*Piquette. Boisson. Râpé.* — Boissons plus ou moins acerbes, plus ou moins acidules, en usage dans certaines contrées du Berry, de la Champagne, de la Bourgogne, etc., préparées, soit en jetant de l'eau sur les marcs et les résidus de raisin, après la confection du vin, soit en faisant fermenter ensemble des raisins peu mûrs, des pommes sauvages, du miel, de l'épine-vinette, du genièvre, de l'eau, etc. Des boissons analogues, convenables comme les précédentes aux sujets forts et robustes des campagnes, peuvent encore être préparées avec les sucs de bouleau, d'érable, de l'eau et des aromates, ou bien avec de l'eau, de la cassonade, du vinaigre, des fleurs de sureau, des baies de genièvre, etc., etc.

*Oxcyrat.* — Boisson tempérante, préparée avec l'eau et le vinaigre.

*Hydromel.* — Boisson composée avec le miel et l'eau,
distinguée en *hydromel simple*, quand elle n'a pas fermenté; en *hydromel vineux*, après qu'elle a subi la fermentation. L'hydromel est usité dans le Nord, où il tient
lieu de vin.

*Cidre.* — Boisson préparée en Normandie, dans le
Perche, la Bretagne, etc., avec les fruits du *malus acerba*.
Le cidre est également connu en Afrique, en Espagne, en
Allemagne et en Angleterre. C'est une boisson très agréable
et très recherchée des femmes et des enfants; toutefois il
est souvent flatulent, et détermine des coliques, des diarrhées. Nouvellement préparé, le cidre a une saveur douce,
sucrée, légèrement piquante. Plus tard, il gagne de la
force, devient spiritueux, cause l'ivresse, tout comme le
vin, si on en prend en trop grande quantité.

Le *petit cidre* ou *gros cidre*, coupé avec de l'eau, constitue une boisson très salutaire.

*Poiré.* — Boisson préparée avec le suc des poires sauvages ou communes, moins nourrissante et plus irritante
que le cidre, et dont on fait une grande consommation en
Normandie, en Picardie, etc.

*Bière.* — Boisson fermentée, alcoolique, préparée avec
les céréales et le houblon, dont l'usage remonte jusqu'à
l'antiquité. Les bières sont dites *rouges* et *fortes*, *blanches*
et *légères*. Les premières sont principalement usitées
en Angleterre, en Allemagne, en Flandre, en Hollande;
les secondes sont consommées en France; toutefois on
en boit aussi dans quelques provinces du Nord. C'est encore
en France qu'on boit la *petite bière*, liqueur obtenue en
coupant la bière forte avec de l'eau, ou bien en versant une
certaine quantité du même liquide sur le marc après la fabrication de la bière forte.

La bière est la boisson habituelle des habitants peu aisés
du nord de la France, et principalement de l'Artois, de la
Picardie, de la Lorraine, etc. Les provinces du centre en

boivent également, surtout pendant les chaleurs d'été. Elle
est nourrissante et donne de l'embonpoint. Coupée avec de
l'eau, les estomacs chauds et irrités la supportent mieux
que le vin. Les enfants s'accoutument très bien à son
usage; on la recommande même à ceux qui sont maigres
et faibles, comme boisson tonique et fortifiante.

La bière est-elle trop forte, mal préparée ou récemment
faite; occasionne-t-elle des coliques, des gonflements gazeux, la dysenterie, quelques affections des voies urinaires,
ce qui arrive quelquefois aux personnes non accoutumées
à son usage? on suspend cette boisson, on la remplace par
le vin, l'eau pure additionnée d'un peu d'eau-de-vie, ou
par l'eau sucrée.

Ce que nous venons de dire des bières fortes et des bières
légères est entièrement applicable, 1° au *porter*, bière
très usitée en Angleterre, et que l'on trouve maintenant
à Paris; 2° à l'*aile*, autre bière, non houblonnée, mais
très chargée d'acide carbonique; 3° à la *sapinette*, boisson
résineuse, préparée avec des végétaux de la famille des
conifères, et qui est très utile pour les voyages de long
cours.

*Eau-de-vie.* — L'eau-de-vie est le produit de la distillation de toutes les liqueurs sucrées et fermentées; la meilleure est retirée du vin. Son usage dans l'économie domestique est très répandu; on la boit très pure, aussi vieille
que possible, et en très petite quantité à la fois, ou bien
on en prépare des liqueurs, des ratafias, etc. L'eau-de-vie
ne convient qu'aux sujets forts, bien portants; elle nuit,
au contraire, aux individus faibles et irritables, aux jeunes
gens, aux vieillards, aux femmes, aux enfants. Prise avec
modération, elle est un stimulant diffusible précieux dans
les digestions difficiles, contre l'épuisement causé par la
fatigue, etc. Son action sur l'économie n'est funeste, plus
funeste que celle du vin, qu'autant qu'on la prend sans
besoin, à jeun, comme le font les gens du peuple pour

lesquels elle est le meilleur reconfort, ou en quantité trop abondante. Dans ce cas, à l'excitation générale, à la gaieté provoquée par un petit verre d'eau-de-vie pris dans des circonstances favorables, succèdent bientôt, avec toutes les maladies dues à l'abus du vin, cette faiblesse, cette hébétude ordinaires et profondes qui caractérisent si bien les ivrognes de profession.

La bonne eau-de-vie doit avoir quelques années de tonneau (six, huit, dix et plus). Elle doit marquer 18 à 22°. Celle que l'on vend sur les comptoirs des débitants de Paris et de beaucoup de villes semblables, où la consommation est énorme, n'est souvent que de l'alcool (*esprit de vin*) coupé avec de l'eau, fortifié avec le poivre et le gingembre, et coloré avec le caramel ou le suc de réglisse. Les cafés, les distillateurs, un grand nombre du moins, en ont de bonne qualité, et c'est à eux que s'adressent les connaisseurs.

*Liqueurs. Ratafias.* — Nous comprenons sous ces deux noms toutes les liqueurs de table, préparées avec l'eau-de-vie, comme nous l'avons déjà dit, ou avec l'esprit de vin coupé avec de l'eau, du sucre, des aromates, des sucs de fruits, etc. Ce dernier liquide (l'alcool) est le plus employé, en ce qu'il est plus économique, et qu'il donne des préparations tout aussi savoureuses, quand rien d'ailleurs n'a été négligé dans le mode opératoire. Les liqueurs de table ou de ménage ont les inconvénients et les avantages de l'eau-de-vie et de tous les liquides analogues (kirsch, rhum, tafia, etc.), suivant qu'on les prend en trop grande quantité ou modérément. Les femmes, les personnes irritables, nerveuses, les préfèrent généralement, en raison de leur saveur sucrée, de leur arôme, de leur douceur; cependant elles ne valent pas les liqueurs sèches, surtout après les repas; elles aident moins à la digestion; elles *empâtent*, comme on le dit vulgairement.

*Punch.* — Préparé, comme chacun le sait, avec de

l'eau chaude, du sucre, du thé, du suc de citron, de l'eau-de-vie, du rhum, etc., le punch est une boisson agréable et salutaire. Pris avec modération, peu alcoolique, il rétablit promptement la transpiration qui a été supprimée par le froid et l'humidité. Dans les bals, dans les soirées, cette liqueur est moins dangereuse que les glaces, les sorbets, les limonades, ou toute autre boisson acide, surtout quand on a la précaution de manger un ou deux gâteaux avant le premier verre. On trouve dans le commerce un sirop dit *sirop de punch* qui est extrêmement commode pour préparer la liqueur que nous venons de nommer, et qui aurait tous les inconvénients des ratafias et des autres spiritueux si on le prenait en excès.

*Vin chaud.* — Chauffé et aromatisé avec la cannelle, le citron, etc., le vin rouge constitue une boisson qui a les propriétés du punch, mais qui ne le remplace pas, car..... il est vulgaire et de mauvais ton.

*Bischoff.* — Boisson allemande importée à Paris depuis quelques années, et mise en vogue par les habitués des cafés et des estaminets. Le bischoff se prépare avec du sucre, de l'eau, du vin blanc ou du vin rouge. Le vin est-il de Bordeaux ou de Bourgogne? on a, suivant les gourmets, une liqueur d'évêque; vient-il du Rhin, et est-il vieux? on a une liqueur de cardinal; enfin a-t-on fait choix de vin de Tokay? le bischoff est digne du pape.

*Kwas.* — Sorte de bière préparée en Russie avec la farine et le son de seigle, avec le seigle germé, l'eau bouillante, quelques aromates (menthe poivrée, baies de genièvre, etc.), et du sucre, du moins quelquefois. Cette boisson fortifie, nourrit et engraisse; elle préserve également d'une foule de maladies. Percy assure que plus d'un prisonnier français a dû le bonheur de revoir sa patrie à l'usage du kwas.

*Koumis.* — Boisson favorite des Baskirs et des peuples nomades, préparée avec le lait de jument aigri et fer-

32

menté., et employée par les Russes comme tisane tempérante dans les affections de poitrine. Le koumis donne à la
distillation un alcool appelé *Araka*.

*Melth.* Miel fermenté. — Boisson des Scandinaves.

*Gin.* — Nom anglais de l'eau-de-vie de genièvre, eau-
de-vie que l'on boit dans les pays situés au milieu des bois,
en Angleterre, en Allemagne, en Pologne, etc., et avec
laquelle on prépare des ratafias.

Les liquides alcooliques appelés *pito*, *chica*, *poso*, bus
à la Côte-d'Or, au Chili, à la baie de Campêche, etc., nous
sont connus.

*Bueng*, *Haschish*, *Poust.* — Liqueurs narcotiques et
enivrantes, préparées avec les graines du chanvre et celles
du pavot, et avec lesquelles les Indiens, les Persans, les
Égyptiens se procurent une gaieté excessive, particulière,
fantasque et souvent érotique, analogue à celle que se
donnent les mangeurs et les buveurs d'opium.

NOTA. Ici se termine enfin notre long article des aliments, des assaisonnements et des boissons. Nous avons
exposé la richesse de l'alimentation, nous avons signalé le
luxe des cuisines raffinées, énuméré les inventions perfides
et dangereuses de ces amis de notre palais et de notre estomac, appelés *rôtisseurs*, *pâtissiers*, *confiseurs*, *distillateurs*, et que l'on pourrait, à bon droit, avec Hufeland,
dans son *Art de prolonger la vie*, accuser d'être les enne-
mis de notre santé et de nos jours. Cependant nous n'a-
vons pas tout dit. Il est encore beaucoup de substances
que nous avons omises, et beaucoup d'autres qui ne
sont pas employées et qui pourraient l'être. Ainsi, nous
aurions pu dire quelque chose, 1° du *lichen islandicus* et
des *fucus serratus* et *saccharinus*, qui sont des aliments
amylacés et gélatiniformes, précieux pour les Lapons, les
Norwégiens, les Chinois, les Groënlandais; 2° des *nids
d'hirondelles* ou *d'alcyons*, sorte de glu ou d'ichthyocolle,
mangée par les Asiatiques et les Chinois; 3° de l'*arbre à*

*pain* (*artocarpus incisa*), qui nourrit une partie des habitants des îles de la mer du Sud et de l'Australasie; 4° du *cocotier* (*cocos nucifera*), qui fournit aux insulaires de la mer Pacifique du sucre, du vin, de l'alcool, du vinaigre, du lait, de la crème, du beurre, des amandes, des cordes, des nattes, du bois, en un mot, tout ce qu'on pourrait trouver dans le vignoble le plus riche, la métairie la mieux dirigée, la forêt la plus étendue; 5° du *bananier* (*musa paradisiaca*), qui habite les régions intertropicales, et dont le fruit, très recherché dans l'Inde, est très sain pour les Européens transplantés; 6° du *chameau* (*camelus bactrianus*), du *dromadaire* (*camelus dromedaria*), mammifères que l'on mange en Mauritanie, en Arabie, en Perse; 7° de la *gazelle*, ou *antilope* (*antilope dorcas*), que l'on recherche en Égypte, en Syrie, en Asie; 8° de la *vigogne* (*camelus vicunna*), du *lama*, ruminant appartenant, comme la vigogne, au genre *camelus*, qui sont une des grandes ressources alimentaires de la Laponie, de la Barbarie, etc.; 9° du *cheval* (*equus caballus*), qui remplace le bœuf, la vache, dans la Tartarie, le Mongol, le Danemark, et même en France. Dans notre pays, en effet, la première défense de délivrer de la viande de cheval au public date de 1739. On se rappelle encore qu'en 1811, plus de 400 kilos de cette viande furent saisis par la police. En 1830, une saisie semblable eut lieu. Enfin, aujourd'hui encore, une grande partie des chevaux morts ou tués à Montfaucon sont mangés *intra* et *extra muros* de la ville de Paris. Au surplus, le danger d'une nourriture pareille est tout-à-fait nul, surtout quand l'animal a succombé à une apoplexie, qu'il a été sacrifié par suite d'une fracture, ou par un acte d'humanité et de dévouement semblable à ceux du généreux Larrey au siége d'Alexandrie, et dans l'île de Lobau après la bataille d'Eslingen. La chair du cheval tué ou mort sain est un peu dure, mais elle est savoureuse et très nutritive, et beaucoup de militaires, beaucoup de prisonniers, ont

plus souffert de sa privation que de son usage. 10° Les
anciens, disent les auteurs, n'ont pas dédaigné la viande
de l'*âne* ( *equus asinus* ), bien que la dureté de sa chair
soit passée en proverbe; Mécène en faisait sa nourriture
favorite; la charcuterie en prépare des saucissons, et le
chancelier Duprat engraissait des ânons pour sa table;
11° enfin le *chien* (*canis familiaris*), le *chat* (*felis catus*),
le *rat* (*mus rattus*), etc., etc., sont mangés sans inconvénients par une foule de gens qui ne s'en doutent guère.
Nous aurions pu, nous le répétons, multiplier le nombre
des substances capables, sinon de plaire aux bouches fines
et délicates, du moins d'être utiles à l'homme pressé par
le besoin; mais il a fallu nous limiter, nous arrêter aux
choses les plus généralement admises sur les tables; il
a fallu, en un mot, respecter les habitudes, les préjugés,
qui souvent parlent plus haut que la science, que les
savants.

## XII. VÊTEMENTS.

On appelle *vêtements* les diverses pièces d'habillement
qui recouvrent notre corps et qui ont pour effet de préserver celui-ci de l'influence fâcheuse ou nuisible des modificateurs extérieurs, tels que le froid, la chaleur, l'humidité, la lumière, etc. Le vêtement et la parure-sont
choses distinctes, quoique soumises toutes deux aux caprices du goût, de la mode ou du ridicule. En effet, l'un
est de première nécessité, l'autre n'est qu'une affaire de
toilette, qu'un accessoire permis seulement aux favoris de
la fortune, et dont nous ne nous occuperons pas.

Les corps de la nature propres à devenir ou à fournir
des vêtements appartiennent essentiellement aux règnes
animal et végétal. Nous disons essentiellement, car parmi
les produits minéraux, un seul, l'amiante, variété de
l'asbeste, avec laquelle les anciens formaient leur *lin in-*

*combustible*, peut être tissé et transformé en pièces d'habillement. Aujourd'hui encore on trouve parmi les objets d'art et de curiosité dus à l'industrie et à l'intelligence de l'homme, des gants, des toiles, des dentelles, etc., fabriqués avec l'amiante.

Parmi les substances végétales composant nos vêtements, le chanvre, originaire de la Perse, et le lin, connu de toute antiquité, occupent le premier rang, surtout sous le rapport de la qualité et de la durée ; le coton, la paille de quelques graminées, les tiges de certaines joncées, quelques écorces, viennent ensuite. Quant aux matières animales, tout le monde connaît les tissus nombreux préparés avec la laine, la soie, les poils de chèvre, de chameau, de lièvre, de lapin, de bœuf, etc., ainsi que les usages multipliés du crin, de la peau, des plumes chez certaines peuplades sauvages, du duvet de l'oie, de celui de l'eider, connu sous le nom d'*édredon*.

Les matières vestimentaires que nous venons de nommer peuvent se réduire en un réseau de fils déliés et entrecroisés, imitant assez bien la laine, le poil, les plumes et le duvet des animaux. Elles agissent différemment sur notre économie, suivant qu'elles conduisent plus ou moins bien le calorique, suivant qu'elles se chargent plus ou moins de l'humidité provenant, soit de notre corps, soit de l'air ambiant ; suivant enfin qu'elles laissent échapper plus ou moins promptement l'un et l'autre, qu'elles ont telle couleur, telle forme, telle mollesse ou laxité, qu'elles nous compriment peu ou beaucoup, etc., etc. Sont réputés vêtements chauds, ou mauvais conducteurs du calorique, tous les tissus de laine, matière qui s'échauffe et se refroidit lentement, qui n'enlève pas de calorique à notre corps, et qui, par conséquent, lui conserve la sienne propre en le protégeant également contre le calorique extérieur. Cette dernière propriété explique l'usage des manteaux, des bournous, dans les pays chauds, tels que

32.

l'Espagne, l'Égypte, etc. La soie est également un mauvais conducteur du calorique , utile par conséquent dans les saisons froides et humides, mais elle vient après la laine sous le rapport calorifique. Sont encore considérés comme vêtements chauds les tissus dont les mailles sont peu serrées, le volume peu considérable.

Les vêtements les plus chauds étant formés de substances dites *mauvais conducteurs du calorique,* on conçoit de suite que les vêtements les plus frais soient fabriqués avec des corps appelés *bons conducteurs,* c'est-à-dire avec des substances végétales susceptibles de s'échauffer et de se refroidir facilement, comme le chanvre , le lin, le coton , etc., et dont le tissage sera fin et serré. Disons de suite que tous les tissus végétaux ne sont pas bons conducteurs du calorique au même degré ; que le coton, par exemple , donne des vêtements moins frais que le chanvre et le lin, et que, toutes choses égales, les personnes qui en font habituellement usage sont beaucoup moins exposées aux dangers des refroidissements subits.

La couleur influe également sur les propriétés calorifiques des vêtements. On sait que les tissus noirs, doués de la propriété d'absorber tous les rayons lumineux (rayons chargés de calorique) , sont plus chauds que les tissus de même nature, mais de couleur blanche, qui les réfléchissent tous. Les tissus de couleurs variées et plus ou moins foncées tiennent le milieu entre les tissus noirs et les tissus blancs, ce qui rend compte des avantages des vêtements de couleur légère en été, de couleur foncée en hiver. Quant à la forme des vêtements, forme subordonnée à celle des diverses parties du corps ; subordonnée encore aux différences de sexe et d'âge, à la nature des climats et des saisons, au genre de profession , aux temps d'activité ou de repos, au goût, et encore, qui oserait le nier ? à ce joug qui pèse sur tous, à la mode, son influence est plus marquée encore que celle de la couleur. Cette forme, très variable, comme nous venons de le voir, résulte de la *coupe* ou de la *taille* des étoffes fabriquées en grand pour l'usage vestimentaire, et que des mains habiles et exercées appliquent et ajustent suivant les règles d'un art qui joue un grand rôle dans nos mœurs, dans nos habitudes. Examinons ces diverses formes, ou plutôt passons en revue les diverses pièces d'habillement, en commençant par celles qui recouvrent la tête, le cou et le tronc, et finissant par celles des membres.

*Pièces d'habillement propres à la tête.* — La tête, dans une foule de circonstances, dans l'intérieur des habitations, peut se passer d'abri mobile et temporaire ; la chevelure qui la recouvre suffit pour la protéger contre les corps ambiants. Mais livré à ses occupations du dehors, exposé aux intempéries des saisons, aux ardeurs du soleil, l'homme civilisé a besoin d'une coiffure artificielle. De là le *bonnet phrygien* et la *calotte grecque* moulés sur la forme de la tête, le *turban* qui entoure celle du musulman, la *tiare* usitée par les Mèdes, le *sombrero* des Espagnols ; les tissus de soie, de paille, de jonc, etc. ; les étoffes légères qui encadrent si coquettement les figures féminines, et enfin le *chapeau* que l'Européen et quelques autres peuples placent au sommet de la tête, et qui ne protège qu'une faible partie de cette dernière. La tête est-elle dépourvue de cheveux en totalité ou en partie? on a recours, surtout dans les saisons froides, aux *perruques*, aux *faux-toupets*, aux *bandeaux*, aux *nattes*, etc., que la nécessité a créés, et que l'art et la coquetterie ont perfectionnés de manière à imiter la nature et à tromper l'œil le plus exercé.

Après ces coiffures viennent se placer, soit comme uniques protecteurs de la tête, soit comme adjuvants des abris ci-dessus, le simple parasol de l'Indien, du Chinois ou de l'Américain, le manteau ou la tente de l'Arabe, celui de l'Espagnol, le pan de la toge grecque ou romaine, es ombrelles et les voiles de toute espèce. Quant aux peuplades sauvages, la laine crépue qui entoure leur tête, l'habitude d'être nu ou de se parer de quelques plumes, sont les seules coiffures qu'on leur connaisse.

*Pièce d'habillement propre au cou.* — On en connaît une seule, la *cravate*, lien ou ceinture emprunté aux Croates, et principalement en usage chez les peuples habitués à se raser la barbe.

*Pièces d'habillement propres au tronc.* — Ces pièces sont nombreuses et variées, surtout à notre époque. Elles comprennent la *chemise* chez l'homme et la femme, les *gilets de santé* ou de *flanelle* chez l'un et l'autre en cas de maladies; le *corset*, le *jupon*, la *jupe* ou la *robe*, le *châle*, le *manteau*, la *pelisse*, etc., chez cette dernière; le *gilet*, l'*habit*, la *redingote*, le *par-dessus*, la *blouse*, la *veste*, etc., chez le premier. Autrefois un seul vêtement général suffisait, c'était la *tunique*, pièce d'habillement qui a servi de modèle à la *chlamyde* des Perses, à la *calasyris* des Égyptiens, à l'*éphode* des Juifs, à la *toge* des Romains, à la *pelisse* des musulmans.

*Pièces d'habillement propres à l'abdomen.* — Ici se retrouvent, pour la femme, les jupes, jupons, robes, etc., que nous avons indiqués pour le tronc, ainsi que toutes les modifications de la tunique primitive. Vient ensuite la *ceinture* des premiers âges, vêtement des plus simples, et imaginé autant par décence que par la nécessité de soutenir et de protéger les organes de l'abdomen et de la génération. De cette ceinture sont venus : 1° le *pagne* des peuples sauvages, sorte de bandelette qui enveloppe le corps et qui recouvre les cuisses seulement; 2° la *jaquette* de l'Écossais; 3° la *cotte* protectrice du guerrier; 4° la *culotte*, le *caleçon* et le *suspensoir*.

*Pièces d'habillement propres aux membres.* — Chez les femmes, nous trouvons, pour les bras, les *manches* des jupons et des robes; pour les cuisses, le prolongement des jupes, des robes, des jupons, et quelquefois l'usage du *caleçon*. Chez l'homme, nous avons le *pantalon*, qui, avec le *caleçon* descendant jusqu'aux malléoles, protègent les cuisses et les jambes. Chez l'un et l'autre sexe, nous avons les *bas* pour les jambes et les pieds ; les *chaussons*, les *chaussettes*, les *sabots*, les *souliers*, les *sandales*, le *cothurne*, pour les pieds seulement ; les *bottes*, les *bottines*, les *guêtres*, les *brodequins*, pour la totalité ou la partie inférieure de la jambe. Enfin, les mains, les avant-bras, sont garantis, chez la femme, avec des *gants* ou des *man-chons* ; l'homme, citadin ou guerrier, a les mains renfer-mées dans des *gants*.

*Pièces accessoires à toutes les précédentes.* — Les di-verses pièces d'habillement ne pouvant toujours se mainte-nir ou être fixées seules, il a fallu imaginer des pièces dites accessoires, afin de régulariser et de coordonner le costume ou la toilette ; ces pièces, qui agissent en serrant, en com-primant plus ou moins les parties du corps, ont reçu les noms de *liens, ceintures, jarretières, cordons, boucles, agrafes, brides, épingles, boutons*, etc.

*Pièces d'habillement pendant la nuit.* — Les vêtements de nuit sont beaucoup plus simples et beaucoup moins nombreux que ceux qui précèdent et qui sont destinés à l'habillement de jour. Ici, en effet, se présentent, pour l'homme adulte, la chemise, non celle de la journée (il est convenable d'avoir des chemises dites de *nuit*), et la coiffure de tête, c'est-à-dire le foulard, le serre-tête, le mouchoir, le bonnet de coton, bonnet qu'il sera toujours plus facile de ridiculiser que de remplacer, car il recouvre entièrement la tête sans la serrer, sans la comprimer comme le mouchoir ou le foulard, etc. Pour la femme, les pièces sont à peu près les mêmes. Cependant quelques unes se revêtent d'une camisole, d'un fichu. Quant aux caleçons et gilets de tricot, de finette ou de flanelle ; quant aux bas ou chaussettes de laine ou de coton, en usage pour la nuit chez quelques personnes, ce sont des habitudes exceptionnelles, déterminées souvent par la saison froide ou humide, ou par une maladie imminente ou déclarée, comme les rhumatismes, les catarrhes, la toux, etc. Les enfants douillettement, mollement élevés, sont également enveloppés de tissus de laine ou de coton pendant les nuits d'hiver; mais, à part des circonstances maladives, ces excès de précautions sont beaucoup plus nuisibles qu'utiles; ils rendent les sujets très sensibles et très impressionnables; ils les préparent d'avance à toute l'action nuisible et délétère des intempéries atmosphériques; ils en font, en un mot, autant de poitrines faibles et délicates, que le moindre rhume, la plus légère toux, ébranlent et brisent en peu de temps. Tels sont les vêtements de nuit. Observons cependant que cet habillement n'est pas d'une absolue nécessité; que beaucoup d'individus, des hommes surtout, couchent tête et corps complétement nus, sans que leur santé en soit dérangée. L'habitude, qu'il faut si souvent invoquer pour expliquer des choses inexplicables, rend compte de l'innocuité d'une coutume aussi excentrique.

*Maillot.* — Le maillot, habillement de jour et de nuit des enfants encore à la mamelle, incapables par conséquent de régulariser les évacuations alvines et urinaires, se compose de différentes pièces, appelées *brassières*, *couches* et *langes;* ce n'est que plus tard qu'on y joint une chemise. Les brassières, destinées à garantir le dos, la poitrine et les bras, sont en tissus bons ou mauvais conducteurs du calorique, suivant que la saison est chaude ou froide. Les couches, appliquées immédiatement sur le tronc, les cuisses, les jambes et les pieds, sont en toile fine de lin ou de chanvre, et non en coton, à moins d'indications particulières. Les langes, placés sur les couches, sont en laine, en coton. Quant au vêtement de la tête, nous le connaissons, c'est le bonnet, pièce faite de manière à envelopper les parties supérieures, postérieures et latérales de la boîte crânienne.

Autrefois les enfants étaient *momifiés* dans leur maillot, c'est-à-dire que leurs bras, fortement appliqués sur le devant du thorax; leurs cuisses, leurs jambes et leurs pieds, très rapprochés les uns des autres, et séparés seulement par un ou deux tours de couches, ne pouvaient exécuter aucun mouvement. La tête, coiffée de son bonnet, enfoncée dans les langes contournés autour du cou et des épaules, était également fixe et immobile. Une quantité considérable de grosses et fortes épingles attachaient toutes les pièces les unes avec les autres, et, ainsi emprisonné, le malheureux enfant était abandonné à lui-même pendant un temps subordonné aux occupations de la personne chargée de lui donner des soins, ou dépendant de la sollicitude maternelle ou mercenaire qui veillait sur lui. Aujourd'hui, grâce aux philosophes, aux médecins, les choses sont modifiées, améliorées; un bonnet, une chemise très courte, une camisole, pour la tête et les parties supérieures du corps; des langes, un carré de flanelle autour du ventre, des cuisses et des jambes; des liens, des cordons, et jamais d'épingles pour fixer les pièces de vêtements, tel est l'*emmaillottement* actuel, emmaillottement qui permet les mouvements de la tête, des bras, du tronc, qui fixe seulement et modérément les membres thoraciques, et qui garantit par conséquent les autres parties du corps de toutes souillures excrémentitielles.

*Hygiène relative aux vêtements.* — Cette hygiène ne saurait être bien établie qu'en revenant sur chacune des pièces qui composent l'habillement, qu'en insistant principalement sur celles qui peuvent être nuisibles; c'est ce que nous allons faire. Et d'abord, comme loi générale, établissons ce précepte que toute pièce d'habillement doit protéger, maintenir les organes avec lesquels elle est en contact, mais non serrer, comprimer ou gêner ces mêmes organes dans leurs mouvements, leurs fonctions ou leur état normal. Ajoutons de plus, que, trop lâches, mal ajus-

tés, d'une forme trop éloignée de celle qui leur est sous-
jacente, les vêtements donnent au corps un aspect, une
tournure grotesques et désagréables ; qu'à cette tournure
succède bientôt une attitude vicieuse et maladive, qui
amène après elle des courbures, des déviations osseuses,
des difformités enfin, qui font le désespoir des familles, le
malheur de ceux qui les portent, et contre lesquelles, il
faut pourtant le dire, l'orthopédie n'a lutté jusqu'à ce jour
qu'avec d'imperceptibles succès. Justement adaptés, au
contraire, à la forme de notre corps, maintenant convenablement la rectitude et les poses naturelles de ce dernier,
relevant ou soutenant quelques organes pendants ou saillants, comprimant modérément quelques autres, les pièces
d'habillement ne tardent pas à créer cette tournure, cette
grâce, cet air de force et de santé qui charment, plaisent
et séduisent tout à la fois. Venons donc à notre hygiène
vestimentaire, et n'oublions aucun des dangers que cette
science peut éviter ou détruire.

*Coiffures.* — Elles peuvent nuire par leur poids, par
leur étroitesse, leur trop grande largeur, la nature de leur
tissu, leur forme. Un chapeau trop lourd, trop étroit,
trop dur, donne lieu à une constriction douloureuse des
téguments du crâne, à la gêne des mouvements de la mastication, à des céphalalgies plus ou moins violentes. Il en
est de même des *bonnets*, des *foulards*, *mouchoirs*, *serre-
têtes* trop justes et fixés à l'aide de liens, de brides, de
nœuds. Les coiffures trop larges, descendant par trop sur
les côtés de la tête, gênent les mouvements de la face, les
fonctions de la vue, etc. Les cheveux mal disposés sous les
coiffures de nuit, les papillotes trop comprimées et empri-
sonnées sous des bonnets, rendent compte des douleurs
ressenties dans le cuir chevelu, des maux de tête éprouvés
par les jeunes filles, et surtout par les femmes en couches.
Enfin les bonnets de laine, de loutre ; les turbans, les tissus en feutre, tous mauvais conducteurs du calorique,

déterminent souvent, par la chaleur qu'ils accumulent autour de la tête, des congestions sanguines fréquentes et dangereuses.

*Cravates.* — Les cravates, introduites en France en 1660, selon Percy, ne nuisent qu'autant qu'elles sont trop épaisses et trop serrées. C'est alors qu'elles gênent les mouvements du larynx, qu'elles nuisent à la force, à la flexibilité, à la beauté de la voix ; qu'elles compriment les jugulaires ; qu'elles amènent enfin des congestions cérébrales mortelles, surtout chez les sujets qui ont le cou ramassé et les épaules larges, qui se livrent à de grands mouvements, à de grands efforts, ou qui sont forcés de séjourner dans des lieux bas et très chauds. A ces inconvénients, à ces dangers, se joignent d'autres accidents morbides, tels que des durillons, des excoriations à l'angle externe des mâchoires, surtout quand, dans l'intérieur de la cravate, se trouvent des pièces dures et solides, comme du carton ou du crin, ou si la cravate est remplacée par les *cols* durs et peu élastiques des soldats et des peuples du Nord.

*Corset.* — Parmi les vêtements du tronc, un seul, le *corset*, doit fixer notre attention. Nous disons un seul, car le gilet, l'habit, la veste, la redingote, le corsage des jupes, des robes, etc., ne sont jamais assez justement appliqués pour gêner les fonctions de la respiration, de la circulation, de la digestion. Ce n'est que par exception, et par exception rare, chez les jeunes gens par exemple, *lions* ou esclaves de la mode, que l'on voit, non seulement des gilets, des habits, des redingotes comprimant fortement le bas de la poitrine et le haut de l'abdomen, mais encore des ceintures *coupant* le tronc en deux, à partir des hanches et des fausses côtes. Ceux-là d'ailleurs, plus dignes de pitié que de blâme, car les dangers auxquels ils s'exposent sont moins grands que ceux que nous allons signaler chez les femmes, trouveront, dans ce que nous

33

allons dire de l'usage et de l'abus du corset, l'enseignement qui leur est utile.

L'usage du *corset*, contre lequel la raison, les lois même (*voir* celles de Joseph II), les conseils les plus sincères et les plus dévoués se sont élevés en tous temps, en tous lieux, et toujours sans succès; cet usage dû bien plus à la coquetterie, au désir d'avoir la taille fine et déliée, qu'au besoin et à l'utilité, qui a donné naissance à cette énigme célèbre : « Je contiens les *superbes*, je soutiens les *faibles*, je rappelle les *égarés* » (*voir* dans la *Gaz. méd.*, 1841 et 1842, les lettres du docteur Réveillé-Parise sur l'*Hygiène du corset*); le corset enfin est de toutes les pièces d'habillement la plus nuisible, la plus funeste. En effet, appliqué sur la poitrine, sur une partie de l'abdomen, cavités renfermant à elles seules la vie tout entière, c'est-à-dire les organes de la respiration, de la circulation et de la digestion, il nuit à ces trois fonctions importantes, en rendant incomplets le mouvement des côtes, l'expansion des poumons, la dilatation du cœur, la distension de l'estomac. Mais ce n'est pas tout; au corset ordinaire, armé d'un *busc* métallique dans sa partie antérieure, de baleines sur ses parties latérales, d'un lacet qui le rapproche sur lui-même en forme de cuirasse, et qui se rétrécit d'autant plus qu'il s'appuie davantage sur le bassin, doivent être attribués l'étroitesse et la défiguration de la poitrine, les étouffements qui surviennent après les repas, les suffocations, les syncopes, les apoplexies, les congestions de toute espèce qu'éprouvent si souvent les femmes dans les salles de bal, de spectacle, de réunion, où l'atmosphère est chaude et confinée. Enfin à quelle cause rapporter ces déformations de la gorge, cet aplatissement des mamelons, cette décoloration de la face, ces écoulements blancs vaginaux ou utérins, ces toux sèches et fréquentes, ces irrégularités menstruelles, ces phthisies fréquentes et mortelles, ces fausses couches, ces grossesses maladi-

ves, etc., etc., si ce n'est, dans l'excessive majorité des
cas, à l'usage invincible et pernicieux du corset? Les
femmes, disent-elles, ne peuvent vivre sans cette pièce
d'habillement. Privées de son appui, leur corps s'affaisse
sur lui-même, et, à cet affaissement s'ajoute bientôt
une langueur, un malaise général, que le corset fait
promptement disparaître. Mais que les jeunes personnes
soient de bonne heure exemptes du supplice du corset;
que celui-ci soit remplacé par une espèce de gilet à parois résistantes sans être dures, maintenues par des cordons plats et élastiques; que les personnes chargées de
leur donner les premiers soins, que leurs mères principalement, mettent dans la substitution que nous conseillons
l'opiniâtreté, la force, la tenacité qu'elles mettent à ne
point croire aux dangers que nous venons de leur signaler,
et nous répondons du succès. Les jeunes filles alors s'ac-
coutumeront, comme les très jeunes garçons, à se tenir
fermes et droites; les muscles du dos et de la poitrine,
privés d'un soutien infidèle et dangereux, prendront tout
leur développement, acquerront toute leur force. Devenues
femmes, épouses, leur constitution sera meilleure, leur
énergie plus grande, leur santé plus robuste. Chez elles
enfin les vœux de la nature ne seront plus compromis,
étouffés, comme cela est arrivé tant de fois, et cela aux
dépens des jours, de la vie de la femme elle-même. Mais
la beauté, les formes, les grâces, que l'on aime et que l'on
veut absolument trouver chez les jeunes femmes, que
gagneront-elles à une coutume semblable? tout, n'en dou-
tons pas. En effet, cette poitrine en forme d'entonnoir,
dont la base ou partie la plus large est en haut quand elle
devrait être en bas; cet abdomen, séparé du thorax et refoulé dans le bassin par une ceinture étroite et comprimée,
qui partage le corps en deux et lui donne de la ressemblance avec celui de la guêpe, n'ont jamais constitué la
Beauté, la grâce, avouées par l'art et le bon goût. Il suffit,

du reste, de jeter les yeux sur la Vénus de Médicis pour partager notre opinion.

*Gilets, caleçons de flanelle.* — Les personnes s'enrhumant et toussant au moindre abaissement ou changement de température, redoutant les phlegmasies aiguës de la poitrine, les catarrhes, les phthisies, et portant des gilets et des caleçons de flanelle, comme moyens prophylactiques, peuvent-elles, leur santé étant revenue et consolidée, quitter leurs préservatifs? non, si l'usage de la flanelle remonte à plusieurs années, s'il a pour but d'exciter et d'entretenir les fonctions exhalantes de la peau, de provoquer à la surface du corps une réaction salutaire; oui, au contraire, si cet usage a plutôt été un moyen de précaution qu'un agent curatif, et si d'ailleurs il ne date que de quelques mois. On se ménage ainsi une ressource précieuse pour les circonstances morbides ultérieures.

*Robes,* ou plutôt leur *corsage.*—Le corsage des robes chez la femme, analogue au gilet, à la veste, à l'habit et à la redingote chez l'homme, doit, comme ces dernières pièces d'habillement, être suffisamment large pour contenir à l'aise le thorax et les mamelles, et ne point comprimer ou aplatir celles-ci d'une manière désagréable et douloureuse. Il doit également recouvrir en totalité, surtout dans les saisons froides et humides, le cou, les épaules, les bras et les seins. Ces conseils, donnés ici à l'exemple de tous nos prédécesseurs, feront peut-être crier quelques coquettes, plus esclaves de la mode, ou plus désireuses de plaire et de séduire, qu'amies de leur santé et de la décence; mais qu'importe le mépris, le ridicule attachés à la sagesse, à l'enseignement de ceux-là qui veulent ce qui est bon, ce qui est bien, ce qui est beau. Qu'importe aussi le petit nombre des récalcitrantes, quand la majorité des femmes s'est rendue à la raison, à la prudence et à ces deux vérités aussi essentielles à leur bonheur moral qu'à leur bonheur physique, savoir: que l'homme désire, aime et respecte toujours ce qu'il ne voit pas, ou ce qu'il voit seul; que des nombreuses maladies qui les atteignent tôt ou tard, les plus graves, comme les rhumes, les catarrhes pulmonaires, les phthisies tuberculeuses, les leucorrhées, etc., etc., n'ont pas pour origine d'autre cause que le refroidissement subit dû à cette nudité qui, le plus habituellement, fait naître, ici la rougeur, là le sarcasme, ailleurs le mépris et la honte.

*Toge. Tunique. Jaquette. Tonnelet.* — A juger du peu de longueur et de l'excessive ampleur de ces différents vêtements, que l'on voyait à Rome et ailleurs, que l'on retrouve encore en Orient, en Écosse, en France même, chez les jeunes enfants, on pourrait les croire incapables de mettre le corps à même de lutter avantageusement contre le froid et l'humidité. Cependant il n'en est rien, ou du moins leur action est plus suffisante qu'on ne le pense généralement. Les femmes, avec leurs jupons, un peu plus longs, il est vrai, que les tuniques, les jaquettes et les tonnelets, ont-elles beaucoup plus froid que les hommes avec leurs pantalons? Non, certainement. A quoi cela tient-il donc, si ce n'est à l'habitude, à cette seconde nature, qui fait de nous ce qu'elle veut, qui nous dirige et nous gouverne comme de véritables esclaves?

*Manteaux. Par-dessus. Blouses.* — Ces vêtements supplémentaires ne sont utiles que dans les voyages, dans les saisons froides et humides. Mais ils ont l'inconvénient de peser lourdement, de provoquer la sueur et de déterminer des rhumes, des catarrhes quand on les quitte sans précaution ou trop brusquement. La *blouse* de toile fine et modérément serrée a les avantages des vêtements précédents, sans en avoir les inconvénients. L'invention du *mackentoch*, favorable contre la pluie seulement, n'est pas sans danger. Fait de manière à emboîter complétement le tronc et l'abdomen, le tronc surtout, ce vêtement, mauvais conducteur du calorique, non hygrométrique, concentre autour du corps une atmosphère chaude et humide qui place

33.

celui-ci dans une espèce de bain de vapeur désagréable et
pernicieux; désagréable par la gêne qu'en éprouve l'économie, perniciéux par les dangers imminents d'une transpiration aussi abondante. Quant à l'odeur du *mackentoch*,
odeur due au mode de préparation de la matière première,
du *caoutchouc*, bien peu de personnes la supportent impunément.

*Ceintures. Pantalons. Culottes. Caleçons.*—Une partie
des inconvénients, des dangers attachés à l'usage du corset,
se trouvent reproduits par les ceintures, les pantalons, les
culottes et les caleçons, portés par les hommes en général,
par quelques femmes en particulier. Ainsi, ces différentes
pièces d'habillement exercent-elles une véritable constriction sur les organes abdominaux? Les fonctions digestives
sont troublées, les distensions normales du ventre ne peuvent avoir lieu; de là des accidents nombreux et plus ou
moins graves qu'il est facile de prévoir, tels que suffocations, congestions, hémorrhoïdes, etc.; pertes utérines
chez la femme, avortement s'il y a grossesse. Les pièces
ci-dessus désignées n'agissent-elles qu'en *comprimant uniformément* les parties sous-jacentes? les mouvements sont
plus faciles, plus étendus, moins fatigants; les forces
sont plus grandes, plus actives. La culotte étant généralement abandonnée, nous n'avons pas à nous occuper de la
gêne qu'elle apportait à la flexion des genoux, à l'expansion de l'abdomen après les repas. Le pantalon, qui la
remplace, n'est nuisible qu'autant qu'il monte trop haut
sur la poitrine et entre les cuisses, qu'il est trop étroit,
trop collant, trop tendu par les bretelles et les sous-pieds.
Dans le premier cas il gêne la respiration, la circulation et
la digestion; dans le second il détermine souvent des engorgements testiculaires et inguinaux; dans le troisième
enfin, il gêne, quand il ne rend pas impossibles les mouvements de flexion du tronc sur le ventre, des cuisses sur le
ventre, des jambes sur les cuisses. La ceinture du panta-

lon est-elle trop juste, trop étroite? les accidents qui en résultent sont ceux des ceintures et des corsets. Le caleçon qui descend au-dessous des genoux offre les inconvénients de la culotte; nous ne les reproduirons pas. Nous ne dirons rien non plus du caleçon qui descend jusqu'aux malléoles. Il sera tout aussi nuisible que le pantalon, si, comme ce dernier, il est trop étroit, trop collant.

*Jarretières. Cordons. Boucles*, etc. — Les inconvénients, les dangers déterminés par ces différentes pièces d'habillement et par d'autres analogues, sont ceux des ceintures, des cravates trop serrées, trop étroites, c'est-à-dire des congestions sanguines, des varices, des anévrysmes, des engorgements lymphatiques, de la gêne ou de l'impossibilité dans les mouvements, etc. Les jarretières doivent-elles être placées au-dessus ou au-dessous du genou? Indifféremment, quand elles exerceront une compression uniforme, voulue et suffisante, et non une constriction forte et douloureuse. Toutefois, l'habitude de *jarreter* au-dessous du genou est plus générale, plus facile, moins gênante. Quant à ceux qui sont maigres et décharnés, qui n'ont pas de mollets, le choix est déterminé d'avance; c'est le dessus du genou qui doit nécessairement recevoir la jarretière.

*Bretelles.* — Les bretelles, imaginées pour supporter le pantalon, pour diminuer l'étroitesse de la ceinture de ce dernier, faites en caoutchouc, et non plus en élastiques comme autrefois, ne nuisent qu'autant qu'elles sont peu extensibles, qu'elles ne se prêtent pas assez aux mouvements du thorax et des bras, qu'elles compriment fortement la poitrine et l'estomac en faisant monter trop haut les vêtements du tronc et de l'abdomen. Le vêtement des femmes comporte aussi l'usage des bretelles; mais celles-ci, faites en caoutchouc également, diffèrent des précédentes par leur forme, leur étendue et leur disposition.

*Chaussures.* — Les chaussures fatiguent par leur dureté,

par leur poids. On ne peut pas faire de longues marches
avec des sabots, des souliers durs, ferrés ou à semelles de
bois, avec des bottes fortes et épaisses. L'habitude, nous
le savons, diminue beaucoup la gêne et la fatigue, mais
celle-ci ne se manifeste pas moins, que ce soit un peu plus
tôt ou un peu plus tard. Les inconvénients, les dangers,
s'aggravent, se multiplient, si la chaussure est trop serrée,
si le talon est trop élevé, et si la constriction qu'elle exerce
porte sur le coude-pied. La chaussure est-elle trop large? elle
déforme le pied, empêche la marche; est-elle trop étroite?
elle donne lieu aux mêmes inconvénients; de plus, elle cause
des douleurs vives et insupportables; elle fait naître des cors,
des ognons, des durillons, des inflammations, des phlyc-
tènes, des engorgements inguinaux, des excoriations, en
un mot, tout ce qui fait maudire le fournisseur et soi-même,
quand on a eu la sotte et ridicule prétention de faire entrer
un gros pied dans une petite chaussure. De tout ce qui
précède, il résulte que les chaussures doivent être choisies
molles et flexibles, exerçant sur les pieds, non pas une
constriction forcée, mais une compression uniforme et to-
lérable; que de toutes, les meilleures sont les bottines, les
bottes molles et les brodequins. Avec ces chaussures, la
partie inférieure de la jambe et le pied tout entier sont
consolidés et maintenus, la concavité plantaire, déjà effa-
cée par le poids du corps, se prête plus facilement à l'inégalité du sol, ce qui favorise singulièrement la marche,
diminue la fatigue, etc. Ces avantages sont plus marqués,
plus complets encore si on a la précaution de faire prendre
mesure sur chacun des pieds; on sait qu'un des deux (le
droit, ordinairement) est toujours un peu plus fort que
l'autre. Quant aux *sandales*, aux *pantoufles*, aux *chaussons* de lisière, de tapisserie, etc., dont on fait usage dans
les appartements, il faudrait avoir une coquetterie bien
renforcée pour les porter très étroits.

Dans l'impossibilité où l'on est d'avoir des chaussures

complétement imperméables, on a imaginé les *socques*
en cuir bouilli, en cuir ordinaire, en caoutchouc, en
liége, etc., articulés ou non, montés sur des semelles de
bois ou sur des crampons de fer très légers ; on a ajouté
dans l'intérieur des chaussures, des *semelles* de liége, des
morceaux de drap, de la ouate, du coton, etc.; enfin on a
inventé les bottes et les chaussons fourrés. Toutes ces
inventions remplissent parfaitement le but qu'on s'est proposé d'atteindre. Nous ferons cependant cette observation :
les chaussures trop chaudes attendrissent les pieds, et elles
rendent très sensibles à l'action du froid.

Les cors, les durillons, les ognons, qui martyrisent un
grand nombre de personnes, qui sont pour tous autant de
baromètres portatifs et incommodes, sont-ils dus plutôt aux
chaussures étroites qu'aux chaussures larges, ou plutôt à
celles-ci qu'à celles-là ? Cette question est difficile, car peu
de pieds sont exempts de ces hôtes maudits, et la majorité
de ces derniers ne se trouve pas dans les chaussures trop
larges ou trop étroites. Si donc nous devions nous prononcer,
nous exprimerions cette opinion : que les cors, durillons,
ognons, etc., sont des productions dermoïques analogues à
beaucoup d'autres dans l'économie ; que la chaussure,
bonne ou mauvaise, peut bien provoquer leur naissance,
mais qu'elle seule ne suffit pas.

*Inconvénients attachés aux vêtements.* — Après les
avantages que nous offrent les vêtements de pouvoir lutter
contre le froid et la chaleur, d'atténuer le choc des corps
ambiants, etc., viennent des inconvénients, peu nombreux
à la vérité, mais qu'il nous faut signaler. La peau, plus ou
moins fine, plus ou moins délicate, suivant les âges, les
sexes, les pays, les climats, les professions, les habitudes
de propreté ou d'incurie, peut être irritée, froissée, déchirée même par le tissu qui lui est en contact immédiat.
Elle peut encore être le siége de frottements désagréables,
de démangeaisons incommodes, suivant la nature des

pièces d'habillement. Ainsi la toile neuve et grossière du lin, du chanvre, produit souvent de promptes excoria- tions, de larges éruptions, qui, de douloureuses qu'elles sont d'abord, peuvent devenir graves et dangereuses. Il est donc convenable de choisir, pour les vêtements qui tou- chent la peau, des tissus doux et moelleux, de préférer le linge un peu usé ou très fin, surtout pour les jeunes en- fants et les femmes. Chez ces dernières, on donne la pré- férence, pendant les règles et les couches principalement, aux chemises de fil sur celles de coton. La soie, la laine, demandent également un certain temps pour être suppor- tées, car elles déterminent des frottements, des picote- ments désagréables. Toutefois, il est des cas où les tissus en coton ou en laine demandent à être employés de pré- férence à tout autre. Ces cas, appréciables par le mé- decin seulement, sont ceux où les fonctions de la peau languissent, où la constitution est molle, sans énergie, incapable enfin de supporter ou de faire naître aucune réac- tion vitale.

Les vêtements peuvent encore être mouillés par la pluie, la sueur, les urines, ou salis par les matières excrémenti- tielles. Dans ces cas, il faut se hâter de se débarrasser de toutes les pièces salies ou humides, d'en mettre d'autres sèches et propres. Ces opérations se feront dans des lieux clos et à l'abri des courants d'air, plutôt chauds que froids, surtout si le corps est couvert de sueur, car il faut se rap- peler ce que nous avons déjà dit : que le refroidissement est bien plus à redouter que le froid.

Enfin les vêtements, et principalement ceux qui sont faits avec les poils de certains animaux, avec la laine, la soie, peuvent se charger de gaz, d'émanations organiques ou morbides, d'insectes, etc. Après les soins que nous venons de recommander contre l'humidité et la malpro- preté, soins qui sont ici d'une indispensable nécessité, on

a recours aux moyens désinfectants déjà indiqués à l'occasion des hardes des malades. ( *Voy*. HÔPITAUX.)

Les matières vestimentaires jouissent de propriétés idio-
électriques très prononcées dans les poils, la soie et la laine,
très faibles dans le coton, le lin et le chanvre. Ces propriétés déterminent autour de notre corps des courants
électriques qui, soit qu'ils restent isolés, soit qu'ils deviennent un centre de calorification, sont des causes de
stimulation favorables ou nuisibles, selon l'état normal ou
anormal de notre économie. Cette stimulation se trouve
souvent mise en œuvre par les thérapeutistes dans le traitement de certaines affections atoniques de la peau.

*Utilité des vêtements.* — La nature nous a-t-elle faits
pour être vêtus? Non, disent les uns, philosophes ou médecins; oui, s'écrient la pudeur et la décence. Placé entre
deux affirmations aussi opposées, nous répondrons, pour
la première question, par les observations suivantes :
l'homme doué d'une bonne et forte constitution, abandonné, dès sa naissance, sans vêtement aucun, eût été
couvert de poils plus abondamment qu'il ne l'est dans l'é-
tat de civilisation : cet abri naturel, joint à l'habitude,
l'eût certainement mis à même de lutter tout aussi avantageusement contre les changements atmosphériques que
les nombreuses peuplades qui marchent nues, dans des
climats très chauds à la vérité, mais qui ont à supporter
une chaleur souvent excessive. La femme, plus légèrement
vêtue que l'homme, bien que sa peau soit plus délicate et
plus sensible; l'Écossais avec sa jaquette, l'enfant du malheureux, le malheureux lui-même, si souvent déguenillés,
supportent tout aussi impunément les injures du temps
que les individus plus chaudement et plus complétement
couverts. Pour nous, donc, l'homme sain et robuste peut
vivre nu; le sauvage, paré seulement de quelques plumes
rares et légères, est un exemple de cette vérité. Ajoutons
de plus, que, si les vêtements nous protègent contre les

corps ambiants , que s'ils concourent à augmenter la caloricité organique , etc. , ils peuvent souvent , par une confection vicieuse , nuire à la beauté des formes , à l'étendue,
à la vigueur et à la précision des mouvements. Qui ne connaît la légèreté, le simulacre des costumes des athlètes,
des sauteurs , des danseurs de profession? qui ne sait le
plaisir avec lequel l'ouvrier se débarrasse de sa mince et
triste enveloppe vestimentaire avant de se livrer au dur et
pénible labeur du jour? Quant à la seconde question , nous
la déciderons par l'affirmative également, car nous écrivons
dans un climat et sous une température des plus variables,
pour des sujets vivant en société , souvent faibles et délicats , livrés trop tôt au luxe et à la mollesse , mais accoutumés de bonne heure au respect de la morale commune ,
et non abandonnés par conséquent à la vie brute et sauvage.

*Préceptes relatifs aux vêtements, selon les climats,
les saisons, les âges, les sexes*, etc. — L'invention des
vêtements étant due tout à la fois à la nature diverse des
climats , à la variabilité des saisons, au respect et à la conservation des mœurs, on prévoit et on devine aisément les
préceptes dont il va être question : nous serons donc très
bref sur tout ce qui va suivre.

Dans les climats chauds, on portera des tuniques larges,
des voiles flottants, des gazes légères , des étoffes fines et
délicates. Dans les climats froids, on aura recours aux habits
convenablement ajustés et superposés. Dans l'un et l'autre
cas, on n'oubliera pas ce que nous avons dit précédemment :
que la laine pompe mieux la sueur que le coton , celui-ci
mieux que le fil et la soie; qu'imprégnée d'humidité, la
laine est moins froide au corps que le coton ; que celui-ci,
chargé de sueur également , est plus chaud que le fil, mais
moins que la laine. Les climats secs repoussent les vêtements
de nature animale; ceux-ci conviennent au contraire si le
climat est humide et marécageux.

La variabilité des saisons apporte quelques changements dans le mode d'habillement; dans la nature, dans la couleur des tissus employés. Certes, il serait plus sage de toujours se vêtir d'une manière uniforme, ou du moins de ne faire que de légères additions ou de faibles soustractions; mais chaque individu ayant sa garde-robe d'hiver et sa garde-robe d'été; n'ayant d'ailleurs aucune prétention à changer ce qui est, nous nous bornerons à dire que les changements devenus habituels doivent se faire progressivement, petit à petit, en suivant, en un mot, la marche ou l'établissement des saisons. En se conduisant ainsi, en se rappelant les propriétés calorifiques, hygrométriques et idio-électriques des tissus vestimentaires, l'ordre dans lequel ces derniers ont été classés; en tenant compte enfin des susceptibilités individuelles, des efforts et de la puissance de la caloricité naturelle, on évitera ces refroidissements subits, fréquents, qui sont autant de causes pathogéniques funestes, et qui doivent être attribués à l'imprudente promptitude avec laquelle on a quitté les habits chauds dont on était revêtu.

Les changements apportés par les âges sont les suivants: l'enfant débarrassé de son *maillot* ne sera jamais vêtu plus chaudement dans un temps que dans un autre. Un bonnet, un bourrelet pour le garantir dans sa chute, une chemise, une petite robe à corsage, des bas, des souliers, seront les seules pièces d'habillement. Quelques unes même, comme les bas, sont souvent supprimées. Nous ne disons rien des *amulettes;* on comprend aisément qu'elle n'agissent que sur l'imagination des personnes qui les placent sur les enfants. Un peu plus tard, le bonnet, le bourrelet, seront remplacés par un chapeau large et léger; une cravate enveloppera le cou et le dessus des épaules. Une chemise, une pelisse, un tonnelet, un paletot, une blouse, etc., couvriront le tronc et l'abdomen; des bas et des souliers, ou des souliers seulement, compléteront l'habillement.

34

Plus tard encore, le chapeau, la cravate, la chemise, une petite veste, un pantalon, des bas, des souliers, deviendront nécessaires. Enfin, arrivé à l'époque de l'adolescence, les vêtements seront ceux de l'âge adulte.

Le vieillard, déjà refroidi par l'âge, ou privé de cette caloricité dont l'enfance, l'adolescence et la virilité sont si abondamment pourvues, devra préférer les vêtements chauds, moelleux et peu lourds; aux formes et aux couleurs vestimentaires adoptées par la mode, il préférera les habillements les plus commodes et les seuls nécessaires.

L'habillement de la jeune fille ne sera distinct de celui du jeune garçon qu'à l'époque où les deux sexes commenceront à se différencier d'une manière notable; jusque là les vêtements auront été très analogues, et même tout-à-fait semblables, surtout dans le très jeune âge. Devenue nubile, la jeune fille aura des vêtements d'accord avec les exigences de la pudeur et de la décence, d'accord aussi avec la température des lieux habités, avec les habitudes sociales. Chez nous, les vêtements recouvrent la totalité du thorax, du tronc et du bassin; telle est la volonté de la morale européenne. Chez les Cafres, les femmes n'ont que l'imbeka pour la poitrine, le kaio pour la partie inférieure et antérieure de l'abdomen. Enfin, la jeune fille caraïbe ne porte qu'un guajuco ou pagne pour tout vêtement.

Mariée et enceinte, la jeune femme s'abstiendra de toutes les pièces de vêtement capables de s'opposer aux intentions et aux vœux de la nature, en comprimant les organes, en gênant leurs fonctions. Est-elle mère et nourrice? des vêtements chauds, larges, commodes pour les nobles fonctions qu'elle est appelée à remplir, devront être préférés à tous ceux que la mode, la toilette et les plaisirs du monde commandent ou tolèrent. Enfin, le temps de la jeunesse, de la beauté, de la maternité est-il passé; celui de la raison, des *souvenirs*, comme on le dit encore, a-t-il sonné; la femme, en un mot, touche-t-elle à cette

époque de la vie appelée *critique* ou *de retour ?* les vêtements ne doivent plus être que des objets de nécessité ;
leur tissu doit être doux et chaud, leur forme simple et
modeste, leur couleur peu éclatante.

Les tempéraments, les professions doivent être pris en
considération sous le rapport des modifications à apporter
dans les modes ou genres d'habillement. Ainsi, les sujets
lymphatiques, si nombreux dans les villes et les cités, si
communs dans quelques climats, chez lesquels les fonctions
de la peau sont lentes et presque inertes, devront recevoir des vêtements de laine de préférence à tout autre.
Quant aux exigences imposées par les professions, elles
se réduisent toutes à ce précepte : que les vêtements soient
de nature et de forme à ne gêner aucun des mouvements
du corps.

## XIII. COSMÉTIQUES.

On désigne ainsi toutes les préparations destinées à être
appliquées sur les parties du corps, soit pour en entretenir
la fraîcheur, soit pour en augmenter la force et la souplesse ; mais combien de cosmétiques *plâtrent* et flétris-
sent la peau ! Les cosmétiques sont liquides, gras et onctueux, pulvérulents. Parmi les premiers, l'eau mérite la
préférence ; il n'y a pas de meilleur rafraîchissant, de
meilleur fortifiant. On l'emploie pure, additionnée ou non
d'un parfum quelconque. Le lait pur est encore un bon et
excellent cosmétique. Les parfumeurs ont des compositions qui ne laissent rien à désirer aux exigences du caprice, de la mode, de la coquetterie, de la vanité ; des
huiles, des pommades de nature, d'odeur et de couleur
variées et nombreuses, constituent les cosmétiques gras
et onctueux. Les cosmétiques pulvérulents sont les pâtes
d'amandes, les poudres à la violette, à la rose, au jas-
min, etc. Les *fards* sont des compositions dues, tantôt à

la chimie, et alors le produit est dangereux ; tantôt au
simple mélange de diverses poudres végétales, ce qui n'est
plus que nuisible ou ridicule.

La *poudre* dont on se chargeait la tête et les cheveux,
il n'y a pas très longtemps, et que la mode a voulu rappeler à elle il y a deux ans, est encore un cosmétique
pulvérulent.

De ce qui précède, il résulte que l'eau, aromatisée ou
non ; que certaines pommades, également parfumées ou
sans odeur ; que plusieurs pâtes ou poudres végétales, à
l'exception de celles qui font partie des *fards*, peuvent
être employées comme parfums utiles ou simplement agréables. L'usage des cosmétiques peut-il être dangereux ; est-
il nécessaire ? Il sera dangereux toutes les fois que la peau
sera mastiquée de compositions minérales, enduite de
corps gras trop fortement aromatisés, arrosée de liquides
d'une suavité également trop prononcée. Dans le premier
cas, des rides, des rugosités plus ou moins profondes
imprimées sur la peau, une sorte de tatouage indélébile,
suivent de très près la beauté factice avec laquelle on a
voulu tromper soi et les autres ; dans les second et troisième cas, des céphalalgies, des névroses troublent sans
cesse le repos et la santé des imprudents et des insensés qui ont pour leur personne un amour et des
soins exagérés. Quant à la nécessité des cosmétiques
aqueux et légèrement odorants, nous sommes loin de la
nier d'une manière absolue ; elle existe certainement,
mais elle doit être d'accord avec les lois d'une hygiène
saine et raisonnée. Nous ferons également une exception
en faveur des onctions huileuses pratiquées par les athlètes
et les guerriers de l'antiquité, par les peuples qui vivent
nus et dans les pays chauds, et que l'on retrouve encore dans
certaines classes d'ouvriers ; ces onctions ont l'avantage de
diminuer la sueur trop abondante, d'éviter les refroidissements brusques, de retarder l'épuisement des forces, etc.

# SECONDE PARTIE.

## SUJETS DE L'HYGIÈNE.

### (Homme. — Femme.)

## CHAPITRE PREMIER.

### I. NAISSANCES. — AGES. — SEXES. — RACES.

A. *Naissances.* — Maintenant que nous connaissons les divers milieux dans lesquels l'homme doit vivre ; maintenant que nous avons vu les influences de l'air, de la lumière, du calorique, de l'électricité, des climats, des eaux, des habitations, des aliments, des vêtements, de tout ce qui, en un mot, préexiste au *sujet* de l'hygiène, et que celui ci doit en grande partie à la munificence de la nature, en partie aussi, mais plus petite, à l'industrie et à la sollicitude de ses pères, indiquons les soins réclamés par son âge, son sexe, ses habitudes, ses passions, etc., depuis sa naissance jusqu'à sa mort.

L'homme et la femme, qui vont nous occuper tour à tour, réclament, dès leur naissance, les soins de leurs semblables, de ceux surtout à qui ils doivent le jour. Les cris qu'ils font entendre aussitôt que le fluide atmosphérique les frappe et les saisit, sont leurs premières prières. La nudité sous laquelle ils apparaissent, l'impossibilité où

34.

ils sont de faire usage de leurs membres, la privation qu'ils
subissent des guides qui les dirigeront plus tard, des sens,
tout se réunit pour, rendre leurs cris légitimes, leurs
prières instantes et sacrées. En effet, de tous les êtres
appelés à jouir de la vie, ils sont les plus faibles, les plus
souffreteux, les plus sujets à un grand nombre de maladies.
Tous deux encore, sous le rapport de la force matérielle,
de l'instinct conservateur, de la fragilité de l'existence,
sont dans une infériorité réelle comparativement à beaucoup d'autres animaux. Le créateur, il est vrai, les a amplement dédommagés en leur accordant une intelligence
qui va quelquefois jusqu'au sublime, et l'homme, particulièrement, devient souvent le maître presque absolu de
tout ce qui l'entoure. Mais n'anticipons pas; revenons aux
premiers besoins du nouveau-né.

Aussitôt sa sortie du sein de sa mère, l'enfant, détaché
du lien qui lui a donné la vie, avec les formes, les caractères et la force qui le constituent viable, est lavé avec une
éponge fine dans de l'eau légèrement chaude, aiguisée ou
non d'un peu de vin ou d'eau-de-vie. La matière sébacée
qui recouvre quelques parties de son corps est détachée
avec un peu de beurre ou d'huile. Cela fait, on procède
à l'habillement, habillement très simple, comme nous l'a-
vons vu en parlant du *maillot.* Bien entendu que ce premier soin n'est rendu qu'après avoir acquis la certitude
que toutes les ouvertures naturelles sont complètes, que
les membres sont parfaitement conformes et en nombre
prescrits par les lois ordinaires de la nature, qu'enfin la
ligature placée sur le cordon ombilical est convenablement
faite et nullement dérangée. Tels sont les premiers soins
à donner au nouveau-né *garçon* ou *fille.* Bientôt d'autres
besoins se présentent, besoins non moins nécessaires, non
moins impérieux, et qui vont sans cesse en augmentant,
en se modifiant, comme l'âge, comme la croissance, la
constitution, les caractères, les attributs des sexes; nous

voulons parler de l'allaitement, de l'alimentation, de l'é-
ducation, etc. : nous verrons toutes ces choses en étudiant
les âges, les sexes, les tempéraments, les habitudes, etc.

B. *Ages.* — L'espace de temps parcouru par l'homme
et la femme depuis leur naissance jusqu'à leur mort constitue la *vie ;* celle-ci est partagée en plusieurs phases, périodes ou époques appelées *âges.* Avant Hallé on comptait
quatre âges principaux : l'enfance, la jeunesse, la virilité
et la vieillesse. Depuis ce célèbre professeur, cinq âges
sont généralement admis par les auteurs : l'enfance, divisée
en deux périodes, première et seconde enfance ; l'adolescence, l'âge adulte et la vieillesse. La première enfance
commence à la naissance et finit à la seconde dentition,
c'est-à-dire à sept ans ; la deuxième enfance va de sept ans
aux premiers signes de la puberté ; l'adolescence prend
avec cette dernière, et se prolonge jusqu'à vingt et un ans
chez la femme, jusqu'à vingt-cinq chez l'homme ; l'âge
adulte compte depuis vingt et un jusqu'à cinquante chez
la femme, de vingt-cinq à soixante chez l'homme ; enfin la
vieillesse, arrivée à soixante ans, se termine par la décrépitude et la mort.

*Première enfance.* — Trois époques divisent cette période de la vie. Dans la première, qui commence à la
naissance et qui finit au septième ou huitième mois, époque
ordinaire du premier travail dentaire, l'enfant est modifié
par tout ce qui l'environne, le touche ou l'alimente, c'est-
à-dire par l'air, les vêtements, le lait de sa nourrice. A cette
époque encore, son existence se réduit à ceci : téter, dormir
et crier. A partir de l'éruption de la première dent, ou seconde
époque de la première enfance, qui dure jusqu'à la deuxième
année, les gencives se tuméfient et s'aplatissent sur leurs
bords ; la salive s'écoule abondamment ; l'enfant souffre et
se plaint ; son sommeil est souvent interrompu ; il porte
les doigts à sa bouche, pousse des cris, mâchonne tout ce
qu'il peut saisir ; sa figure rougit ou pâlit alternativement ;

enfin, à des intervalles plus ou moins éloignés, la muqueuse gencivale présente une tache blanche, indice de sa perforation prochaine par une dent nouvelle.

L'ordre dans lequel l'éruption dentaire se manifeste le plus ordinairement est le suivant : deux dents sur le devant de la mâchoire inférieure, deux qui correspondent à celles-ci à la mâchoire supérieure ; deux incisives latérales inférieures, deux incisives latérales supérieures ; deux canines inférieures, deux canines supérieures ; enfin quatre molaires à chaque mâchoire. Total : vingt dents dites *dents de lait*, suivies de quatre autres, molaires également, mais qui ne paraissent qu'après la quatrième ou cinquième année. Comme on le devine facilement, cette seconde époque de la première enfance doit être plus orageuse que celle qui l'a précédée, et un plus grand nombre de maladies doivent également en être la conséquence. (Voy. *Maladies selon les âges*.) Enfin, dans la troisième époque de la première enfance, qui s'étend de la deuxième année à la septième, la dentition s'achève, et les appareils organiques prennent plus de développement.

*Hygiène relative à la première enfance.* — L'enfant, emmaillotté comme nous l'avons dit, placé dans son berceau, reçoit de l'eau sucrée pour toute boisson et toute nourriture, en attendant le sein qui doit lui être présenté : cette présentation se fait six ou huit heures après la naissance.

*Allaitement.* — Il doit être *maternel* et non *mercenaire ;* du moins tel est le vœu de la nature : nous verrons plus tard les circonstances qui peuvent empêcher qu'il en soit ainsi. L'allaitement a lieu autant de fois que l'enfant en manifeste le désir et le besoin ; le nombre de fois ne peut donc être fixé ou déterminé d'avance. Il y a dans cet acte de l'enfant, dans cette fonction de la mère ou de la nourrice, des indications plutôt naturelles et instinctives que rationnelles et calculées. Cependant on peut, de bonne heure, régler l'allaitement, et ne pas toujours céder aux premiers cris de l'enfant. Celui-ci vient-il de téter ; a-t-il été changé de linge ; est-on certain qu'aucune pièce du vêtement, qu'aucun cordon ne peut le blesser ou le presser ? on peut le laisser dans son berceau, l'abandonner à lui-même ; il est rare qu'il ne s'endorme pas promptement. Doit-on donner à téter pendant la nuit ? non, en général ; on y supplée très bien, si l'enfant se réveille, par un peu de lait de vache coupé. La mère et l'enfant, pour bien se porter, devant dormir au moins six à sept heures, il est bon d'accoutumer de suite les nouveaux-nés au repos de la nuit. Dès les premiers temps de son état de nourrice, la mère fera donc bien d'avoir du calme, du sang-froid, et de ne pas s'en laisser imposer par un excès de tendresse ou d'amour maternel mal entendu. Un enfant peut crier ou pleurer sans souffrir ; c'est souvent un besoin ou une habitude auxquels il ne faut pas porter trop d'attention.

*Allaitement artificiel.* — Nous venons de dire que la première et unique alimentation du nouveau-né devait être tirée du sein de la mère ; le lait de celle-ci fournit, en effet, à tous les besoins nutritifs de l'enfant. Le lait sert encore beaucoup mieux que les purgatifs des pharmaciens, et sans nul danger, à l'évacuation du méconium. Cependant il est des cas où la mère ne peut être nourrice, et où elle ne veut pas se séparer de son enfant ; c'est alors qu'on a recours à l'*allaitement artificiel*, allaitement qui consiste à donner tous les jours, soit à la cuillère, soit au gobelet, soit avec le biberon, suivant la force du nouveau-né, une certaine quantité de lait de vache ou de brebis, d'ânesse ou de chèvre. Le lait de vache, généralement préféré, dont nous avons appris à estimer les qualités (*voir* p. 283), sera donné, dans les premiers jours, après avoir été coupé avec deux tiers d'eau, avec la moitié au bout de douze ou quinze jours, avec un tiers plus tard, enfin on le fera prendre pur, et, toujours, il aura été préalablement chauffé au bain-marie. Chaque fois, une petite quantité de sucre pourra être ajoutée. Les forces de l'enfant augmentant, les digestions se faisant facilement, les évacuations alvines et urinaires étant régulières, de bonne nature ; la santé générale étant bonne, on arrivera peu à peu à une, deux, trois et quatre crèmes de riz, de gruau, de fécule, etc., dans les vingt-quatre heures. Ces crèmes devront toujours être peu épaisses, bien cuites, d'une saveur agréable. On se gardera des panades, des bouillies épaisses, véritables cataplasmes dont quelques nourrices ont encore l'habitude de gorger les jeunes enfants. Quelques dents commencent-elles à percer ; des aliments plus substantiels deviennent-ils nécessaires, et rien d'ailleurs ne s'oppose-t-il non plus à l'emploi de ces derniers? on sèvre le jeune enfant; on l'habitue peu à peu à la nourriture de ses parents ou des personnes auxquelles il a été confié : nous supposons ces personnes à même de se nourrir sainement et suffisamment.

*Sevrage.* — A quel âge doit-on sevrer un enfant ; quelles sont les précautions à prendre pour que le sevrage ne soit pas préjudiciable ; quelle nourriture doit remplacer le lait de la mère ou de la nourrice ? telles sont les diverses questions que nous allons rapidement examiner.

L'époque du sevrage est subordonnée à la force de l'enfant, à la plus ou moins grande difficulté de la dentition, à l'état de la mère ou de la nourrice qui ont allaité, à la nature du lait fourni par les seins, etc. Un enfant vigoureux, bien constitué, ayant déjà percé deux ou trois dents, pourra être sevré de bonne heure, à huit ou dix mois, par exemple, surtout si la mère ou la nourrice sont affaiblies, et si leur lait n'a plus les qualités vivifiantes voulues. On sèvrera plus tard, à un an et plus, le nourrisson débile et cachectique ; celui qui sera tourmenté par l'évulsion dentaire, qui aura des convulsions, etc. Le professeur Trousseau, qui admet que les dents de lait sortent

par groupes, que ces groupes, au nombre de cinq, s'observent : le premier à 7 ou 8 mois, le deuxième à 11 ou
12 mois, le troisième à 17 ou 18 mois, le quatrième à
2 ans, le cinquième à 30 mois, fixe l'époque du sevrage
après l'éruption du quatrième groupe, c'est-à-dire après
la sortie des canines, à l'âge de deux ans par conséquent :
on doit choisir un *temps d'arrêt* ou les jours qui séparent
un groupe d'un autre. Avant cette époque, ajoute le même
praticien, la diarrhée, ou plutôt l'entérite qui accompagne
presque toujours la première dentition, et qui tue un si
grand nombre d'enfants, est trop intense, trop abondante ;
elle s'oppose donc au sevrage. Plus tard, cette affection a diminué ; l'enfant a plus de force ; et, pourvues de seize
dents, ses mâchoires peuvent broyer facilement les aliments
solides qu'on leur présente.

Pour sevrer un enfant, on lui présente le sein une fois
de moins par jour la première semaine, deux fois de moins
la seconde, et ainsi de suite, jusqu'à ce que l'enfant ne
tette plus qu'une fois dans les vingt-quatre heures. On met
ensuite un jour d'intervalle, puis deux, puis trois. Pendant
ce temps les seins se dégorgent. Du lait coupé avec de l'eau
d'orge ou de gruau remplace le téton. Peu à peu le lait est
donné pur ; enfin on arrive aux soupes, aux panades, aux
potages maigres, aux potages gras, et tous ces aliments,
nous le répétons encore, doivent être peu consistants, un
peu sucrés, afin de les rendre très digestibles.

La quantité d'aliments donnés à l'enfant mis au sevrage
ne peut être déterminée d'avance ; elle varie à l'infini, et
les causes de cette variabilité sont également très nombreuses, difficiles à préciser. Qu'il suffise de savoir que les
jeunes enfants dépensent beaucoup, qu'ils acquièrent tous
les jours plus de force, plus de capacité organique, et qu'il
faut, par conséquent, leur donner à manger souvent et
peu à la fois : *omnium vero minime pueri jejunium ferunt,*
a dit Hippocrate. Disons, de plus, que des soins assidus,

des attentions minutieuses apportées à la diététique de ce
premier temps de la vie, dépendent le développement des
forces et des organes, la régularité des fonctions, l'harmonie des formes, et aussi, malgré quelques rares exceptions, l'étendue, la justesse de l'intelligence. Nous ne partageons pas cependant, du moins entièrement, l'opinion
de ceux qui croient à la possibilité d'imprimer à l'homme
des modifications semblables à celles que d'habiles et infa-
tigables agronomes font éprouver aux végétaux et aux
animaux, en changeant le mode de culture et la nature des
engrais chez les premiers, en éloignant, rapprochant ou
croisant les races chez les seconds. Non ; nous ne croyons
pas qu'il soit en notre pouvoir de faire à volonté des
hommes grands ou petits, gras ou maigres, comme on
change la hauteur d'un arbre, la saveur d'un fruit, etc.
Nous croyons moins encore aux heureux effets de l'*entraînement* appliqué à l'homme et pratiqué en Angleterre
pour faire des boxeurs, des coureurs, des jockeys, etc.
Ces avantages, d'ailleurs, sont tout matériels ; ils portent
sur les forces physiques seulement ; l'intelligence n'y gagne
absolument rien. Et encore, parmi les individus qui se
livrent ainsi, de gré ou par calcul, à ce genre de vie tout
animal, combien en compte-t-on qui supportent impunément ces transformations, ces mutations forcées de la nature ? Nous avons peu de foi, nous le répétons, dans l'a-
venir de semblables problèmes physiologiques ; mais nous
avons une confiance entière dans l'heureuse et bienfaisante
influence d'une hygiène, d'une gymnastique et d'une
diététique appropriées à la constitution, à l'idiosyncrasie
de chacun, pour développer les forces physiques et morales, pour assurer la santé et la longévité.

Les dérangements survenus chez l'enfant avant, pendant
et après le sevrage, tels que coliques, diarrhées, constipation, etc., réclament les soins d'un médecin instruit,
sage et prudent.

*Exercice propre à la première enfance.* — Les enfants doués d'une respiration énergique, ayant les sécrétions et les exhalations très abondantes, une absorption rapide, ont besoin d'un air pur et souvent renouvelé. Pour eux les espaces étroits deviennent promptement mortels ou morbifiques, et le docteur Villermé a démontré qu'ils périssent en plus grand nombre dans les quartiers mal aérés, dans les logements resserrés, que dans ceux qui présentent des conditions opposées. Enfin Hufeland a insisté sur la nécessité des bains d'air, ou *bains de soleil*; et il a prouvé combien cette aération était propre à les fortifier, à consolider leur constitution. De son côté, le docteur Donné combat le préjugé qui retient les enfants trop longtemps renfermés après leur naissance. Dès l'âge de huit à quinze jours, dit-il, on doit les porter à l'air, à la promenade, dans le plus beau moment de la journée. Ces sorties seront d'abord peu prolongées, puis elles augmenteront peu à peu. Tout le corps des enfants, la tête exceptée, sera exposé à l'action de l'air et du soleil. Un teint un peu coloré, hâlé, vaudra toujours mieux que cette pâleur étiolée des enfants qui reçoivent nuit et jour des soins dictés par une tendresse mal raisonnée. Bien qu'un enfant très jeune, un nouveau-né, par exemple, vêtu convenablement, se refroidisse assez promptement, ce refroidissement, quand il est peu prolongé, ne lui est pas nuisible; un peu de froid est quelquefois utile : celui-ci agit comme tonique, comme excitant. C'est donc au grand air, dans les jardins, sur des tapis de verdure, aux champs, à la campagne, qu'il faut élever les enfants, et non dans les cours et les rues sales et étroites des grandes villes; et non encore dans des salons, des arrière-boutiques, etc., où l'air n'a jamais les qualités qu'il doit avoir pour donner à l'organisme naissant les belles et heureuses proportions que celui-ci peut acquérir.

Combien de temps faut-il que l'enfant reste dehors ou à la

35

promenade? Dans nos climats, au fort de l'été, un enfant, bien portant d'ailleurs, doit rester à peu près toute la journée dehors ; au printemps et en automne, il n'y restera pas-moins de quatre à cinq heures, à partir de midi ; enfin, en hiver, on le sortira pendant les heures où le soleil reste sur l'horizon. Pourquoi faut-il qu'une éducation morale trop prématurément commencée (à sept ou huit ans) enlève à l'enfant du riche tant d'heures mieux employées à l'éducation physique ? pourquoi faut-il que l'enfant du pauvre devienne si promptement la proie de la cupidité des fabricants ? pourquoi faut-il enfin voir ce dernier jeté trop jeune (à cinq ou six ans) dans l'atmosphère impure des ateliers, transformé en véritable machine vivante et travaillant au-delà de ses forces ? La France, il est vrai, est bien au-dessous de l'Angleterre sous le rapport de l'exploitation commerciale de l'enfance ; elle n'a pas, comme cette dernière, inventé des *potions opiacées* pour modérer la vivacité des mouvements, des boîtes de fer-blanc pour neutraliser la fatigue des jambes, pour maintenir pendant quatorze ou quinze heures une station uniforme et forcée. Non, nos fabricants, nos manufacturiers, ont eu moins d'inhumanité, moins de cruauté. Ils n'ont cédé qu'à l'exemple ; ils ont voulu, comme leurs rivaux d'outre-Manche, exploiter à leur profit la misère, les mœurs, la santé, la vie des petits êtres qu'ils avaient à leurs portes, dans les rues, sur les places publiques, mais ils ne les ont pas torturés. Des voix honnêtes et généreuses se sont élevées en faveur de la génération future, de la faiblesse du jeune âge. Une loi a été formulée pour réprimer un abus aussi coupable, pour arrêter un trafic tout-à-fait comparable à la traite des nègres. Cette loi a été présentée aux Chambres, afin de régler le temps, le mode de travail, les moyens de rémunération, de corrections, etc. Mais, le croira-t-on ? pas un médecin, seul juste appréciateur des forces des victimes, n'a été appelé à donner son

avis, ses conseils! aussi, combien de discussions inutiles!
combien d'arguments erronés, de décisions insuffisantes!

*Seconde enfance.* — Cette période de la vie est caractérisée par la chute des dents de lait, l'apparition de celles
qui doivent être définitives. A cette époque aussi les sexes
se dessinent et se prononcent de plus en plus, la bouffissure de la première enfance disparaît peu à peu, les membres sont plus déliés, les muscles apparaissent sous la peau,
l'intelligence se développe, grandit et se montre quelquefois tout-à-fait surprenante; le tube digestif se fortifie, devient apte à supporter une nourriture plus substantielle.

*Hygiène de la seconde enfance.* — On surveille, on
facilite la chute des dents de lait, afin de donner à celles
qui doivent les remplacer et être définitives une évulsion
plus prompte, plus régulière. Un dentiste instruit et intelligent doit être appelé si quelques défectuosités se manifestent dans la seconde dentition. Aux soins d'une éducation physique et morale commencée vers la fin de la
première enfance, continuée pendant celle-ci avec plus
d'étendue et de développement, doivent être ajoutées une
augmentation progressive dans l'alimentation, une surveillance active sur la constitution et les attitudes du corps, une
sollicitude constamment en garde contre les mauvaises habitudes, contre les vices cachés, etc. La jeune fille,
dont les allures deviennent de plus en plus réservées,
qui abandonne les jeux et les exercices qu'elle partageait
volontiers avec les jeunes garçons, éprouve dans l'appareil
génital des changements qui exigent une surveillance active
et dévouée, car ces changements sont les préludes, les
indices d'un état nouveau, de la puberté. Souvent même
cette puberté se développe entièrement vers la fin de la seconde enfance.

*Adolescence.* — A cette époque une grande révolution
s'est opérée ou s'opère chez les individus de l'un et l'autre
sexe. Des organes, ceux de la génération, muets jusqu'a-

lors, ou dont les influences ont été peu marquées, deviennent le siége de sensations, de besoins tout-à-fait nouveaux. La voix perd son timbre enfantin, acquiert plus d'étendue, plus de force, devient plus grave, plus sonore. Les parties sexuelles s'ombragent de plus en plus ; d'autres parties du corps, comme les aisselles, les parties centrales de la poitrine, le menton, les parties latérales de la face (chez les jeunes garçons), se couvrent également de poils plus ou moins nombreux. Chez la jeune fille les seins augmentent de volume ; un écoulement périodique, menstruel, appelé *règles* ou *époques*, s'établit, si déjà il ne l'était pas, et se régularise. C'est alors aussi que cette même jeune fille, naguère rieuse et folâtre, curieuse et indiscrète, devient plus attentive, plus sérieuse, plus réfléchie ; son maintien est plus grave, plus circonspect ; en un mot, tout annonce chez elle que l'heure de la réserve et de la pudeur a sonné. A cet âge, enfin, la jeune fille semble avoir compris les charmes de l'innocence, l'empire de la vertu, l'immense influence qu'elle doit exercer comme femme, comme épouse et comme mère. Le jeune garçon pubère devient au contraire décidé, audacieux, téméraire. Ignorant le bonheur, il court après les plaisirs : heureux quand son avidité, son insatiabilité, son imprévoyance, ne lui sont pas funestes !

*Hygiène relative à l'adolescence.* — Cette hygiène se trouve indiquée aux articles MASTURBATION, COPULATION PRÉMATURÉE, MENSTRUATION, ÉDUCATION PHYSIQUE ET MORALE, VÊTEMENTS, ALIMENTS, CLIMATS, SAISONS, HABITATIONS, etc.

*Age adulte.* — L'âge adulte, l'âge mûr ou viril, comme on le dit encore, est divisé en trois périodes : maturité ou virilité croissante, terminée à trente-cinq ans chez l'homme, à trente ans chez la femme ; maturité confirmée, qui a lieu à quarante ans pour la femme, à cinquante ans pour l'homme ; enfin maturité ou virilité décroissante ; cette dernière période commence à soixante ans chez l'homme, à cinquante ans chez la femme. Dans la première période, l'accroissement des organes s'achève ; le corps ne grandit plus , mais il prend du volume , de l'épaisseur ; la physionomie , le caractère, se prononcent définitivement. L'impétuosité , l'étourderie de la jeunesse, sont remplacées par le sang-froid, la prudence et la réflexion. Aux lieu et place de cette légèreté , de cette franchise, de cette générosité qui sont les qualités et la beauté de l'adolescence, on voit le goût des occupations sérieuses et tous les calculs du lucre et de l'ambition. Pendant cette période , le *tempérament* s'est formé, et la disposition à la phthisie, qui est allée sans cesse en diminuant, a complétement disparu , car la maturité est confirmée. A cette disposition succèdent très souvent l'obésité d'abord , puis la prédominance du foie , du système nerveux abdominal et des viscères abdominaux sur les organes thoraciques , qui , dans l'enfance, étaient les plus développés. Enfin, comme caractères de la troisième période de la virilité, on voit survenir, chez l'homme, l'affaiblissement des facultés génératrices, chez la femme, la cessation des menstrues. La peau se durcit, se ride et devient moins perméable aux émanations putrides. Les cheveux blanchissent et tombent , les forces musculaires diminuent , la sensibilité générale est émoussée.

*Hygiène de l'âge adulte.* (Voy. TEMPÉRAMENTS , MENSTRUATION , ÂGE CRITIQUE , ALIMENTS , VÊTEMENTS , CLIMATS, SAISONS, HABITATIONS, PROFESSIONS , etc.)

*Vieillesse.* — Trois périodes distinguent encore cette dernière portion de la vie : la *verte vieillesse*, qui s'étend de soixante à soixante et dix chez l'homme, de cinquante à soixante ans chez la femme ; la *caducité*, qui se prolonge jusqu'à quatre-vingts ans, et la *décrépitude*, qui va jusqu'à la mort. Pendant la durée de ces trois périodes , on voit successivement apparaître les phénomènes suivants : la peau se ride et se sèche de plus en plus , et de plus en plus ses

35.

fonctions diminuent pour cesser complétement ; de là cette
immunité des vieillards contre les affections miasmatiques,
la rareté avec laquelle ils sont atteints de fièvres typhoïdes,
d'atrophie des follicules intestinaux (Lévy). Le pouls devient rare, le sang plus noir, moins fibrineux. L'embonpoint se perd, les muscles s'amincissent, le tronc se
courbe, les cheveux ont totalement blanchi, la tête est
plus ou moins nue et branlante. Les testicules ne fonctionnent plus, les vésicules séminales s'effacent, les os
deviennent durs et cassants, les cartilages s'ossifient,
les vaisseaux s'incrustent de matière calcaire, les dents tombent, la mastication devient difficile, incomplète, et la digestion languit ou ne se fait plus. Enfin les facultés intellectuelles baissent ou se perdent, et la calorification animale n'est plus suffisante.

*Hygiène relative à la vieillesse.* — Les préceptes de
l'hygiène des vieillards, de l'adulte, de l'homme en général, se trouvant longuement exposés dans la première
partie de notre ouvrage, nous nous bornerons aux conseils suivants : le vieillard caduc et décrépit restera dans
le lieu, le climat et l'habitation auxquels il est habitué ;
il se garantira également de l'influence des saisons froides
et humides, car, chez lui, nous venons de le faire remarquer, les sources de la chaleur animale sont devenues
insuffisantes pour le mettre à même de lutter contre
les abaissements de température. Un air très vif, trop
souvent renouvelé, peut encore lui être défavorable. En
été, il ira se ranimer aux rayons bienfaisants du soleil ;
en hiver, il ne quittera que rarement le foyer de sa
chambre. Il ne se permettra que des bains de propreté.
Quant à la *verte vieillesse*, à celle qui ne diffère de la
virilité que par le nombre plus grand des années, elle se
contentera de suivre les lois hygiéniques d'un âge dont elle
partage encore et les bénéfices et les caractères.

Deux repas par jour, et peu copieux, suffisent ordinairement aux vieillards. A cette époque de la vie, en effet, les fonctions digestives sont lentes, les pertes peu abondantes. Les végétaux conviennent moins que les aliments du règne animal : le vin est également très utile. La promenade avant et après le repas est nécessaire et avantageuse. L'usage sage et modéré, non habituel par conséquent, des lavements, des boissons délayantes, des laxatifs, des suppositoires, des pilules aloétiques, etc., est quelquefois indiqué pour combattre la constipation qui survient chez les vieillards sédentaires ou incapables de se livrer au moindre exercice.

Le coucher des vieillards sera plus chaud, plus moelleux que celui des adultes. Le travail intellectuel sera rare et peu prolongé ; son but devra se borner à se procurer de la distraction, à chasser l'ennui.

C. *Sexes.* — Deux êtres à peu près égaux par les facultés morales, différents par les caractères physiques, l'homme et la femme, constituent, dans l'espèce humaine, les sexes mâle et femelle. Ces deux êtres, comme tous ceux qui sont doués de la vie, sont destinés à croître, à se développer, à vivre ensemble, à se perpétuer, et aussi à décroître et à périr à des époques variables, en subissant l'un et l'autre des altérations, des chocs plus ou moins brusques, plus ou moins violents qu'on a appelés *maladies*. Celles-ci, peu tranchées, dans l'un et l'autre sexe, avant l'époque de la puberté, deviennent plus nombreuses, plus variées chez la femme : un organe important, l'utérus, en est la cause principale. Enfin, à ce même organe plus développé, doivent être rapportées les différences de formes, de caractères, de fonctions qui distinguent l'homme et la femme. Dans l'enfance, le petit garçon et la petite fille ont une analogie frappante ; chez l'un et chez l'autre on trouve la même flexibilité d'organes, la même tournure, le même son de voix, la même insouciance, les mêmes désirs, les mêmes jeux. Mais que cette apparente similitude a peu de durée, et avec quelle rapidité des changements nouveaux se préparent et s'opèrent! La jeune fille devient triste et rêveuse ; elle s'inquiète, soupire, pleure ou rit tour à tour ; le moindre bruit la tourmente ou l'impatiente; la moindre chose l'étonne, l'émeut ou pique sa curiosité. De vagues pensées occupent son esprit ; des désirs, des sensations qu'elle ne comprend pas s'emparent de son cœur. Un seul être a compris cette tristesse, cette rêverie, cette inquiétude, ces soupirs, ces ennuis: c'est le jeune garçon, devenu tout-à-coup capable d'aimer, de protéger une compagne.

Les différences que l'homme et la femme présentent entre eux, sous le rapport de la taille et sous le rapport des formes, sont trop connues pour en faire ici un tableau minutieux et exact; nous nous arrêterons donc aux différences organiques, et nous poserons les généralités suivantes : chez la femme, la totalité de l'encéphale est moins volumineuse ; les lobes antérieurs du cerveau sont moins développés, tandis que les lobes postérieurs le sont davantage. Les nerfs sont généralement plus gros et plus mous : de là plus de sensibilité. La poitrine est plus étroite, la respiration moins large, le cœur moins volumineux; les veines et les artères sont plus petites ; la circulation est moins active, le sang moins fibrineux, moins abondant. Le tissu cellulaire est très développé, les liquides blancs prédominent; les os sont plus mous, moins forts, moins saillants : de là ces formes extérieures arrondies, gracieuses et pleines de volupté qui, dans tous les pays, constituent la beauté chez les femmes. Les muscles sont pâles et faibles, la peau est plus fine, plus douce, plus blanche, moins chargée de poils, si ce n'est au pubis et quelquefois aux aisselles. Les cheveux sont plus fins, plus longs. Le tronc est plus allongé, le milieu du corps tombe entre le pubis et l'ombilic ( il tombe sur le pubis chez l'homme). Les clavicules sont plus droites ; le sternum est plus court et plus relevé en avant, dispositions qui donnent aux épaules plus de largeur apparente, à la poitrine plus de surface, plus de saillie pour les mamelles. Les jambes, les cuisses et les bras sont plus courts. Les os du bassin sont plus éloignés des fausses côtes, plus évasés, ce qui explique la grandeur de cette cavité, la largeur des hanches, le volume des fesses, la proéminence du pubis. Enfin, les fémurs articulés près du bassin, rapprochés l'un de l'autre par leur extrémité inférieure, produisent la direction des genoux en dedans, la marche particulière de la femme. Quant au volume plus considérable des cuisses, il tient aux muscles qui vont du bassin aux membres inférieurs.

La femme, nous venons de le voir, a des organes peu développés, une force physique peu considérable, une constitution qui se rapproche du tempérament lymphatique. Pendant une grande partie de sa vie, ses maladies sont celles de l'enfance. Chez elle, l'alimentation est légère, la diète difficile, l'amaigrissement rapide, l'embonpoint promptement réparable. La propreté, nécessaire à l'homme, est impérieusement commandée chez la femme. Chez elle encore l'abus du coït, surtout prématurément exercé, est très funeste; il ajoute bientôt aux nombreuses maladies produites par les fonctions de l'utérus. Enfin la femme a des habitudes sédentaires. A elle les soins domestiques, les œuvres de douceur, de charité; à nous les devoirs graves et sérieux, la gestion des affaires, les dangers, les périls; à elle la direction des mœurs, des fêtes, des plaisirs; à nous les pénibles travaux de l'esprit et du corps; à elle enfin le soin de nous faire aimer la vie; à nous de les consoler, de les protéger quand des chagrins, des dangers les atteignent ou les menacent. Chez la femme, toutes les actions partent du cœur. Chargée du dépôt de la génération, elle trouve dans son amour maternel, dans ses devoirs d'épouse et de mère, le courage, la force, la résignation nécessaires pour vivre de sacrifices et de privations,

pour tolérer l'injustice, pardonner les offenses, la brutalité. Toutes ses qualités, toutes ses vertus, innées
avec elle, renfermées dans son âme, dans sa conscience
de jeune fille, s'accroissent par l'éducation, s'affermissent
par les conseils, et surtout par l'exemple. Encore enfant,
sa mère est sa première affection, son appui, son consola-
teur. Plus tard, elle devient amie sincère, confiante et
dévouée. Plus tard encore, mariée et mère, elle partage sa tendresse, ses soins, sa vie, entre tous les êtres
chéris qui l'entourent. C'est alors aussi que son abnégation
se manifeste et se prononce, que son courage grandit, que
ses forces se multiplient et que rien n'arrête sa sollicitude
et son amour. Que de tourments elle sait endurer pour ses
enfants! quels sacrifices elle sait faire pour un mari malade
ou proscrit! Qui ne connaît les belles actions des Éponine,
des Pauline, des Péro, des Lavalette, et de tant d'autres!
Nous pourrions encore parler de leur bienfaisance, de
leur sensibilité, de la finesse de leur esprit, de la délicatesse de leurs sentiments, etc.; mais qui n'a pas apprécié
toutes ces excellentes qualités? Hâtons-nous donc d'arriver
à la menstruation, à la grossesse, à l'accouchement, etc.,
phénomènes remarquables de la puberté chez la femme.

*Menstruation.* — L'époque de la menstruation varie
selon les climats, les constitutions, les tempéraments, les
mœurs, les habitudes. Dans les régions équatoriales, les
jeunes filles sont ordinairement réglées de huit à onze ans;
ce fait n'est pas généralement admis : suivant le docteur
Roberton, les négresses ne seraient réglées qu'à douze et
quinze ans. Dans nos climats tempérés, la menstruation
s'établit de treize à seize ans; dans les pays froids, ce phénomène est encore plus tardif.

La jeune fille nerveuse, irritable, est réglée avant celle
qui est lymphatique. La jeune fille forte, robuste, est pubère avant celle qui est faible et cacochyme. Enfin, dans les

villes, chez les jeunes personnes qui sont présentées de bonne heure dans le monde, qui fréquentent les bals, les spectacles, dont les sens sont prématurément et vivement excités, soit par la lecture des romans, soit par la masturbation, l'apparition des règles est plus précoce que chez les jeunes filles des campagnes. Ces dernières influences doivent être prises en considération; car il n'est pas indifférent que la menstruation soit hâtive ou tardive. Les femmes réglées de très bonne heure, observe Tissot, sont, toute leur vie, généralement faibles et languissantes. Capables de concevoir, et mariées trop tôt, elles donnent souvent le jour à des êtres faibles comme elles.

Les signes de la première menstruation sont les suivants : pesanteur de tête, vertiges, somnolence, et quelquefois sommeil lourd et profond, difficulté de respirer, spasmes, etc. Bientôt des douleurs dans les lombes, dans les cuisses, les aines, la région hypogastrique, se font sentir avec plus ou moins de violence. On observe encore un écoulement jaunâtre par la vulve, une tuméfaction des grandes et petites lèvres, et même des abcès dans l'épaisseur de ces parties. D'autres fois les seins se gonflent, se durcissent, deviennent douloureux. Enfin les maux de nerfs, la tristesse, l'abattement, une grande sensibilité, une propension à la colère, à l'impatience, et tout ce qu'on appelle affections de l'âme et passions, sont les préludes de la menstruation. Cependant tous ces signes, qui se rapportent, les uns à un état de pléthore, les autres à une irritation de l'utérus et de ses dépendances, les troisièmes à une exaltation nerveuse, ne précèdent pas ou n'accompagnent pas la première menstruation. Il est des jeunes filles qui ont l'heureux privilége d'être réglées sans secousse aucune, d'*emblée*, comme on pourrait le dire. Celles-là sont favorisées de la nature; l'hygiène n'a rien à leur conseiller. Les autres, au contraire, demandent des soins minutieux, une surveillance attentive. Ainsi, la difficulté des règles tient-elle à un état pléthorique ? on prescrit un exercice modéré, des boissons rafraîchissantes, un régime végétal et peu nourrissant ; on pratique une saignée, ou bien on fait appliquer quelques sangsues, en petit nombre, et souvent répétées, à la partie interne et supérieure des cuisses. Les règles sont-elles empêchées par un ébranlement moral accidentel ? on éloigne les causes et on conseille les bains, les sédatifs. L'aménorrhée tient-elle à l'inertie des fonctions ovariennes ? on prescrit quelques emménagogues, les injections ammoniacales dans le vagin, la bière de raifort, les lavements de térébenthine, les cataplasmes de feuilles fraîches et bien hachées de chélidoine : ces cataplasmes sont appliqués sur le pubis et les parties externes de la génération. Y a-t-il hypérémie utérine, et celle-ci est-elle accompagnée d'épistaxis, d'émoptysie, de céphalalgie ? on applique des sangsues à l'anus, à la partie interne et supérieure des cuisses, à la partie inférieure de chaque mamelle, aux aines. L'hypérémie utérine coïncide-t-elle avec un état atonique général ? on se borne à l'usage des bains de pieds, des bains de vapeur locaux. La jeune fille est-elle d'un tempérament mou et lymphatique, mal vêtue, mal nourrie ; habite-t-elle des lieux bas et humides ? on prescrit une alimentation saine et substantielle, on fait prendre les amers, les toniques, les ferrugineux ; on couvre le corps de flanelle, on pratique des frictions sèches sur les membres et l'abdomen, on ordonne un exercice modéré, soit moral, soit physique ; enfin on défend tous les excitants des sens et des passions.

L'orgasme nerveux prédomine-t-il ? on a recours aux sédatifs, aux bains frais, et même aux bains froids, à l'opium, à l'assa-fœtida. L'aménorrhée est-elle accompagnée de douleurs vives, de coliques ? on fait usage des bains tièdes, des opiacés, de l'acétate de morphine, de l'acétate d'ammoniaque, des lavements laudanisés et camphrés. Y a t-il engorgement utérin? on dissipe cet engorgement par les moyens appropriés, et qui sont tout-à-fait du ressort de la médecine proprement dite.

La jeune fille, arrivée à l'époque de la menstruation, évitera avec le plus grand soin les refroidissements subits, les émotions vives, de quelque nature qu'elles soient.

Les règles une fois établies, combien de jours durent-elles, quelle quantité de sang s'écoule, de quelle nature est ce liquide? Sur toutes ces questions et sur beaucoup d'autres qui s'y rattachent, nous nous bornerons aux réponses suivantes : 250, 500 et quelquefois 750 grammes de sang sont perdus chaque fois, c'est-à-dire tous les vingt-deux à vingt-six jours; la qualité du sang est en raison directe de l'état de santé. Celle-ci est-elle bonne et florissante? le sang est parfaitement pur; il est au contraire pâle, séreux chez les femmes délicates ou maladives (1).

Quel régime les femmes doivent-elles suivre dans l'intervalle de leurs règles? On évite tout ce qui peut exalter la sensibilité générale ou réagir sur l'influence de l'appareil génital. Les conseils de la coquetterie sont ici très nuisibles. Il en est de même des vêtements trop chauds, des lits trop mous, des bains locaux ou généraux trop souvent répétés, des bains frais ou froids, surtout quand l'écoulement menstruel est peu abondant ou excessif. Les mets excitants, les vins généreux, les liqueurs alcooliques, doivent être défendus. L'oisiveté, la mollesse, l'usage des bergères, des voitures très douces, la station constamment assise, préparent encore aux menstruations abondantes, à des espèces de pertes, qui, peu à peu, minent et étiolent les femmes ou les jeunes filles.

Quelles précautions les femmes doivent-elles prendre pendant leur époque menstruelle? Elles fuiront les appar-

(1) Voyez, à ce sujet, l'excellent ouvrage du docteur Brierre de Boismont, de la *Menstruation considérée dans ses rapports physio logiques et pathologiques*, 1842, 1 vol. in-8.

tements ou les lieux trop chauds, afin de ne pas être exposées à une perte ou à une suppression complète; elles éviteront surtout la masturbation, le coït immodéré, la fréquentation des bals, etc., etc.; les causes de refroidissements subits, comme la marche sur un carreau froid et
pieds nus, l'immersion du corps ou des membres dans l'eau
froide, le passage d'un lieu très chaud dans un lieu très
froid, l'ingestion des boissons glacées. Les vêtements seront
de nature à annihiler les influences atmosphériques; leur
changement, devenu nécessaire soit par la saison, soit par
toute autre cause, sera fait avec prudence, dans un appartement chaud. Aucun lien, aucune pièce d'habillement
n'exercera de compression sur le corps.

Les femmes doivent-elles se *garnir* pendant l'écoulement
des règles? Tout ce qu'on a dit contre l'usage du *chauffoir*
n'a jamais porté que sur l'abus. En effet, comment une
femme, abondamment réglée, pourrait-elle vaquer à ses
occupations sans avoir placé sur la vulve un linge qui empêche l'écoulement du sang sur le sol, et qui satisfait
aux exigences de la propreté et des convenances? D'un
autre côté, comment conseiller cette précaution, cette prudence, aux personnes qui perdent à peine quelques gouttes
de sang? Nous le répétons, l'abus du chauffoir, sa mauvaise
application, son défaut de propreté, ont été seuls blâmés,
et ils devaient l'être; voyons les précautions qui doivent
accompagner son usage. Le chauffoir sera appliqué de manière à ne pas trop comprimer les parties externes de la
génération, à ne point arrêter l'écoulement sanguin, et à
ne pas froisser et irriter les organes. On le changera le plus
souvent possible, afin d'éviter le desséchement du linge, la
dureté de ce dernier et l'odeur désagréable du sang écoulé.
Le chauffoir sera en toile de lin ou de chanvre, et son tissu
sera fin et moelleux.

Pendant leurs règles, les femmes devront continuer leurs
soins de propreté; elles se laveront les parties sexuelles

avec de l'eau tiède ou froide, aromatisée ou non, selon leur habitude (la prudence exige de l'eau tiède, surtout en hiver). Elles surveilleront aussi leur digestion, afin de choisir les aliments les plus convenables à leur état, les plus en rapport avec les influences déterminées par ce même état. Les exercices ordinaires du corps ne seront interrompus ou diminués qu'autant qu'ils nuiraient à la menstruation, soit en augmentant la perte du sang ou les douleurs qui l'accompagnent, soit en interrompant ou en suspendant le cours du fluide menstruel. La jeune fille, dans ce cas, sera dirigée par sa mère ou par son médecin : la femme prendra pour guide sa propre expérience. Enfin, on éloignera des femmes actuellement réglées toutes les émotions vives de l'âme, et on leur recommandera de s'abstenir du coït, par propreté d'abord, puis pour cause de santé.

*Cessation des règles.* — L'âge où les règles cessent de couler, âge appelé *critique* ou de retour, n'est pas le même pour toutes les femmes. Il en est qui ont cessé d'être réglées à trente-huit ans ; il en est d'autres qui le sont encore à cinquante, soixante, soixante-dix, et même quatre-vingts ans. L'époque la plus ordinaire varie entre quarante et quarante-cinq ans. Enfin il est d'observation générale que les femmes réglées de bonne heure perdent de bonne heure également.

L'hygiène et la médecine ne peuvent rien contre l'âge critique, rien pour l'empêcher, bien entendu ; mais l'une et l'autre peuvent rendre moins orageuse cette époque de la vie où la femme perd tout à la fois et ses facultés procréatrices, et les charmes qui ont fait son bonheur et le nôtre.

Quelques femmes cessent d'être réglées sans secousses, sans maladies ; ce sont les plus heureuses, les moins nombreuses. Une diminution progressive dans la quantité de sang perdue chaque mois est tout ce qu'elles remarquent. Chez d'autres, au contraire, l'âge de retour s'annonce et se manifeste par des signes plus ou moins graves, plus ou moins inquiétants. Tantôt les règles n'apparaissent plus que tous les deux, trois ou quatre mois ; tantôt elles reviennent tous les douze ou vingt jours. Chez quelques unes, les règles, ordinairement peu abondantes, promptement écoulées, se transforment en pertes et vont au-delà du temps habituel ; chez d'autres, l'écoulement du sang, très abondant et lentement perdu, va sans cesse en diminuant de quantité et de durée. Enfin, on voit encore un flux leucorrhéïque succéder au flux sanguin mensuel, et se prolonger quelques mois, quelques années.

Les maladies attachées à l'âge critique (Voir *Maladies selon les âges*) sont graves et nombreuses. Une fois déclarées, la médecine, la chirurgie, doivent seules être invoquées, ou du moins leurs préceptes doivent passer avant ceux de l'hygiène. En effet, que peut cette science, à cette époque de la vie ? bien peu de chose, si nous rappelons et si nous comparons tout ce qu'elle pouvait dans les âges précédents. Cependant, signalons les femmes qui ont le plus à redouter l'âge critique ; disons le régime qu'elles doivent suivre.

Les femmes qui ont le plus à craindre de l'âge critique sont celles qui ont vécu dans la mollesse, dans les plaisirs, le libertinage ou les excès de tous genres ; celles qui ont eu le système nerveux constamment tendu et excité ; celles qui se sont condamnées à un célibat réprouvé par la nature ; celles qui, enfin, n'ont jamais été mères, ou qui ont été mal réglées.

A toutes les femmes qui sont sur le point de perdre, on défend les grandes réunions, les bals, la danse, et tous les lieux où l'air est chaud et renfermé ; on défend également les vêtements décolletés, trop serrés ou insuffisants contre le froid et l'humidité. Les lits trop mous et trop chauds, en éveillant les sens et disposant aux plaisirs vénériens, sont encore nuisibles à l'âge critique. Un exercice modéré, les délassements de l'esprit, les occupations douces et agréables, le séjour à la campagne, la société de gens gais et spirituels, des aliments doux et tempérants, le repos de l'âme, sont nécessaires à l'âge de retour. C'est alors que la sollicitude, la tendresse, le dévouement des enfants, d'un mari, doivent éloigner et combattre les ennuis, les chagrins qui viennent assaillir la femme incapable de supporter avec courage, avec résignation les conséquences d'une vie qui a eu son commencement, qui doit avoir sa fin. Que des soins généreux, bienveillants et sans cesse renouvelés, entourent donc la mère qui ne sait pas vieillir, l'épouse qui ne sait pas se priver du plaisir que la nature réprouve, que l'intérêt de la santé condamne !

*Temps de grossesse.* — Pendant la grossesse, les femmes éviteront avec le plus grand soin tout ce qui pourrait augmenter l'irritation d'un appareil d'organes déjà très excités par le fait même de la gestation, c'est-à-dire de l'utérus, des mamelles et de leurs annexes. Ainsi, pas de titillations sur les mamelons, pas de masturbation, pas de coïts immodérés, pas de lectures romanesques ou capables d'enflammer les sens et les passions.

Les rhumes, la toux, étant des causes d'avortement, on se garantira des refroidissements, des changements subits de température, on se privera des promenades du soir, des boissons glacées. Un air pur et frais sera indispensable ; son action est des plus avantageuses. C'est à elle que l'on doit, au dire de quelques voyageurs, la diminution des crétins, diminution qui a commencé depuis que les femmes du Valais ont pris l'habitude d'aller passer le temps de leur grossesse dans des lieux secs et élevés. Les habitations basses, humides, mal éclairées, trop étroites, seront donc défendues. Les bals, les soirées, les spectacles, les grandes réunions, seront nuisibles, surtout vers le milieu et la fin de la grossesse. Des vêtements plutôt chauds que frais, et surtout peu serrés, recouvrant entièrement la poitrine, le cou et les bras, sont indispensables. L'u-

36.

sage d'une ceinture emboîtant et supportant l'abdomen, sans le comprimer, est souvent indiqué sur la fin d'une gestation volumineuse et affectant la forme d'une besace. Sur la fin de la grossesse encore, et même à partir des quatrième et cinquième mois, la femme peut prendre des bains frais et tempérés, se livrer à un exercice modéré, à des promenades peu fatigantes. Bien que les bains froids, les pédiluves, les bains de siége, n'aient pas toujours les funestes conséquences qu'on leur accorde en général, et que le crime a fait entrevoir à la jeune fille coupable, il est toujours prudent de s'en abstenir dans la crainte d'une fausse couche et des maladies que celle-ci amène après elle. Les bains très chauds sont dangereux.

Pendant leur grossesse, les femmes de nos climats ne sont pas réglées : elles le sont à la Jamaïque et dans d'autres contrées. Ce défaut de menstruation détermine souvent des accidents pléthoriques qui dérangent l'harmonie des fonctions organiques, et qui nécessitent le besoin d'une saignée; celle-ci est pratiquée une ou deux fois : dans le cas contraire, on s'abstient. La nourriture doit être habituelle, c'est-à-dire subordonnée, comme toujours, à la promptitude et à la facilité avec laquelle la digestion s'opère, à la rapidité avec laquelle l'appétit se fait sentir. Se croire ici dans la nécessité de manger pour deux est une erreur préjudiciable à la mère et à l'enfant. En effet, une indigestion, par les phénomènes qui en sont l'expression et la conséquence, est toujours une chose fâcheuse, et, dans ce cas, il peut en résulter un avortement ou un accouchement prématuré. La sobriété est donc indiquée toutes les fois que la digestion est difficile, l'appétit peu prononcé, etc. De quelle nature sera l'alimentation des femmes enceintes ? En tenant compte des appétences de l'estomac, quelque bizarres, quelque extraordinaires qu'elles soient; en s'assurant que les substances choisies, convoitées et ingérées, se digèrent parfaitement, on tolérera tous les caprices, toutes les fantaisies, à condition, bien entendu, que ni les uns ni les autres n'entraîneront pas inévitablement après eux des accidents nuisibles ou funestes. En nous exprimant ainsi, nous sommes loin de la pensée ou de la crainte de voir un jour, sur une des parties du corps du nouveau-né, la représentation des objets qui auraient été refusés à la mère. Non ; des opinions semblables ne peuvent avoir cours dans la science ; c'est à d'autres causes, non connues il est vrai, que les diverses taches observées sur les produits de la conception doivent être attribuées. Nous en dirons autant des excès de développement, des monstruosités, observés chez quelques fœtus morts-nés ou venus à terme viables ou non viables, attribués aux impressions, aux *regards* de la femme pendant le temps de la grossesse, et dans lesquels la crédulité et l'ignorance publique veulent trouver des ressemblances, des analogies avec des animaux, des insectes, etc. Nous ne nions pas, cependant, le rapport intime qu'il y a entre la mère et l'enfant ; nous savons que les émotions vives éprouvées par celle-ci impriment à celui-là des mouvements insolites, des agitations non accoutumées ; mais il y a loin de ce phénomène physiologique à ceux dont nous venons de parler, et qui ne sont pas plus explicables que ceux qui donnent lieu aux *nœvi materni* ou taches de naissance. De ce qui précède, il ne s'ensuit pas pourtant qu'une femme enceinte puisse être impunément exposée à toute émotion, à toute impression désagréable. Il faut, au contraire, dans son intérêt d'abord, dans celui de son enfant, qui est inséparable du sien, la mettre toujours dans des conditions telles que rien ne puisse altérer la sérénité de corps et d'esprit nécessaire à son état de grossesse.

*Accouchement.* — Pendant le travail de l'accouchement, la femme doit être placée dans un appartement suffisamment spacieux, modérément chauffé ou rafraîchi selon

la saison, selon les phénomènes physiologiques qu'elle
ressent ou qu'elle éprouve. Les vêtements doivent être
lâches, légers et débarrassés de tous liens. Les cheveux
auront été tressés et disposés sous la coiffure de manière à
rester quelques jours sans se mêler et sans donner lieu à
des douleurs de tête. Le lit sur lequel elle reposera sera
disposé de manière à seconder les efforts de l'accouchée,
à faciliter les opérations, les mouvements de l'accoucheur,
à permettre l'abord des aides qui pourraient devenir nécessaires. Nous ne décrirons pas le lit, très variable de forme
et de nature, mais appelé partout *lit de misère*. La
femme seule rend justice à l'exactitude de cette dénomi-
nation.

Les bains tièdes, la saignée, quelques aliments, quelques
boissons, la marche, des promenades dans l'appartement,
sont souvent indiqués pendant le travail de l'accouchement ; c'est à l'accoucheur à reconnaître et à modifier ces
indications. Enfin des désirs amoureux accompagnent,
dit-on, les efforts de la nature dans l'expulsion de l'enfant, et des femmes ont demandé la satisfaction de ces
désirs. Nous avons peine à croire à de semblables sentiments dans un acte de cette nature. Nous pensons qu'on
a pris pour tels des irritations vaginales exagérées par un
*toucher* indiscret et trop souvent répété, et que certaines
femmes éhontées ont pu faire tourner au profit de leurs
habitudes sensuelles.

*Délivrance.* — Aussitôt après l'accouchement, on tiendra compte de l'inertie de la matrice pour rafraîchir ou
réchauffer l'air de l'appartement. Un air frais ou froid sera
utile s'il y a hémorrhagie ; on réchauffera l'appartement
si, la perte n'ayant pas lieu, la femme se plaint d'un froid
insupportable et continu. La délivrance se fera sur le
lit de misère, et, avant, pendant ou après cette opération, la femme sera entourée de tous les soins dictés par
une prudence sage et dévouée. Aucune nouvelle fâ-

cheuse ne lui sera communiquée. Après la délivrance, on s'occupera de la toilette de l'accouchée; cette toilette est souvent faite ou présidée par l'accoucheur. Toutes les pièces d'habillement seront changées et remplacées par d'autres, préalablement chauffées si la saison l'exige, non chauffées dans le cas contraire. Une serviette sera passée autour de l'abdomen en guise de ceinture. La femme sera portée sur son lit : il est rare, en effet, qu'on lui permette de s'y rendre seule et à pied. Le lit aura pu être bassiné si la saison est très rigoureuse. Il sera garni de plusieurs draps pliés en doubles pour l'écoulement des lochies.

*Couches.* —La femme en couches n'est pas malade, mais beaucoup de causes peuvent troubler sa santé ; des soins attentifs et minutieux doivent donc lui être apportés pendant douze ou quinze jours au moins, en supposant que des accidents ne surviennent pas. Ces soins consisteront principalement à éviter l'action du froid, à éloigner tout ce qui pourrait déterminer des émotions vives et subites, à laver les parties sexuelles avec de l'eau de guimauve, à changer aussi souvent que cela est nécessaire les linges placés en chauffoirs et destinés à recevoir les lochies, à remplacer ces linges par d'autres un peu chauffés si la saison est froide, à défendre toutes les lotions astringentes, tous les topiques propres à réparer quelques désordres dus à l'accouchement; à ne permettre que des vêtements suffisants pour s'opposer à l'action du froid, et incapables de provoquer la sueur ou une trop grande chaleur : toutefois, une diaphorèse légère et continue n'est jamais nuisible, mais sa suppression serait dangereuse, ainsi que celle des lochies. Toute l'attention de l'accoucheur doit être là. Une seule serviette damassée placée sur les seins suffit pour *étouffer le lait* ; deux seraient plus nuisibles qu'utiles, car une trop grande chaleur accumulée sur ces organes est plus propre à entretenir leur excitation

qu'à déterminer leur inertie. Quant à l'application du
persil haché, du papier brouillard graissé d'huile ou de
suif, cet usage étant sans inconvénient, on le permettra
si la femme semble y avoir confiance. Il n'en sera pas
de même des topiques astringents; on les défendra absolument; ils sont souvent inutiles et toujours dangereux.

L'air respiré par les femmes en couches doit être pur,
ni trop frais, ni trop chaud, et souvent renouvelé. La sueur
qui mouille la surface du corps, les lochies qui s'écoulent,
dont l'odeur est fade, nauséabonde et prononcée, rendent ces péceptes hygiéniques indispensables. La première sortie de l'accouchée ne peut avoir lieu qu'après le
dégorgement complet des seins, et quand les lochies ont
presque entièrement cessé de couler. Cette manière de fixer
l'époque des *relevailles* est plus sage, plus prudente que
celle qui précise dix, douze ou quinze jours après l'accouchement. Il est peu sage encore, imprudent même, de se
rendre à l'église tout d'abord et d'y entendre la messe. Un
lieu semblable est trop froid, trop humide, et plus d'une
mère a payé de sa santé, de sa vie même, les paroles
ferventes qu'elle pouvait entendre plus tard ou qu'elle
pouvait prononcer chez elle. Le *baptême* de l'enfant ne saurait être trop retardé quand l'accouchement a lieu dans les
saisons rigoureuses et humides. Plus d'un nouveau-né a
succombé aux conséquences fâcheuses de l'eau froide qu'il
a reçue sur la tête, du séjour qu'il a fait dans l'église gla-
ciale de son village. L'*ondoiement* pouvant suppléer au baptême, pouvant le remplacer momentanément, il est prudent d'attendre une saison plus chaude, plus convenable,
ou d'échauffer convenablement le liquide sacramentel.

La femme, délivrée et mise sur son lit, prendra la position qui lui sera la plus commode. Elle s'abandonnera au
sommeil si le besoin s'en fait sentir. Elle restera au
lit, sans se lever, tant que la fièvre de lait ne sera

pas passée. Jusqu'à cette époque aussi elle gardera une diète presque absolue, c'est-à-dire qu'elle se contentera de boissons légèrement excitantes (tilleul, mauve, violettes, etc.). Après la fièvre de lait, la femme reprendra peu à peu sa nourriture habituelle, en commençant par les aliments les plus légers. Tout travail d'esprit, toute conversation longue et souvent répétée, doivent être interdits, à la nouvelle accouchée. Les accidents arrivés à l'enfant les défauts d'organisation qu'il a apportés en naissant, doivent être cachés à la mère, et annoncés plus tard avec précaution. Enfin le départ de l'enfant, allant en nourrice, devra être fait avant la fièvre de lait, ou quelques jours après la disparition de cette dernière.

*Nourrice.* — Nous venons de donner l'hygiène de la femme en couches qui ne peut pas ou qui ne veut pas être nourrice ; il nous reste à parler maintenant des conditions propres ou contraires à l'allaitement maternel.

La femme doit nourrir ; la nature l'a voulu ainsi. Elle le doit dans son intérêt, dans celui de son enfant. Malheur à celle qui, pour des raisons de plaisirs ou de coquetterie, se soustrait à cette obligation ! des maux, longs et douloureux, viennent tôt ou tard la punir de son indifférence, de son froid amour maternel. Plaintes et respect, au contraire, pour la femme dont la constitution, la santé, s'opposent à l'accomplissement de ce devoir pieux et sacré. Celle-là aussi est exposée à des maladies graves ; mais du moins sa conscience et son cœur n'ont rien à lui reprocher. Toutes les mères ne sont donc pas aptes à nourrir leurs enfants. Le docteur Donné, dans ses *Conseils aux mères sur la manière d'élever leurs enfants*, signale comme devant être de bonnes nourrices les femmes chez lesquelles le *colostrum* ( lait imparfait) est, à huit mois ou à peu près, abondant, épais, très chargé de globules laiteux, d'un aspect jau

nâtre, etc. Mais il est d'autres conditions non moins importantes. Parmi ces conditions, la force, la santé, occupent le premier rang; viennent ensuite le tempérament,
l'âge, etc. La femme maigre, rachitique, scrofuleuse,
phthisique, ne peut nourrir son enfant; la femme
épileptique, dépourvue de mamelon, est dans le même
cas, et, à plus forte raison, celle qui n'a pas de lait,
et celle qui n'en a pas suffisamment. Les affections dartreuses, squirrheuses, cancéreuses, sont encore des contre-
indications de l'allaitement maternel. La syphilis antérieure
à l'accouchement, non guérie avant les couches, ne s'oppose pas à l'allaitement. Le traitement de cette maladie
passe de la mère à l'enfant, et tous deux guérissent simultanément. Enfin les gerçures des mamelons, la chute de
ces derniers, des abcès profonds dans les mamelles, viennent souvent interrompre un allaitement commencé avec
des chances de persévérance ou de succès plus ou moins
bien établies. Toutes ces affections, et beaucoup d'autres
que nous négligeons, expliquent et justifient la nécessité
où se trouvent d'excellentes mères de famille de confier
leur enfant à une nourrice sur lieu ou éloignée de leur
surveillance. Quelles qualités devra réunir cette femme?

Une bonne nourrice doit présenter les conditions suivantes : être forte et bien portante, plutôt brune que
blonde (cette qualité peut être négligée dans l'allaitement
maternel), plutôt grasse que maigre, âgée de dix-huit à
vingt-huit ans (qualité encore indifférente dans le cas où la
mère nourrit son propre enfant), d'un caractère calme et
gai, d'une bonne conduite. Elle doit être accouchée depuis
huit à dix mois, avoir de belles dents, des gencives saines
et vermeilles. Ses mamelles doivent être d'une grosseur
moyenne, fermes sans être trop dures, exemptes d'engorgements, de ganglions plus ou mois durs. Les mamelons
doivent être bien formés, sans gerçures, sans crevasses.

La nourrice ne doit pas être réglée, du moins telle a été

jusqu'alors l'opinion de la majorité des médecins et des accoucheurs. Mais, dans un mémoire lu à l'Académie de médecine par le docteur Raciborski, on trouve les conclusions suivantes : 1° le lait des nourrices menstruées est peu différent de celui des nourrices qui n'ont pas leurs règles; 2° ce lait est moins riche en crème, mais seulement pendant l'écoulement menstruel ; 3° on s'est généralement exagéré les inconvénients attachés à l'allaitement par les nourrices menstruées. D'après ce qui vient d'être dit, une femme présentée comme nourrice, et qui n'aurait que l'inconvénient d'être réglée, pourra être choisie sans danger pour l'enfant. Au surplus, ces cas sont des exceptions.

La femme qui veut être nourrice ne doit avoir eu ni avoir aucune affection cancéreuse, scrofuleuse ou syphilitique. Son haleine doit être pure et fraîche, sa peau blanche et très propre : un examen complet, fait par un médecin, donnera la certitude de toutes ces conditions. Son lait doit être doux, légèrement sucré, d'un blanc légèrement bleuâtre, assez épais et crémeux. Versé en petite quantité sur une surface polie ou dans un vase, une cuillère, etc., ce même liquide, mis en mouvement, doit laisser après lui une traînée blanche assez prononcée. Un examen microscopique pourra, dit le docteur Donné, démontrer la présence du pus ou de tout autre corps étranger. Enfin la nourrice, comme la mère naturelle, devra être entourée de soins et d'égards. Les passions violentes, les émotions tristes de l'âme doivent lui être étrangères, ainsi que toutes les mauvaises habitudes qui dégradent l'espèce humaine, qui sont si fréquentes dans les grandes villes, mais que l'on rencontre rarement dans les campagnes, séjour ordinaire des meilleures nourrices; nous voulons parler de l'onanisme, du coït immodéré, de l'abus des liqueurs alcooliques, etc.

La femme mariée sera en général préférée à la nourrice

37

fille-mère. Elle ne devra avoir que peu de relations conjugales; on préférera encore la femme qui sera à son second ou à son troisième enfant à celle qui sera primipare. Sous le rapport du choix à apporter relativement aux pays ou contrées, les nourrices qui habitent la Normandie ou la Bourgogne sont considérées comme les meilleures. Mais on conçoit que cette règle n'est pas absolue, et que partout où la vie est aisée, facile et substantielle, les mêmes avantages se présentent.

La femme qui nourrit peut prendre toutes espèces d'aliments. En effet, toutes les fois que ceux-ci seront agréables au goût, facilement digérés, ils ne peuvent entraîner après eux aucun inconvénient grave; les excès seuls sont dangereux. La nourrice évitera avec soin la constipation; les diarrhées, les ardeurs d'urine; si ces cas pathologiques se déclaraient et se prolongeaient au-delà de quatre ou cinq jours, il faudrait se hâter de recourir à un traitement approprié, afin d'empêcher la débilité qui pourrait en être la suite, l'altération du lait qui en deviendrait la conséquence.

En parlant de la première enfance, nous avons dit que l'allaitement pouvait être régularisé; nous ne reviendrons pas sur un précepte admis par tous les accoucheurs. Quant aux douleurs occasionnées par la succion de l'enfant et par les crevasses qui déchirent les mamelons, on leur oppose du courage d'abord, puis des lotions et des topiques émollients et adoucissants; le temps et l'habitude finissent ordinairement par les faire disparaître complétement.

Les bains de propreté, les exercices habituels de la vie, ne sauraient être défendus aux nourrices; ils sont, au contraire, très nécessaires, pris avec modération, bien entendu. Il n'en est pas de même des plaisirs du monde, des bals, des spectacles, des grandes réunions, des veilles prolongées; toutes ces choses doivent être sévèrement défendues. Enfin les actes vénériens peuvent être accomplis, avec discrétion, comme nous l'avons déjà dit, et avec la précaution de ne donner à téter que quelque temps après s'y être livré.

D. *Races.* — A part les sexes, l'homme et la femme ne sont pas les mêmes partout; ils présentent l'un et l'autre des différences d'organisation physique et morale tellement notables, tellement invariables ou héréditaires, qu'on a distingué dans l'espèce humaine cinq races, dont trois principales : la *race caucasique,* appelée aussi *race blanche,* la *race arabe-européenne,* qui habite l'Europe, l'Asie-Mineure, l'Arabie, la Perse, l'Inde jusqu'au Gange, et l'Afrique jusqu'à la Mauritanie; la *race mongole* (race olivâtre, race kalmouke, race chinoise), qui occupe particulièrement le plateau de la grande Tartarie et du Thibet; la *race nègre* ou *éthiopienne,* qui est indigène de l'Afrique, de quelques îles de la Nouvelle-Guinée; enfin la *race américaine* et la *race malaise,* qui paraissent être des variétés, celle-ci des races mongole et nègre, celle-là de la race mongole. La race malaise est répandue de la péninsule de Malaca aux îles les plus éloignées du Grand-Océan Pacifique, de Madagascar aux Maldives, aux Moluques, et à presque tout l'archipel Indien. Les races ont-elles une source primitive unique? c'est ce qu'il est permis de douter; la multiplicité, au contraire, paraît plus probable. Toutefois, nous n'aborderons pas cette question, tout-à-fait en dehors de notre sujet.

# CHAPITRE II.

### SENS. — LEUR DÉVELOPPEMENT. — ACTION CÉRÉBRALE. — SENSATIONS. — PERCEPTIONS. — INTELLIGENCE. — PASSIONS.

A. *Sens.* — *Leur développement.* — Aussitôt l'accom-

plissement de notre naissance, le passé, le présent et l'a-
venir excitent l'intérêt, piquent la curiosité des observateurs. Là gît un être qui, tout-à-l'heure privé d'air, de
lumière et presque sans mouvement, vit maintenant par
lui-même. Un fluide qui lui était inconnu pénètre ses poumons, dilate sa poitrine, et lui apporte, pour ne cesser
qu'à la mort, un nouveau principe de vie. La respiration et
la circulation, mises en action tout d'abord, sont bientôt
suivies d'une autre fonction, la digestion.

A deux mois, la sensibilité visuelle commence à donner
des preuves de son existence ; un peu plus tard, c'est la
sensibilité auditive qui se manifeste.

Les organes propres à ces deux sens, l'œil et l'oreille,
méritent une attention particulière sous le rapport de leur
prédominance, de leur développement et de leur perfection ; car, purement intellectuels, ils se trouvent dans les
mêmes conditions que le cerveau. Quant aux autres sens,
ceux qui ne sont que secondaires à l'intelligence, comme
l'odorat, le goût, etc., leur action étant plus tardive, leur
développement et leur perfectibilité n'ont lieu que plus
lentement. Il n'en est pas de même du tact. Celui-ci, destiné à rectifier les erreurs des autres sens, est des plus
nécessaires à l'enfance ; cette nécessité dure jusqu'à l'é-
poque où l'éducation physique est achevée.

A la fin de la première année, les sens commencent à
exercer leurs fonctions d'une manière plus exacte ; le cerveau entre en action ; il reçoit des impressions plus distinctes. C'est alors que l'enfant semble s'intéresser aux
objets qui l'entourent, qu'il les fixe avec plus d'attention, qu'il cherche à les saisir, à les attirer vers lui, et
qu'il donne des marques de connaissance, de tendresse,
d'affection pour celle qui l'a nourri, qui lui a prodigué ses
soins, ses caresses.

Pendant les six ou huit premiers mois de son existence,
l'enfant ne jouit guère que d'une vie végétative ; ses actes

n'ont été qu'instinctifs. En raison du peu de développement et de l'incapacité de ses organes locomoteurs, ses
mouvements ont été nuls ou peu étendus. Mais tout change
bientôt, et l'enfant ne tarde pas à exprimer des besoins
nouveaux. Il essaie ses forces et sa voix, il imite ceux qui
l'entourent, devient exigeant, difficile, et veut que tout
cède à sa volonté. Puis, à mesure que les organes se développent, les traits se dessinent, le caractère se forme, la
ressemblance paternelle ou maternelle se manifeste.

Les forces allant sans cesse en augmentant, l'enfant
devient indépendant des soins de sa mère. Il entre dans la
vie commune. Tous ses organes fonctionnent avec plus
d'énergie, plus de régularité. Son accroissement se manifeste d'une manière de plus en plus sensible. L'intelligence, suivie du jugement, devancée par la mémoire,
est plus ou moins précoce, c'est-à-dire tantôt exaltée, tantôt apathique. Les goûts se dessinent, les mœurs se modifient, la maison paternelle devient trop étroite pour l'agitation continuelle, pour les mouvements brusques, impétueux, incohérents qui s'emparent du jeune et bruyant sujet.
Pour celui-ci encore, les caresses de sa mère ne sont plus
ses seuls désirs. Il lui faut des compagnons, du bruit, des
courses, des luttes, des jeux qui occupent son corps et son
esprit. Les jouets qu'il a désirés avec ardeur, qu'il a de-
mandés avec impatience, il les quitte, les abandonne ou
les brise pour en voir le mécanisme, pour en connaître
l'intérieur, et les raccommoder ou les reconstruire ensuite.
Enfin son raisonnement se manifeste et grandit. Mais revenons sur chacun des sens en particulier, et voyons quels
sont les soins hygiéniques qu'on doit leur appliquer pour
en assurer l'exactitude, la perfection.

1° *Vue.* — *Hygiène qui s'y rattache.* — L'organe qui
préside à la faculté de voir, déjà protégé par les orbites qui
l'enveloppent de toutes parts, par les sourcils qui diminuent l'intensité de la lumière, par les cils et par les pau-

pières qui s'opposent à l'action fâcheuse des corps étrangers, exige les précautions suivantes pour conserver sa puissance et son intégrité. Contre la lumière trop vive, très blanche, brillante, subite (*voy.* p. 59), on emploie des lunettes dont les verres sont bleus ou verts, et dont les côtés sont garnis de taffetas de la même couleur ; les voiles colorés portés par les femmes ont des effets et des avantages analogues. La lumière est-elle trop faible ? on se hâte de l'activer, de la rendre suffisante, car l'œil est obligé de faire des efforts pour distinguer les objets, et il ne tarde pas à s'irriter, à s'enflammer. D'après ce que nous avons dit de l'effet des couleurs (p. 61), on préférera, dans les habillements, dans les tentures d'appartements, les couleurs jaune, bleu ou verte. Les influences de la lumière artificielle sur l'organe de la vue étant plus fâcheuses encore que celles de la lumière solaire, il est raisonnable de ne pas se livrer trop longtemps aux travaux du soir.

Quant à ceux de la nuit, ils doivent être complétement défendus. Cependant, comme il est plus facile de donner des préceptes que de les suivre, et surtout de les faire adopter par l'ouvrier, l'artiste, l'homme de cabinet, etc., poussés par le besoin, par le goût ou la passion de l'étude, il faut, dans ces circonstances, seconder les efforts de l'œil par une lumière suffisamment intense et placée convenablement, c'est-à-dire devant soi, ou mieux sur le côté gauche de la tête. Des lunettes ou des conserves, de couleur bleue ou verte, seront placées devant les yeux, si l'habitude ou la nécessité l'exigent.

La vue étant promptement altérée par l'usage immodéré des boissons alcooliques, par le contact de l'air très chaud ou très froid, par la grande humidité, les brouillards épais, les vents rapides, l'abstinence forcée, les évacuations sanguines trop souvent répétées, les pertes spermatiques, on comprend pourquoi nous avons tant insisté sur l'usage modéré des liqueurs spiritueuses, sur l'utilité des habitations, des vêtements chauds, d'un régime diététique non excitant, d'une continence modérée.

La vue est-elle exaltée, très sensible, comme on le voit chez certaines femmes nerveuses ou oisives, passant leur temps dans des appartements à peine éclairés, lisant des romans pendant une partie des nuits? on change des habitudes aussi pernicieuses; on soumet les personnes à l'action d'une lumière dont on augmente progressivement et lentement l'intensité. Les mêmes soins sont donnés aux malheureux mineurs, aux prisonniers qui ont séjourné plus ou moins longtemps dans des lieux obscurs. Enfin, le sens de la vue a-t-il été affaibli par le contact trop prolongé d'une lumière vive, d'objets très éclatants, très brillants, et de couleur trop tranchée? on conseille le repos, un séjour plus ou moins long dans l'obscurité.

Les individus voient-ils très confusément les objets un peu éloignés, distinguent-ils, au contraire, ceux qui sont très rapprochés d'eux; en d'autres termes, a-t-on affaire à des myopes? on fait prendre des lunettes à verres concaves ou divergents, afin de diminuer la force de réfraction de l'organe visuel, et on rend le foyer de plus en plus long, à mesure que le sujet vieillit. Il est bon de commencer par les numéros les moins avancés, tels que ceux qui indiquent 217 centim. de foyer; on peut, de cette manière, augmenter de 27 en 27 millim., si cela est nécessaire. A-t-on affaire à une presbytie, c'est-à-dire à une vue opposée à la précédente? on a recours aux verres convexes ou convergents. Dans tous les cas, les verres seront toujours tenus très propres et très nets, et les lunettes devront être placées à la même distance des yeux. Maintenant, l'utilité des lunettes est-elle incontestable? Sans aucun doute : seulement il ne faut y recourir que lorsque le besoin en est devenu indispensable, et ne pas s'y accoutumer de bonne heure, sans nécessité, comme le font quelques jeunes gens assez lâches et assez déloyaux pour chercher dans cet usage un moyen de réforme ou d'incapacité pour le service militaire.

2° *Ouïe, hygiène qui s'y rattache.* — Le sens de l'ouïe, renfermé dans une cavité plus profonde que celle de la vue, mérite tous nos soins, toute notre attention ; car, après le précédent, il est celui qui nous donne le plus d'idées, qui favorise le plus nos rapports avec tout ce qui nous environne. Son agent d'excitation est le *son ;* un exercice modéré le développe, le perfectionne ; la fatigue, le *bruit* l'usent et le détruisent.

L'*ouïe* est encore pervertie, exagérée, chez beaucoup de personnes, par le frottement du verre, par un corps dur, par celui de la lime sur les métaux ou sur une scie, par le grattage des murs, le déchirement du papier, le repassage des couteaux, le bavardage monotone de certains individus, la lecture nasillarde de quelques autres, et enfin par les sons faux chez tous les musiciens. Les inflammations cérébrales, celles des conduits auditifs, du tympan, etc. ; l'abus des liqueurs alcooliques, les excès de table, les intempéries atmosphériques, la suppression d'une exhalation habituelle, les excès vénériens, ont encore des influences fâcheuses sur le sens de l'ouïe.

L'ouïe peut être très sensible, diminuée ou nulle. On remédie au premier cas par un exercice modéré des organes qui président à sa formation. Si l'excessive sensibilité tient à une phlegmasie locale, on prescrit le repos de l'organe et du coton dans son intérieur. Un exercice modéré, augmenté progressivement, convient contre la sensibilité congénitale de l'ouïe. La diminution du même sens est combattue par des moyens appropriés aux causes qui l'ont produite, et aussi par des instruments acoustiques qui n'ont pas toujours eu les succès espérés ou désirables. Les ouvrages des docteurs Itard et Deleau renferment sur cette partie de la médecine les indications les plus précises et les plus exactes. Nous en dirons autant de la surdité incomplète, maladie que ces deux habiles praticiens ont étudiée d'une manière toute spéciale. Quant à la surdité complète et à la surdimutité, qui sont toujours ou presque toujours des infirmités congénitales, nous n'avons rien d'hygiénique à leur opposer. Chacun sait comme nous avec quel zèle, quel dévouement, quelle sollicitude, des hommes généreux, comme l'abbé de l'Épée, l'abbé Sicard, et leurs dignes élèves, ont consacré leur vie à enseigner un langage mimique à tous ceux que la nature a privés de l'ouïe et de la parole.

3° *Son.—Bruit.*—Le *son* et le *bruit* sont des effets dus à certaines modifications imprimées aux corps en général, et à l'air atmosphérique en particulier. Nous disons à l'air en particulier, car dans le vide ces effets n'ont pas lieu. Le son et le bruit ne diffèrent l'un de l'autre que par la force ou l'intensité; leur cause est la même. Cette cause n'est autre que le déplacement, lent ou rapide, des molécules constituantes d'un corps qui a été touché, frappé, froissé, comprimé ou tendu.

Le son et le bruit ont une intensité directe avec le déplacement ou l'oscillation des corps, avec la densité de ces derniers : plus ceux-ci ont des mouvements vifs et étendus, plus ils sont denses, et plus l'oscillation est considérable.

Le son met, comme le calorique, la lumière, un certain temps pour arriver jusqu'à nous. C'est pour cette raison que nous entendons le bruit du canon, l'éclat du tonnerre, plus ou moins longtemps après, selon la distance, que nos yeux ont aperçu la lumière de l'arme de guerre ou celle de l'éclair. Ce temps, calculé par des expériences directes, a été trouvé de 337 à 338 mètres par seconde, la température atmosphérique étant de 16°.

De même que la lumière, le son éprouve de la part des surfaces solides, liquides ou gazeuses, des modifications diverses; il est surtout *réfléchi* : de là l'*écho*, plus ou moins parfait, que l'on rencontre dans certains lieux, sous quelques voûtes d'édifices, des arches de pont, etc.

*Effets du son sur l'homme.* — L'influence du son sur l'homme est tantôt purement physique, tantôt morale et sensitive. — *Effets physiques.* — Les oscillations de l'air, quand elles sont toutes modérées, ont une action également modérée, et qui se réduit à produire dans nos organes une suite de petites secousses comparables à celles que l'on éprouve quand on se promène dans une voiture mollement suspendue; l'effet est considérable, au contraire, quand le déplacement de l'air a beaucoup d'énergie. Les faits qui prouvent l'action funeste et destructive des fortes détonations ne sont pas rares. Cette action a été jusqu'à renverser des arbres, des maisons, des églises, des rochers, etc., jusqu'à provoquer des convulsions, l'avortement, la mort. Ces derniers résultats peuvent-ils être rapportés seulement à l'influence morale, à la peur? Certes, celle-ci a bien pu agir, mais elle a été moins active que la *commotion physique* de l'abdomen, commotion qui a réagi et sur les organes et sur le fœtus renfermé dans cette cavité.

Par suite des fortes détonations, on voit, chez les individus qui les ont ressenties, une sorte de stupeur passagère, amenant après elle une fatigue, une paresse difficiles à surmonter. Cet état de souffrance générale est souvent accompagné de douleurs articulaires, d'engourdissements musculaires, de pesanteur de tête, d'aliénation dans les idées, d'obscurcissement dans la vue, de paralysies partielles, du mal vertébral, etc. Mais, ajoute Percy, ces divers accidents ou infirmités, principalement observés chez le canonnier débutant, se dissipent peu à peu; le calme renaît au bout de vingt-quatre ou quarante-huit heures; et après trois ou quatre épreuves semblables, l'artilleur, s'il est d'une bonne constitution, peut braver toutes les détonations possibles.

Le déchirement du tympan, la surdité plus ou moins

immédiate, les hémorrhagies nasales et bronchiques, s'observent très fréquemment chez les jeunes artilleurs ; les vieux deviennent asthmatiques, respirent difficilement et toussent habituellement. C'est pour cette raison que Percy éloignait des rangs de l'artillerie tous les adolescents à poitrine étroite et délicate, sujets aux hémoptysies, aux rhumes, ou affectés de lésions organiques du cœur ou de gros vaisseaux.

Nous venons de voir les funestes effets des fortes détonations sur l'homme sain; disons maintenant ceux, plus funestes encore, éprouvés par les malades, les infirmes, les blessés. La plupart des chirurgiens attachés aux armées de terre et de mer ont vu, à bord des bâtiments, à côté des champs de bataille, et au plus fort de la mêlée et de la canonnade, les malades agités, privés de sommeil, et disposés aux soubresauts, aux tressaillements, aux crampes, aux convulsions, au tétanos, aux hémorrhagies. Les uns accusent des douleurs profondes dans leurs blessures anciennes ou nouvelles ; les autres sentent de l'agitation dans leurs moignons, y portent les mains pour calmer les élancements qu'ils y ressentent. Enfin le grand bruit est extrêmement nuisible aux fractures comminutives, au travail de la suppuration ; il n'est pas rare même qu'il détermine des métastases, la gangrène, la mort.

*Hygiène relative aux effets physiques du son.* — Pour les militaires blessés ou malades, on évitera les mauvais effets des fortes détonations, en établissant des hôpitaux, des ambulances loin de la scène du combat, sous des hangars, dans des maisons, etc., en plaçant du coton dans les oreilles, en mettant des morceaux de draps, des nattes de jonc ou de paille entre le sol et les pieds des couchettes. Les mêmes précautions seront recommandées aux personnes sujettes aux hémoptysies, aux épistaxis, qui déjà auront eu des phlegmasies chroniques du côté des poumons ou de leurs dépendances. Les femmes enceintes, nerveuses ou délicates, feront bien, également, de s'éloigner des lieux où des sons, plus ou moins bruyants, se font entendre ou se renouvellent souvent.

*Effets moraux et sensitifs des sons.*—Ces effets peuvent être distingués en ceux qui concourent à la formation des idées et de la pensée, et ceux qui font naître en nous des sensations, des émotions plus ou moins vives et plus ou moins agréables. Nous ne nous occuperons ici que de ce dernier effet, c'est-à-dire de l'action des sons sur l'âme, action qui nous amènera tout naturellement à parler de l'influence de la musique sur l'homme.

L'absence du son, le *silence* et l'obscurité ont sur le physique et le moral de l'homme la plus grande analogie d'action. Tous deux disposent au sommeil, au repos, ou bien à la méditation, au recueillement, à une douce rêverie, s'ils n'ont pas une durée trop longue. Poussés trop loin, ils rendent l'homme triste, mélancolique, malade même ; témoin les malheureux, nous ne disons pas les criminels, qui passent leur vie dans de sombres et noirs cachots.

Les sons très intenses causent du malaise, de la douleur, de la céphalalgie, et ces effets sont proportionnés à la susceptibilité du sujet ; des sons de ce genre sont donc très nuisibles aux personnes très irritables. Il en est de même des sons très aigus, *déchirants*, comme on les nomme encore. Enfin les sons graves et monotones se rapprochent beaucoup, quant à leur action, de celle du silence et de l'obscurité. Comme ces derniers, ils provoquent l'inaction et le sommeil, puis la tristesse et la mélancolie ; mais celles-ci ont quelque chose de plus profond, de plus rapide. Qui ne connaît l'influence d'un chant grave et mélancolique autour du berceau d'un enfant, et même à côté du lit d'un adulte ?

L'audition de sons réguliers, entendus à des intervalles égaux, exerce une grande et heureuse influence sur l'uniformité et l'énergie des mouvements musculaires : aussi, il est d'observation journalière que la musique militaire rend la marche du soldat plus facile et moins fatigante ; que la danse et les exercices gymnastiques sont exécutés avec plus de régularité, plus de souplesse, quand le son de la voix ou de quelques instruments les accompagne.

C'est à la faculté des sons d'exciter en nous des sensations plus ou moins fortes, vives, agréables, qu'est due la création de l'*art musical*, art qui agit sur tous nos organes, qui modifie toutes nos fonctions, maîtrise notre volonté, et nous porte si souvent aux actions les plus élevées, aux effets les plus fâcheux ou les plus ridicules. Comme action élevée, la musique peut revendiquer une grande partie du courage et de l'héroïsme du soldat ; comme effet fâcheux, on peut lui attribuer cette vie languissante et nulle de nos femmes vaporeuses, et la plupart de ces maux que l'on regarde comme fruit de la civilisation ; enfin comme action ridicule, nous citerons les paroles, les gestes, la tournure grotesque des *dilettanti*, de ces partisans outrés de tel ou tel grand maître dans l'art de marier ou d'associer des notes avec talent, avec génie.

*Hygiène relative à l'influence morale et sensitive des sens.* — Le bruit, les cris, les détonations ont, comme nous l'avons déjà dit, les plus graves influences sur les malades ; il est bon d'éloigner ceux-ci de tout ce qui peut interrompre le silence, le calme dont ils ont besoin. Nous signalerons surtout, comme très nuisibles et très fâcheux, les causeurs indiscrets, qui épuisent les malades en leur tenant des discours qui nécessitent une réponse pour chaque phrase. Toutefois, le calme, le silence, l'isolement, auront des bornes, et plus haut nous avons dit pourquoi.

A ces jeunes femmes grêles, débiles, nerveuses, impressionnables, que l'on rencontre en si grand nombre dans les grandes villes, et chez lesquelles toutes les facultés semblent être réduites à une seule, celle de sentir, interdirons-nous les concerts, les bals, les spectacles, les sons, où une musique tour à tour tendre, passionnée, voluptueuse, porte à l'âme des impressions si enivrantes, si dangereuses ? Aux mères de famille riches et aisées, défendrons-nous de donner à leurs filles des maîtres de chant, de musique ? Non, assurément ; nous ne serions ni entendu ni compris, et à l'inefficacité de nos paroles se joindrait le ridicule. Pour être conséquent avec tout ce qui précède, nous leur dirons : la musique est un excitant, un excitant puissant, énergique quelquefois, qu'il faut savoir ménager et employer à propos. On défendra donc cet excitant, ce mode particulier de sentir, d'émouvoir l'âme, à toutes les personnes dont la susceptibilité est extrême, chez lesquelles il détermine des accidents nerveux ou un trouble quelconque dans le jeu des différents organes. On pourra, on devra même conseiller la musique dans certains cas de chagrin, de tristesse, de mélancolie peu graves. Les auteurs rapportent la guérison de quelques maladies au moyen de la musique. Enfin on sait que dans ces derniers temps, le docteur Leuret a proposé et employé le chant et la musique dans le traitement de l'aliénation mentale.

4° *Odorat.*—Les odeurs ne sont que des particules matérielles, extrêmement minimes, détachées des corps par les vents ou par l'air ambiant, et transportées sur les nerfs olfactifs, en passant par les narines, et quelquefois par la bouche. De même que le son, l'odeur est nulle dans le vide ; comme lui encore, elle peut être portée à des distances éloignées, en suivant la direction des vents. A Paris, les habitants riverains du canal Saint-Martin, si souvent et si désagréablement affectés par les émanations de la voirie de Montfaucon, sont pénétrés de cette vérité.

L'odorat étant, comme le goût, une des sentinelles avancées de l'estomac, on ne saurait trop le ménager et l'exercer convenablement : aussi est-ce avec peine que nous voyons des jeunes femmes, des jeunes gens, s'abandonner à l'usage du tabac, sous prétexte de maux de tête, de migraines, d'ennuis ou de travaux monotones et taciturnes. Une habitude semblable, contractée de si bonne heure, ne peut qu'être nuisible, altérer ou détruire l'odorat, et devenir une passion sale et dégoûtante. Qu'un adulte, un vieillard, prennent de temps en temps une pincée légère de poudre de nicotiane, le mal n'est pas bien grand, car il peut y avoir nécessité, urgence; le mal alors ne peut plus devenir un défaut; mais la jeunesse! mais la beauté! qui doivent plaire et aimer, quels avantages peuvent-ils y trouver?

L'odorat n'est pas le même chez tous les hommes : il est très fin, très délicat chez quelques uns; chez d'autres, il est obtus ou presque nul. De quel côté est l'avantage? Du côté des premiers, sans contredit; car s'il est des odeurs détestables et repoussantes, il en est d'autres qui sont des plus suaves et des plus agréables. De plus, la médecine a quelquefois recours à la sensibilité de l'olfaction : la syncope, le coma, certaines asphyxies, cèdent souvent à l'emploi des odeurs fortes et irritantes. En médecine encore, certaines odeurs, celles des labiées principalement, sont des excitants précieux pour les constitutions lymphatiques et scrofuleuses. Mais ici, il faut le dire, l'absorption cutanée joue un plus grand rôle que l'olfaction.

Toutes les odeurs n'ont pas le même degré d'action sur l'odorat; il en est, et même des plus fortes, qui ne l'affectent nullement, tandis que d'autres, extrêmement peu prononcées, le révoltent et l'exaspèrent. La privation du sens de l'odorat n'exerce pas un grand dommage; la santé générale n'en souffre pas; elle diminue nos jouissances, voilà tout. Cependant elle peut être un défaut dans certaines professions; le chimiste, le médecin, le cuisinier, le distillateur, le parfumeur, atteindraient difficilement la perfectibilité de leur art s'ils étaient privés du sens de l'odorat.

Les odeurs ne sont pas les attributs des végétaux et des minéraux seulement; les animaux ont chacun la leur, et cette qualité est très prononcée dans certaines espèces, surtout à l'époque des amours. L'homme, la femme, ne sont pas privés de cette qualité : l'un et l'autre exhalent une odeur propre et caractéristique qui plaît ou qui répugne selon le temps, les lieux, les habitudes, les climats, les soins de propreté. Beaucoup de peuplades sauvages, les paysans russes et espagnols, les soldats des mêmes pays, les mangeurs d'ail, les ouvriers des usines, des ateliers et des manufactures, les prisonniers, les individus vivant en communauté, etc., etc., se reconnaissent et se distinguent les uns des autres à certaines distances.

Parmi les maladies susceptibles d'altérer le sens de l'odorat, nous distinguerons le coryza, qu'un défaut de précaution contre le froid et l'humidité détermine promptement; nous signalerons encore l'abondance excessive du mucus nasal, les inflammations du cerveau, la présence des polypes, mais surtout les difformités du nez, pour lesquels il faut réclamer les soins de la chirurgie. Enfin, comme habitudes capables de nuire à l'olfaction, et que l'on peut par conséquent appeler *mauvaises*, il faut citer l'usage trop fréquent des flacons de sel de vinaigre, le séjour continuel dans des ateliers où l'on manipule des corps très odorants, le repos dans des appartements garnis de plantes aromatiques, sous certains arbres, comme les frênes, les lilas, les troènes; sous des berceaux de jardins chargés de fleurs, etc. ; l'abus des cosmétiques, du tabac, des parfums fortement prononcés, comme le citron, la lavande, le musc, pervertit encore le sens de l'odorat.

5° *Goût.* — Le goût, ce connaisseur habile des saveurs ou des qualités sapides des corps, ce juge infaillible de ce qui plaît ou répugne à l'estomac, est situé dans le fond de la première cavité de l'appareil digestif et sur la langue. Réuni à deux des sens précédents, la vue et l'odorat, il

complète la jouissance de la table. En effet, le véritable
gastronome aime voir et sentir avant de goûter les mets
qu'on lui présente. Ses yeux, ses narines devinent d'avance
ce que son palais doit bientôt analyser, savourer. Mais,
disons-le de suite, cette sentinelle avancée du tube digestif
devient souvent une sentinelle perdue. L'abus des aliments,
des condiments, des boissons de nature excitante, altère,
détruit promptement un sens qui pourtant mérite nos
soins et notre attention ; car, à part le plaisir qu'il nous
procure, il nous avertit aussi de ce qui peut nous être
nuisible ou dangereux. Le goût demande donc à être mé-
nagé ; voyons combien nous nous sommes éloignés de ce
sage précepte. Dans les repas, loin de passer des mets les
plus doux aux mets les plus sapides, ce qui serait parfaitement d'accord avec la raison et le bon sens, nous com-
mençons par stimuler un appétit paresseux ou mal disposé,
par ce que nous appelons des hors-d'œuvre, c'est-à-dire
par les excitants les plus énergiques et les plus puissants.
Nous ingérons, après le potage, des achars (*voy.* p. 343) de
toute nature et de toute espèce. Il nous semble que notre
estomac ne sera jamais assez actif, assez *complaisant* pour
satisfaire tout à la fois notre gourmandise et notre voracité :
aussi avec quelle promptitude le goût n'est-il pas blasé ou
perdu ! avec quelle rapidité un pareil excès de sensualité
n'altère-t-il pas l'organisme et la santé !

De même que la vue, l'ouïe et l'odorat, le goût a
une finesse, une délicatesse variables. Ce qui est sapide,
agréable, recherché par quelques personnes, paraît fade,
détestable et repoussant pour d'autres qui cependant ont le
même âge, le même sexe, la même constitution ; de là sans
doute le dicton que tous les goûts sont dans la nature. Les
femmes et les enfants ont un goût très analogue ; les uns
et les autres recherchent les substances douces, délicates
et sucrées ; les hommes faits, les adultes, préfèrent les saveurs moins fades, plus hautes. Beaucoup de vieillards,

38.

chez lesquels les plaisirs sont réduits à un seul, celui du goût, redeviennent enfants sur ce point de physiologie culinaire.

L'habitude exerce une influence marquée sur le goût. C'est elle qui fait trouver dans certains aliments, condiments ou boissons, dont on use journellement et depuis longtemps, des qualités que d'autres personnes livrées à une diététique opposée n'y rencontrent pas. Ainsi l'eau pure, si fade pour quiconque n'y est pas accoutumé, flatte aussi agréablement le goût de ceux qui en font communément leur boisson, que le vin paraît supérieur à ceux qui boivent de l'eau par force ou nécessité.

Parmi les causes capables de pervertir le goût, il faut citer l'habitude de manger ou de boire très chaud ou très froid, de ne porter dans la bouche que des substances très sapides, de mâcher des substances âcres et aromatiques, de fumer continuellement, etc. La malpropreté de la bouche, les embarras gastriques, les saburres de la langue, sont encore des causes d'aberration et d'altération du goût.

*Tact. — Toucher.* — Le *tact* est l'impression produite par un corps quelconque qui touche un des points de la surface de la peau : c'est la sensibilité, moins la perception ; c'est, si l'on veut encore, la sensation animale, la sensation simplement organique. Le *toucher*, au contraire, est la sensation intellectuelle : c'est la perception, l'analyse plus ou moins complète, selon la perfectibilité de l'action cérébrale, de la forme, de l'étendue, de la température, de la consistance, etc., du corps que l'on touche.

On a dit à tort que le toucher était le régulateur des autres sens. En effet, tous s'entr'aident et se rectifient. On le dit aussi, et avec raison, plus exquis chez la jeune femme et l'enfant que chez l'adulte, plus délicat dans la jeunesse que dans la vieillesse ; plus sensible dans les pays chauds que dans les pays froids. La dessiccation de l'épiderme, les rides de la peau, sur la fin de la vie et dans les climats rigoureux, expliquent parfaitement ces différences. Certaines professions portent atteinte également à la délicatesse du toucher ; telles sont celles du tailleur de pierre, du maçon, du charpentier, du menuisier, etc. Chez les femmes, dont les occupations manuelles sont ordinairement délicates, le sens du toucher reste longtemps pur et intact. Il est parfait chez l'aveugle, qui n'a pas d'autre guide, d'autre protecteur. L'usage des gants, des bains, des lotions, etc., avec des cosmétiques doux et onctueux, est encore un excellent moyen de conservation. Cet usage, suivi par tous les amis de la propreté et de la santé, est aussi celui du médecin, du chirurgien, car l'un et l'autre, dans sa profession, a besoin d'un toucher délicat et exercé. Ajoutons cependant que les soins de propreté dont il vient d'être question ne doivent pas être poussés trop loin; leur excès finit par émousser ou par exagérer la sensibilité tactile. On évitera donc la mollesse, les couchers voluptueux, les onctions trop souvent répétées, si l'on ne veut pas voir transformer en sources fécondes de maladies nerveuses, d'habitudes pernicieuses, de vices honteux, un sens qui a sur les idées, sur l'imagination et sur les organes générateurs, une influence si prononcée et si dangereuse.

B. *Facultés intellectuelles.*—1° L'intelligence ou faculté intellective est cette capacité qui nous met à même d'entendre, de connaître, de comparer, de juger ce qui se passe autour de nous et loin de nous. Son siége est le cerveau ; mais elle n'apparaît, ne se manifeste qu'après que cet organe a été impressionné par les corps extérieurs à l'aide des sens. Les sens sont donc les excitateurs du cerveau, comme les corps extérieurs sont les excitateurs, les modificateurs des sens. De plus, nous savons que tous nos organes sont sous l'empire du système nerveux ; qu'ils sentent par lui, qu'ils agissent par lui.

Une fois impressionné, excité, le cerveau reste plus ou moins longtemps sous cette impression. Celle-ci constitue un acte qui devient le domaine de la *mémoire*, faculté bientôt suivie d'un travail intérieur plus ou moins actif, qui est l'*imagination*, laquelle crée les *idées*, celles-ci la *réflexion*, la *méditation*, etc.

La mémoire est la base de toutes les opérations intellectuelles. C'est sur les images, sur les idées que les objets ont laissées en nous que nous *méditons, comparons* et *jugeons*.

L'imagination est plus ou moins brillante, selon que la pensée saisit plus ou moins promptement les rapports et les différences qu'il y a entre les sensations. Comparée à celle des animaux, l'intelligence de l'homme approche de la perfection. Chez ce dernier, l'intelligence a plus d'étendue que chez la femme, mais celle-ci a un esprit plus fin, plus souple, plus délié. Quelques femmes cependant se sont fait remarquer et se font remarquer encore par une grande et rare intelligence ; mais cette qualité en amoindrit souvent d'autres plus dignes et plus précieuses, celles du cœur. L'intelligence est également plus grande dans l'âge adulte que dans l'enfance et dans la vieillesse. Plus le cerveau est volumineux, plus on a d'intelligence ; il est plus vrai de dire que l'intelligence est en raison directe du nombre et de l'intégrité des circonvolutions encéphaliques. Y a-t-il des facultés primitives et des facultés secondaires, quelles sont celles du premier ordre, quelles sont celles du second ?. toutes sont-elles réparties dans la masse entière du cerveau, ou chacune d'elles occupe-t-elle un siége particulier dans l'organe encéphalique, comme le veulent les phrénologistes ? c'est ce que nous n'examinerons pas ici. Toutes ces questions sont en dehors de notre sujet, et, d'ailleurs, nous ne croyons ni à la possibilité de leur solution, ni à la localisation des facultés intellectuelles, ni aux applications qu'on a voulu en faire sous le rapport de l'éducation morale. Pour nous, la *doctrine orthophrénique* est le rêve d'une âme honnête et pleine de sollicitude pour ses semblables ; mais d'un rêve à la réalité, la distance est énorme : c'est tout un abîme que la frêle humanité ne saurait aborder ni franchir. Quoi ! vous voulez mouler le cerveau des enfants à votre manière ! Vous voulez diriger les agents de l'esprit, ceux des passions ! Mais qui vous assure que votre cerveau touche à la perfection, que votre esprit est supérieur à celui des autres hommes, que vos passions sont les vertus du juste et du sage ?

2° *Mémoire*. — La *mémoire* est le souvenir et la reproduction des impressions senties et perçues par le cerveau quand les sensations qui les ont fait naître n'existent plus. A quoi tient ce phénomène ? on l'ignore complétement. Ce qui semble prouvé, c'est que les individus sanguins et ceux qui ont le cou très court ont le plus de mémoire. Mais ce qu'il faut savoir, et ce que l'observation a constaté, c'est que la mémoire se développe, s'accroît, diminue et s'altère comme toutes les autres fonctions organiques ; c'est que l'habitude la perfectionne, et que le défaut de culture la rend faible, paresseuse et incertaine.

La mémoire ne peut rien par elle-même ; elle sert de point d'appui aux puissances qui la mettent en jeu ; ces puissances sont l'imagination, les idées, la méditation, le jugement.

Il y a deux sortes de mémoires : l'une qui ne conserve que les idées des choses ou les mots qui les expriment, l'autre qui se rappelle les rapports qui existent entre ces choses. Ces deux sortes de mémoires ne se trouvant pas toujours réunies dans le même cerveau, on comprend pourquoi des individus ont de la mémoire et pas de jugement ; pourquoi d'autres ont du jugement sans beaucoup de mémoire ; et pourquoi, enfin, par faveur spéciale de la nature, on rencontre des sujets doués de beaucoup de mémoire et de beaucoup de jugement.

L'attention facilite et seconde la mémoire ; mais elle la modifie, comme nous l'avons vu, par le jugement. De là plusieurs sortes de mémoires, par le fait de l'attention.

La mémoire est fidèle, facile et étendue chez les enfants et chez les jeunes gens, par la raison sans doute que le besoin d'apprendre est grand, et que la capacité de l'intelligence est encore vierge, ou peu remplie de connaissances acquises.

3° *Imagination.* — L'imagination est cette faculté intellectuelle qui met à profit la richesse de la mémoire, qui établit des rapports et des comparaisons, conçoit des idées, bases fondamentales de notre existence morale, de la direction de notre conduite.

Dans ses productions, l'imagination met en œuvre le passé et le présent. Notre sensibilité s'empare de tout, compare tout. La gaieté s'anime-t-elle? l'imagination nous porte vers les tableaux qui déjà ont excité en nous un sentiment analogue. Est-ce la colère qui nous domine? des scènes d'horreur et de carnage s'offrent à notre esprit.

L'imagination ne s'occupe pas seulement des choses réelles, elle s'occupe encore des choses non existantes; elle donne un corps à toutes les pensées; elle personnifie des abstractions; enfin elle crée des héros fabuleux, des êtres romanesques, fantasques, bizarres, etc. Par elle, notre sensibilité et nos perceptions s'harmonisent et se confondent; elle nous transporte dans le vague et les chimères; elle nous rend, tour-à-tour, heureux et malheureux, riches et puissants, faibles ou dominateurs, esclaves ou tyrans. Vient-elle en aide à notre intelligence? elle féconde notre esprit, multiplie nos idées, éclaire notre jugement.

Les tempéraments, les âges, les sexes, les mœurs, les climats, les saisons, modifient, étendent, perfectionnent l'imagination. On sait que cette faculté est active chez les sujets sanguins, douce chez les sujets lymphatiques, excessive chez les personnes nerveuses, vive chez la femme, légère chez l'enfant, vaste et profonde chez l'homme, ardente dans les pays chauds, précoce dans les villes, tardive chez l'habitant des campagnes. La faculté génératrice , si puissante pour exalter la sensibilité, a également une grave influence sur l'imagination , et l'effet produit est d'accord avec la marche ascendante et descendante de la cause. Enfin , l'imagination est en raison directe de la nature et du nombre des sensations. Plus celles-ci ont été souvent répétées, plus les causes qui les ont fait naître sont vastes et sublimes, plus l'imagination a de portée et de perfection. La mémoire est-elle fausse , pourvue d'idées communiquées par l'éducation , et non acquises par soi-même, par les voyages, la méditation, etc. ? l'imagination est sèche , commune ou presque nulle. La même chose se présente quand la sensibilité est obtuse. L'imagination peut encore être pervertie, surabondante ; dans ce cas, c'est à l'éducation , au jugement , qu'il appartient de lui donner de la rectitude et de la modération.

4° *Jugement.* — Nous venons de voir que la mémoire et l'imagination sont nécessaires pour qu'il existe des idées. Celles-ci une fois formées, une faculté devient indispensable pour les coordonner et les choisir, pour les juger, les adopter ou les rejeter, pour constituer, en un mot, ce qu'on nomme *raison* et *sagesse* ; cette faculté , c'est le *jugement.* Le jugement se confond souvent avec la sensibilité : c'est ce qui a lieu toutes les fois que nous apprécions ce qui se passe en nous ; mais il s'en éloigne, et devient acte particulier , quand, par exemple, nous disons qu'il est de notre devoir de rendre service.

Le jugement partage les imperfections des autres facultés ; il semble même plus défectueux. Cela tient sans doute à la mobilité des bases sur lesquelles il repose , à la multiplicité des influences exercées sur nous par les corps extérieurs , à la cause de nos sensations, à la plus ou moins grande promptitude avec laquelle nos idées sont créées et renouvelées. On sait, en effet , que les individus ont d'autant moins de calme et de rectitude dans le jugement qu'ils

sont plus sensibles et plus irritables. Le défaut d'attention,
une imagination trop active, les illusions des sens, la fausseté des idées, une éducation morale négligée, trop de légèreté dans l'esprit, etc., etc., sont autant de causes capables de vicier le jugement.

Le jugement est le complément de l'intelligence ; il est
supérieur à l'esprit, mais il est plus rare. Il y a longtemps
qu'on a dit que les hommes d'esprit faisaient des sottises
au profit des hommes de jugement. On a dit aussi que le
jugement croissait avec le savoir : cela n'est pas exact. Tous
ceux qui savent beaucoup ont souvent un jugement très
borné ou mauvais. L'exercice, l'habitude, développent,
perfectionnent le jugement : cela est incontestable ; mais,
parmi les objets qui font la base de l'instruction, l'étude des
mathématiques et des sciences physiques est, sans contredit, le meilleur moyen d'arriver au même résultat.

*Passions.* — *Affections de l'âme.* — Les passions et
les affections de l'âme, sujets importants des études du
psychologiste et du métaphysicien, exercent sur la santé
de l'homme des influences extrêmement marquées et très
variables, selon les âges, les climats, les sexes, les tempéraments, etc. ; ces influences sont du ressort de l'hygiéniste.

Mais d'abord, qu'entend-on par *passions*, par *affections
de l'âme ?* car ces deux sentiments se touchent, et se confondent quelquefois. Les passions sont des désirs impétueux de l'âme qui soulèvent et conduisent le monde, qui
font les vices et la vertu, le talent et le mérite, les crimes
et la bonté, le conquérant et le dominateur, l'avare et le
prodigue ; qui, en un mot, créent de grandes choses,
enfantent de grands hommes, mais qui causent de la souffrance tant qu'ils ne sont pas satisfaits ; de là leur nom.
Les affections de l'âme sont des désirs analogues, moins
violents, moins impérieux par conséquent. Les passions enflamment l'imagination, les sens, le génie et l'esprit ; les

affections de l'âme s'adressent au cœur, à la sensibilité. Les passions, enfin, jamais satisfaites, exigent et commandent sans cesse ; les affections de l'âme, au contraire, contentes de peu, craignent toujours de perdre ce qui les constitue, ce qui leur a donné naissance. Ces distinctions une fois établies, voyons les influences ou les effets des unes et des autres, leur utilité et leur danger, l'hygiène qui s'y rattache.

*Effets des passions.* — Les effets des passions ne différant de ceux des affections de l'âme que par une violence plus marquée, une marche plus rapide, un résultat plus promptement funeste, nous ne les décrirons pas isolément ; ils se trouveront suffisamment indiqués dans ce que nous allons dire des affections de l'âme.

*Effets des affections de l'âme.* — Dans l'étude des influences des affections de l'âme, nous aurons à considérer : 1° le genre, la force et la durée de l'affection ; 2° les changements survenus dans cette même affection.

Sous le rapport du genre qui les constitue, les affections de l'âme sont distinguées : 1° en celles qui se rapprochent du plaisir, qui ne causent que des émotions gaies et agréables ; 2° en celles qui se rapprochent de la peine, qui sont désagréables, douloureuses pour l'économie.

Les premières, ressenties, renouvelées avec modération, ne sont jamais nuisibles ; elles ont, au contraire, une influence favorable sur la vie, qu'elles rendent agréable ; sur la santé, qu'elles fortifient ; sur les maladies, qu'elles guérissent. Qui ne connaît, en effet, tout le pouvoir bienfaisant de la joie, du contentement, de l'admiration, de l'enthousiasme, de la contemplation, de l'extase, de l'amour, de la reconnaissance, du dévouement, de la confiance, de l'amitié, de la bienveillance, etc. ? Qui ne sait les heureux effets d'un bonheur espéré et réalisé, d'un retour au lieu natal, d'une captivité changée en liberté, de l'innocence injustement accusée et réhabilitée, etc. ? Certes, les auteurs ne se font pas faute de citer des anecdotes, des faits tendant à prouver la grande influence des affections de l'âme sur les fonctions de l'économie. Hufeland dit avoir guéri une fièvre double-tierce, dont les prodrômes se faisaient sentir à midi précis, en avançant de deux heures la pendule de son malade. La joie qu'éprouva celui-ci en se croyant guéri, le guérit réellement. Tissot, Cullen, etc., citent des cures miraculeuses de maladies de langueur dues au sentiment de l'amour. Le nom de Desgenettes est inscrit pour toujours au temple de mémoire; on sait que le dévouement de ce généreux et savant médecin a sauvé une grande partie de notre armée en Égypte. L'histoire n'oubliera pas non plus les noms de ses émules.

Les effets fâcheux, mortels même, des affections tristes de l'âme, tels que la frayeur, la honte, l'inquiétude, la nostalgie, etc., ne sont pas moins constants et pas moins nombreux. Ainsi, tous les médecins savent que le chagrin opiniâtre peut occasionner non seulement toutes les maladies nerveuses, comme l'épilepsie, la mélancolie, la manie, l'hystérie, les céphalalgies, etc., mais encore un grand nombre d'affections aiguës et chroniques. Citons quelques exemples : Fernel ne peut survivre à la mort de sa femme; Vesale, au chagrin d'avoir ouvert un homme qui vivait encore; Racine et Louvois succombèrent sous le poids de leur disgrâce auprès de Louis XIV. Dans les guerres de Ferdinand contre les Maures, un père est frappé de mort en reconnaissant, dans un des vaillants combattants avec lesquels il a lutté, son fils chéri qu'il a tué. Une femme, une amante, une sœur, meurent de chagrin et de douleur en apprenant la mort d'un mari, d'un ami, d'un frère. Enfin, celui-ci meurt de frayeur, celui-là d'ennui, de nostalgie, etc.

Sous le rapport de leur intensité, les passions et les affections de l'âme produisent des effets qui diffèrent du plus au moins : une passion violente est toujours plus funeste

qu'une affection également violente. Il en sera de même de
la durée, de la succession des mêmes sentiments. Plus les
uns et les autres se prolongeront, plus ils se succèderont et
se métamorphoseront, plus enfin leur contraste sera grand,
et plus l'influence fâcheuse, quelquefois mortelle, qu'ils
produiront, sera forte et prompte dans ses résultats. Ici
encore les exemples ne manquent pas. A ceux déjà signalés
par les auteurs pourraient être ajoutés ceux que chacun
possède, et on voit de suite que des volumes nombreux et
considérables pourraient être publiés sur le bonheur d'un
amour tendre et partagé, sur le mal cruel d'un amour
violent et repoussé, et encore sur le danger des accès de
colère violents, des haines concentrées, des jalousies intérieures, des nouvelles, bonnes ou mauvaises, trop subitement apprises, etc., etc. Quant à nous, nous nous arrêterons à ces généralités, convaincu que nous sommes de ne
pouvoir rien apprendre au lecteur sur ce sujet.

*Hygiène relative aux passions ou affections de l'âme.* —
Cette hygiène est-elle possible? Est-il donné à l'homme de
pouvoir éviter à son semblable la fâcheuse influence des passions et des affections de l'âme? Les unes et les autres sont-
elles toujours mauvaises? Ne peut-on pas aimer sa famille,
son pays, la gloire, l'honneur, la vertu avec passion? Enfin, sont-elles toutes sous notre dépendance, sous notre
volonté, etc.? Ne pouvant empêcher leur développement,
leur explosion, doivent-elles nécessairement nous être
funestes? Leur succès ne fait-il pas leur bonne ou mauvaise qualité? Telles sont les questions que nous nous
sommes faites en lisant dans les auteurs les indications à
remplir de la part de l'hygiéniste, et surtout du moraliste,
touchant les passions et les affections, indications qui se
résument ainsi : empêcher l'homme d'avoir des passions,
ou ne lui en laisser éprouver que de favorables; diriger ces
dernières, comprimer les mauvaises; modifier la manière
de sentir; éviter la succession brusque des passions, que

celles-ci aient un caractère semblable ou opposé ; éloigner tous les objets susceptibles de les provoquer, surtout dans les moments où elles pourraient avoir des résultats funestes ; ne pas les seconder, les augmenter ou les aigrir quand elles existent. Voyons chacune de ces indications, et signalons celles qui sont possibles.

On le voit déjà, la première indication est impossible, et les tentatives faites pour l'appliquer sont au moins ridicules. L'homme doit avoir des passions ; sans elles il est ravalé au niveau de la brute, il n'a ni vice ni vertu ; il devient un être nul et pour lui et pour ses semblables. Fourier a dit que le bonheur consistait à avoir beaucoup de passions et beaucoup de moyens de les satisfaire. Quant à en faire naître de favorables, de légères, de peu durables, cet art en est encore aux théories. Il se réduit, cet art, à écarter les objets capables d'enfanter les mauvaises passions, à fortifier l'esprit contre elles, à mettre celui qui les ressent dans le cas de juger leur portée, leur valeur, et de ne pas se laisser dominer par elles. Mais toutes ces choses sont plus faciles à enseigner qu'à pratiquer, et tel qui fulmine sans cesse contre le danger des passions et des affections exagérées de l'âme, n'arrive très souvent qu'à avouer hautement et publiquement, sans le vouloir ou sans s'en douter, que lui-même n'a jamais ressenti les heureux effets des sentiments doux et consolants fournis par la résignation et la philosophie.

Peut-on modifier les manières de sentir ? oui, jusqu'à un certain point, et cela en éloignant toutes les causes capables d'exciter la sensibilité, comme les liqueurs fortes, les aliments épicés, le café, les bals, les spectacles, les lectures érotiques, le travail sédentaire et excessif, etc. Toutefois, ces indications ne sont utiles et applicables que chez les sujets qui sentent trop vivement, trop fortement. Il n'y a rien à faire pour celui qui a des passions calmes, douces et modérées ; celles-ci, en effet, sont nécessaires, indispensables ; elles contribuent au bien-être de la vie morale et matérielle. C'est ce que nous avons voulu exprimer en disant : toutes les passions ont-elles un mauvais côté? on vient de voir que non.

Enfin l'homme *qui sent à peine*, qui, par conséquent, n'a pas de sensations fougueuses, pénibles, et qui se trouve heureux dans cette espèce d'engourdissement, de sommeil des passions, doit-il être excité davantage? Nous ne le pensons pas. Chacun étant heureux à sa manière, selon ses goûts, ses penchants, ses habitudes, sa constitution, le bonheur de chacun doit être respecté. Nous disons plus : qui oserait affirmer que cet état n'est pas le meilleur de tous , le plus favorable surtout à la santé, à la prolongation de la vie? car, qui sent peu désire peu, qui désire peu s'use peu.

Éviter la succession brusque des passions fortes et opposées , faire que l'homme n'en éprouve pas de trop longues, éloigner tout ce qui peut en provoquer pendant certains états de la vie, tels que la grossesse, l'écoulement des règles, la fin des repas, etc.; empêcher ce qui pourrait augmenter ou aigrir celles qui sont mises en jeu, sont des indications, sinon toujours possibles , au moins souvent faciles à remplir. Il faut, dans ces cas, recourir au raisonnement, à l'empire qu'on peut avoir sur les sujets, et surtout aux moyens que l'amitié, le dévouement, peuvent donner en pareil cas, tels que les distractions, les voyages, les occupations variées, les lectures, les théâtres, les promenades en commun, etc.

# CHAPITRE III.

## GYMNASTIQUE. — ÉDUCATION PHYSIQUE.

Dans ce chapitre seront étudiés : 1° les divers exercices; 2° les diverses stations ; 3° la veille, le repos, le sommeil ,.

39.

les rêves ; 4° les soins de propreté, les bains, les lotions, ablutions, etc.

La *gymnastique* est l'art de diriger les exercices du corps de manière à conserver et à fortifier la santé, à prévenir ou à guérir certaines maladies.

La gymnastique a été honorée et cultivée par les anciens. Des lois la dirigeaient déjà chez les premiers peuples de la Grèce, et du temps d'Homère elle faisait partie de l'éducation des hommes libres. Quoique spécialement destinés à l'art militaire, tous les citoyens s'y livraient, afin de se rendre toujours capables de supporter les fatigues présentes ou futures. Chez les Grecs et les Romains, l'adolescent fréquentait le gymnase et le cirque pour y puiser de la force, de l'adresse, de la légéreté, tout ce qui en un mot peut diminuer ou empêcher la fatigue. Le soldat et le magistrat y venaient également, l'un pour continuer et perfectionner ses exercices, l'autre pour se délasser de ses occupations sédentaires. La gymnastique, disait Platon, donne de la souplesse au corps, de l'activité à l'esprit, une santé vigoureuse.

Les exercices conservateurs du corps et de l'âme ont singulièrement perdu de leur antique splendeur. A part quelques institutions particulières où l'on rencontre des traces plus ou moins profondes des habitudes anciennes, l'équitation, la danse, l'escrime et la natation, souvent mal dirigés, n'agissant que sur certains muscles, ont été pendant longtemps les seuls exercices enseignés à la jeunesse. Heureusement que des hommes éclairés, amis de l'enfance et de l'humanité, ont reconnu toute l'insuffisance de semblables moyens pour donner à l'éducation physique le développement et le perfectionnement qu'elle peut acquérir et qui lui sont si précieux. Des gymnases furent donc ouverts, un en 1776 à Dessau, un autre en 1786 à Schepfenthal, et un troisième à Yverdun. Bientôt après l'Allemagne, la Suisse, la Suède, le Danemark, la Russie, l'Angleterre, et enfin la France, eurent les leurs. Dirigés par des hommes instruits et habiles, ces établissements rappelèrent glorieusement les temps anciens, et les noms de Pestatozzi, d'Amoros, passèrent avant ceux de Gutsmuths, Fellenberg, Jahn, Clias, etc.

Dans le système Amoros, adopté par beaucoup de pensionnats de jeunes garçons et de jeunes filles, tout ce qui doit développer les forces physiques et les qualités morales se trouve réuni, les exercices ou la partie mécanique, et les stimulants des sens ou des sensations. Le chant, en réglant les exercices, les intervalles du repos, fortifie les organes de la respiration et de la voix, excite les sentiments nobles et élevés. En même temps que la musique parle à l'âme, des gravures représentant de belles actions, de belles poses, parlent aux yeux et à l'admiration. Le colonel Amoros a donc fait marcher de front l'éducation morale et l'éducation physique. Mais revenons à la gymnastique proprement dite, aux exercices du corps, exercices que nous diviserons en *actifs*, en *passifs* et en *mixtes*.

## I. EXERCICES.

A. *Exercices actifs. Hygiène qui s'y rattache.* — 1º *De la marche.* — Toutes les fois que la marche a lieu sur un plan horizontal, elle est peu ou point fatigante, à moins qu'elle ne soit par trop prolongée. Elle devient, au contraire, très pénible quand elle s'effectue sur un plan incliné, une montagne, un escalier, par exemple. La fatigue ressentie tient à ce que les muscles des membres abdominaux, ceux du tronc et du col, toujours en action dans la marche la plus simple, font des efforts plus graves quand il s'agit de monter ou de descendre. (*Voir* ce que nous avons dit pages 26 et 27.)

La marche ascendante ne convient pas aux personnes

affectées d'asthme ou de maladies du cœur ; il est même des cas morbides où elle est absolument impossible.

Dans la marche, les effets du choc sont peu prononcés ; ils le sont davantage toutes les fois que les pas sont précipités, que la terre est fortement frappée par les talons, et que le terrain est très inégal ; enfin, ils sont presque nuls si on marche sur la pointe des pieds : la fatigue alors se fait sentir dans les muscles jumeaux qui se contractent et soutiennent le poids du corps.

2° *Saut.* — Dans le saut, le corps de l'homme peut être comparé à un projectile. En effet, les membres inférieurs et le tronc fléchissent tout-à-coup et se redressent brusquement, comme le ferait la corde d'un arc ; le corps est enlevé du sol à une hauteur plus ou moins considérable, pour retomber bientôt, et s'enlever encore si la cause du déplacement se renouvelle.

Le premier effet de ce genre d'exercice est une secousse proportionnée à la hauteur et à l'élévation du corps, et cette même élévation est en raison directe de la force des parties contractées, et en raison inverse du poids total du sujet.

Le saut est très fatigant surtout pour le vieillard ; il l'est un peu moins pour l'adulte ; il est nul ou presque nul chez l'enfant et chez l'acrobate.

En raison du choc considérable qu'il produit, le saut doit être défendu aux personnes qui ont des hernies, des anévrismes, aux femmes enceintes, menstruées, etc.

3° *Course.* — La course tient le milieu entre la marche et le saut. Dans cet exercice, les muscles du corps concourent à former une succession de sauts exécutés alternativement, et qui constituent réellement la course. Cet exercice, promptement suivi de fatigue et d'essoufflement, ne peut convenir aux personnes frappées ou menacées de maladies organiques, et surtout de maladies thoraciques. Il doit être également défendu, en raison des secousses qu'il détermine, aux sujets atteints de phlegmasies aiguës, aux femmes enceintes, etc.

4° *Danse.* — Comme dans la course, nous retrouvons dans la danse les mouvements divers qui caractérisent la marche et le saut ; mais il y a, de plus, les mouvements de rotation.

Sous le rapport de l'éducation physique, la danse est un des exercices les plus utiles. Nous verrons dans un instant, qu'elle n'est pas aussi nuisible, sous le rapport moral, que J.-J. Rousseau a voulu le faire croire dans son *Émile*.

Comme exercice propre à développer les forces et les agréments extérieurs, la danse doit être conseillée et mise en usage. Dans ce cas elle devra être un délassement, et non un travail, un plaisir, et non une fatigue. On s'y livrera et comme besoin et comme agrément. Comme besoin, elle aura d'heureux avantages dans les cas d'atonie, de faiblesse générale de tout l'appareil locomoteur ; dans ceux où certaines fonctions organiques languissent, se font mal, ou ne se font pas du tout : nous voulons parler de ces affections névralgiques de l'estomac qui nuisent à la digestion, de cette pâleur profonde de la face et de l'économie tout entière, de ces menstruations lentes et difficiles à se manifester, etc. Comme agrément, elle donne aux jeunes gens de l'un et de l'autre sexe plus de vigueur et plus de santé, plus d'aisance, plus de grâce dans les attitudes, les stations, les mouvements.

Considérée sous le rapport moral, la danse peut avoir des inconvénients, et des inconvénients nombreux. Nous sommes d'accord, sur ce point, avec les philosophes et les moralistes. Ainsi, exercée de certaines manières, avec certaines poses, dans l'âge de l'adolescence, de la puberté, loin des yeux d'un maître sage et éclairé, d'une mère prudente et dévouée, il est certain que la danse peut agir défavorablement sur des imaginations jeunes et très impressionnables. Il est certain encore que le même exercice fait naître chez l'adulte, et chez la femme surtout, des pensées, des désirs souvent funestes à la santé, en troublant le repos de l'âme, en bouleversant les sens, et aussi en étouffant les préceptes d'une sévère et sérieuse éducation. Mais quels sont les actes de la vie, les positions sociales, qui ne peuvent pas amener, plus ou moins promptement, aux mêmes résultats? De ce que la danse, comme tout autre exercice qui peut être fait en commun, a un côté fâcheux, faut-il se priver absolument du bien qu'elle peut produire? non, assurément. Le bien, toujours, est à côté du mal, le mal à côté du bien. Se priver de l'un dans la crainte de l'autre serait injurieux pour notre raison; ce serait nous avouer incapables de pouvoir quelquefois maîtriser nos passions. Mais revenons à notre sujet, et signalons les circonstances pathologiques dans lesquelles la danse doit être défendue.

La danse sera interdite, comme la course, le saut, à toutes les personnes qui ne peuvent supporter le choc. Les femmes enceintes, celles qui ont leurs règles, devraient également s'abstenir de cet exercice. Beaucoup, nous le savons, manquent à ce précepte, le considèrent comme inutile, comme ridicule même. On cite des immunités exceptionnelles; mais, plus tard, on paie cruellement d'avoir tout sacrifié pour les plaisirs, la vanité, la coquetterie.

Privera-t-on de l'exercice de la danse les enfants lymphatiques, rachitiques, scrofuleux? Non certainement, à moins qu'il n'y ait un commencement de déviation osseuse, une courbure déjà manifeste dans quelques uns des os ou dans la colonne vertébrale.

5° *Chasse.* — D'après ce que nous avons dit précédemment, on peut aisément prévoir les avantages et les inconvénients de la chasse, exercice dans lequel l'on trouve non seulement les mouvements opérés dans la marche, la course et le saut, mais encore les efforts de la voix, ceux des cris, des gestes, etc.

Non poussée trop loin, jusqu'à la fatigue excessive, par exemple, la chasse est extrêmement favorable à l'entretien de la santé, au développement des forces physiques; elle est, chez quelques uns, un besoin irrésistible, une passion qui domine, anéantit toutes les autres. Bien qu'elle soit un des exercices les plus actifs, c'est à peine si elle fatigue ceux qui s'y livrent avec ardeur, ou en véritables amateurs. Elle ne brise que les mauvais chasseurs.

Nous ne dirons rien des inconvénients de la chasse; ce serait revenir sur ce qui se trouve aux paragraphes *Marche, Course, Saut.*

6° *Escrime.* — L'escrime est un exercice mixte où l'on trouve et les avantages et les inconvénients de la station debout, du déplacement subit et varié du corps et des membres, du saut, des secousses, du choc, etc., etc., dans lequel les muscles fléchisseurs dirigent ou maîtrisent pour ainsi dire les muscles extenseurs, afin de modérer, de borner, d'arrêter ou de préciser les actes, les poses, les évolutions nécessaires à l'attaque, à la défense. D'après cet ensemble de mouvements, on voit de suite quels sont ceux qui peuvent ou ne peuvent pas se livrer toujours et long-temps à l'escrime, sans courir des dangers plus ou moins sérieux.

L'escrime fait partie de l'éducation physique de la jeunesse. Comme la danse, il peut contribuer à la pureté, à la régularité de la marche, de la station, des attitudes, etc. Quant à ses avantages hygiéniques, on ne peut nier qu'ils soient très nombreux, et tout aussi certains que ceux des exercices précédents. Enfin, disons que l'escrime est d'une utilité indispensable pour tous ceux qui sont appelés à défendre leur patrie, leur honneur, leur vie. Une vérité semblable est reconnue et mise en pratique par tous les hommes. Il est même des femmes qui connaissent et pratiquent l'escrime !

7° *Natation.* — La natation, en mettant le sujet qui s'y

livre à l'abri des secousses un peu fortes, du choc un peu violent, en affranchissant la colonne vertébrale du poids des parties supérieures du corps, constitue un exercice précieux pour les constitutions molles, lymphatiques et même rachitiques. Exercée en pleine eau, dans une rivière, un fleuve, dans la mer, etc., elle donne de la force, de l'énergie à toute l'économie. Elle convient particulièrement aux jeunes individus dont les os présentent un commencement de ramollissement et de déviation. Les jeunes filles chlorotiques, mal réglées, affectées de chorée, de quelques phénomènes épileptiformes, etc., trouvent souvent dans la natation une guérison, une santé qu'elles avaient réclamée en vain à une foule d'autres moyens.

8° *Jeux.*—Dans les jeux auxquels se livrent la jeunesse, l'âge adulte et même la vieillesse, tels que la *balle,* le *ballon,* la *paume,* le *volant,* le *palet,* la *boule,* les *quilles,* le *billard,* le *patin,* on rencontre tous les avantages de l'escrime, tous ceux de la marche, du saut, de la course, c'est-à-dire une augmentation dans la force musculaire, de l'agilité, de la précision dans les mouvements, de la sûreté dans le coup d'œil, de la fermeté dans l'équilibre, etc. Poussés trop loin, les jeux, comme tous les autres exercices, amènent après eux la fatigue et le besoin du repos. Enfin, en raison des secousses, des chocs, de l'agilité, de la prestesse, etc., exigés par quelques uns d'entre eux, il est facile de prévoir que les sujets atteints de maladies organiques du côté des voies respiratoires et circulatoires doivent s'en priver, ou ne s'y livrer qu'avec la plus grande modération.

9° *Chant. Déclamation. Lecture à haute voix.* — L'influence des exercices que nous allons étudier, et qui peuvent être considérés comme des arts d'agrément et comme des arts professionnels, ne va pas, du moins en apparence, au-delà de la gorge, des parois du thorax, et des différents organes renfermés, soit dans la poitrine, soit dans l'abdomen. Toutefois ils doivent être modérés comme tous ceux dont il a été question, et ne point aller jusqu'à la fatigue si l'on ne veut pas voir les avantages que nous allons énumérer se changer en autant d'accidents plus ou moins graves.

Le chant, la déclamation et la lecture à haute voix, ne dépassant pas les limites des forces et de la puissance imposées par la nature aux organes mis en jeu, donnent à la voix une étendue, une fermeté, une souplesse plus grandes ; au thorax un développement plus considérable. Il y a même des médecins qui pensent que ces trois exercices réunis, combinés ou modifiés convenablement, peuvent arrêter le début, enrayer la marche de quelques maladies de l'appareil respiratoire, et plus particulièrement de la phthisie commençante. Sans repousser complétement une pareille opinion, nous croyons qu'il faut une bien grande sagacité pratique pour conseiller des moyens thérapeutiques susceptibles d'entraîner après eux des secousses, des ébranlements, une fatigue plus ou moins violente. Ne sait-on pas d'ailleurs que la cause première de la phthisie pulmonaire est plus souvent constitutionnelle que locale, et que sur l'appareil seul de la respiration ne doivent pas être dirigés les agents préservatifs ou curatifs ?

Les exercices de la voix et de la parole ont encore une influence favorable sur les organes abdominaux. Par les secousses successives imprimées à ceux-ci par le diaphragme, les fonctions sont plus facilement, plus promptement accomplies. Celse a dit que la lecture à haute voix, après les repas, favorisait la digestion ; aujourd'hui encore cette opinion a toute sa valeur première, en tenant compte, toutefois, des habitudes, des idiosyncrasies.

Le chant fatigue plus et plus vite que la parole ; cela tient à ce que l'irritation qui se développe dans la gorge, le larynx, le reste des voies aériennes et les poumons, est plus vive dans le premier cas que dans le second. Cette

40

irritation peut aller, du desséchement de la muqueuse pharyngienne, de la difficulté d'avaler, qui sont les caractères de son début, jusqu'à l'angine, d'abord aiguë, puis chronique.

Après les maladies du pharynx, viennent celles du larynx. Celles-ci consistent en une douleur locale plus ou moins vive, un enrouement plus ou moins prononcé, une altération du timbre, de la souplesse et de l'étendue de la voix.

Dans le simple parler, le chant ou la déclamation, la voix se fatigue d'autant plus vite que celle-ci sort davantage de son *medium*, qu'on cherche à lui donner plus d'intensité, qu'on passe plus subitement des notes très basses aux notes très hautes, qu'on éprouve enfin plus de fatigue. Plus d'un artiste a perdu sa voix en voulant forcer ses moyens naturels et ordinaires.

Les excès dans le chant, les cris, la déclamation, pouvant donner lieu à des hémoptysies, à des phthisies, soit pulmonaires, soit laryngées, à des maladies du cœur et des gros vaisseaux, et encore à beaucoup d'affections des organes thoraciques, il est donc prudent de prendre en considération l'état de sa constitution avant de se livrer à la profession d'avocat, d'orateur, d'artiste dramatique. Il est bon encore de recommander aux uns et aux autres de ménager leur voix, de s'arrêter à temps, c'est-à-dire avant que la fatigue se soit fait sentir.

Nous avons dit que la lecture à haute voix était favorable à la digestion; il n'en est pas de même du chant, de la déclamation. La plupart des avocats, et surtout des acteurs et des chanteurs, connaissent parfaitement cette loi hygiénique, qui veut que l'estomac soit à peine chargé d'aliments avant de monter à la tribune ou de paraître sur la scène. Ils se bornent alors à une légère collation, si l'appétit se fait sentir. Ils ont observé, en effet, qu'un repas copieux gênait les mouvements du diaphragme, et la liberté de ce dernier est indispensable dans les exercices du chant et de la déclamation. Enfin les anatomo-pathologistes ont eu l'occasion de constater, chez des sujets frappés de mort à la tribune ou sur le théâtre, combien les membranes muqueuses, celles des voies aériennes principalement, étaient gorgées de sang. Cette turgescence, existant avec plus ou moins d'intensité pendant la vie de l'avocat et de l'artiste, prédispose ceux-ci à de vives et fréquentes inflammations. Heureusement que l'habitude, le repos auquel on se livre, autant et plus par besoin que par prudence, après ces deux genres d'exercice, annihile les dangers auxquels on s'était exposé.

Enfin il est d'autres soins à avoir, soit avant, soit après le chant ou la déclamation. Ces soins consistent dans l'habitude d'un bon régime, dans la privation de tout excès, de toutes liqueurs fortes, de ragoûts salés et épicés, dans la rareté des plaisirs vénériens, dans de sages précautions contre les refroidissements subits, dans l'usage de boissons douces, sucrées et non froides pendant un exercice long et un peu forcé de la voix et de la parole. Au surplus, beaucoup de ces préceptes sont connus, justement appréciés, et suivis par la majorité de nos avocats, de nos artistes surtout, et les plus célèbres parmi eux sont loin de mériter la réputation morale peu bienveillante qu'un public ignorant leur fait si gratuitement. Certes, parmi les artistes distingués, il en est de bons et de mauvais, mais ceux-là sont en minorité. Le véritable artiste, mettant tout son bonheur dans une grande renommée, une brillante réputation, sacrifie tout à son amour pour l'art, au désir vif et ardent qu'il a d'être le premier parmi les premiers, parmi les plus rares.

NOTA. La *lutte*, la *suspension par les mains*, le *portique*, le *trapèze*, la *voltige*, le *passage sur des poutres vacillantes*, le *saut avec la perche*, le *disque*, le *tir*, etc., sont enseignés dans les *gymnases* proprement dits, lieux appelés encore *ascétérions* ou *palestres*. Dans ces exercices, tout aussi actifs que les précédents, on trouve : pour les membres thoraciques, des mouvements de projection d'avant en arrière, d'élévation, d'abaissement et de circumduction des bras; pour les extrémités pelviennes, des flexions et des extensions alternatives des cuisses et des jambes, des espèces de sautillement sur place; pour la colonne vertébrale, des inclinaisons antérieures, postérieures et latérales, propres à rendre l'équilibre prompt et certain. Un mot sur chacun de ces exercices pratiqués dans des lieux et avec des appareils disposés exprès, sur un sol garni d'une couche épaisse de terre douce ou de sable mouvant, au-dessus de filets solides et tendus convenablement, afin d'amortir les coups, les chutes, toujours inévitables chez les commençants, peu fréquentes chez les plus habiles.

*Lutte.* — Elle a lieu avec les doigts, les poignets, les bras, les avant-bras, les épaules, les coudes; elle s'exécute par traction, par répulsion, corps à corps, debout ou couché sur le sol, etc. ; cet exercice fortifie les muscles des membres thoraciques et du dos.

La lutte comprend le *pugilat*, combat à coups de poings (*boxement*), et à coups de pieds, que se livrent encore la populace des nations et quelques peuples barbares; elle comprend également les *combats de taureaux*, exercices nationaux de l'Espagne, du Portugal, de Naples et de notre ancien Languedoc; enfin les joutes sur l'eau (*naumachies*) des fêtes publiques, sont encore des luttes.

*Suspension par les mains.* — Dans cet exercice, les enfants se soutiennent par les mains à des barres horizontales de bois ou de fer, y restent immobiles pendant un temps plus ou moins long, en exécutant des mouvements, des déplacements variables en étendue, en durée. Ici le poids du corps est confié à la force des muscles des bras, des épaules et des mains.

*Portique.* — Action de grimper à des mâts, à des arbres, à des échelles de cordes, à des cordes nouées et à des
cordes lisses, à des murs, etc. Cet exercice, favorable au
développement des muscles thoraciques et pelviens, consiste encore à s'élever verticalement entre deux mâts ou
deux murs sans le secours des membres abdominaux, ou
bien à passer d'un lieu à un autre, en saisissant avec les
mains des cordes horizontalement tendues.

*Trapèze.* — Exercice dans lequel on exécute toute espèce de mouvements sur un bâton long de 63 à 65 centimètres, et suspendu à 130 ou 135 centimètres du sol au
moyen de deux cordes fixées à ses extrémités.

*Voltige* ou *danse de corde,* — *passage sur des poutres
vacillantes,* — *saut avec la perche,* dans des sacs, dans
des paniers, — *Disque.* — Dans ces exercices, connus de
tous, on trouve les mouvements de flexion du tronc sur les
cuisses, des cuisses sur les jambes, ceux de la marche,
du saut ordinaire et du jeu de palet.

*Tir.* — Le tir à la cible, exécuté, soit avec le fusil,
soit avec l'arc, l'arbalète, le bâton, etc., développe les
muscles du bassin, des bras, des avant-bras, du dos, et
même des membres pelviens. Le tir a encore l'avantage
d'exercer le coup d'œil, de fortifier le sang-froid, d'augmenter le courage et l'audace.

B. *Exercices passifs.* — *Leurs effets.* — *Hygiène qui s'y
rattache.* — La *gestation,* ou *exercice passif,* n'est autre
que la station modifiée, c'est-à-dire la station avec des mouvements, des chocs, des secousses, imprimés au corps par
des agents extérieurs; ces agents sont tous les animaux domestiques que l'on peut monter, les voitures bien ou mal
suspendues, les bateaux et tous les bâtimens de mer, la
litière, la chaise à porteurs, l'escarpolette, la balançoire, etc.

Ainsi que notre définition le fait pressentir, la gestation
a besoin d'efforts musculaires pour maintenir l'équilibre du

40.

corps. Ces efforts sont plus ou moins considérables, se
passent dans tel ou tel muscle, selon l'attitude du sujet,
ou, en d'autres termes, suivant le mode particulier de gestation auquel on se livre. Voyons ces différents modes; signalons leurs effets sur l'économie, et donnons l'hygiène
qui leur est relative ou spéciale.

1° *Équitation.*— L'équitation est une variété de la station assise, c'est-à-dire une station dans laquelle la base
de sustentation (le siége) est plus étroite d'avant en arrière, plus large transversalement, et dans laquelle encore le poids du corps porte non seulement sur les fesses
et une partie des cuisses, mais sur la face interne de ces
dernières et sur les pieds placés dans les étriers.

Dans l'équitation, les chutes latérales ont plus de tendance à se faire que dans la station assise, où l'on tombe si
facilement en avant, moins facilement en arrière, moins facilement encore sur les côtés. Cette disposition naturelle
à tomber en avant explique pourquoi les efforts des muscles de la partie postérieure du tronc et du cou, pour conserver l'équilibre dans l'équitation, sont plus grands que
pour rester assis sur une chaise, un tabouret, etc. Mais
les efforts augmentent et se partagent entre d'autres muscles
aussitôt que l'animal sur lequel on est monté vient à sauter
et à galoper. Il faut alors lutter contre tous les déplacements du centre de gravité; étudier les mouvements de sa
monture; prévoir les contractions musculaires incessantes
et nécessaires, si l'on ne veut pas perdre l'équilibre. Alors
aussi, ces efforts changent; c'est un exercice violent auquel
on se livre, et la fatigue ne tarde pas de se faire sentir.

Les secousses éprouvées par le cavalier, chaque fois que
l'animal pose un de ses pieds sur le sol, varient en intensité selon la marche du cheval. Celui-ci va-t-il au pas? les
secousses sont modérées; elles sont plus fortes quand il va
à l'amble, plus considérables encore et moins supportables quand il marche au trot; enfin elles sont nulles ou

presque nulles quand l'animal a pris le galop. Dans cette rapide marche, les bons cavaliers ne font qu'un avec leurs chevaux ; ils sont immobiles comme dans un fauteuil.

L'équitation est un des exercices les plus agréables, les plus recherchés ; elle permet de longues et délicieuses promenades. Elle fatigue peu, surtout quand on va au pas ou à l'amble. Les secousses qui en résultent sont favorables à la digestion ; elles donnent de l'appétit, et peuvent concourir à la guérison d'une foule de maladies chroniques, de celles surtout qui tiennent à la langueur, à l'atonie générale de l'économie. On la conseille particulièrement aux personnes faibles, âgées ou convalescentes, en recommandant, bien entendu, à celles qui n'y sont pas habituées, de ne point aller jusqu'à la fatigue, et d'augmenter progressivement la durée de la promenade. Le docteur Fitz-Patrick a publié sur l'équitation, considérée dans ses rapports avec la médecine, un *opuscule* où l'on trouve des assertions peut-être un peu hasardées, mais où l'on rencontre aussi des documents pleins d'intérêt, et quelques conseils judicieux.

Une habitude longue et souvent répétée, jointe à une force physique notable, rend supportable et moins fatigante l'équitation au trot : ici les efforts musculaires sont plus considérables, les secousses plus violentes, plus souvent répétées. Ce genre d'exercice doit être sévèrement défendu aux sujets atteints ou menacés de maladies inflammatoires, disposés ou en proie aux affections du cœur ou des gros vaisseaux, aux calculs vésicaux, aux tumeurs hémorrhoïdales, aux hernies, etc., etc. On sait que dans les régiments de cavalerie, chez les postillons, les coureurs à cheval, les maquignons, etc., on rencontre très fréquemment des sujets portant des hernies simples ou doubles, des engorgements testiculaires, etc.

Quant aux excoriations des fesses et des cuisses, accidents prompts à se déclarer chez les individus non habi-

tués à l'exercice du cheval, plus douloureux que dangereux, elles ne sont pas des contre-indications à l'équitation. On y remédie à l'aide d'onctions faites avec des corps
gras, et, à la longue, le mal disparaît pour ne plus se renouveler. Il n'en est pas tout-à-fait de même des irritations
et inflammations de la gorge, des essoufflements, observés
chez certains sujets. Leur persistance, malgré l'emploi de
soins thérapeutiques convenables, doit être prise en considération.

2° *Voiture non ou mal suspendue.*—Il faut une longue
et grande habitude pour supporter les secousses violentes
éprouvées dans une voiture non ou mal suspendue. Il
faut également une constitution robuste, bien prononcée,
pour ne pas être promptement brisé par les efforts musculaires exigés par ce genre de gestation pour assurer le maintien de l'équilibre : aussi combien de personnes ne peuvent voyager dans de semblables véhicules sans être subitement saisies de céphalalgies, de nausées, de douleurs
d'entrailles insupportables ! Nous ne parlerons pas des
hernies, de l'essoufflement, de l'oppression, etc., qui
en sont encore les fâcheux résultats; ces accidents sont
prévus par tout le monde.

2° *Voitures bien suspendues.*—Ici aucun accident n'est
à redouter; les secousses sont nulles ou presque nulles.
Tout ce qui peut résulter de ce genre de gestation, longtemps prolongé, se réduit à un malaise, à un brisement
des membres et du corps, à une fatigue, enfin, semblable
à celle qui suit ordinairement la station assise, ou toute
autre gardée pendant un temps trop long. Cependant il
y a des individus qui ne peuvent supporter l'usage des voitures, bien ou mal suspendues, sans que des nausées, des
vomissements, des douleurs de tête, des étourdissements, etc., se déclarent en très peu de temps. Ces dispositions particulières tiennent à des causes idiosyncra-
siques ou d'innervation qu'il n'est pas facile de bien préci-

ser, et sur lesquelles nous reviendrons en parlant du mal de mer. (Voir *Promenade en bateau.*)

A part ces susceptibilités individuelles, et assez rares, que nous venons de rappeler, la gestation en voiture bien suspendue trouve de nombreuses et fréquentes applications, soit comme exercice d'agrément, soit comme moyen hygiénique et thérapeutique. N'exigeant aucun effort musculaire, elle convient aux convalescents, aux personnes débiles, âgées ou frappées de ces infirmités qui ne permettent aucun autre genre d'exercice. Mais alors elle équivaut à l'inaction complète des membres inférieurs, à l'abus des voitures trop douces, c'est-à-dire qu'elle prédispose à la goutte, aux apoplexies, aux dyspepsies, etc.

4° Ce que nous venons de dire des voitures suspendues est applicable à la *litière* et à la *chaise à porteurs*, moyens de transport très précieux pour les malades et surtout pour les blessés, et dont l'usage n'offre aucun inconvénient, aucun danger, en raison des très faibles secousses qui en résultent.

5° *Promenade en bateau.* — La promenade en bateau, sur une eau tranquille, ne peut avoir que des avantages moraux; elle distrait, elle égaie par le charme des bords que l'on parcourt, par l'air frais et pur que l'on respire. Elle fatigue si l'on coopère à la manœuvre de la rame et que l'on transforme en exercice actif un exercice qui d'abord ne devait être que passif.

Comme exercice actif, la promenade en bateau demande les efforts exigés par la station qu'on a choisie. Est-on debout? il faut élargir la base de sustentation, en écartant les jambes (posture habituelle des marins quand ils sont à terre), car les mouvements du bateau déplacent continuellement le centre de gravité du corps. Est-on assis, couché? les efforts musculaires sont ceux de la station assise; ils sont nuls dans le second. Comme exercice passif, la navigation douce et tranquille, sur les lacs, les rivières, les

fleuves, etc., donne lieu à tous les effets, favorables ou nuisibles, des exercices qui mettent en jeu tout l'appareil locomoteur.

6° *Navigation sur mer.* — Tous les avantages, tous les
inconvénients signalés dans la promenade en bateau se retrouvent dans la navigation, dans les promenades ou les
voyages sur mer. Ici, en effet, mêmes agréments, mêmes
plaisirs, et même fatigue si l'on se livre à l'exercice de la
rame, ce qui est très rare. Mais il est un effet qu'il faut signaler, que l'on observe aussi dans la promenade en bateau, plus rarement et à des degrés plus faibles : c'est le
*mal de mer*, mal qui ne manque pas d'atteindre non seulement les personnes peu exercées, mais encore beaucoup
de marins de profession.

Ce mal, sur les causes duquel on a émis tant d'opinions,
établi tant de théories diverses, ridicules même ; pour la
prophylaxie et la curation duquel on a inventé tant de
remèdes, tant de panacées, toujours infaillibles, au dire
du marchand ou de l'inventeur, ce mal, disons-nous, est
souvent empêché, diminué ou guéri par les précautions
suivantes : Avant de monter sur un bâtiment de mer, petit
ou grand, à vapeur ou à voiles, on fera bien de lester l'estomac d'une nourriture saine, fortifiante et pas trop abondante. Une fois sur le bâtiment, on se promènera, on se
distraira sur le pont, en variant ses loisirs, ses stations, ses
attitudes, ses regards. Ces moyens sont-ils sans avantage?
du malaise, des nausées se font-ils sentir? On descend au
fond du bâtiment, où les secousses sont presque nulles ; on
se couche sur le dos, la tête peu élevée, les pieds moins
élevés encore, et l'on reste dans cette position tant que les
symptômes précurseurs du *mal* sont sensibles.

Certes, les aliments pris quelques heures avant de se
mettre en mer n'ont pas toujours le pouvoir d'empêcher
les vertiges, le mal de tête, l'accablement cérébral, puis les
hauts-le-corps, l'anorexie, les dégoûts, et définitivement

les nausées et les vomissements qui caractérisent le *mal de mer* ; mais ils ont le précieux avantage de diminuer beaucoup les efforts de l'estomac, les douleurs qui les accompagnent, etc. Suivant les auteurs, les caractères, les phénomènes du mal de mer sont la conséquence de l'espèce de convulsion artificielle produite dans tout l'organisme, par la combinaison, le mélange à des degrés divers, des trois mouvements (le tangage, le roulis et le mouvement d'ascension et de descente) qui ont lieu dans le bâtiment.

Si le mal de mer est sans danger, il n'en est pas moins très pénible. Ceux qui l'on éprouvé n'oublient jamais les angoisses inexprimables qu'ils ont ressenties, et qui, alors, leur faisaient envisager la mort, sinon comme un bonheur, au moins avec une parfaite indifférence. Ils se rappellent également qu'aux symptômes décrits ci-dessus, s'en ajoute un autre plus grand et plus pénible encore : c'est un collapsus physique et moral qui rend absolument incapable du moindre exercice et plonge dans un tel anéantissement qu'on devient inaccessible à toute espèce de sensation. Le danger même le plus formidable, et l'on sait que ces sortes d'épreuves ne sont pas rares en mer, ne paraît avoir aucune action sur les malades. Ils recevraient certainement la mort sans sourciller.

Nous avons dit que le mal de mer est sans danger. En effet, le passager le plus cruellement éprouvé, après avoir été le jouet de ce ballottement général, de cette succussion de tous les organes, recouvre presque instantanément le calme, la gaieté, l'esprit, les forces et la santé, dès qu'il a mis le pied sur la terre ferme. A quoi tient ce prodige ? à ce que les phénomènes morbides produits n'expriment pas une affection réelle, mais un état anormal, tumultueux, sans base solide dans l'économie, et passager comme la cause qui lui a donné naissance.

Suivant le D. Ferrus et beaucoup d'autres, le mal de mer a servi plus d'une fois d'agent thérapeutique : on a vu des hypochondriaques, envoyés à dessein sur mer, guérir par suite de la commotion qu'ils avaient éprouvée.

Comment remédier au mal de mer? on l'ignore encore, malgré tous les essais à ce sujet. On a proposé différents systèmes de suspension afin d'amortir les secousses du navire ; mais comment appliquer ces moyens, surtout quand le nombre des malades est un peu considérable? Des agents pharmaceutiques tels que les calmants, les antispasmodiques, les toniques, les aromates, les épithèmes sur l'épigastre; des appareils mécaniques, comme la compression du ventre par une large ceinture, etc., etc., ont également été conseillés, mais sans succès aucun; le temps et l'habitude sont, en général, les seuls moyens de salut et d'*amarinage*. Nous disons en général, car il est des sujets, des marins de profession, qui ne peuvent s'embarquer sans éprouver le mal de mer.

7° *Escarpolette. Balançoire.* —Ces deux genres d'exercice conviennent à certaines personnes lymphatiques, à certains âges, à la jeunesse surtout, moins exposée aux vertiges, aux nausées qui se manifestent plus ou moins promptement. De plus, il y a dans la balançoire des chocs qui ne sont pas non plus sans inconvénients.

8° *Trémoussoir. Fauteuil de poste. Tabouret ou siége d'équitation.* — Tous ces moyens, ou modes particuliers de gestation, ont été imaginés (le second est dû au vénérable abbé de Saint-Pierre) pour imprimer à notre économie malade ou impotente les mouvements éprouvés, soit à cheval, soit en voiture. Mais on voit qu'ici la bonne intention n'est pas complétement récompensée. En effet, où trouver dans un appartement, lieu ordinaire de ces sortes d'exercices, l'air pur et frais de la campagne, les belles et riantes promenades que l'on peut faire à cheval ou en voiture?

L'*action de bercer* les enfants est un mouvement passif dont il sera question au mot *berceau* ou lit d'enfant.

C. *Exercices mixtes.* — Ces exercices se confondent avec les exercices passifs, comme l'*équitation*, la *promenade en bateau*, etc., et quelques uns de ceux que nous avons placés en note additionnelle après les exercices actifs. Nous renvoyons aux uns et aux autres pour les effets qu'ils produisent et l'hygiène qui s'y rattache.

D. Le *geste* est au *parler* ce que la couleur est au tableau, l'expression matérielle ajoutée à l'expression physiognomonique. Par le geste, l'homme moral se met en rapport avec son semblable ; l'orateur, l'artiste dramatique donne à son jeu plus d'expression, plus de vérité, rend sa parole plus active, plus persuasive. Enfin, c'est par le geste que les malheureux privés de la vue et de la parole communiquent entre eux et avec le monde.

L'exactitude des gestes tient à l'éducation physique et morale ; leur vivacité est subordonnée aux âges, aux tempéraments, à l'influence des climats. Vifs et pétulants dans l'enfance, chez le sujet nerveux, l'habitant du Midi, etc., les gestes sont lents et modérés chez les hommes du Nord, les individus mous et lymphatiques.

## II. EFFETS DE L'EXERCICE OU DE LA LOCOMOTION.

Les effets apparents de l'exercice, de la locomotion ou des mouvements du corps étudiés précédemment, ont lieu : 1° dans les muscles ; 2° dans les parties sur lesquelles l'effet se manifeste ; 3° dans la plupart des autres organes de l'économie. Leurs résultats sont : 1° une augmentation dans la force et le volume des muscles, une vitesse, une agilité, une précision plus grande dans les mouvements de ceux-ci ; 2° une fatigue plus ou moins prononcée ; 3° une rupture plus ou moins complète.

*a.* Nous n'avons rien à dire qui ne soit parfaitement connu touchant l'augmentation de volume, l'énergie, la vitesse, la précision plus parfaites des muscles mis en mouvement. L'ouvrier, l'artiste, l'homme de peine, le bateleur, etc., sont des exemples vivants et journaliers de ces vérités banales qui consistent à répéter que plus un muscle est exercé, plus il est fort et habile dans ses mouvements, que ses facultés se perdent par le repos et l'inertie, que l'homme de cabinet a toute sa puissance dans son cerveau, l'artisan dans ses jambes, ses bras, ses épaules, ses doigts, etc. On sait encore que les mêmes effets de force, de justesse, de puissance, se font également remarquer dans la plupart des autres organes de l'économie; que les cordes vocales, par exemple, rendent des sons plus étendus, plus harmonieux, à mesure qu'on se livre à l'exercice du chant.

*b.* La *fatigue* est encore un résultat, un effet de l'exercice, connu de tout le monde. Toutes les personnes qui se livrent à un travail dur, pénible, longtemps continué, et renouvelé avant qu'un repos suffisant ait ramené de nouvelles forces, toutes ces personnes savent parfaitement qu'au malaise général de l'épuisement se joignent souvent un ou deux accès de fièvre, et qu'à la longue un pareil état amène infailliblement une vieillesse prématurée, une vie languissante et presque nulle.

*c. Rupture des muscles ou de leurs tendons.* — La rupture d'un ou de plusieurs muscles, ou de leurs tendons, n'est pas une chose rare; les auteurs en citent quelques exemples. Ces sortes d'accidents, plus ou moins fâcheux, en raison de l'importance, du nombre des fibres rompues, du volume du tendon brisé en totalité ou en partie, s'observent, le plus ordinairement, à la suite de mouvements brusques et violents faits pour éviter une chute, parer un coup, soulever un fardeau, soutenir une lutte, exécuter un pas de danse, sauter à la corde, etc., etc.

*Effets de l'exercice sur les parties qui subissent directement l'effort des muscles.* — Dans ce paragraphe nous voulons signaler les hernies qui ont lieu à la suite des efforts nécessaires pour soulever un fardeau, aller à la selle, franchir un fossé, etc. : mais ces effets sont heureusement assez rares, et ils sont en général la conséquence de dispositions morbides particulières. Nous ne les mentionnons ici que pour prévenir les sujets ayant une constitution molle et lymphatique, ou disposés aux hernies, de ne se livrer à des exercices un peu violents ou fatigants qu'avec réserve et précaution, c'est-à-dire après avoir placé vis-à-vis des ouvertures susceptibles de donner passage à quelques organes intérieurs, tels que l'ombilic, les anneaux inguinal, crural, etc., des bandages compresseurs.

Après les effets ou accidents que nous venons de faire connaître, viennent, mais peu fréquemment encore, les ruptures de la rotule, du calcanéum et de l'olécrâne; la luxation de la mâchoire inférieure opérée dans le bâillement; la luxation de la première vertèbre sur la seconde par une rotation forte et subite de la tête; enfin la rupture du cœur ou des gros vaisseaux, les apoplexies foudroyantes, les épistaxis chez les individus obligés, par état, à retenir dans la poitrine une quantité plus ou moins considérable d'air.

*Effets de l'exercice sur les différentes fonctions de l'économie.* — Ces effets doivent être considérés sous deux points de vue différents, sous le rapport de la *contraction musculaire* et du *choc* agissant simultanément, sous celui du *choc* agissant isolément.

*a. Effets communs de la contraction musculaire et du choc.* — Rien, dans l'organisme, n'est isolé, dit le physiologiste; tout se lie, tout se tient. Un organe, une fonction sont-ils en jeu ? leurs annexes ou leurs analogues, et toutes les parties qui touchent, de près ou de loin, ces annexes, ces analogues, éprouvent des modifications plus ou moins prononcées. De là cette facilité, cette justesse de raison avec lesquelles les hommes, même les plus ordinaires sous le rapport de l'intelligence, comprennent la grande influence

de l'appareil locomoteur sur les diverses fonctions de l'économie. Et d'abord la digestion ; viendront ensuite la circulation , la respiration , l'absorption , les sécrétions , les
exhalations, la nutrition, les sensations, les facultés intellectuelles et la calorification.

*Digestion.* — L'exercice a sur la digestion, sur l'appétit,
les influences les plus favorables; il facilite la première, il
aiguillonne le second. L'individu inactif mange 'et digère
toujours avec moins d'abondance et de facilité que celui
qui se livre aux travaux actifs du corps. Toutefois il ne
faut pas que ces derniers aillent jusqu'à la fatigue, car
les effets changent et deviennent tout opposés ; un état
maladif se manifeste, l'estomac étant, comme beaucoup
d'autres parties de l'économie , sensible à toutes les douleurs physiques. Nous verrons plus tard qu'il n'est point à
l'abri des influences morales.

Nous avons vu que l'appétit était toujours modéré chez
les personnes peu actives; nous devons ajouter que les cas
d'abstinence longtemps prolongée, cités par les auteurs,
avaient été observés plus particulièrement chez les sujets
condamnés, par force, état ou profession , à l'inaction
presque complète du corps. Cela se conçoit; les besoins
de réparer sont en raison des pertes faites, d'une part, par
les forces musculaires mises en action, de l'autre , par les
organes et fonctions plus ou moins excités par l'appareil
locomoteur.

D'après ce qui précède, il est donc rationnel, hygiénique, de ne se mettre au travail, au travail sédentaire principalement, qu'après une promenade faite à la suite de
chaque repas, ou du moins après celui qui est le plus copieux dans la journée; ce sera le dîner pour les uns, le
déjeuner pour les autres. Une promenade au grand air, à
la campagne si cela est possible, est encore très avantageuse
aux personnes qui ont un appétit lent et paresseux. On se
gardera surtout de se livrer au sommeil en sortant de

table ; plus d'une indigestion, d'une apoplexie foudroyan-
te, etc., ont été les funestes résultats d'un genre de vie
semblable.

*Circulation et respiration.* — De même que la digestion,
les deux fonctions que nous venons de nommer, et que
nous ne séparerons pas à cause de leur connexion intime,
sont également sous l'influence de l'exercice, et cette influence est relative à l'intensité, à la violence des mouvements opérés dans la totalité du corps ou dans quelques
parties seulement.

Le mouvement ne se borne-t-il qu'à un muscle, à un
membre, et ce mouvement est-il modéré? les effets produits sont peu apparents, peu sensibles. Il n'en est pas de
même si le ou les mouvements ont été ceux de la lutte, de
la course, de la danse, de l'ascension sur une montagne,
un escalier, etc. L'individu qui s'est livré à l'un ou à l'autre
de ces exercices sent son cœur et ses artères battre avec
force ; son pouls est fort, fréquent et développé ; les caro-
tides soulèvent la peau, la face est rouge et gonflée, l'entrée
et la sortie de l'air dans les poumons est rapide et haletante,
enfin il éprouve tous les phénomènes de l'essoufflement.
Dans ces cas encore, l'air expulsé de la poitrine est dépouillé d'une plus grande quantité d'oxigène, plus chargé
d'acide carbonique. (Allen, Pépys, Jurine, etc.)

*Absorption.* — L'oisiveté engraisse, le travail, l'exercice
maigrissent ; ce sont là de ces dictons répétés et admis
par chacun, et qui ne sont exacts, comme beaucoup
de vérités, que d'une manière générale. En effet, on ne
maîtrise pas la constitution animale: aussi, pour nous, les
individus soumis à une alimentation pour ainsi dire insuffisante, à des purgations souvent renouvelées, à des exercices
pénibles, à des sueurs abondantes, et destinés à monter
les chevaux de course dans les hippodromes, ne sont que
des effets particuliers, rares ou exceptionnels, et non le résultat certain d'un genre d'éducation physique quelconque.

Que l'*entraînement* appliqué aux animaux, aux chevaux
principalement, compte beaucoup de succès ; qu'on donne
à ceux-ci plus de force, plus d'agilité, plus de souplesse,
nous le concevons facilement. Que des animaux domestiques soient *élevés* artificiellement, et destinés, par la graisse
accumulée dans leur tissu cellulaire, à réjouir le palais et
l'estomac du gastronome, nous le concevons encore ; car,
dans l'un et l'autre cas, on agit sur des êtres pour ainsi
dire passifs. Mais il ne suffit pas toujours, pour obtenir
l'amaigrissement, de diminuer chaque jour la quantité d'a-
liments, de faire un choix particulier de ceux-ci, de charger
le sujet soumis à l'expérience de vêtements lourds et épais,
de le soumettre, ainsi revêtu, à de longues courses, etc., il
faut autre chose ; cette autre chose, c'est une disposition,
une sorte de consentement de la nature.

*Sécrétions, exhalations, nutrition.* — Les influences
de l'exercice, *mouvement* et *choc* compris, comme dans
les cas précédents, sont encore faciles à démontrer, faciles
à comprendre. Il suffit de mettre en regard la stature, la
vigueur des campagnards, et l'extérieur grêle et chétif de
la plupart des citadins, des oisifs des salons, qui craignent
de se briser au moindre mouvement, à la plus légère fatigue. Chez ces derniers, en effet, les fonctions de sécrétion, d'exhalation, languissant en raison de l'inertie à laquelle le corps est condamné, entraînent avec elles tous les
désordres observés dans une troisième fonction, qui leur
est étroitement unie, la nutrition, et cela non seulement
dans la fibre musculaire, mais encore dans les autres tissus
organiques. Enfin est-il nécessaire de rappeler que l'exercice accroît considérablement la transpiration cutanée ?

*Sensations. Facultés intellectuelles.* — Tous les hommes
de cabinet, tous les grands penseurs savent très bien qu'un
exercice modéré excite et réveille la faculté de sentir, la
faculté de penser. Ils savent également que le travail intellectuel, modéré ou subordonné à l'aptitude, devient

plus facile et plus fécond à mesure que l'on se livre
davantage à la méditation; en d'autres termes, les premières heures, les premiers jours de travail sont plus fatigants que les derniers. Toutefois il est encore d'observation que les idées ne viennent pas toujours quand on en
a absolument besoin. C'est souvent au milieu d'une promenade, en parcourant de beaux sites, de riantes vallées,
que l'esprit, le génie, en apparence en repos, produisent
les pensées les plus belles et les plus grandes.

Un exercice modéré perfectionne les sensations, étend
les facultés intellectuelles; nous pourrions ajouter que la
variété, dans l'exercice ou le travail de l'intelligence, produit les mêmes effets. Combien d'hommes supérieurs,
d'élite, il est vrai, ont pu supporter le travail de cabinet
pendant des semaines, des mois, des années, rien qu'en
variant les sujets de leurs méditations!

L'excès, dans un exercice quelconque, produit sur les
sensations, sur les fonctions intellectuelles, un malaise,
un épuisement qui n'est autre que la *fatigue*. Le cerveau,
comme un muscle, comme un autre organe, succombe
sous le poids du travail. Il y a plus : la fatigue du corps
réagit sur l'intelligence; elle la rapetisse, l'anéantit quelquefois. Il n'en est pas tout-à-fait de même de la fatigue du
cerveau; on la fait souvent disparaître par quelques travaux
manuels.

L'exercice immodéré des fonctions intellectuelles a encore des inconvénients attachés à l'inaction complète du
corps.

*Calorification.* — La calorification, effet et non cause,
résultat de certaines fonctions et non fonction elle-même, est
sous l'influence des mouvements et du choc réunis. Cette
vérité est encore évidente pour tout le monde. Il n'est personne qui ne sache, en effet, qu'une promenade, qu'un
travail qui met le corps en mouvement, soient un moyen
excellent et généralement employé pour développer la

chaleur animale, pour lutter contre le froid. Nous n'en dirons pas davantage; nous reviendrons d'ailleurs sur ce sujet en parlant de la *chaleur animale*.

*b. Effets dus spécialement au choc.* — Les effets du choc, séparés de ceux du mouvement, ne peuvent être bien compris qu'en les étudiant sur des individus déjà en proie à certaines maladies. Ainsi, qu'un individu sain n'éprouve rien de fâcheux des secousses éprouvées par le corps à chaque pas dans la marche ordinaire; que cette même marche ait, au contraire, des résultats avantageux, cela se conçoit, et nous en avons indiqué les nombreuses et utiles applications; mais il ne peut en être de même chez les personnes malades. De là ces douleurs vives et poignantes causées par la marche chez les sujets portant une pierre dans la vessie, les avortements chez certaines femmes, les pertes utérines, les descentes de matrice chez les nouvelles accouchées qui sortent trop tôt; le surcroît d'irritation dans les intestins, le péritoine, le foie, etc., quand, avec des phlegmasies de ce genre, on ne garde pas un repos suffisant. Enfin on sait que la marche augmente les douleurs de tête; qu'une chute sur le siége, sur les genoux ou les talons, peut produire une hernie, la rupture d'une tumeur anévrysmale, etc.

### III. STATIONS.

Les mots *station* et *repos* n'ont pas la même signification. Le premier exprime le maintien du corps dans une pose quelconque, les forces musculaires étant mises en jeu seulement pour empêcher la chute d'avoir lieu. Dans l'exercice, la contraction musculaire opère le déplacement de la totalité ou de quelques unes des parties du corps; dans le repos, le corps est retenu en place par son propre poids. Nous traiterons plus particulièrement du *repos* à l'occasion du *sommeil*.

Combien d'espèces de stations admet-on en physiologie ; quelles lois président à leur possibilité ; quels sont leurs effets ; dans quelles parties de notre corps ces effets se passent-ils ? Telles sont les diverses questions que nous allons étudier.

A. *Stations diverses.* — On admet : 1° la station bipède ; 2° la station monopède ; 3° la station sur la pointe des pieds ; 4° la station à genoux ; 5° la station assise.

Dans la *station bipède*, celle dans laquelle les pieds transmettent le poids du corps au sol, la pointe des pieds doit être dirigée, non pas en dehors (Parent), non en dedans (Barthez), mais en avant (Bichat et tous les physiologistes). Cette pointe du pied ne doit dévier, dit-on, ni d'un côté ni de l'autre. Nous croyons ce précepte trop absolu ; une légère déviation n'ôte rien à la sûreté de la station. Enfin les pieds sont séparés l'un de l'autre par une distance égale à la longueur de chacun d'eux. Toute position autre que celle-ci déplace la base de sustentation, facilite la chute du corps, soit en avant, soit en arrière, mais surtout en avant, à cause du poids de la tête, du thorax et de l'abdomen. Qu'on n'aille pas croire cependant à l'impossibilité de changer cette position. L'expérience prouve et démontre qu'une position unique et constante, qu'une immobilité due à la contraction incessante et permanente des muscles, amènent bientôt une fatigue insupportable, à laquelle on remédie instinctivement, soit en variant le placement des pieds, soit en s'appuyant tantôt sur l'un, tantôt sur l'autre de ceux-ci, en un mot, en confiant à des muscles différents l'acte de la sustentation.

Si, le corps étant debout, le système musculaire tout entier venait à être frappé de paralysie, la chute du corps aurait lieu en avant. Nous en avons dit la cause il n'y a qu'un instant : elle tient au poids de la tête, du thorax et de l'abdomen.

Quels sont les muscles qui agissent dans la station bipède ? ce sont évidemment les muscles érecteurs, et ce sont eux, par conséquent, qui se fatiguent ou se fortifient le plus, suivant que la station est plus prolongée ou plus souvent renouvelée, mais sans aller jusqu'à l'excès.

Quand on est longtemps resté debout, le malaise et la fatigue se font sentir plus particulièrement dans le cou, le dos et les lombes, parce que ce sont les muscles de ces régions qui agissent pour tenir la tête et le thorax dans la position verticale. Il en est de même pour les muscles des fesses et des mollets; ces organes s'opposent, en effet, très activement, les premiers à l'abaissement du ventre sur les cuisses, les seconds au fléchissement des cuisses sur les jambes.

La fatigue due à la station bipède n'est pas également prompte, également grande chez tous les sujets; cette différence tient au défaut de rapport entre les muscles érecteurs et le poids des parties à soutenir. Ainsi, chez les jeunes enfants, la tête et le ventre ayant proportionnellement plus de volume qu'ils n'en auront plus tard, la station bipède est impossible; cette impossibilité tient encore au peu de consistance des muscles et des os.

La station bipède est encore très fatigante chez toutes les femmes qui, habituées à porter des corsets, s'en dépouillent pour un temps plus ou moins long. Ici les muscles érecteurs du tronc perdent de leur puissance, privés qu'ils sont de leur action naturelle. Enfin, la même station est peu favorable aux femmes enceintes, aux individus qui ont un ventre volumineux, aux personnes du peuple dont la partie antérieure du corps est chargée d'un éventaire, à ceux qui portent sur le dos un fardeau quelconque, etc., parce que, dans tous ces cas, il faut nécessairement que le poids du corps fasse équilibre au poids du fœtus et de ses annexes chez la femme enceinte, à celui de l'éventaire, du fardeau chez la marchande, le fort de la halle.

La *station monopède*, ou sur un seul pied, étant rarement nécessaire dans la vie , étant d'ailleurs on ne peut plus fatigante et difficile , nous n'en dirons rien.

Sous le rapport de la fatigue et de la difficulté , la *station sur la pointe des pieds* vient après la station monopède. Dans cette station , où tous les efforts se passent dans les mollets, on s'appuie souvent avec les bras sur un corps fixe placé devant soi; c'est ce que font les laquais montés derrière les voitures. La station sur la pointe des pieds s'observe encore chez les danseurs; mais alors elle est momentanée, facilitée par l'habitude, et peu fatigante.

La *station sur les genoux*, celle des dévots, des pénitents, est des plus pénibles; on ne peut la prolonger qu'en s'appuyant, soit en avant sur une chaise ou un prie-dieu, soit en arrière sur les talons. Dans cette position, isolée de tout appui, le tronc menace sans cesse de tomber en avant, et le malaise est excessif dans le cou, le dos et les lombes, si sa durée est longue.

*Station assise.* — De toutes les stations, celle-ci est la plus agréable, la plus recherchée, bien qu'elle ne soit pas exempte de fatigue, comme nous le verrons dans un instant. C'est elle qui offre la base de sustentation la plus large, cette base étant formée par les fesses et les cuisses.

La station assise n'est pas exempte de fatigue, surtout si elle est longtemps prolongée. Cela tient, d'une part, à ce que la base de sustentation étant plus large en avant qu'en arrière, le tronc tend sans cesse à se renverser, ce qui exige un certain effort musculaire pour empêcher la chute, ou, en d'autres termes, pour établir un angle droit entre le tronc et les cuisses; de l'autre, à ce que le maintien, la permanence de cette rectitude du tronc , de cet angle droit, doit avoir un terme assez prompt. Ces difficultés , cette fatigue, s'observent principalement dans la station assise la plus simple , celle qui a lieu sur un banc, un tabouret, etc., privés de point d'appui pour le dos. Il n'en est pas de même, du moins aussi promptement, toutes les fois qu'on

est assis sur un fauteuil, une chaise ou un canapé. Dans
cette station, les muscles de la tête sont les premiers fatigués, parce qu'eux seuls sont en action.

La station assise est douce et supportable, mais sur des
siéges ni trop élevés ni trop bas. Sont-ils trop élevés? ou
bien les jambes sont pendantes, et alors la circulation veineuse s'y fait mal; ou bien ils touchent et reposent sur le
sol, et alors ils participent à la sustentation du corps et se
fatiguent. Sont-ils trop bas? les membres inférieurs sont
obligés de se prêter à une flexion trop grande.

B. *Lois qui président ou rendent possibles les stations
que nous venons d'étudier.* — Une station n'est possible
qu'autant qu'une ligne perpendiculaire, passant par le
centre de gravité, tomberait sur une des surfaces de la
base de sustentation. Une station est d'autant plus sûre,
d'autant plus durable et d'autant moins fatigante, que le
centre de gravité est plus près du sol, et la base de sustentation plus large. Dans toutes les stations, les efforts musculaires ont pour but d'empêcher le centre de gravité de
dépasser la circonférence de la base de sustentation, ou
de ramener ce centre dans les limites de celle-ci, quand il
s'en est écarté.

C. Les *effets des stations* sont: 1° la fatigue; 2° une augmentation de force et de volume dans certaines parties du
corps.

D. Les *effets des stations* se passent : 1° d'abord dans
les muscles, comme nous venons de le dire, et dans les
muscles érecteurs principalement; 2° dans les parties qui
transmettent immédiatement le poids du corps au sol : ce
sont les pieds, dans les stations bipède et monopède; les
genoux et les pieds, dans la génuflexion ; les fesses, les tubérosités ischiatiques, dans la station assise; 3° dans les os;
4° dans les viscères abdominaux et quelques autres organes lombaires, pelviens, etc.

Nous venons de voir que les effets des stations bipède et

monopède se passaient dans les pieds. Ces effets sont facilement supportables, en raison de la forme concave de la face plantaire, forme qui rend cette dernière apte à s'accommoder aux différentes inégalités du sol. Mais il n'en est pas de même chez les individus qui ont les *pieds plats*, c'est-à-dire des pieds sans courbure, sans concavité de la face plantaire; ceux-là se fatiguent très promptement. On sait que ce vice de conformation est un cas de réforme pour le service militaire.

D'autres effets doivent encore être signalés dans la station debout; ce sont ceux qui intéressent la peau. Celle-ci, en effet, s'épaissit, s'endurcit, devient souvent douloureuse, surtout chez les personnes qui, par profession ou par habitude, sont presque toujours assises, et qui, par hasard, font une marche forcée. Toutefois ces effets divers ne sont qu'exceptionnels, car la conformation même des pieds, la facile mobilité des os, petits et nombreux, qui en constituent la partie solide, la couche épaisse et élastique de tissu cellulo-fibreux qui réunit ces os, les téguments de la face plantaire, tout concourt à rendre moins gênant le poids du corps et la transmission de celui-ci au sol.

La génuflexion est moins facilement et moins longuement supportable. Ici, la peau qui recouvre les genoux, placée entre deux corps durs, la rotule d'une part, le sol de l'autre, est d'abord frappée de douleur, puis s'endurcit, devient calleuse, analogue, en un mot, à ce qu'on observe sur les chameaux, animaux dressés aux usages domestiques, et habitués, comme on le sait, à s'agenouiller pour recevoir des fardeaux.

Dans la génuflexion, le siége porte-t-il sur les talons? ce sont les pieds, et principalement les orteils qui éprouvent toute la fatigue.

Nous avons vu que la station assise était la plus douce et la plus agréable; nous avons dit à quelles conditions; mais nous n'avons pas indiqué toutes ces dernières. Ainsi,

42

les sujets dépourvus d'embonpoint, chez lesquels la peau est immédiatement appliquée sur les tubérosités ischiatiques, doivent, pour jouir des avantages de la station assise, garnir les corps durs et inégaux sur lesquels ils se posent, s'ils ne veulent pas être bientôt pris de douleurs et de malaise dans toutes les parties du bassin. Les mêmes soins sont également nécessaires aux couturières, aux tailleurs, aux cordonniers, etc., qui, le plus ordinairement, sont assis sur des siéges très durs, comme des tables, des tabourets en bois, etc. Quant aux siéges trop doux et trop moelleux, comme les fauteuils, les canapés, garnis de laine ou de coton, de plumes, etc., ils ont également des inconvénients, et ceux-ci sont assez graves pour être signalés. Ils consistent en un très grand échauffement des fesses, dans des boutons plus ou moins nombreux et gênants qui recouvrent ces dernières, dans un malaise habituel, une constipation opiniâtre, et souvent des hémorrhoïdes. De là le conseil donné aux gens de cabinet, et en général à toutes les personnes forcées de rester longtemps assises, de faire usage de coussins élastiques, garnis en crin, et posés sur des chaises de jonc ou de paille. Suivant Montègre et beaucoup d'autres, les coussins mobiles, en forme de couronne, dont quelques personnes font usage soit en voiture, soit dans d'autres conditions de la vie, sont nuisibles aux hémorrhoïdaires et même prédisposent aux hémorrhoïdes. Il vaut donc mieux leur préférer des coussins bombés dans le centre et garnis de crins.

*Effets des différentes stations sur les os.* — Malgré leur solidité, les os sont susceptibles d'être déformés par les différentes stations; toutefois cette déformation n'a lieu qu'autant que les stations sont trop prématurées, que le poids à supporter est disproportionné à la force de résistance, que les efforts agissent dans une direction vicieuse, et qu'enfin la constitution du sujet est mauvaise. Ainsi, combien d'enfants ont les jambes arquées ou déviées pour

avoir marché trop tôt ! combien de poitrines enfoncées, de
colonnes vertébrales courbées ou fléchies, pour avoir,
trop tôt encore, travaillé sur des tables trop hautes ou trop
basses, ou dans des attitudes vicieuses ! combien, enfin,
d'épaules trop élevées ou trop grosses, soit à gauche, soit à
droite, chez des enfants qui ont été mal tenus, mal portés
par leurs nourrices, leurs bonnes ou leurs mères !

Les parents, les nourrices, poussés par un désir naturel,
mais trop souvent irréfléchi, de voir leurs enfants marcher
de bonne heure, ont imaginé, pour éviter les inconvénients
que nous venons de signaler, un moyen dont les applications sont heureuses si les jambes ont acquis assez de solidité pour supporter le poids du corps ; nous voulons parler
du *chariot*. Ce point d'appui, mobile et roulant, est précieux pour l'enfant qui, seul, a déjà fait quelques pas ; il
peut être comparé à la canne du vieillard. Mais qui ne prévoit tous ses désavantages, ses dangers même, quand le
sujet est très jeune, débile, et que ses os sont encore à
l'état gélatineux ? le malheureux enfant reste alors comme
suspendu par les aisselles sur son chariot ; la tête est enfoncée dans les épaules, les bras sont élevés, bientôt engourdis, douloureux. De là des mutilations, des déformations, un martyre continuel.

Ce que nous venons de dire du chariot mal employé est
applicable aux *lisières*, qui compriment la poitrine, déplacent les épaules en les exhaussant, puis aux *poteaux* placés
au centre d'une chambre ou d'une cuisine, autour desquels les enfants tournent sans cesse, attachés le plus
souvent par un lien mal disposé.

A tous ces moyens, y compris le chariot, il faut préférer,
quand l'enfant est très jeune et chétif, qu'il n'a point essayé de marcher seul, le laisser se rouler, en hiver, sur de
larges tapis ou coussins étendus dans l'appartement ; en
été, sur le gazon ou sur la mousse, à l'abri du soleil.

Enfin, si, malgré toutes ces précautions, les os se dé-

vient, se courbent, les conseils d'un homme de l'art, les
soins d'une tendre et constante sollicitude, doivent être réclamés et mis en usage.

*Effets des différentes stations sur les viscères abdomi-
naux et autres organes lombaires, pelviens, etc.* — Dans
la station debout, on diminue les inconvénients du poids
des viscères abdominaux, de l'obésité ventrale, de la distension de l'utérus par le produit de la conception, en faisant porter aux sujets des ceintures ventrales suffisamment
larges et convenablement appliquées. On conseille des
moyens analogues, c'est-à-dire des brayers, aux personnes
forcées de rester longtemps à genoux. La station assise
n'offre aucun de ces inconvénients; le poids des organes
abdominaux est supporté par les cuisses et la tension des
muscles du dos appuyé sur le dossier de la chaise ou du
fauteuil.

La fonction la plus influencée par les stations, c'est la
circulation. Il est rare, en effet, que dans les diverses pos-
tures du corps, les vaisseaux sanguins ne soient pas comprimés, soit par la flexion, soit par l'extension excessive ou
modérée, mais longtemps continuée, de tel ou tel organe,
de telle ou telle partie du corps. De là des engourdissements, des tuméfactions, des colorations en rouge ou en
violet, des varices, des anévrysmes, etc., variables dans leur
intensité, leur volume et leur durée.

Les douleurs, les accidents ou maladies provenant de la
gêne de la circulation, par le fait des diverses stations,
s'observent plus particulièrement chez les sujets faibles,
valétudinaires et cacochymes; les individus sains et vigoureux en sont exempts, à moins que les causes n'aient une
action incessante et longtemps prolongée.

*Dans quelles parties se passent les effets des différentes
stations?* — L'étude même des effets des stations debout,
assise, monopède, à genoux, etc., nous en a suffisamment
fait connaître le siége.

*Hygiène relative aux différentes stations.* — Cette hygiène est des plus simples et des plus communes. Modifier, changer les stations naturelles ou forcées ( nous entendons ici les stations imposées par les professions), n'en prolonger aucune au-delà des puissances de l'organisme, ne les appliquer qu'après le développement complet ou suffisant de ce même organisme, tels sont les préceptes généraux à donner et à suivre, si l'on veut éviter les engourdissements, les douleurs, le malaise, le fourmillement, etc., ressentis à la suite d'une posture gênante ou trop longtemps continuée. Quant au *gonflement* des veines des mains, des bras, des jambes, des pieds, quelques frictions douces, sèches ou aromatiques, suffisent ordinairement pour les faire disparaître. Dans le cas contraire, l'avis d'un médecin devient urgent. L'*enflure* des extrémités cède, du moins en général, aux mêmes moyens; mais alors ceux-ci ne pourraient être appliqués impunément par une main ignorante. Une compression méthodique, des bas lacés, des guêtres convenablement faites, deviennent indispensables. Ces mêmes moyens sont souvent nécessaires dans les cas de varices aux jambes.

Enfin, contre les défaillances, accidents assez fréquents, soit après les saignées, soit par suite d'une première sortie ou d'une première station après une maladie de longue durée, on conseille de légers fortifiants, des frictions aromatiques sur la surface de la peau, et tout d'abord, quelques aspersions fraîches sur la face, et l'aspiration, par les narines, de liquides doués d'une odeur forte et pénétrante.

### IV. VEILLE. — REPOS. — SOMMEIL. — RÊVES. — SOMNAMBULISME.

A. *Veille.*—*Son influence.*—La veille, cet état dans lequel le cerveau préside aux fonctions sensitives, intellec-

42.

tuelles et locomotrices, dans lequel les autres organes ou
les appareils d'organes ont une énergie d'action relative à la
puissance des modificateurs externes ou internes, finit par
apporter, au bout d'un temps plus ou moins long, dans
toute l'économie ou dans quelques parties seulement, un
malaise, une douleur appellée *fatigue*, ou conséquence
naturelle des exercices divers, des travaux de cabinet, des
actes vénériens, des professions, etc.

La veille, appelée encore *vie de relation active* ou *en action*, a, sur l'organe mis en jeu, puis sur l'organisme
tout entier, une influence variable, suivant qu'elle est
excessive ou prolongée, modérée ou nulle. Est-elle excessive, non interrompue par un sommeil réparateur, ou soutenue par des excitants intérieurs ou extérieurs? on ne
tarde pas à voir survenir la maigreur du corps, à voir disparaître la fraîcheur du teint. Sous la même influence, les
digestions deviennent difficiles, laborieuses, quelquefois
nulles; la susceptibilité nerveuse est exagérée; des céphalalgies violentes se déclarent et se renouvellent souvent;
des douleurs se font sentir dans les membres et le long de
la colonne vertébrale, ou dans un point de celle-ci; la peau
devient chaude et brûlante, surtout aux mains; une chaleur excessive circule dans toute l'économie; une haleine
brûlante s'échappe des poumons; les yeux s'injectent, les
paupières deviennent rouges, la gorge est sèche et douloureuse; les urines deviennent rares et colorées; les selles
sont solides et peu abondantes; l'appétit est peu prononcé;
enfin, la constitution générale finit par être ébranlée, altérée.

Autant les veilles prolongées sont nuisibles, dangereuses à
la santé, à la vie, autant les veilles modérées sont utiles et
avantageuses; cette utilité, ces avantages, ont été exposés
à l'occasion des exercices du corps; nous les retrouverons
en parlant des travaux intellectuels. Nous ne dirons rien
non plus de la veille courte ou nulle; elle n'est autre

que le *repos* ou le *sommeil*, dont nous allons nous occuper.

*Repos.* — *Sommeil.* — Le sommeil, dit le docteur Des-landes (*Manuel d'hygiène*, page 523), est cette modification de l'appareil cérébro-spinal qui le rend impropre à présider, chez l'homme sain, aux fonctions de relation, après une certaine durée de l'exercice de ces fonctions. Cette modification est une des plus importantes à la vie, à la santé ; sous son influence, tous les organes trouvent de nouvelles forces, une nouvelle énergie; aucun d'eux, en effet, ne saurait être dans une action continuelle.

Nous avons dit que, pendant la veille, le cerveau présidait aux fonctions sensitives, intellectuelles et loco-motrices; qu'après un certain temps, il devenait moins capable, moins actif; qu'en un mot, il éprouvait, comme beaucoup d'autres organes, ce que nous avons appelé de la fatigue. Ainsi, les sensations sont éteintes ou per-verties; les sons qui frappent l'oreille, la lumière réflé-chie par les objets, etc., ne sont plus perçus comme d'habitude; les mouvements sont nuls ou automati-ques, etc. C'est en vain qu'on lutte contre le besoin impé-rieux de se livrer au repos. On peut bien, pour quelques instants, retarder le sommeil, mais il est difficile de s'y soustraire complétement. On a vu des artilleurs, au milieu du combat et du carnage, au plus fort du fracas des batte-ries meurtrières, s'endormir sur leurs pièces. On sait en-core que des voyageurs s'endorment en marchant; que des savants, des littérateurs, des amateurs de spectacles, de musique, ont été pris par le sommeil, les premiers dans leur cabinet, les seconds au théâtre, dans un con-cert, etc.

Que se passe-t-il dans le cerveau au moment du som-meil? Quelle modification éprouve cet organe? Le sang qu'il reçoit est-il plus (c'est probable) ou moins abondant? c'est ce que nous ne chercherons point à examiner ici, ces questions étant bien plus du ressort du physiologiste que de l'hygiéniste. Ce qu'il nous importe d'étudier, ce sont les phénomènes qui ont lieu chez l'homme livré au sommeil, les conséquences qui en découlent, et l'hygiène qui s'y rattache.

*Sommeil considéré en lui-même. — Phénomènes qui l'accompagnent.* — A mesure que nous nous livrons au sommeil, que nous sommes de plus en plus dominés par lui, les sens deviennent successivement inactifs. La vue cesse la première d'avoir lieu; le goût et l'odorat s'éteignent ensuite, puis l'ouïe et le tact. Mais l'engourdissement de ceux-ci n'est pas également intense, également prompt ou facile. Tel individu s'endort profondément près du bruit et du fracas, au milieu du foyer de lumières d'un salon, d'une salle de spectacle, sur le sol, la paille ou les cailloux, tel autre aura besoin d'un silence absolu, de l'obscurité la plus épaisse, du lit le plus doux et le plus moelleux. L'habitude joue ici un très grand rôle.

Le réveil des sens suit l'ordre inverse de leur sommeil; ainsi le tact et l'ouïe, qui s'endorment les derniers, sont ceux que les agents extérieurs réveillent les premiers. Si ce n'étaient les paupières qui recouvrent les yeux comme le ferait un voile épais, ceux-ci seraient les plus sensibles aux causes de réveil. On sait, en effet, quelles douleurs affreuses ont éprouvées les malheureux à qui on avait enlevé les paupières, et dont les yeux étaient constamment frappés par la lumière.

Le sommeil n'est pas également profond dans tous les âges et dans toutes les conditions de la vie. Très prompt et très facile chez les sujets jeunes, peu irritables, accoutumés aux travaux pénibles, doués d'une bonne santé, d'une constitution un peu pléthorique, d'un caractère heureux et insouciant, il est lent, léger, difficile, impossible quelquefois, chez les personnes nerveuses, impressionnables, adonnées aux travaux de cabinet, ou en proie aux agitations de l'âme.

Le sommeil n'est pas le même non plus dans tout le temps de sa durée. Très profond dans le commencement, il va sans cesse en diminuant d'intensité à mesure qu'on s'approche du réveil.

Les sensations perçues pendant le sommeil sont plus vives que pendant la veille. Ainsi le bruit le plus léger, mais qui a cependant occasionné le réveil, retentit longtemps aux oreilles, et d'une manière très désagréable. Chacun connaît les commotions violentes, les battements précipités du cœur, la respiration accélérée, la figure étonnée et comme terrifiée, l'agitation extrême des personnes *réveillées en sursaut*. Ces accidents ont donné lieu quelquefois, surtout chez les personnes nerveuses, à des maladies fort graves et fort sérieuses.

Au début du sommeil, les muscles perdent peu à peu leur faculté contractile; puis ils tombent dans un relâchement tel que nulle station ne peut être produite ou se maintenir. L'homme qui s'endort fléchit sur lui-même, s'il est debout; sa tête s'affaisse sur sa poitrine, et, si rien ne le retient, il tombe en avant, en raison du triple poids du thorax, de la tête et de l'abdomen.

A juger de la demi-flexion dans laquelle se trouvent les membres pendant le sommeil, on a conclu que les muscles fléchisseurs s'endormaient après les muscles extenseurs. A juger également des mouvements, des actes, des efforts exécutés, des cris arrachés, des paroles prononcées pendant le sommeil, on a admis que chez certains individus endormis, mais peu profondément, le cerveau pouvait encore ressentir quelques impressions. Ces observations, les dernières bien entendu, expliquent assez bien les causes des *rêves*, celles du *somnambulisme*; de plus, elles permettent peut-être de pouvoir avancer que les rêves sont le fait d'un sommeil profond, le somnambulisme celui du sommeil léger.

Le sommeil favorise-t-il les fonctions nutritives? Non;

il ne les interrompt pas, il est vrai, mais il les abandonne à elles-mêmes, et celles-ci, en général, languissent faute des modificateurs intérieurs et extérieurs, tels que l'activité des sens, les mouvements, la lumière, etc. Donnons quelques exemples, car notre expression *en général* indique que si beaucoup de fonctions s'opèrent mal pendant le sommeil, quelques unes se font avec plus d'énergie.

Chez l'homme livré au sommeil, la chymification et la chylification se font d'une manière lente et incomplète. Chacun a pu faire sur lui-même les observations suivantes : se couche-t-on immédiatement après le repas du soir; s'endort-on en quittant la table ? les digestions sont mauvaises; de plus le sommeil est agité par des songes, par des cauchemars plus ou moins pénibles; on se réveille ayant la bouche pâteuse, la langue épaisse, jaunâtre; les éructations, les gaz intestinaux, sont plus fétides que d'habitude, etc.

La circulation semble également ralentie pendant le sommeil. On a la preuve de ce fait en comptant les pulsations artérielles; celles-ci sont moins nombreuses, plus lentes à se reproduire. Cette preuve se trouve encore dans la fréquence des congestions sanguines, soit cérébrales, soit pulmonaires, dans celle des apoplexies, des dyspnées, des convulsions, etc.

Des fonctions de nutrition, l'absorption semble être la plus favorisée par le sommeil; nous disons *semble*; plus loin nous verrons pourquoi. Tous les médecins, tous les hygiénistes sont d'accord sur ce fait : qu'il est extrêmement dangereux de s'endormir dans des lieux malsains, comme les bords des marais, les amphithéâtres de dissection mal aérés, les ateliers d'équarrissage clos ou fermés, etc., mais surtout sur les bords marécageux; que ces lieux engendrent des maladies continues ou périodiques appelées *fièvres*, et dont il est souvent impossible de se rendre maître, si on ne quitte pas les lieux. Que prouve ce fait ? que la chaleur animale développée pendant le sommeil étant moindre, la perspiration et l'exhalation de la sueur doivent être moindres; donc l'absorption tégumentaire est augmentée et l'exhalation cutanée diminuée. Il est difficile d'ailleurs qu'il en soit autrement, puisque ces deux fonctions ont à traverser les mêmes pores, les mêmes voies.

2° *Sommeil considéré dans ses conséquences*. — Il s'agit ici des conséquences ou des influences du sommeil modéré ou excessif. Nous serons très bref. En se reportant à ce que nous avons dit des exercices et de leurs différents modes, de leur modération et de leurs excès, le lecteur devinera ce que nous allons lui exposer.

Les influences du sommeil *modéré* ou *suffisant* sont tellement vulgaires qu'il est inutile de dire qu'il sert à délasser nos organes, à réparer nos forces. Il n'en est pas de même du sommeil *excessif*. Celui-ci, en effet, a tous les inconvénients du défaut d'exercice. Il énerve les muscles, engourdit les sens, paralyse les fonctions intellectuelles, fait naître l'embonpoint, l'obésité et l'inaptitude à tout travail de corps ou d'esprit.

Il est d'autres phénomènes qui se passent pendant et après le sommeil, et que nous devons examiner. Ces phénomènes sont les *rêves* ou perceptions particulières, le *réveil*, le *somnambulisme*. Mais avant, donnons le tableau dressé par Friedlander des heures qui doivent être accordées, selon les différents âges, au sommeil, à l'exercice, aux occupations et au repos :

| Ages. | Sommeil. | Exercice. | Occupations. | Repos. |
|---|---|---|---|---|
| 7 ans. | 9 à 10 h. | 10 heures. | 2 heures. | 4 heures. |
| 8 | 9 | 9 | 2 | 4 |
| 9 | 9 | 8 | 3 | 4 |
| 10 | 8 à 9 | 8 | 4 | 4 |
| 11 | 8 | 7 | 5 | 4 |
| 12 | 8 | 6 | 6 | 4 |
| 13 | 8 | 5 | 7 | 4 |
| 14 | 7 | 5 | 8 | 9 |
| 15 | 7 | 4 | 9 | 4. |

*a. Rêves.* — On appelle *songe* ou *rêve* la reproduction
d'une ou plusieurs pensées que l'on a eues la veille ou depuis un temps beaucoup plus long; mais, le plus habituellement, ce sont les pensées de la veille, les actes, les
choses ou les personnes qui nous ont occupés il y a très
peu de jours qui se représentent à notre esprit pendant le
sommeil. Ces sensations sont très rarement l'expression
fidèle de la vérité; presque toujours il y a du ridicule,
du fantasque, de l'impossible, soit dans les choses ou
les personnes, soit dans les actes auxquels nous pensons
assister, etc. ; il est même à remarquer que ces sortes de
perceptions sont dans un rapport à peu près direct avec
le degré d'infériorité ou de supériorité intellectuelle de celui qui les éprouve. Ainsi tel individu dont l'esprit est peu
étendu, les occupations très matérielles, les actes ou les habitudes très bruts, ne rêve qu'à des choses plus sottes,
plus ridicules, plus absurdes les unes que les autres ; tel
autre, au contraire, doué d'un esprit élevé, d'un savoir
profond, se livrant à des travaux de haute portée, comme
ceux des sciences, des lettres ou des arts, revoit dans son
sommeil une grande partie de ses occupations, les perfectionne ou en crée d'autres.

Sommes-nous malades, ou redoutons-nous le retour
d'une maladie ancienne? les rêves nous font souvent ressentir les douleurs qui nous tourmentent dans le jour, celles
du mal que déjà nous avons ressenti. Avons-nous éprouvé
la veille des désirs vénériens; subissons-nous depuis quelque temps une continence forcée? nous avons des songes
érotiques.

Les causes des rêves sont nombreuses et variables. Les
plus ordinaires sont : une différence dans le coucher, un
lit trop chaud, une position non habituelle, l'impression
d'un froid très vif avant de se mettre au lit, un lien comprimant quelques parties du corps, une conversation
animée, une lecture intéressante, etc.

Maintenant, si, à quelques unes ou à la totalité de ces causes, viennent s'ajouter : la plénitude de l'estomac, une digestion laborieuse, un oreiller trop peu élevé, une circulation lente et difficile, on éprouve ce que l'on appelle le *cauchemar,* rêve douloureux, pénible, affreux quelquefois. Rêve affreux, en effet, car celui qui en est le jouet ou la victime finit souvent par s'éveiller couvert de sueur et épuisé de fatigue par les efforts qu'il a cru faire pour échapper à des précipices, à des mares de sang, à des colonnes de feu, à des bêtes féroces, etc., qui semblaient l'environner ou l'atteindre.

Les rêves peuvent-ils avoir une influence fâcheuse sur la santé ? Nul doute que ces sortes de perceptions n'agissent sur les esprits faibles, craintifs ou superstitieux, et cela d'une manière défavorable. Qui ne sait que tel rêve est un avertissement pour celui-ci, une crainte pour celui-là, un indice de défiance, de haine, de vengeance, etc., pour un troisième ? Qui ne sait encore que l'influence fâcheuse d'un rêve se fait sentir ou jusqu'à l'accomplissement du fait rêvé, ou jusqu'à l'époque marquée pour ce même accomplissement ? Une médecine morale, les distractions, les plaisirs, les voyages, etc., sont alors les seuls moyens à mettre en usage.

Quant aux moyens d'empêcher, de diminuer la fréquence des rêves, ils se trouvent suffisamment indiqués dans l'énumération de leurs causes. Il suffit, du moins dans la très grande majorité des cas, d'éviter les plus ordinaires. Toutefois, il est des sujets qui rêvent, quoi qu'ils fassent pour ne point rêver. L'hygiéniste ne peut rien sur de pareils cerveaux.

*b. Réveil.* — Plus le sommeil s'éloigne des instants où il a commencé, plus il devient faible et facile à interrompre; le plus léger bruit, les agents extérieurs les plus minimes, suffisent alors pour le faire cesser tout-à-coup, et pour rendre au cerveau les facultés qui lui sont propres.

43

Le réveil est donc le résultat de l'action des influences extérieures et intérieures sur nos sens. Supprimez celles-ci par la pensée, ce qui n'est guère possible autrement, le sommeil sera éternel. Diminuez leur action, en plaçant celui qui veut se livrer au sommeil dans une chambre calme et silencieuse, garantie des rayons lumineux à l'aide de volets, de rideaux, d'alcôves, etc., le réveil sera plus lent à se faire.

*c. Somnambulisme.* — Le somnambulisme, cet état de sommeil dans lequel des individus se lèvent, marchent, exécutent des actes plus ou moins complexes, ne saurait être nié par personne. Qui n'a pas vu de somnambules? Qui n'en a pas protégé ou sauvé? Combien d'histoires existent sur ce sujet, sans parler des contes faits à plaisir! Nous admettons donc le somnambulisme, mais seulement le *somnambulisme naturel*; nous repoussons et nions positivement, entièrement le *somnambulisme artificiel* ou *magnétique*, cet hameçon fantasmagorique avec lequel tant de honteux et cupides charlatans, tant d'effrontés prestidigitateurs, attrapent l'ignorance, la sottise, la crédulité. Nous proclamons surtout la fausseté des applications merveilleuses, miraculeuses, qu'aujourd'hui encore, XIXᵉ siècle, époque du progrès, des lumières! certains individus en font à leur profit, à la honte d'un public qui se dit éclairé.

Dirons-nous sur quoi nous appuyons notre incrédulité? A quoi bon? ne savons-nous pas que la chose la plus absurde est celle qui compte le plus de partisans ou de défenseurs? Et d'ailleurs, combien nous comprendraient si nous tenions le langage suivant? On ne peut pas lire autrement qu'avec les yeux; la nuque, les talons ne sauraient porter au cerveau les sensations de la lumière; celui qui n'a jamais vu l'intérieur d'une chambre, d'un appartement, d'une boîte, etc., ne peut en donner une description, même peu exacte, sans y être aidé par quelque artifice adroit; on ne peut décrire l'intérieur de nos organes si on n'a pas étudié l'anatomie ; après des exercices longs et opiniâtres, dont le but est de préparer l'accès de la lumière, on peut, les yeux étant couverts d'un épais bandeau, voir des objets placés sur les genoux, les lettres et les mots d'un livre ouvert ; toutes les personnes qui ont prétendu avoir des facultés extraordinaires, opposées aux lois communes de l'organisme, ont constamment échoué dans leurs oracles, quand elles ont été contrariées dans leur manière de voir et de faire ; ces mêmes personnes ont reculé devant leur programme, quand ce même programme a été un peu interverti ou dérangé par des observateurs *trop curieux* ou peu disposés à être dupes ; les somnambules les plus habiles et les plus heureusement favorisés ont été promptement et facilement dévoilés par les observateurs instruits et sévères. Enfin, on ne peut pas croire au somnambulisme magnétique : une foi semblable amènerait après elle la foi dans les sortiléges, les miracles, etc. Combien nous comprendraient, nous le répétons, si, du haut des toits, et dans l'intérêt de tous, nous criions ces vérités et beaucoup d'autres ? Hélas ! bien peu. Ne semble-t-il pas, en effet, à voir la passion avec laquelle l'homme s'attache à l'erreur et au mensonge, que sa pudeur s'alarme au nom seul de la *vérité*, et que ses yeux ne sauraient en supporter la nudité !

*Hygiène relative au sommeil et à la veille.* — Les règles hygiéniques relatives au sommeil et à la veille se rapportent : 1° au temps et à la durée accordés à l'un et à l'autre ; 2° à la position à prendre pour se livrer au sommeil ; 3° au corps sur lequel on doit se coucher ; 4° aux causes qui peuvent rendre le sommeil non réparateur ou nuisible.

1° Bien que l'inaction à laquelle on se livre quelquefois avec plaisir, avec délices et volupté, soit souvent une cause de sommeil en dehors des heures ordinaires ; bien que, par désirs ou besoins opposés, on puisse se soustraire,

pendant un certain temps du moins, à l'empire du sommeil, il vient un moment où l'on ne pourrait impunément
veiller au-delà de ses forces. Ce temps, c'est celui de la
fatigue du corps et de l'esprit. Cette fatigue est un despote
à qui on ne désobéit pas sans qu'il en coûte promptement
et à la santé et à la vie. Nous avons dit les céphalalgies intenses, les affections cérébrales graves, les maux divers et
multipliés des veilles excessives; nous n'y reviendrons pas.

Nous avons vu que le sommeil était pour ainsi dire soumis à notre volonté, que nous pouvions le goûter ou le
chasser selon nos besoins ou nos désirs; nous avons ajouté
que jamais il ne fallait veiller au-delà de ses forces, c'est-
à-dire *quand le besoin de dormir est devenu impérieux*.
Nous allons examiner maintenant les cas où le sommeil
peut être artificiellement provoqué ou déterminé.

On *provoquera* le sommeil quand la fatigue du corps,
l'irritation des sens, les veilles n'en amèneront pas le
retour naturel. Les modes de provocation seront tantôt
simples, tantôt médicinaux. Les premiers, tout-à-fait sans
inconvénients, auxquels on doit d'abord recourir, consistent à mettre le corps dans une position exempte de
tout effort pénible, à éloigner de lui tous les modificateurs
des sens. Les seconds sont pris parmi les narcotiques, les
alcooliques; mais au médecin seul appartient le droit de
juger de leur opportunité, de leur dose, de leur mode
d'administration. Les raisons en sont nombreuses. D'abord
les divers agents médicamenteux réputés hypnotiques ne
sont pas toujours certains. Ensuite, le sommeil dû à leur
usage n'est pas toujours réparateur; il peut même être
agité, pénible, dangereux. Nous avons donc eu raison
de faire observer que les soporifiques, l'opium principalement, devaient être prescrits par un homme de l'art et
parfaitement instruit des causes qui s'opposent au sommeil.
Quant aux alcooliques, leur emploi pour provoquer le
sommeil est extrêmement rare.

L'habitude fixe ordinairement les heures où le besoin du sommeil se fait sentir ; elle règle également l'instant du réveil. De là vient la possibilité où l'on est, en général, de pouvoir prolonger ou diminuer le sommeil presque à volonté.

La durée du sommeil varie selon l'âge, le sexe, la constitution. Ainsi plus le sujet est jeune, plus il dort longtemps et profondément ; mais à mesure qu'il prend des forces et des années, le sommeil devient chez lui plus court et plus léger. L'homme viril dort moins que l'adulte, le vieillard moins que l'un et l'autre. Les femmes dorment, en général, plus que les hommes. Quand ces derniers ont une constitution molle, lymphatique, leur sommeil se prolonge autant que celui des femmes. Enfin les sujets pléthoriques, obèses, dont le col est court, la tête volumineuse, le dos large, etc. ont une grande propension au sommeil. Cette propension doit être combattue par tous les moyens possibles, car elle dispose aux congestions cérébrales, aux apoplexies.

Mesuré selon les âges, le sommeil sera de douze, quinze heures et plus pour l'enfant à la mamelle ; de huit à dix pour la jeunesse ; de six à sept pour l'adulte, et de huit, dix et douze pour la vieillesse. Au surplus, cette durée est subordonnée aux habitudes. (*Voir* le tableau de la p. 503.)

Quelles heures doivent être réservées pour se livrer au sommeil ? Celles de la nuit dans nos climats, celles du milieu du jour dans les pays très chauds. Là, en effet, la température excessive ne permet aucun travail ; elle énerve, elle épuise promptement les forces ; la *sieste*, ou sommeil du jour, est ici de toute nécessité, et l'habitude en rend la jouissance exempte des inconvénients observés dans nos climats ; nous voulons parler de l'engourdissement des sens, de la pesanteur dans les membres, de l'amertume de la bouche, etc., qui se prolongent quelquefois jusqu'à la fin du jour.

43.

Chez nous, au contraire, la température modérée du jour permet les travaux, les exercices de tous genres, travaux et exercices qui amènent la fatigue et le besoin du repos. Prendre celui-ci dans des heures autres que celles de la nuit, faire du jour la nuit, de la nuit le jour, comme on le dit ordinairement, et comme cela arrive à beaucoup d'individus, c'est s'abandonner bénévolement à tous les accidents fâcheux, à toutes les maladies sérieuses d'une vie irrégulière; c'est se préparer à un *étiolement* prompt et complet. Comment en serait-il autrement? La nuit, une lumière artificielle, non comparable à celle du jour, éclaire les travaux auxquels on se livre; le jour on se renferme dans un lit et dans un appartement parfaitement abrité des rayons vivifiants du soleil. Aussi les personnes qui vivent dans des conditions semblables ne tardent pas à devenir pâles, blafardes, sans énergie, et d'une santé on ne peut plus débile. Toutefois ces conséquences fâcheuses ne sont pas absolument inévitables; il est des sujets, des constitutions, en apparence faibles et délicates, qui ont le bonheur de leur échapper. ( *Voy.* HABITUDES. — TRAVAIL INTELLECTUEL.)

2° La position dans le lit ne doit exiger aucun effort musculaire pour s'y maintenir. De toutes les positions ou stations, la plus commode, la plus ordinairement adoptée, c'est la position horizontale, la tête étant appuyée et un peu élevée sur un oreiller. Il y a des personnes qui dorment assises; mais ces cas sont exceptionnels ou forcés, soit par une maladie, soit par toute autre cause. Au surplus, chaque individu a une manière de se coucher et de dormir qui lui est propre, et toutes les positions sont bonnes, quand elles ne déterminent aucune gêne dans les fonctions, aucun malaise dans l'économie.

3° Les corps sur lesquels on peut se livrer au sommeil sont les *lits*, les *canapés*, les *sofas*, etc.; les lits sont généralement adoptés; ceux-ci ne doivent être ni trop durs, ni trop mous. Les premiers fatiguent beaucoup, ils *brisent* les membres, comme on le dit vulgairement ; les seconds, par leur mollesse, par la chaleur qu'ils entretiennent autour du corps, déterminent dans toute l'économie une susceptibilité extrême ; ils sollicitent les désirs et les plaisirs vénériens ; ils provoquent les pollutions nocturnes, les apóplexies, etc.

Les pièces composant le lit ordinaire sont la *paillasse* ou le *sommier*, les *matelas*, le *lit de plume*, les *draps*, le *traversin*, l'*oreiller* et les *couvertures*. En été, on doit se borner à la paillasse ou au sommier de crin, qui s'échauffent peu, aux matelas qui s'échauffent un peu plus, aux draps de toile, au traversin, à l'oreiller et à la couverture de coton. En hiver, on ajoute entre les deux matelas un lit de plume, et on remplace la couverture de coton par une couverture de laine, les draps de fil par des draps de coton. Telle est, en général, la composition des lits dits *de maîtres* ou de la classe aisée de la société. Nous négligeons les ornements, ainsi que l'édredon, pièce très chaude, très légère, très convenable pour les personnes faibles ou convalescentes, mais que l'on ne rencontre pas dans tous les ménages.

Nous venons de dire la composition du lit de maître ou de l'homme aisé ; voyons le lit de l'ouvrier, de l'artisan, et pesons les inconvénients du superflu, les avantages du strict nécessaire.

Toutes choses égales d'ailleurs, un lit un peu dur ( nous ne disons pas très dur) a moins d'inconvénients qu'un lit doux et moelleux. Le sommeil est plus calme et plus paisible, les maladies congestives, les mauvaises habitudes sont moins fréquentes dans le premier lit que dans le second. Celui qui a passé sa journée dans des travaux durs et pénibles, trouve souvent entre la couverture de laine, sur son traversin, son matelas et sa paillasse, plus de force, de courage et de gaieté pour le lendemain, que n'en trouve, entre la plume et l'édredon, celui qui passe son temps entre l'oisiveté, l'ennui ou les plaisirs bruyants. Le réveil du premier est, en général encore, plus prompt, plus léger, plus dispos que celui du second.

4° Les conditions voulues pour rendre le sommeil réparateur, non nuisible à la santé, sont les suivantes : jamais on ne conservera de liens autour du corps, tels que cravates ou jarretières ; les corsets, les caleçons, les ceintures, devront également être ôtés ou enlevés. On ne se couchera jamais immédiatement après le repas, surtout quand celui-ci aura été copieux. En manquant aux premiers principes, on s'expose aux congestions cérébrales, aux rêves pénibles, aux apoplexies, etc. ; l'infraction aux seconds trouble la digestion, gêne la circulation, détermine des congestions vers la tête, des songes fatigants, etc.

Les chambres à coucher ne devront jamais renfermer de fleurs où de plantes odorantes (*Voir* HABITATIONS, EMANATIONS). L'air des mêmes chambres devra être pur, c'est-à-dire souvent renouvelé. Les lits devront être faits quand toutes les pièces auront été retournées, agitées, et complétement refroidies. Les alcôves seront spacieuses, élevées et pourvues de ventilateurs. Enfin les chambres à coucher doivent être vastes et placées loin des chocs, du bruit, en un mot, de tout ce qui peut nuire au repos où au sommeil.

*d. Berceau.* — Le nouveau-né, nourri par sa mère ou par une nourrice, doit avoir un lit pour lui seul. Ce lit ou *berceau* se compose de petits coussins longs et plats, remplis de menue paille d'avoine ou de foin, d'une petite couverture, d'un rideau. Il doit être placé près de la mère, loin des courants d'air froids ou chauds, loin aussi d'une lumière trop vive. L'enfant sera couché alternativement sur l'un et sur l'autre côté ; il sera entouré des plus grands soins de propreté.

L'action de *bercer* les enfants, de les ballotter légère-

ment en les portant, peut-elle être nuisible? Oui, si les
secousses imprimées sont violentes, rapides et longtemps
continuées; non, quand elles seront douces et peu souvent répétées. Ici encore, la condamnation des auteurs a
porté sur l'abus, et non sur l'usage d'un moyen utile dans
quelques cas.

## V. SOINS DE PROPRETÉ. — BAINS. — LOTIONS. — ABLUTIONS, ETC.

Les soins de propreté dont il va être question sont relatifs à la peau, aux membres, aux pieds, aux mains, à la
tête, à la face, aux cavités naturelles; ils comprendront
par conséquent l'usage des bains et de leurs accessoires,
celui du peigne, du rasoir, des injections, lotions, ablutions, etc.

A. *Bains.* — Les bains dont nous allons nous occuper
sont les bains liquides et les bains dans une étuve sèche ou
humide; ceux qui se prennent dans du sable, dans des
matières animales ou avec des agents médicamenteux sont
du ressort de la thérapeutique.

Le *bain liquide*, le bain d'eau ordinaire se prend dans
une rivière, un étang, la mer ou une baignoire.

Les Romains prenaient des bains dans des réservoirs
d'eau, ou piscines, suffisamment grands pour permettre
à plusieurs personnes de se livrer à la natation. Des baignoires du même genre se trouvent dans quelques établissements thermaux. Les baignoires varient de forme et
de grandeur; la manière d'y chauffer l'eau varie également.
Tantôt ce sont des fourneaux adhérents à la baignoire elle-
même, tantôt ce sont de longs cylindres remplis de charbons ardents et plongés au milieu de l'eau, etc. Mais, de
tous ces moyens, le meilleur, sans contredit, consiste à
amener, à l'aide de tuyaux et de robinets convenablement

disposés, l'eau préalablement échauffée, soit directement, soit à la vapeur.

Les *étuves*, distinguées en *sèches* et en *humides*, ont varié de forme, de grandeur, de mode d'échauffement, etc., selon les pays, les lieux, les habitudes. Chez les Romains, l'étuve sèche était une vaste salle située au-dessus de la voûte d'un four ; chez les Turcs, ce sont des salles pavées de marbre et chauffées au moyen de tuyaux disposés sur leurs parois ; enfin, chez l'habitant peu aisé de tous les pays, une chambre fortement chauffée par un poêle est une étuve sèche.

Les Romains transformaient à volonté leurs étuves sèches en étuves humides au moyen de grandes chaudières fermées, remplies d'eau, placées sur la voûte du four dont nous avons parlé il n'y a qu'un instant, et dont un esclave relevait de temps en temps le couvercle. En Russie, on réduit l'eau en vapeur en la projetant sur des cailloux rougis au feu. Dans le Groënland, chez les Esquimaux, les Samoièdes, etc., on fait à peu près de même ; nous disons à peu près, car la vaporisation de l'eau a lieu dans un trou creusé en terre. Chez les Égyptiens, la vapeur d'eau s'échappe d'une fontaine et d'un bassin placés au centre de la salle. Enfin, à l'hôpital Saint-Louis, l'eau est réduite en vapeur dans une chaudière placée plus ou moins loin de l'étuve ; elle arrive ensuite dans celle-ci au moyen de tuyaux qui se rendent dans un réservoir garni de plusieurs ouvertures dans la partie supérieure.

En laissant tomber de l'eau goutte par goutte sur une plaque métallique très chaude, ou sur une brique rougie au feu et placée au milieu d'une chambre ou d'une salle basse et bien fermée, on a une étuve humide à la portée de tout le monde.

Les étuves des établissements thermaux, des bains, publics, des hôpitaux, etc., sont établies de manière à pouvoir laisser échapper la vapeur quand celle-ci est en excès, et à recevoir plusieurs personnes à la fois. La première indication est remplie au moyen de soupapes, de vasistas placés à la partie supérieure de l'étuve ; pour la seconde, on établit des gradins en amphithéâtre, sur lesquels trente ou cinquante personnes peuvent s'asseoir.

Les bains d'étuve ou de vapeur peuvent encore être pris sur des lits de repos ou sur des siéges ordinaires. Les Indiens, les Turcs, les Égyptiens, auxquels on pourrait ajouter les Finlandais et les Russes, suivent la première méthode : les Anglais, les Français et beaucoup d'autres peuples suivent la seconde.

Les bains d'étuve sont généraux ou locaux ; dans le premier cas, toutes les parties du corps sont en contact avec la vapeur ; dans le second, quelques parties seulement sont étuvées. Mais ces modes divers d'appliquer les bains ne sont plus de notre ressort. Ce qu'il nous importe de signaler ici, pour prouver tout l'empire de l'habitude, c'est l'usage, chez certains peuples, de prendre successivement et sans désemparer, et ajoutons, sans danger, des bains chauds (liquides ou étuvés) et des bains froids. Suivant les historiens, les Romains, après avoir pris un bain chaud, ou en sortant de l'étuve, soit sèche, soit humide, prenaient un bain froid dans la *piscina natalis*, après avoir respiré un air frais dans le *frigidarium*. En Égypte, on passe successivement de l'étuve humide à l'étuve chaude, et de celle-ci à l'étuve froide. En Russie et en Finlande, on est flagellé, frictionné, massé, etc., sur la fin du bain ; puis on se lave à l'eau tiède, à l'eau froide, et enfin on va se plonger ou se rouler dans la neige. En France, maintenant, et surtout à Paris, quelques unes de ces coutumes sont mises en pratique. Beaucoup de personnes, d'anciens militaires principalement, couverts de douleurs, de blessures, de rhumatismes, etc., vont prendre, dans des établissements tout-à-fait spéciaux, des bains à l'instar des coutumes égyptiennes, russes, etc., c'est-à-dire qu'aussitôt sortis des étuves chaudes et humides , ils passent peu à peu dans d'autres étuves dont là température est de moins en moins élevée. Là , ils sont brossés, frottés ou massés, pour arriver en dernier lieu à des ablutions entièrement froides.

### PRATIQUES ACCESSOIRES DES BAINS.

Ces pratiques sont : 1° Les *affusions*, qui se font avec de l'eau froide jetée, soit sur la tête pendant le bain chaud, comme le faisaient les Romains, et comme on le fait de nos jours dans certaines affections aiguës du cerveau , dans la manie, la monomanie, etc., soit sur la totalité du corps quand on est hors du bain, comme cela se pratique en Russie, dans la Finlande , etc. 2° L'*essuiement*, ou le desséchement de la peau à l'aide de linges chauds ou d'éponges, ou mieux , en s'enveloppant d'une couverture de laine et se roulant dans un lit préalablement bassiné. 3° L'*épilation*, qui se pratique chez les Orientaux, sur les parties sexuelles de l'un et l'autre sexe, au moyen de pâtes arsenicales appelées *rusma* chez les Égyptiens, *nouret*, *nure* ou *nuret* chez les Arabes, et à laquelle on n'a recours chez nous que dans certaines affections cutanées. 4° La *flagellation*, opération qui se fait , chez les Russes surtout, à l'aide de jeunes branches de bouleau, réunies en plus ou moins grand nombre , et ramollies dans l'eau. 5° Les *frictions*, qui sont connues de presque tous les peuples, et qui se font, soit avec une brosse douce, un linge ou un morceau d'étoffe plus ou moins rude , soit avec la main recouverte d'un gant de peau ou de laine , ou bien encore, selon la coutume russe , avec une poignée de bouleau. 6° Le *massage*, dont nous empruntons la description à Anquetil. « Un des serviteurs du bain vous étend sur une planche et vous arrose d'eau chaude : ensuite il vous presse tout le corps avec un art admirable. Il fait craquer les jointures de tous les doigts et même de tous les membres ;

il vous retourne et vous étend sur le ventre ; il s'agenouille
sur vos reins, vous saisit par les épaules , fait craquer l'épine
du dos en agitant toutes les vertèbres ; donne de grands
coups sur les parties les plus charnues et les plus musculeuses , puis il revêt un gant de crin , et il vous frotte tout le
corps au point de se mettre lui-même en sueur ; il lime avec
une pierre ponce la peau épaisse et dure des pieds ; il vous
oint de savon ; enfin, il vous rase et vous épile. » Ce manége
peut durer à peu près trois quarts d'heure : après cela , on
ne se reconnaît plus, on se croit un homme tout nouveau.
7° La *natation et tous ses genres d'évolution*, exercice
on ne peut plus salutaire , auquel on se livre dans la mer,
les fleuves, les rivières, les lacs, les étangs , ou bien dans
les piscines, comme le faisaient les Romains , et comme on
peut le faire de nos jours dans certains établissements d'eaux
minérales. 8° Les *onctions*, pratiquées sur la peau avec des
substances grasses diverses, aromatiques ou non , avec du
savon , etc. Les Romains employaient après ou avant le
bain , soit de l'huile, soit du beurre. Les Russes se servent
de graisse , d'huile ou de savon. Les Indiens font usage de
l'huile de sésame , et les Égyptiens, de la mousse d'un
savon blanc et odoriférant. Cette mousse est appliquée au
moyen d'une poignée de filasse faite avec le réseau d'une
espèce de cucurbitacée. 9° La *strigillation*, opération qui
était confiée , à Rome, à des hommes appelés *fricatores*,
et qui consistait à frotter et à racler la peau avec un
instrument appelé *strigil*, sorte de cuiller ou de couteau
de bois, de corne, d'ébène, de fer, d'argent ou d'or.

*Effets des bains.* — Les bains agissent sur notre
économie : 1° par le *poids de l'eau*, qui détermine,
chez beaucoup de personnes, de l'oppression, un malaise
à l'épigastre tellement prononcé que les demi-bains
seuls sont supportables. 2° Par l'*absorption de l'eau*.
Cette absorption est assez considérable pour calmer la soif
des gens qui font des voyages de long cours (Cruikshank),

44

et peut aller, en poids, jusqu'à 1,500 grammes par heure
(Falconner). 3° Par l'*imbibition de l'eau*, phénomène qui
se manifeste par des rides sur la peau des pieds et des
mains, par le gonflement des mêmes parties, leur souplesse, etc. 4° En *empêchant le contact de l'air sur la
peau,* et la *décomposition de ce fluide à la surface de cette
dernière.* 5° En *opérant le nettoiement de la peau,* surtout
si le bain est tiède. 6° En *produisant sur toute la surface
du corps,* par le choc du liquide ( nous parlons ici de la
natation et de ses diverses évolutions ), *des effets toniques
analogues à ceux des vibrations et des mouvements de
l'air.* 7° Par *leur température.* Celle-ci est-elle plus élevée
que la nôtre, elle nous donne du calorique ; elle nous en enlève dans le cas contraire. Dans le premier cas, l'eau nous
paraît chaude ; dans le second , elle nous paraît froide. Ces
sensations sont analogues à celles que l'atmosphère nous
fait éprouver ; cependant celles-ci sont moins prononcées :
cela tient à la différence de densité des deux fluides. Plus
un corps est dense, plus, sous un volume donné, il présente de molécules ; moins il est dense, ou, en d'autres
termes, plus il se rapproche du gaz, moins, sous un volume égal à celui du corps dense, il offre de molécules.
L'eau, par sa densité plus grande que celle de l'air, nous
touche par un plus grand nombre de molécules ; c'est
pourquoi nous la trouvons ou plus chaude ou plus froide
que l'air.

Sous le rapport de leur température, les bains sont
froids, chauds ou tempérés. Les effets des premiers ( *bains
froids,* 15 à 20° au-dessus de 0 Réaumur ) sont : une
perte de calorique dans notre économie, une diminution
du volume des membres, un resserrement des pores de la
peau et des vaisseaux capillaires superficiels, une horripi-
lation, la chair de poule, une suspension de la transpiration, la petitesse du pouls, la pâleur ou la couleur violacée
de la peau, une pléthore intérieure, une augmentation

dans la sécrétion des urines. A ces phénomènes succèdent :
des douleurs dans les membres, à la tête, au sternum, à
l'épigastre ; un tremblement, une roideur, un engourdissement des articulations et des mâchoires, une constriction
douloureuse de la poitrine, surtout si le bain est très froid,
très prolongé, si le sujet est faible et s'il fait peu de mouvements dans l'eau.

Une fois sorti du bain, une réaction se manifeste, et voici
ce que l'on observe : le pouls devient plus fréquent et se
développe ; la peau rougit ; on y éprouve un sentiment de
cuisson et de chaleur ; la transpiration augmente. Cette
réaction est quelquefois accompagnée de fièvre, et son apparition est d'autant plus prompte que le bain a été plus
froid et que le sujet est plus vigoureux. Par contre, elle
est faible et tardive chez les individus débiles ou avancés en
âge.

Dans les *bains chauds* ( 25 à 30° Réaumur ), on ne tarde
pas à voir survenir tous les phénomènes de la pléthore.
Ainsi, à l'augmentation de volume des membres, à l'étroitesse des bagues, des anneaux, des liens ; à la dilatation
des fluides intérieurs, se joignent : la fréquence et la plénitude du pouls, l'accélération et l'embarras de la respiration, le gonflement des veines, le battement plus violent
des artères du cou et des tempes, l'embarras de la tête, le
malaise général, le serrement de la région précordiale, la
coloration rouge de la peau, la sensibilité de celle-ci, et
enfin une sueur abondante, des palpitations, des vertiges,
des défaillances, l'apoplexie, surtout si l'eau est très chaude,
le bain très prolongé, le sujet jeune, sanguin, vigoureux.
Les effets des *bains tempérés* tiennent le milieu entre ceux
des bains froids et ceux des bains chauds.

*Effets des étuves.* — Ces effets sont d'autant plus prononcés que les milieux sont plus denses ; ils sont également
subordonnés à l'âge, à la constitution, aux habitudes, etc. Le docteur Deslandes, dans son Manuel d'hygiène

publique et privée, rapporte, touchant les degrés de température supportable dans les étuves, les faits suivants, page 228 : « Lemonnier ne put rester plus de 7 minutes dans la source la plus chaude de Barèges, qui est de 45° centigrades. M. Berger a supporté dans l'étuve humide jusqu'à 53° centigrades pendant 13 minutes. Les Russes, suivant Chappe; les Finlandais, d'après Acerbi, supportent, dans leurs étuves, jusqu'à 63 et même 75° centigrades : on peut résister à une chaleur bien plus considérable encore dans une étuve sèche. M. Berger a pu rester 7 minutes dans une semblable étuve, quoique l'air y fût à 108°,75 centigrades. Blagdin a résisté pendant 8 minutes à une température sèche de 112 à 122° centigrades. Enfin Tillet et Duhamel parlent d'une jeune fille qui a supporté pendant 12 minutes environ, dans une étuve sèche, la chaleur effrayante de 128° centigrades. »

La perte de la sueur, à température égale, doit être ainsi établie : considérable dans le bain d'eau, moins dans l'étuve humide, moins encore dans l'étuve sèche (Berger, Delaroche, Lemonnier, etc.). De 30 à 36° centigrades, l'étuve humide fait sur nous l'effet d'un bain tiède. Ainsi la chaleur du corps est légèrement augmentée; la peau s'humecte, se ramollit et se gonfle plus ou moins; le pouls devient plus accéléré, plus plein; la respiration est plus fréquente, sans être plus difficile; en un mot, on éprouve un bien-être remarquable, et on se trouve, en sortant de l'étuve, plus frais, plus dispos. A 40° et plus, l'étuve agit comme un bain chaud. En y entrant, on éprouve comme un sentiment de brûlure aux mamelons, aux paupières et aux narines; le pouls s'accélère, la sueur arrive, etc. (Voy. les *Effets du bain chaud.*)

*Effets de la succession des bains.* — L'habitude de certains peuples (les Romains autrefois, les Finlandais, les Égyptiens, les Russes, les Orientaux, etc., de nos jours) de faire suivre le bain chaud d'un bain froid, et celui-ci de

celui-là, a un effet véritablement tonique. Elle sert principalement à mettre les baigneurs à même de lutter avec
avantage, les uns contre un froid excessif, les autres contre
une chaleur extrême. Ce mode d'action peut s'expliquer de
cette manière : la chaleur est essentiellement tonique ; son
action se perd quand la chaleur est trop longtemps continuée ; le froid empêche l'excès de la chaleur d'avoir lieu,
et annihile la transpiration.

*Effets des accessoires des bains.* — Les *affusions*, ordinairement pratiquées pendant la durée du bain chaud,
ont pour effet de diminuer ou d'empêcher l'afflux sanguin
dans les parties frappées par l'eau. L'*épilation*, usage ridicule, douloureux, souvent dangereux à cause des substances employées, est inconnu chez nous, du moins
comme moyen hygiénique. La *flagellation*, encore employée en Russie, comme les *frictions*, comme le *massage*,
a un effet tonique. Les frictions, très usitées par les
athlètes, très utiles après les bains froids, pour faciliter la
réaction qui doit suivre ces derniers, conviennent aux sujets faibles, aux vieillards et aux valétudinaires ; elles contribuent encore à compléter le nettoiement de la peau. Les
effets de la *natation* sont ceux des autres exercices ; comme
eux, elle développe du calorique dans le corps du nageur ;
mais celui-ci, étant plongé dans un milieu moins chaud que
lui, il y a perte incessante de calorique, et maintien de
l'équilibre général. Toutefois ces effets ne sont réels que
chez le véritable nageur ; celui qui reste en repos dans le
bain froid éprouve un refroidissement toujours assez prononcé, privé qu'il est du bienfait du mouvement, du choc,
du frottement du liquide qui l'enveloppe. Enfin, quel est
le mode d'action des *onctions*, de la *strigillation ?* Les premières agissent d'abord en diminuant l'impression désagréable de l'air froid sur la peau ; puis elles contribuent
peut-être à diminuer la perte de la sueur, à prévenir l'imbibition de l'eau dans notre enveloppe extérieure ; à éviter

44.

les rides de celle-ci. La seconde, en amincissant les callo-
sités de la peau, rend les mouvements, les pressions de
celle-ci plus faciles, moins douloureuses.

   *Hygiène relative aux bains et à leurs accessoires.* —
De ce qu'un bain a pu être pris impunément en sortant de
table, il ne s'ensuit pas que cette pratique soit sans danger, et qu'on ne doive pas la défendre. Cette immunité est
exceptionnelle, et jamais l'exception n'a fait une règle générale. Celle-ci, au contraire, défend le bain après les repas, et surtout quand la digestion a commencé. Elle le
défend encore pendant la menstruation, dans la crainte de
voir celle-ci se supprimer.

   Un bain froid, tiède ou chaud ne saurait être pris sans
danger quand le corps est couvert de sueur. Le premier
supprimerait brusquement la transpiration, ce qui est toujours dangereux ; le second, mais surtout le troisième,
augmenterait cette sécrétion outre mesure; ce qui serait
encore un mal.

   On entrera subitement, si l'on veut, dans un bain
tempéré ; on entrera lentement dans le bain chaud, dans
l'étuve par exemple. Cette loi hygiénique était parfaitement
connue des Romains. Ces derniers, on le sait, avaient le
soin de passer par le *tepidarium*, salle dont la température
était douce ou modérément élevée, et d'y demeurer quelque
temps avant d'entrer dans le bain chaud. Quand ils sortaient
de ce dernier, ils repassaient par le *tepidarium*, s'arrêtaient
dans une salle voisine et moins chaude où ils respiraient un
air frais et pur ; et puis enfin ils arrivaient au bain froid. Les
Égyptiens suivent absolument les mêmes lois; ils pénètrent
dans leurs étuves, après avoir traversé de longs corridors
dans lesquels la température est graduellement croissante ;
et, quand ils en sortent, ils reprennent le même chemin
pour se rendre dans une pièce fraîche où ils sont essuyés,
massés, parfumés et habillés.

   En France, nous l'avons déjà dit, et à Paris surtout, rue

Montmartre , rue de Crussol , boulevard Saint-Denis ( *cité d'Orléans* ) , etc. , on trouve maintenant des établisse-ments analogues à ceux des Égyptiens et des Orientaux , où l'on va se baigner , s'étuver et se faire masser. A défaut d'établissements dont nous venons de parler , on peut , le besoin d'un bain égyptien , russe , oriental, etc. , étant indiqué , y suppléer de la manière suivante : on transforme un bain tiède en un bain très chaud au moyen d'une quantité suffisante de vapeur d'eau que l'on fait ar-river peu à peu. Puis , au bout d'un certain temps, on amène le bain chaud à l'état de bain froid avec de l'eau or-dinaire.

En parlant de l'*essuiement*, nous avons dit que, en sor-tant du bain, il fallait se hâter d'éponger, de sécher la sur-face du corps avec des linges de toile ou des morceaux de flanelle chauds , ou mieux de s'envelopper dans des cou-vertures de laine; nous n'y reviendrons pas , nous dirons seulement que le froid ressenti à la sortie d'un bain tiède est dû à l'eau restée à la surface du corps, et qui, pour se vaporiser , prend à celui-ci une certaine quantité de ca-lorique. Nous ajouterons que le froid est moins sensible quand on sort d'un bain très chaud ; cela tient à la surex-citation du système cutané, et cette surexcitation explique le peu de danger encouru par les Russes , les Finlandais, quand ils se roulent dans la neige en sortant de leurs brû-lantes étuves. Il est probable qu'il n'en serait pas de même avec une température moins élevée.

Peut-on se précipiter impunément, et en un jet, dans le bain froid ? L'expérience a répondu et répond tous les jours en faveur de cette habitude ; et , si des accidents ont été observés , la cause doit en être cherchée ailleurs que dans la manière même de prendre le bain.

*Choix ou utilité des bains.* — Le *bain froid* , et sur-tout le *bain très froid* , doit être défendu aux personnes en sueur, atteintes d'éruptions, de sueurs partielles ; aux

femmes actuellement réglées, aux vieillards, aux individus
faibles, nerveux, convalescents ou très jeunes ; aux sujets
disposés aux congestions cérébrales, à l'apoplexie , à l'ané-
vrisme, aux pleuro-pneumonies, aux rhumatismes, etc. ;
enfin , toutes les fois que le froid détermine promptement
le frisson, des spasmes, etc.

Le *bain frais* ou *modérément froid*, bain tonique et rafraîchissant, convient dans tous les cas opposés à ceux que
nous venons d'enumérer. Il donne de l'appétit , et une
activité favorable à toutes les fonctions de l'économie : seulement il ne doit pas être trop prolongé, et on doit le quitter avant qu'un second frisson ait remplacé l'impression
agréable causée par l'entrée dans le bain. Le bain très
froid ne convient à personne, hygiéniquement parlant. La
médecine en fait quelquefois usage , du bain par surprise
surtout, dans certaines affections du système nerveux.
Quand on a de la peine à se réchauffer , après être sorti
d'un bain frais ou froid, il est bon de se faire essuyer et
frotter avec des linges chauds, de se livrer à quelques exercices, et de prendre une petite quantité d'un liquide vineux
ou alcoolique.

Le *bain très chaud* est nuisible aux personnes pléthoriques, ou disposées aux hémorrhagies , aux phlegmasies
aiguës. Il est utile, et alors il agit comme tonique , quand
on le fait suivre d'un bain froid , ou qu'on l'accompagne
de lotions ou d'affusions froides. Il devient précieux alors
pour tous les sujets débiles et pour tous ceux qui ne
peuvent se livrer à l'exercice du bain d'eau courante.

Le *bain tiède*, le plus sédatif et le plus réparateur de tous,
convient dans quelques circonstances de la vie, aux femmes
enceintes et aux nourrices même , à moins de contre-
indications particulières. Il fournit beaucoup de liquide à
l'absorption, diminue ou annihile la fatigue, et nettoie parfaitement la surface du corps. Toutefois il ne faut pas en
abuser, en prendre trop fréquemment ; ces sortes de bains
épuisent , énervent les forces vitales.

Dans la période de mollesse et de volupté de l'empire romain, le bain tiède, par la propriété qu'il a de ramollir la fibre animale, de relâcher agréablement les tissus organiques, était le modificateur par excellence de l'économie. Les riches voluptueux, au rapport de Martial et de Juvénal, y passaient une grande partie de la journée et n'en sortaient qu'à l'heure du repas du soir.

Les bains d'eau courante, ceux de mer, conviennent dans tous les cas où l'économie se trouve dans une atonie générale. De plus, par ses principes constituants, l'eau de mer agit à la manière des eaux minérales.

Les *étuves* jouissent des avantages et des inconvénients des bains chauds ; mais leur action directe sur les bronches et les poumons les rend dangereux aux sujets très pléthoriques, et surtout aux individus prédisposés aux congestions thoraciques.

Ce que nous avons à dire du *choix* ou *de l'utilité des accessoires des bains* est déjà connu. Nous avons, en effet, déjà signalé le ridicule usage de l'*épilation*, l'abandon de la *flagellation*, les avantages des *affusions froides* sur la tête pendant le bain chaud chez les sujets pléthoriques, l'utilité des *frictions* dans une foule de cas hygiéniques et pathologiques, l'analogie du *massage* et des frictions, et enfin les effets salutaires des *onctions*. Quant aux bienfaits de la *natation*, ils sont parfaitement appréciés ; chacun regarde cet exercice du corps comme un des plus utiles et des moins nuisibles.

B. *Lotions*. — *Ablutions*. — Après les bains généraux, bains liquides, bien entendu, appelés encore *bains de propreté*, et dans lesquels un raffinement de coquetterie ou de sensualité ajoute quelquefois des liquides aromatiques, comme l'eau de Cologne, l'essence de Portugal, ou bien des savons, de la pâte d'amandes, etc., viennent les lotions, les ablutions appliquées chaque jour sur certaines parties du corps. Ces lotions ou ablutions sont faites une

fois seulement, le matin, en se levant; quelques unes cependant, surtout chez la femme, se renouvellent plusieurs
fois par jour. Nous ne les indiquerons pas ; nous voulons
respecter les mystères de la propreté. Nous nous contente-
rons de faire observer que tout ce qui dépasse les bornes
d'une hygiène saine et nécessaire, conduit inévitablement
à des résultats fâcheux. La même observation doit être faite
pour l'usage des bains : deux bains par semaine chez la
femme, un chez l'homme, suffisent à l'entretien de la
santé et de la peau : un plus grand nombre énerve, surtout
quand les bains sont un peu chauds. Les bains froids,
quoique toniques et fortifiants, doivent également être pris
avec modération.

Les lotions et ablutions sont faites avec l'eau ordinaire,
froide, à moins d'une saison trop rigoureuse, et additionnée ou non de substances odorantes. Des éponges, des
serviettes très fines, imbibées du liquide, sont passées à
plusieurs reprises sur les diverses parties du corps. Telles
sont, dans nos climats, les habitudes mises en pratique pour
entretenir la souplesse, la finesse et la propreté de la peau,
habitudes secondées par le renouvellement fréquent de diverses pièces d'habillement, telles que chemises, caleçons,
jupons, bas, etc. Les onctions graisseuses, les colorations
des cils ou d'autres parties sont des exceptions rares. Chez
les peuples qui sont restés nus, la peau est frottée d'huile
de palme, de coco, de graisse de crocodile, etc.; elle est,
de plus, tatouée de figures bizarres, de couleurs bleue,
rouge, violette, etc. Ce tatouage se rencontre aussi en
Europe, sur les militaires, les gens du peuple particulièrement.

*Chevelure.* — Tous les peuples se sont occupés de leur
chevelure; les uns se sont bornés aux soins de propreté,
les autres ont été jusqu'à ceux de la coquetterie la plus
efféminée. Le sauvage la graisse avec l'huile de poisson,
les anciens guerriers se conténtaient de la peigner soigneu-

sement ; les Européens, qui la tourmentent sans cesse, qui la taillent en tous sens et de toutes les manières, la peignent, la brossent, la soumettent à des ablutions plus ou moins répétées. Les ablutions se font tantôt avec de l'eau ordinaire, tantôt avec le même liquide légèrement aromatisé. Enfin, ces ablutions succèdent quelquefois à des onctions faites avec des huiles, de l'eau simple, ou avec des pommades composées de substances plus ou moins suaves et agréables, et qui, la plupart, ont la *merveilleuse propriété* d'empêcher la chute des cheveux, de faire croître ceux qui ont disparu, de noircir les blancs, de brunir les rouges, etc. !!

Les soins donnés à la chevelure sont-ils indispensables ? Ils le sont, sans aucun doute, car un insecte très connu, assez commun chez les enfants, des corps étrangers, les sécrétions furfuracées du cuir chevelu, etc., salissent souvent la chevelure, l'altèrent, la détruisent quelquefois. Le cuir chevelu lui-même, le bulbe des cheveux, peuvent également être malades, irrités, enflammés. Dans ces cas, quelques onctions huileuses ou graisseuses sont nécessaires et avantageuses, etc. Les excès, les abus dans l'emploi des aromates, des cosmétiques, une foi trop crédule dans les effets prophylactiques et régénérateurs des *huiles*, des *poudres*, des *graisses*, des *pommades*, vendues par les parfumeurs, les coiffeurs, etc., sont seules blâmables. Les cheveux peuvent-ils être teints impunément ? Nous nous garderons bien d'affirmer le contraire ; ce serait mentir à l'évidence : mais combien de soins, d'attention, de prudence sont nécessaires dans des opérations de ce genre ! Combien d'imprudents ont payé de leur santé, de leur vie même, le désir de paraître toujours jeunes, ou exempts des insignes respectables de la vieillesse !

*Barbe.* — La barbe, portée longue, demande les mêmes soins que la chevelure. Rasée tous les jours, le lieu qu'elle occupe est soumis aux lotions, aux ablutions appliquées à

quelques autres parties du corps, comme le cou, les bras,
les mains, la face, etc. L'habitude de se faire la barbe remonte à l'année 1143, où le roi Louis-le-Jeune se laissa
raser le menton en public par Lombard, évêque de Paris.
Cette coutume fut abandonnée en 1521, où François I<sup>er</sup>,
blessé à la tête par un tison lancé, en jouant, par Mont-
gomery, laissa croître sa barbe.

*Bouche*. — La cavité buccale est lavée chaque matin et
après chaque repas avec de l'eau fraîche, pure ou aromatisée avec un liquide quelconque. Ces lotions contribuent
sans aucun doute à la conservation des dents; mais pourquoi faut-il que la mode ait permis ces soins de propreté
à table, devant les convives! Une pareille tolérance rappelle trop exactement les dégoûtantes habitudes de quelques peuples de l'antiquité.

*Dents*. — Les dents demandent les plus grands soins de
propreté, si on ne veut pas les faire souvent nettoyer,
limer, cautériser, plomber, arracher, etc. Comme moyens
journaliers de conserver les dents, nous indiquerons, avec
tous les médecins et dentistes de bonne foi, les préceptes
suivants : 1° laver la bouche après chaque repas et le
matin à jeun, avec de l'eau pure, ou de l'eau dans laquelle
on a versé quelques gouttes d'eau de Cologne, d'esprit de
citron, d'alcoolat de cochléaria, de teinture de quinquina,
de raifort, de pyrèthre, de gayac, etc.; 2° frotter les dents
et les gencives, non pas avec une brosse, mais avec une
éponge fine portée sur les doigts ou sur une tige infléxible
en bois, en os, en ivoire, etc.; 3° charger cette éponge
préalablement mouillée, non d'une de ces poudres dites
*dentifrices*, tant vantées, tant prônées par des vendeurs, et
qui la plupart sont ou acides ou grossièrement préparées,
mais d'une teinture aromatique, résineuse et tonique, et
plus ou moins étendue d'eau. Si nous devions permettre
l'usage d'un corps pulvérulent, nous indiquerions le mélange à parties égales de quinquina rouge et de charbon

végétal exactement porphyrisés : suivant nous, c'est là le meilleur et le premier de tous les dentifrices ; 4° enlever de temps en temps le tartre déposé à la base et dans les intervalles des dents, avec la pointe d'un cure-dent en bois, en baleine ou en plume. Les cure-dents métalliques peuvent être nuisibles entre des mains maladroites ; 5° plomber les dents dès le début de leur carie ; 6° s'abstenir des masticatoires irritants (*tabac*, *pyrèthre*, *gingembre*, etc.), des liquides trop chauds et trop froids ; 7° enfin, retarder autant que possible l'usage des limes, crochets, grattoirs, etc., qui ont l'inconvénient d'altérer l'émail des dents, de hâter la chute de ces dernières, etc. On doit en dire autant des liquides, poudres et opiats contenant des substances acides ; et pourtant, le succès de toutes ces compositions est fondé sur la promptitude avec laquelle elles blanchissent les dents ! Aussi, combien d'individus paient cher un pareil moyen d'entretien et de conservation !

*Ongles.* — Les ongles sont lavés et brossés chaque matin, surtout ceux des doigts ; ils sont également coupés en demi-cercle, quand, par la croissance, ils sont devenus trop longs et gênants. Ceux des orteils sont soumis aux mêmes soins, avec la précaution de ne pas les couper trop court, ni en rond, mais carrément ; on évite de cette manière l'empiétement des chairs, empiétement qui a lieu surtout sur l'ongle du gros orteil, qui gêne singulièrement la marche, la rend souvent impossible, et nécessite une opération des plus douloureuses.

Beaucoup de peuplades sauvages ont l'habitude de se teindre les ongles avec le chica, le rocou, le henné, l'onoto, etc. ; chez nous, on se contente de les tenir propres, c'est-à-dire d'une grande blancheur.

45

# CHAPITRE IV.

TEMPÉRAMENTS. — CONSTITUTIONS. — IDIOSYNCRASIES.
— PENCHANTS. — HABITUDES.

A. *Tempéraments.* — *Constitutions.* — Ces deux dénominations expriment les qualités, les différences apportées par l'organisme entre des individus de même âge, de
même sexe. Ces différences reposant principalement sur
les proportions des parties constituantes, soit solides, soit
liquides, nous distinguerons trois sortes de tempéraments :
le *nerveux*, le *musculaire* et le *vasculaire.* Nous admettrons, de plus, des tempéraments *mixtes*, c'est-à-dire des
tempéraments confondus les uns avec les autres. Le tempérament nerveux exprime la prédominance du système nerveux ; le tempérament musculaire se distingue par un
grand développement des forces physiques ; le tempérament vasculaire est *lymphatique*, suivant qu'il y a dans
l'économie surabondance de fluide blanc (la lymphe), ou
de fluide rouge (le sang). Chaque tempérament reçoit de
tous les corps étudiés précédemment des modifications qui
lui sont propres ; chaque tempérament dépend également
du mode d'éducation physique ; de là cette autre distinction des tempéraments en ceux qui sont *acquis* et ceux qui
sont *naturels.* Pour nous, les *constitutions* sont des *tempéraments naturels.*

*Caractères du tempérament nerveux.*—Bien que l'étude
et l'indication des caractères propres à chaque tempérament appartiennent plus à la physiologie qu'à l'hygiène,
nous n'avons pas cru devoir ne pas nous en occuper :
seulement, nous serons très court. Le sujet qui possède le
tempérament nerveux est d'une susceptibilité extrême ;

chez lui, les organes sont impressionnés par les agents les plus faibles. Chez lui encore, les passions, les sensations se succèdent continuellement : heureusement qu'elles ont peu de durée ! L'homme nerveux n'a pas de volonté fixe ; il n'a le plus souvent que des caprices, des désirs fugitifs ou passagers ; enfin il passe successivement du plaisir à la peine, de la douleur à la joie. De là cette santé délicate et souffreteuse des individus nerveux, et l'exagération qu'ils mettent dans toutes leurs sensations, dans toutes leurs plaintes.

Le tempérament nerveux se rencontre plus fréquemment dans les villes que dans les campagnes ; chez la femme que chez l'homme. La vie oisive des salons, la fréquentation des bals, des spectacles, des grandes réunions ; la lecture des romans, les conversations licencieuses, l'usage des aliments sapides, des liqueurs alcooliques, le soin qu'on apporte à s'entourer de tout ce qui est agréable, de fuir ce qui peut contrarier ou gêner un peu, sont autant de causes propres à développer le tempérament nerveux, ou à l'exagérer s'il est inné. Les personnes nerveuses se reconnaissent en ce qu'elles ont peu d'embonpoint, peu d'énergie physique ; leurs cheveux sont plutôt bruns ou noirs que blonds. Leurs maladies sont désignées sous le nom de *vésanies*, de *vapeurs*, etc.

*Hygiène des personnes nerveuses.*—La première indication à remplir est de placer le sujet nerveux dans des conditions opposées à celles où il se trouve habituellement. Ainsi, au séjour des villes, on donnera la préférence à celui de la campagne ; un exercice, dont on augmentera progressivement l'activité, remplacera la vie molle et efféminée. On évitera les pays froids et l'air vif des montagnes ; on conseillera l'usage des bains frais, en pleine eau, et celui des bains chauds suivis de lotions froides ou d'un bain froid. A l'approche d'un orage, des exercices du corps, la promenade ou une occupation domestique sérieuse, di-

minueront beaucoup l'influence fâcheuse de l'électricité
répandue dans l'atmosphère. L'alimentation sera douce ;
les boissons seront toniques et non excitantes. Les hommes
de cabinet, ceux surtout qui travaillent sans relâche,
doués, la plupart, d'un tempérament nerveux excessif,
feront bien de modérer leurs travaux, de les interrompre
par des exercices variés, des promenades agréables. (*Voir*
l'*Hyiène des hommes de lettres* du docteur Réveillé-
Parise.) Enfin, en raison de l'ardeur avec laquelle les personnes nerveuses courent après les émotions, en raison de
leur vive impressionnabilité, on défendra la lecture des romans, la vue des tableaux licencieux, les conversations
tendres et amoureuses, les plaisirs secrets, les bals, les
spectacles, tout ce qui, en un mot, serait susceptible d'a-
jouter encore à une excitabilité déjà trop facile à être
exagérée. ( *Voir* l'*Hygiène des femmes nerveuses* du docteur Ed. Auber.)

*Tempérament musculaire.* — Les caractères de ce tempérament, appelé encore *athlétique*, sont tout opposés à
ceux du précédent. Là, en effet, nous avons une prédominance de la sensibilité ; ici, cette sensibilité est très faible,
quelquefois même elle est nulle. La force physique l'emporte sur la force morale, sur l'intelligence, les sensations,
les passions. L'état de maigreur et de débilité des sujets
nerveux est remplacé par un embonpoint prononcé, une
force herculéenne. Une tête petite, un cou gros et fort,
surtout en arrière ; des épaules carrées, une poitrine large
et bombée, des muscles dorsaux et lombaires pleins et
bien dessinés, des hanches larges, des membres volumineux et solidement attachés, des articulations bien formées,
une main et un pied plus gros que l'avant-bras et la jambe,
des tendons musculaires saillants et apparents sous la peau,
tels sont les signes extérieurs du tempérament musculaire,
tempérament souvent associé au tempérament sanguin, et
que l'on trouve chez les bouchers, les charcutiers, les

forts de la halle, les commissionnaires, etc. Les sujets athlétiques sont grands mangeurs, grands buveurs, d'un caractère apathique, d'un esprit peu étendu, incapables d'affections douces, difficiles à émouvoir, d'une imagination lente, paresseuse et quelquefois nulle. Chez eux encore les actes vénériens, souvent répétés, sont des besoins purement physiques; la colère éclate difficilement, rarement; mais une fois sortis de leur calme ordinaire, ils sont furieux et indomptables.

*Hygiène du tempérament musculaire.* — Les personnes douées du tempérament musculaire, exposées à toutes les maladies inflammatoires, doivent vivre avec sobriété, avec prudence, si elles ne veulent être promptement frappées d'apoplexie, de paralysie, d'hémorrhagies, d'obésité, etc. Ce tempérament étant souvent associé au tempérament vasculaire sanguin, nous compléterons son hygiène en parlant de ce dernier.

*Tempérament vasculaire lymphatique.* — Comme caractères distinctifs de ce tempérament avec le précédent, nous dirons : Le tempérament vasculaire lymphatique est peu sensible aux agents extérieurs; les personnes qui en sont douées ont l'air indifférent; elles éprouvent plutôt des émotions que des sensations. Cependant leur intelligence n'est pas nulle; elle est souvent très étendue et secondée par une sagesse, une raison, un jugement dont on trouve la source dans la facilité avec laquelle elles compriment leurs passions.

Les sujets lymphatiques ont un caractère doux, une démarche lente, une disposition prononcée pour la paresse et le repos. Ils ont les cheveux blonds, les yeux bleus, la peau blanche et fine, les lèvres épaisses, les articulations grosses, les chairs molles, un embonpoint marqué. Encore jeunes, ils sont exposés aux engorgements glandulaires, et à toutes les affections appelées *scrofules*, *écrouelles*, *rachitisme*; mais, à mesure qu'ils approchent de l'âge mûr,

45.

la plupart de ces caractères physiques disparaissent pour
ne plus laisser dominer qu'une sensibilité plus ou moins
prononcée.

Le tempérament vasculaire lymphatique est plutôt
*acquis* que *naturel*. En effet, il suffit de naître dans tel
climat, d'être placé dans telle condition, pour devenir
lymphatique. Dans tous les pays bas, froids, humides et
marécageux, comme la Hollande et les contrées septentrionales, ce tempérament est endémique.

*Hygiène des personnes lymphatiques.* — Cette hygiène
se réduit à éviter tout ce qui est capable d'énerver, à rechercher tout ce qui peut tonifier. Ainsi on fuira de bonne
heure les pays marécageux, froids, humides, couverts par
des bois, des forêts; on fuira également les habitations basses,
mal éclairées, mal aérées, mal chauffées. Les vêtements légers, mais chauds, les aliments toniques, les boissons amères,
les lieux élevés, les bains froids et surtout ceux d'eau
courante, les bains chauds suivis de bains froids, les bains
de mer, les exercices actifs, une éducation physique bien
entendue, seront encore d'un avantage incontestable. Il en
sera de même des travaux manuels exécutés plutôt en plein
air que dans des chambres ou des ateliers, dans le jour que
pendant la nuit. L'éducation morale sera dirigée de manière
à ne pas nuire à l'éducation physique, éducation qui est ici
d'une grande importance. Les sensations, les passions étant
peu vives, leur influence est peu redoutable. Les plaisirs
secrets, rares chez les enfants lymphatiques, sont souvent
remplacés par les affections tristes de l'âme, comme l'ennui,
le dégoût, le découragement, etc. ; ajoutons cependant
que ces affections ont généralement peu d'intensité. Enfin,
disons pour terminer que l'abus du coït et de la masturbation est promptement funeste aux personnes lymphatiques.

*Tempérament vasculaire sanguin.* — Ce tempérament
tient le milieu, sous le rapport de l'impressionnabilité,
entre le tempérament nerveux et le précédent ; ainsi il sent

moins que le premier, plus que le second; mais il a sur tous les deux une supériorité d'action très marquée. L'individu qui en est doué a des passions violentes, mais peu durables. Chez lui, les affections, la colère, la fureur, vont souvent jusqu'à l'excès, mais elles se dissipent promptement. Chez lui encore les qualités l'emportent sur les défauts, les défauts sur les vices.

Les personnes sanguines ont le pouls plein, fort développé, quelquefois rare; leurs lèvres, leur face sont colorées d'une teinte vermeille; leur peau est rosée et toujours plus foncée que celle des sujets lymphatiques; leur sang est très riche en globules, en fibrine, ce qui explique pourquoi ils sont plus exposés que d'autres aux congestions sanguines, aux inflammations, aux hémorrhagies, etc. Leurs cheveux sont châtains ou noirs, leurs yeux bleus ou bruns, les formes douces, les articulations petites; l'embonpoint n'est ni trop fort ni trop faible, la physionomie est animée, la taille avantageuse, la force musculaire assez grande.

Comme le tempérament vasculaire lymphatique, le tempérament vasculaire sanguin est susceptible de s'acquérir. Il suffit pour cela d'habiter des lieux secs et élevés, d'avoir une vie active, une nourriture abondante et succulente.

*Hygiène des personnes sanguines.* —Les sujets sanguins, habituellement lourds et incommodés pendant les temps d'orage, frappés des mêmes inconvénients par un séjour trop prolongé dans des habitations étroites, mal aérées, trop chaudes, par une exposition à l'ardeur du soleil, etc., doivent s'habiller légèrement, surtout pendant les grandes chaleurs; ils doivent encore fuir les lieux resserrés et encombrés, comme les salles de bals, de spectacles, etc. Ils habiteront de préférence les pays tempérés, d'une hauteur moyenne et non exposés à de fréquentes variations atmosphériques.

L'air trop chaud, cause de pléthore générale, et l'air

trop froid, cause de pléthore intérieure', nuisent aux individus sanguins. Le passage subit du chaud au froid et du
froid au chaud ne leur est pas moins funeste, en ce qu'il est
une source inépuisable de fluxions de poitrine, de rhumes,
de péritonites, d'arachnitis, etc. Les habillements trop
serrés, les aliments excitants, les boissons spiritueuses et
alcooliques prises sans modération, nous ne disons pas
avec excès, doivent être défendus aux sujets sanguins.

Ce que nous avons dit du froid et du chaud excessifs
expliquera très bien pourquoi les bains très chauds et ceux
qui sont très froids ne conviennent pas aux sujets sanguins, et pourquoi les bains tièdes, frais ou de rivière,
leur sont avantageux.

Une fonction à surveiller chez les personnes pléthoriques,
c'est la digestion. Quand celle-ci est difficile et incomplète
par suite d'une alimentation trop considérable, les sujets
sont pris d'étouffements, de suffocations, de turgescence
sanguine qui peuvent avoir des suites funestes. Leur force
s'altère promptement encore si, habitués à un régime
actif, sobre, sage et prudent par conséquent, ils passent
de suite à une vie sédentaire ou intempérante. La nature
ne se pliant pas toujours à nos désirs, à nos volontés ou à
nos caprices, l'homme raisonnable, arrivé à l'époque du
repos et de la tranquillité, doit quitter peu à peu les travaux qui ont occupé une partie de sa vie, s'il ne veut pas
changer la prolongation et le bonheur de celle-ci en une
mort prompte, ou en maladies lentes et douloureuses.

Les travaux intellectuels modérés, les plaisirs vénériens
non poussés à l'excès, ne nuisent point aux sujets sanguins;
ils sont au contraire faciles et recherchés.

*Tempérament nerveux et musculaire.* — La fusion des
tempéraments nerveux et musculaire constitue un des
tempéraments mixtes les plus avantageux, surtout quand
un peu du tempérament sanguin s'y trouve associé. Avec
ce tempérament la force physique n'est pas colossale, mais

le corps est robuste , les empreintes musculaires sont prononcées, l'œil est vif , les mouvements sont faciles et réguliers ; avec lui aussi l'esprit est vif , pénétrant, les pensées sont promptement conçues et promptement exécutées , les passions sont tendres , sincères sans être molles ou efféminées ; le caractère est gai, le courage et la bravoure se mettent facilement en évidence , la colère est prompte et dangereuse.

Il est un tempérament admis par les auteurs , mais que nous n'admettons pas , que nous considérons comme une état pathogénique , c'est le *tempérament bilieux*, caractérisé par la couleur noire des cheveux, la teinte jaunâtre ou basanée de la peau, la force du pouls , une grande vigueur et un embonpoint médiocre. Ceux qui le présentent ont des sensations moins vives , au moins en apparence , que les individus nerveux ou sanguins , mais elles sont plus durables. Les mêmes individus sont capables des déterminations les plus fortes, des ambitions les plus démesurées, des tentatives les plus hardies. Bref, ce tempérament serait le cachet des plus grands génies et des plus grands scélérats. Cette dernière observation, ajoutée à celle-ci : les affections du cœur , de l'estomac et du duodénum sont très fréquentes chez les sujets dits *bilieux,* vient corroborer notre opinion : le *tempérament bilieux* n'est pas un *tempérament,* mais un *état maladif.*

B. *Idiosyncrasie.* — Par idiosyncrasie en entend la manière d'être ou de sentir de chaque individu pris à part ; cette manière d'être paraît dépendre de la vitalité propre de chaque organe. Une grande distinction à établir entre le tempérament et l'idiosyncrasie est celle-ci : le même tempérament se rencontre chez plusieurs individus différents , l'idiosyncrasie n'est jamais la même chez deux individus différents. Suivant nous , il existe encore une autre distinction que voici : le tempérament est *acquis* ou *naturel,* l'idiosyncrasie est toujours *innée* ou *héréditaire.* Enfin ,

l'idiosyncrasie est plus facilement modifiable par l'éducation physique et morale que le tempérament; cependant
toutes les idiosyncrasies ne cèdent pas à la volonté, à l'éducation; il y en a d'opiniâtres, d'insurmontables, qu'il serait
dangereux par conséquent de violenter autrement que par
le raisonnement.

Les idiosyncrasies sont très variées; les unes tiennent
aux organes, les autres aux sens; c'est à l'idiosyncrasie des
organes que doivent être rapportées la digestibilité de tel
aliment, l'indigestibilité de tel autre, un désir prononcé,
irrésistible pour celui-ci, une aversion invincible pour
celui-là; les sensations désagréables causées par l'odeur de
telle substance, par la vue de tel animal, tiennent évidemment à l'idiosyncrasie des sens. L'ouïe, le goût et le toucher
ont leurs sympathies, leurs répugnances qui toutes ne sont
autre chose que des idiosyncrasies. Les idiosyncrasies jouent
un grand rôle dans l'économie vivante, soit valide, soit
malade. Dans l'état de santé elles président à l'harmonie des
fonctions; dans l'état de maladie elles impriment à chaque
affection le cachet qui lui est propre, elles en font une
*unité pathologique;* ce sont elles encore qui donnent aux
médicaments employés la *tolérance* organique nécessaire à
la guérison; le médecin ne saurait donc leur porter une
trop grande attention.

C. *Penchants.* — *Habitudes.* — Le penchant et l'habitude sont choses fort distinctes; le penchant est la disposition, la pente par laquelle nous allons arriver à l'habitude; l'habitude est cette même disposition, cette même
pente accomplie ou franchie. Le penchant est susceptible
d'être arrêté, empêché, anéanti dans sa marche; il n'en
est pas toujours de même de l'habitude. Celle-ci résiste
quoi qu'on fasse, ou même elle doit être respectée, surtout
quand elle date de loin, et qu'elle ne fait pas partie de
celles que nous appellerons mauvaises. Ces considérations
sont importantes dans l'éducation morale des enfants; nous
y reviendrons.

L'habitude étant la répétition plus ou moins fréquente de tel ou tel acte, de telle ou telle influence exercée sur notre économie par tel ou tel agent extérieur ou intérieur, signalons leurs avantages et indiquons en même temps celles qui doivent être gardées ou respectées, celles qui doivent être combattues, anéanties.

Les avantages donnés par l'habitude sont très nombreux; nous citerons les principaux. L'habitude diminue l'impressionnabilité de nos organes; ceux-ci, en effet, sont d'autant plus promptement et d'autant plus vivement impressionnés que le modificateur qui agit sur eux est plus nouveau ou moins souvent mis en action. Le nouveau-né pousse des cris parce qu'il n'est point accoutumé à l'action du fluide élastique (air atmosphérique) qui le frappe et l'enveloppe de toutes parts; le verrier, le forgeron, le fondeur, l'artilleur, doivent à l'habitude la faculté de supporter toute une journée une chaleur excessive, une lumière des plus vives, un bruit des plus considérables. Si l'habitant des hautes montagnes ne s'aperçoit pas de la dilatation plus grande de l'air qu'il respire; si le naturel des pays tempérés supporte mieux les vicissitudes atmosphériques que le naturel des pays très froids ou très chauds; si telle odeur est insensible, cela tient à l'habitude. Enfin c'est encore à l'habitude que doivent être rapportés l'innocuité d'un bain très chaud ou très froid, celle des aliments épicés, des boissons excitantes, de certaines substances médicamenteuses très actives, des masticatoires très âcres, des travaux de cabinet excessifs, des positions les plus gênantes, des exercices les plus fatigants, des actes vénériens souvent répétés, etc.

Nous avons dit que nos organes étaient d'autant plus impressionnés que les modificateurs agissaient plus rarement sur eux; en voici un exemple. Le prisonnier privé depuis longtemps de la lumière ne peut revoir celle-ci sans en être ébloui. Celui qui prend des précautions excessives contre le froid est plus exposé aux conséquences fâcheuses du refroidissement que celui qui marche à peine vêtu. La même observation est applicable à celui qui, pendant l'hiver, abandonne un foyer ardent, un appartement très chaud, pour aller à ses occupations. Enfin un bain tiède paraît très froid à celui qui d'habitude en prend de très chauds ; un bain tiède semble très chaud à celui qui d'ordinaire en prend de très froids. Le sauvage est blessé par des souliers, l'homme civilisé ne saurait se passer de chaussures.

La privation d'une influence habituelle cause de la douleur, du chagrin, enfante des maladies : c'est ce qui se voit tous les jours chez les individus frappés de nostalgie, de cette agonie lente et affreuse que l'image de la patrie absente rend plus cruelle encore, et qui renaissent à la santé en revenant au lieu natal. La difficulté de se livrer à l'étude dans le silence quand on est habitué de le faire au milieu du bruit ; les dangers encourus par les personnes qui se débarrassent des vêtements de flanelle portés depuis longtemps ; les maux d'estomac ressentis par une femme privée de son café ; la difficulté des digestions quand, après le repas, on ne fait pas la promenade accoutumée ; les tourments endurés par les fumeurs, les priseurs, les chiqueurs de profession ; les pollutions fréquentes qui s'observent chez les personnes adonnées au coït et momentanément soumises à une continence forcée, sont des effets qui tiennent encore à la même cause.

Le retour de certains besoins, de certaines sensations, peut être réglé par l'habitude ; tels sont le besoin de manger, celui d'aller à la selle, de rendre les urines, le temps du coucher et du réveil, etc.

*Hygiène relative aux habitudes.* — Ne pas contracter de mauvaises habitudes ( nous dirons dans un instant celles qui doivent être ainsi qualifiées ), respecter les bonnes, et surtout celles qui sont anciennes, telles sont les règles de l'hygiène touchant les habitudes.

Quand Celse a dit qu'il ne fallait jamais se condamner à la tyrannie de l'habitude, il a voulu, sans aucun doute, désigner les mauvaises, c'est-à-dire celles qui imposent des besoins, des obligations qui sont sans utilité, sans compensation, ou qui peuvent amener après elles des maladies ou des accidents fâcheux. Il est impossible, en effet, de penser que ce précepte ait rapport aux exercices du corps, aux travaux de l'esprit, à l'acclimatement, aux professions manuelles, etc. L'enfant ne doit-il pas être habitué au travail, à l'exercice du corps, à l'étude, à la méditation; le voyageur ne doit-il pas se plier, se faire peu à peu aux influences des climats du pays qu'il veut habiter ou parcourir? Le soldat ne doit-il pas perdre les habitudes de la ville ou du village, pour prendre celles des casernes, des camps, des champs de bataille? En résumé, certaines habitudes doivent être-respectées; beaucoup d'autres doivent être prises de manière à être modifiées à volonté et sans danger; enfin quelques unes doivent être absolument réprimées. Les premières se rapportent aux besoins naturels, aux repas, au coucher, au lever; les secondes aux vêtements, aux professions; les troisièmes à ce que nous appelons *vices*, *défauts* ou *mauvaises habitudes*.

*Mauvaises habitudes*. — Au nombre des mauvaises habitudes, nous rangerons celles de fumer, de chiquer, de priser, de se coucher et de se lever tard, de se faire chaque matin des injections dans le rectum ou le vagin, de dormir après les repas, de s'abandonner à la masturbation, etc. Un mot sur chacune d'elles.

*Fumage*. — Le fumage a ses avantages, ses inconvénients. Comme avantages, nous trouvons une sensation agréable, recherchée, mais seulement par les fumeurs. Nous voyons de plus, toujours d'après les fumeurs, que la sensation produite dans la bouche par la fumée de tabac aspirée et rejetée, distrait, désennuie, enfante la gaieté, porte au recueillement. Nous apprenons enfin que cette même sensation apaise la faim. Comme inconvénients, nous signalerons les tourments affreux causés par la privation de tabac, la sécrétion abondante de la salive, un cra-

46

chement continuel et dégoûtant, l'altération rapide des
dents, la fétidité de l'haleine, la puanteur des habits.
Ainsi beaucoup d'inconvénients, peu d'avantages. Parmi
ces derniers, nous avons vu que le fumage apaisait la faim.
Sans nier positivement cette propriété, on conviendra avec
nous que tromper ou apaiser la faim, ce n'est pas la satisfaire, et que les forces générales languissent bientôt si une
nourriture réparatrice ne vient pas les soutenir et les relever; c'est ce qui arrive inévitablement au prisonnier, au
soldat, au marin pourvus de tabac, mais privés d'une alimentation suffisante.

Le ptyalisme causé par le fumage amène souvent après
lui des consomptions profondes, des épuisements souvent
mortels. Percy et beaucoup d'autres en rapportent des
exemples. Les auteurs citent encore des cas d'anasarque,
d'hydropisies, d'endurcissement squirrheux de l'estomac,
de cancers du même organe et de la lèvre inférieure, survenus à la suite de l'usage de la pipe. Ajoutons cependant
que ces dangers, ces accidents ne sont pas les mêmes chez
tous les individus, dans tous les climats. Les personnes
lymphatiques s'accoutument plus impunément à la pipe
que les sujets secs et nerveux; dans les pays bas et humides, l'usage de la pipe est moins funeste que dans les
pays chauds et élevés. Enfin, suivant les véritables fumeurs, la pipe a moins d'inconvénients que le *cigare :* les
petits-maîtres, les amateurs, encore jeunes ou nouveaux,
préfèrent ce dernier. D'abord ce mode de fumage est de
meilleur ton; il laisse après lui une odeur moins forte, moins
désagréable; mais pourquoi n'en restent-ils pas là? Pourquoi avoir supprimé le tuyau de paille de riz, qui ne s'é-
chauffe pas, qui n'a pas la dureté du tuyau de pipe, qui
altère moins les lèvres et les dents? Sans doute pour arriver
plus promptement à la pipe, plus ou moins *culottée ,* au
*brûle-gueule* des vieux groguards, et à tous les inconvénients attachés à ces réservoirs d'huile empyreumatique,
infecte, repoussante et corrosive.

En résumé, le fumage a plus d'inconvénients que d'a-
vantages, et si son usage est utile, nécessaire au soldat,
au marin, pour faire supporter les privations et abréger le
temps, à l'artisan pour chasser les ennuis et les chagrins,
au citadin pour remplacer les idées qu'il n'a pas, nous ne
voyons rien pour légitimer une pareille habitude chez les
jeunes gens, bien élevés d'ailleurs, chez les enfants, et à
plus forte raison chez les femmes.

*Action de chiquer.* — L'habitude de *chiquer* a tous les
inconvénients et le petit nombre d'avantages du fumage;
nous n'y reviendrons pas. Nous dirons seulement qu'elle est
plus dégoûtante encore que l'usage de la pipe, et qu'elle
ne se rencontre que chez des individus de bas étage, ou
chez les anciens militaires et les vieux marins.

Les autres *masticatoires*, tels que le *bétel*, les racines
de *gingembre*, de *pyrèthre*, etc., quoique moins dégoû-
tants que le tabac, ne présentent pas assez d'utilité et
d'avantages pour en préconiser l'usage.

*Action de priser.* — Voir ce que nous avons dit en parlant de l'olfaction, page 446.

Les inconvénients attachés aux habitudes de se coucher
et de se lever tard, de dormir après les repas, ont été
signalés à l'occasion du repos, du sommeil, du réveil et
des repas; nous renvoyons à ces articles. Quant aux fréquentes injections faites dans le rectum et le vagin, habitudes des petites maîtresses, soins dictés par une hygiène
mal entendue, par une coquetterie tout-à-fait nuisible et
dangereuse, on doit les considérer comme propres à disposer les organes à la mollesse et à la paresse, et à déterminer dans les parties une surexcitation aussi funeste aux
bonnes mœurs qu'à la santé.

*Masturbation. Hygiène qui s'y rattache.* — L'habitude funeste d'abuser de soi-même est de tous les âges,
de tous les sexes. On l'a observée chez de très jeunes
enfants, et même chez des vieillards; toutefois, c'est

ordinairement entre dix et vingt ans qu'on s'y livre avec plus de fureur. Après ce dernier âge, un autre besoin s'empare de nous, l'union des sexes ; mais cette union, pratiquée même avec quelques excès est, toutes choses égales d'ailleurs, moins dangereuse que l'onanisme. Les raisons en sont très simples ; ici, le malheureux qui se pollue, est seul, isolé ; son imagination ne trouve d'excitants que dans elle-même, et les manœuvres auxquelles il s'abandonne sont d'autant plus pernicieuses qu'elles se répètent plus souvent, ou qu'elles n'ont pas été précédées d'une continence naturelle ou suffisante. Dans l'acte vénérien, au contraire, le concours des deux sexes suffit pour enfanter les désirs, pour aider à l'exaltation des sens, et rendre, par conséquent, moins fatigants, moins funestes, plus naturels, en un mot, les phénomènes de commotion, de spasmes qui vont se passer dans l'économie.

L'onanisme, dans le premier âge, ne s'observe guère, en général, que chez les petites filles. La cause s'en trouve ici et dans la forme même des parties sexuelles, et dans la malpropreté de ces dernières, ou encore dans la présence de petits vers qui passent de l'anus au vagin. Toutes ces circonstances, comme il est facile de le prévoir, donnent lieu à des démangeaisons qui poussent l'enfant au besoin impérieux de se gratter ou de se frotter, afin d'obtenir un peu de calme, un peu de repos. Et, si le prurit se renouvelle ou persiste, si les manœuvres employées à le faire cesser se répètent, si quelques sensations agréables en sont la conséquence, on ne tarde pas à voir l'enfant maigrir, perdre de sa fraîcheur, faire de mauvaises digestions, s'épuiser par des écoulements blancs.

Les jeunes garçons sont également entraînés à la masturbation, mais un peu plus tard que les jeunes filles ; les causes sont variables. Elles peuvent tenir, les unes, au besoin d'uriner qu'une paresse inexplicable retient ou empêche; les autres, à la présence de calculs dans la vessie, de vers dans les intestins, etc. Enfin, il y a des causes, et celles-là sont les plus fréquentes, les plus difficiles à détruire, qui proviennent tantôt de l'exemple ou des conseils donnés par des camarades, des domestiques ou des bonnes, tantôt d'une vie de célibat, de continence à laquelle on a cru pouvoir toujours se soumettre impunément.

L'onanisme a-t-il chez tous les sujets des inconvénients égaux? Des circonstances particulières peuvent-elles le permettre quelquefois? Enfin est-il plus pernicieux, quoique modéré, que ne l'est le coït également modéré? En bonne et sérieuse morale, de pareilles questions ne sauraient être résolues autrement que par la négative; et cependant! combien de jeunes gens, renfermés dans des colléges ou des séminaires, ont échappé aux dangers des plaisirs secrets, d'une part, parce qu'ils étaient doués d'une bonne constitution; de l'autre, parce qu'ils avaient été modérés dans leurs actes !

Quelles conditions peuvent tolérer l'onanisme? A part la vie de garçon, vie inutile, que les lois devraient flétrir, à moins de causes imposées par la nature; à part la vie de marin, de prisonnier, etc., nous ne voyons aucune condition qui puisse quelquefois permettre l'onanisme; encore faut-il que les sujets que nous venons de nommer aient atteint la force de l'âge, que leur organisation soit forte et vigoureuse (*voir* les dangers d'une *continence forcée*). Sont-ils jeunes encore? qu'ils ne se livrent jamais à de semblables habitudes; qu'ils se hâtent de les abandonner si déjà ils les ont contractées, car leur santé sera la première victime, leur vie sera la seconde.

Enfin l'onanisme est-il moins pernicieux que le coït? Nous avons établi le contraire au commencement de ce chapitre, et l'on peut voir sur quoi notre dire est appuyé.

A l'exemple de tous les philosophes et de tous les moralistes qui se sont occupés de l'éducation des enfants, met-

trons-nous sous les yeux du lecteur, comme leçons et avertis-
sements, le tableau hideux et effrayant des maux physiques
et moraux qui minent peu à peu le malheureux onaniste ?
Dirons-nous la rapidité avec laquelle le sommeil devient
pénible et agité; quelle chaleur brûlante dévore la peau;
quelle sueur abondante inonde tout le corps; quelles difficultés la digestion éprouve pour se faire; quels dérangements,
quelles altérations surviennent dans les facultés intellectuelles, etc. ? Ajouterons-nous que l'imbécillité, l'idiotisme,
l'abrutissement, la folie, le rachitisme, le mal de Pott,
l'épilepsie, la phthisie, la rétention d'urine, les écoulements
urétraux, les flueurs blanches, l'impuissance, la stérilité,
les maladies du cœur et des gros vaisseaux, les pollutions
nocturnes, les spasmes ou convulsions, l'affaiblissement
de la vue, etc., etc., sont les effets inévitables de la
masturbation ? Non; des énumérations, des peintures de
ce genre, toutes vraies qu'elles sont, n'ont jamais valu,
pour éviter le mal dont il s'agit, la surveillance active, intelligente et dévouée d'un père, d'une mère, d'un maître,
sincèrement attachés à un fils, à une fille, à un élève.
Voyons en quoi consiste cette surveillance; signalons les
enfants sur lesquels elle doit être principalement attachée.
Seront surveillés, à toute heure de jour et de nuit, les enfants qui recherchent la solitude, qui ont la figure pâle et
maigre, les yeux caves et cernés, la physionomie triste et
honteuse, le dos un peu voûté, la tête un peu baissée et
comme détachée du cou, la voix prématurément grave,
le menton et les organes sexuels garnis de poils avant le
temps marqué par la nature, les seins également développés plus tôt que de coutume, la main presque toujours près
des parties génitales, des attitudes, des poses particulières,
non naturelles; des mouvements presque continuels dans
les cuisses et le bassin.

Les enfants reconnus pour se livrer à l'onanisme seront
surveillés dans leurs jeux, leur lit, leur sommeil, leur

temps d'étude ou de travail. Dans leurs jeux, quand ceux-ci ne sont pas partagés avec des enfants du même âge, du même sexe, et sous les yeux de leurs parents, de leurs maîtres. Dans leur lit, en s'assurant s'ils ne s'endorment pas aussitôt leur coucher, s'ils s'agitent et se remuent en tous sens, si leurs mains ne sont pas en dehors de la couverture, ou loin des parties sexuelles; si le bassin, les cuisses ne sont pas tenus en repos. Pendant leur temps d'étude et de travail si, dans la station assise ou debout, ils ont les cuisses ou le bassin constamment en mouvement.

Après ces premières indications, viennent les suivantes : on soumettra les masturbateurs à des exercices actifs, variés et souvent renouvelés, afin de leur donner un pressant besoin du repos. On les couchera tard, on les fera lever de bonne heure; on les visitera la nuit, à leur insu; on enlèvera brusquement leur couverture, si on a raison de penser que leur sommeil est simulé; enfin on ne les laissera dans le lit qu'autant qu'ils dormiront réellement.

Le lit sur lequel ils reposeront sera plutôt dur que moelleux, et leurs couvertures seront légères. On a observé, en effet, que la chaleur et la mollesse du coucher prédisposaient à l'excitation des sens et à la volupté.

La digestion éveillant le sens génital, on ne permettra le coucher qu'un certain laps de temps après le dernier repas, deux ou trois heures par exemple. Les liqueurs fortes, le café, le thé, les mets de haut goût seront défendus aux masturbateurs; on leur donnera du vin très étendu d'eau, très peu de viandes noires, des viandes blanches préférablement, et surtout des légumes farineux, du lait. On conseillera les voyages, les exercices gymnastiques, les lectures agréables et instructives, des bains tempérés, et on renouvellera souvent ces derniers. On tiendra les parties sexuelles dans un grand état de propreté; on s'assurera que celles-ci ne sont le siége d'aucun prurit;

d'aucun corps étranger, d'aucun vice de conformation. On surveillera les besoins d'uriner et les garde-robes. Enfin, si on a lieu de soupçonner l'existence de calculs dans la vessie, de vers dans les intestins ou au pourtour de l'anus; si des écoulements ont lieu par l'urètre, le vagin, etc., on s'empressera d'en confier la guérison à un homme de l'art. Enfin, à tous ces moyens physiques, on ne manquera pas de joindre les exhortations, les admonestations, les punitions plus ou moins sévères, faites ou appliquées en famille d'abord, si l'enfant montre de la docilité et du repentir; puis en public, ou devant des camarades, des enfants du même âge, si le sujet est susceptible d'éprouver les sentiments de la honte, de l'amour-propre.

Les personnes qui ont à surveiller les onanistes ne sauraient être trop circonspectes, trop prudentes, trop chastes dans leurs actions et dans leurs paroles. Et pourtant! combien de légèretés, d'inconvenances sont journellement commises devant les enfants!

Des liens, des bandages, des camisoles, des caleçons, etc., ont été imaginés par l'industrie orthopédique pour empêcher la masturbation. A Naples, le docteur Ferroresi applique de la glace sur la protubérance occipitale. Nous ne saurions trop recommander l'usage de ces moyens divers, surtout si leur application est dirigée par une main sage et prudente.

Le mariage est encore un bon moyen à opposer à la masturbation; son emploi est subordonné, bien entendu, à l'âge, à la force et à la constitution du sujet.

*Ivrognerie.* — L'ivrognerie, ce vice honteux, cette passion dégradante, endémique chez les peuples du Nord, dont nous parlons ici pour faire sentir le côté hideux et repoussant qu'elle présente, pour rappeler les maladies qu'elle engendre (*voy.* page 367), pour dire les moyens de la détruire et parler des combustions spontanées, l'ivrognerie remonte assez loin. Bacon, au XVIIᵉ siècle, déclarait qu'il n'y avait pas de crime sur la terre qui perdît plus d'hommes et qui détruisît plus de biens que l'ivresse. Plus tard, le grand jurisconsulte Mathieu Hale disait : si l'on fait cinq parts des meurtres, des assassinats, des vols, des rixes, des adultères, des viols, et de toutes les mauvaises actions, on trouvera que les quatre cinquièmes ont pour cause les excès dans les boissons alcooliques.

Contre une habitude semblable, prélèvera-t-on des impôts, établira-t-on des sociétés de tempérance, créera-t-on des missionnaires, comme en Angleterre, en Amérique, en Irlande? Non. La première répression serait souvent impossible, et les autres sont tout-à-fait en dehors de nos mœurs. La seule chose praticable, selon nous, serait d'attaquer tout d'abord les causes ou les moyens de l'ivrognerie, c'est-à-dire de défendre à tout débitant de vins et de liqueurs : 1° de continuer son commerce, quand, à deux fois différentes, il aurait été convaincu de donner à boire chez lui à des individus déjà pris de vin ; 2° de payer une forte amende toutes les fois qu'une rixe aurait eu lieu dans son établissement entre des gens ivres et d'autres qui ne le seraient pas.

Outre les maladies graves, inévitables, occasionnées par l'ivrognerie, cette habitude honteuse et abrutissante peut-elle donner lieu aux phénomènes extraordinaires cités par quelques'auteurs sous le nom de *combustion spontanée ?* Nos tissus tout entiers, habituellement gorgés et imprégnés de liquides vineux et alcooliques, tombés dans l'engourdissement et le sommeil léthargique qui font suite à l'excès du vin ou de l'eau-de-vie, peuvent-ils, sans le contact d'un corps comburant, s'enflammer, se réduire en cendres, et cela, dans un temps très court, l'espace d'une nuit par exemple? Peut-il enfin se former, entre les vapeurs alcooliques dégagées pendant l'expiration d'un ivrogne de profession, et les matières grasses de l'économie animale, des produits subitement inflammables au contact de l'air

ou par le fait seul des phénomènes de la respiration , de la
calorification ou de la digestion ? Telles sont les questions à
l'examen desquelles nous nous livrons en ce moment et dont
la solution a été résolue par l'affirmative par beaucoup de
médecins , de physiologistes , de chimistes , de physiciens
recommandables ; encore quelque temps, et notre opinion
sera fixée. Quant à présent , nous restons dans le doute :
nous considérons les faits rapportés comme ayant été mal
vus, mal observés, mal interprétés. Il nous est difficile, en
un mot, d'admettre un phénomène de ce genre, la combustion d'un corps quelconque, sans le contact d'un autre corps
dit comburant ou en ignition.

*Pédérastie.* — Cet amour illicite n'est plus de notre
époque, ou du moins, s'il existe encore, il est rare, il se
cache dans la fange et l'ignominie. On sait que la pédérastie a régné dans tous les États de l'ancienne Grèce , depuis leur fondation jusqu'à leur décadence , et qu'elle y
était pratiquée sans mystère , même par les personnages
les plus considérables. Les rapports entre les deux amants
étaient réglés, et la loi n'interdisait que la pollution des
garçons par leurs parents les plus proches. Le mépris pour
les femmes, l'orgueil des hommes , la prédilection pour la
beauté masculine, que l'éducation des gymnases nourris-
sait, étaient , avec une excessive sensualité, la cause de
cette aberration. ( Burdach , *Physiologie* , t. V, p. 533. )
*Voir* également, dans la *Gaz. méd.*, 1843, p. 521, quelques passages d'un ouvrage de saint Clément , intitulé le
*Pédagogue,* touchant la dépravation organique et morale
où étaient parvenues les hautes classes de la société romaine.

# CHAPITRE V.

## CALORIFICATION ANIMALE. — EXCRÉTIONS.

A. *Calorification animale. — Chaleur humaine, ou source du calorique chez l'homme.* — Comme tous les corps de la nature, l'homme donne et reçoit du calorique; il tend sans cesse à se mettre en équilibre de température avec ce qui l'entoure. Toutefois cette tendance n'est pas complète; la température qui lui est propre reste fixe ou à peu près, au moins intérieurement, que l'homme habite le climat brûlant du Sénégal ou les régions glacées des pôles; et, quels que soient son âge, son tempérament, son type, sa race, sa nourriture, etc., cette température est de 36 à 37° centigrades, ou 29 à 30° Réaumur.

Les sources de la chaleur animale résident : les unes, dans les poumons, où l'air arrive et se décompose. Nous avons vu les décompositions chimiques développant du calorique; la respiration est un acte tout à la fois physiologique et chimique. Des expériences ont prouvé que le sang s'échauffe d'un degré en traversant les poumons, qu'un animal chez lequel on gêne la respiration perd de sa chaleur (Brodie, Thillaye aîné, Edwards, Legallois, etc.). Enfin l'observation a fait voir que plus les organes respiratoires ont d'étendue, plus la température des animaux est élevée.

La seconde source du calorique animal est dans les changements nombreux et continuels des solides en liquides, des liquides en solides, des solides et des liquides en matières gazeuses, etc., dans la transformation de tous les matériaux du sang en bile, mucus, sérosité, larmes, salive, graisse, etc. Enfin, les mouvements, les frottements,

le choc, les secousses de toutes les parties qui entrent dans
la composition de nos organes, l'influx nerveux, sont les
troisièmes sources de la chaleur de notre corps. Voyons
quelles sont les causes de son refroidissement.

Comme cause première et principale, Franklin a signalé
les transpirations pulmonaire et cutanée ; cette opinion a
été adoptée par Fordyce, Blagden, Delaroche, etc. Vient
ensuite l'échauffement de l'air dans les poumons. L'air
entrant froid dans la poitrine et en sortant chaud, il est
évident que le calorique absorbé a été pris aux poumons.
Enfin, une autre cause de déperdition de chaleur serait
le contact de notre corps avec les corps extérieurs ; si les
vêtements, en général mauvais conducteurs du calorique,
n'annulaient pas les effets de ce contact.

*Effets du calorique chez l'homme.* —Nous avons dit que
la température de l'homme était supérieure à celle des
corps environnants ; que cette température se renouvelait
ou s'entretenait à des sources incessantes ; qu'une somme
plus ou moins considérable de calorique se perdait continuellement à travers les pores de la peau : voyons maintenant les effets généraux de tous ces phénomènes.

Par sa température élevée, par les sources qui entretiennent cette même température, l'homme peut vivre sans
danger, toutes ses fonctions se faisant bien, tous ses besoins étant satisfaits, dans des climats froids et rigoureux ;
il est de plus un foyer inépuisable de chaleur pour tout ce
qui l'entoure, car il émet plus de calorique qu'il n'en reçoit. Par la propriété qu'il a d'en perdre continuellement,
il peut lutter contre certaines élévations de température.
Toutefois ces propriétés ou avantages divers, indispensables à l'entretien de sa santé, à la durée de sa vie, ont
des limites, surtout pour les températures égales et longtemps continuées, ou supérieures à la sienne. On sait que
l'homme ne peut supporter longtemps une température
dépassant de quelques degrés seulement celle de 37° centigrades.

C'est par des sensations plus ou moins agréables, plus ou moins douloureuses, dites de *chaud* et de *froid*, que la nature avertit l'homme du passage du calorique à travers ses parties. L'éducation, l'industrie, ont fait le reste, soit pour mettre l'organisation dans le cas de lutter avec avantages contre le froid ou le chaud excessif provenant de l'atmosphère ou des corps qui y sont répandus, soit pour modérer ou activer les causes de refroidissement ou de chaleur inhérente à notre économie.

Il y a sensation de froid dans une partie de nos organes toutes les fois que cette même partie est en contact avec un corps doué d'une température inférieure à la sienne, ou toutes les fois que les sources de la chaleur animale sont moins actives; c'est ce qui a lieu dans le frisson fébrile ou dans les refroidissements partiels occasionnés par certaines maladies.

Il y a sensation de chaleur toutes les fois que nos organes touchent des corps dont la température est supérieure à la nôtre, ou bien toutes les fois que la température de nos tissus tend à s'élever. Cette tendance vient ou de l'homme lui-même ou des choses qui l'environnent : de l'homme, quand le calorique est créé en excès par le jeu trop actif de ses organes, par les décompositions et récompositions qui s'y opèrent; des choses, quand celles-ci ont une température très élevée, ou qu'elles ne nous en enlèvent qu'une très faible quantité. Cette dernière proposition nous amène à dire pourquoi, dans les saisons les plus chaudes, où la température atmosphérique égale à peine celle de notre corps, nous accusons une chaleur excessive, quoique cette chaleur soit inférieure à la nôtre. Cela tient à ce que l'air ambiant, déjà très chargé de calorique, ne nous en enlève pas assez, à nous, bien plus susceptibles d'émettre du calorique que d'en absorber.

Le *froid* et le *chaud* ne se bornent pas toujours, sur nos organes, à des sensations agréables et douloureuses. Arri-

47

vés à une intensité excessive, tous deux peuvent produire
des désorganisations plus ou moins profondes, telles que
la combustion, la congélation, la gangrène, la mort de la
totalité de notre corps, ou de quelques parties seulement,
comme les oreilles, le nez, les doigts, le pénis, les orteils.

*Hygiène relative au calorique.* — Les indications à
remplir dans les cas de températures extrêmes sont les suivantes : contre la chaleur excessive, on oppose tous les
moyens capables de diminuer les sources naturelles du calorique, de ralentir le travail nutritif et sécrétoire, tous les
mouvements soustraits à l'action de la volonté, et l'on modère ceux qui lui sont soumis. De plus, on met en usage
les boissons aqueuses, afin de fournir des matériaux à l'exhalation. Ces boissons seront prises de préférence parmi les
liquides sédatifs, acidules, ou mieux, parmi les alcooliques
très étendus ; une partie d'eau-de-vie, par exemple, sur
trente parties d'eau.

Si la température est très froide, on échauffe artificiellement et peu à peu l'atmosphère au moyen de poêles, de
cheminées, de bouches de chaleur, etc. Les vêtements
seront doublés ou choisis plus chauds, c'est-à-dire faits de
substances non conductrices du calorique. On cherchera
en même temps à agir sur les sources organiques du calorique ; on leur donnera plus d'énergie en conseillant l'exercice, les aliments stimulants, les boissons de même nature, etc. Ici encore, les moyens doivent être appliqués
progressivement. Les circonstances particulières, individuelles, doivent être prises en considération. Voyez, pour
plus de détails, HABITATIONS, VÊTEMENTS, ALIMENTS,
BOISSONS, ÉDUCATION PHYSIQUE ET MORALE.

B. *Excrétions.* — *Hygiène qui s'y rattache.* — On
appelle *excrétions* toutes les matières solides ou liquides
formées par nos organes en dedans de nous, et destinées,
les unes, à être rejetées comme inutiles ou nuisibles ; les
autres, à la propagation de l'espèce. Les premières sont ha-

bituelles ou permanentes; les secondes sont temporaires et subordonnées à certaines circonstances de la vie.

## I. EXCRÉTIONS HABITUELLES.

A. *Sueur.* — Toutes les fois que nous sommes exposés à l'action d'une haute température, que nous nous livrons à un exercice violent, à une alimentation stimulante, les propriétés vitales de la peau sont augmentées, exaltées même. L'exhalation qui en est la conséquence prend le nom de *sueur* quand le liquide produit est assez abondant pour apparaître sous forme de gouttelettes; la même exhalation est appelée *perspiration cutanée* quand elle est à peine sensible, qu'elle humecte légèrement la surface de la peau, et qu'elle est absorbée par l'air atmosphérique ou par les vêtements. De ces deux exhalations, la première surtout mérite de fixer l'attention de l'hygiéniste.

Diminuée au commencement du repas, la sueur se rétablit et augmente sur la fin de la digestion; elle augmente encore quand des passions ou des affections gaies viennent activer la circulation. Elle est diminuée, au contraire, par les émotions tristes; enfin les saisons froides, les âges, les sexes, font encore varier la quantité et les qualités de la sueur. Elle est aigre et abondante chez l'enfant, plus abondante chez l'homme que chez la femme, moindre dans l'été que dans l'hiver, très odorante chez l'adulte, etc.

Bien qu'il existe une espèce de solidarité entre les fonctions exhalantes de la peau et les autres excrétions; bien que les urines soient plus abondantes, les selles plus liquides, le mucus pituitaire plus clair en hiver qu'en été, l'équilibre n'est pas assez parfait, assez prompt pour qu'une perversion ou une suppression dans l'évacuation dont il s'agit ne soit pas une chose dangereuse. Cela étant, il est toujours prudent d'éviter tout ce qui peut supprimer ou embarrasser la production, soit de la sueur, soit de la perspiration cutanée. A cet effet, on se soustrait à tous les changements brusques de température, on se garantit du froid et de l'humidité au moyen des vêtements, des habitations; on se met à même de lutter contre l'action délétère des intempéries atmosphériques en suivant une diététique convenable, en ingérant des liquides plutôt excitants que débilitants où tempérants. Malgré toutes ces précautions, la sueur est-elle supprimée, répercutée, *rentrée*, comme on le dit vulgairement? les boissons légèrement chaudes, sucrées où miellées, les bains tièdes, les frictions sur la peau, l'exercice du corps, sont les moyens auxquels on doit se hâter d'avoir recours.

B. *Humeur sébacée.* — Cette humeur, sécrétée par les petits follicules logés dans l'épaisseur de la peau est-elle supprimée? on conseille les bains et les lotions aqueuses, afin de nettoyer, de désobstruer les pores de la peau.

C. *Cérumen.* — Un amas trop considérable de cette humeur, analogue à la précédente, capable de produire une surdité plus ou moins complète, doit être enlevée à l'aide d'un cure-oreille, toutes les fois qu'on s'occupe des soins de propreté de la tête et de la face.

D. *Exhalation pulmonaire.* — Tant que cette exhalation consiste en une vapeur chaude et humide dont l'air se charge à chaque expiration, l'hygiène ne saurait s'en préoccuper. Il n'en est pas de même quand elle se condense en mucosités plus ou moins épaisses, qu'elle tapisse les parois internes des poumons, qu'elle donne lieu, en un mot, à ce qu'on appelle une *poitrine grasse*. Il faut alors mettre en usage les frictions cutanées, une alimentation fortifiante, une aération vive et pure, et enfin une médication adoucissante si les accidents ou la gêne qui en résultent sont ceux des rhumes ou des catarrhes proprement dits.

E. *Pituite.* — Le liquide incolore, plus ou moins visqueux et terne, expectoré ou régurgité chaque matin par certains individus d'une constitution molle, d'un âge avancé, doit être combattu par un régime de vie tonique et fortifiant. La rhubarbe, la cannelle, le quinquina, mâchés à jeun et en petite quantité, ont souvent réussi à faire disparaître la *pituite*.

F. *Besoin de cracher.* — Ce besoin, dû à un dérangement des fonctions pulmonaires et bronchiques, se fait plus fréquemment sentir chez les personnes faibles que chez les sujets forts et robustes. L'hygiène n'a rien à enseigner sur la manière de satisfaire ce besoin ; chacun écoute ses habitudes sur ce sujet. Il en est de même des *exhalations anormales* de la membrane muqueuse gastro-intestinale, exhalations analogues aux *catarrhes vésicaux* et *utérins*, causées par un défaut de précautions contre les vicissitudes atmosphériques.

G. *Besoin de se moucher.* — Le besoin de se moucher, déterminé par l'accumulation du mucus pituitaire dans les fosses nasales, est plus fréquent chez les enfants et les sujets lymphatiques que chez les personnes adultes douées d'un tempérament nerveux et sanguin. Les temps froids et humides, les changements brusques de température si favorables aux affections muqueuses, aux coryzas (*rhumes de cerveau*), aux catarrhes, etc., nécessitent encore et multiplient le besoin de se moucher. On doit en dire autant de l'usage du tabac à priser. Pour se moucher, on se sert de *mouchoirs* de lin ou de chanvre ; ceux de coton ne sont pas convenables ; ils déterminent souvent l'apparition de boutons, de rougeurs incommodes et désagréables. Les *foulards*, les tissus de fil grossier ne valent rien non plus ; ils irritent, et s'imbibent difficilement du mucus nasal.

H. *Excrétion vaginale et préputiale.* — La mucosité sécrétée par la membrane muqueuse du vagin, l'excrétion sébacée qui s'amasse autour du gland du pénis, et qui, dans l'un et l'autre sexe, peuvent être la cause d'irritations,

47.

d'excoriations plus ou moins intenses, de prurits plus ou
moins douloureux et fétides, exigent les soins de propreté
dont il a été question à l'occasion des lotions et des ablutions.

I. *Salive*. — La salive est un liquide alcalin, rarement
acide, destiné à entretenir dans la bouche l'humidité nécessaire à la dégustation, au ramollissement et à l'imprégna-
tion des aliments, à l'élaboration digestive, etc. La vue
d'un mets appétissant, l'usage d'aliments acerbes, aigrelets
ou salés, celui des masticatoires augmentent singulièrement
la sécrétion et l'abondance de la salive. Cette sécrétion
vient-elle à manquer, à diminuer ou à être insuffisante? les
moyens médicaux doivent être promptement mis en usage,
car ceux de l'hygiène sont complétement insuffisants.

J. *Déjections alvines*. — Dans l'état de santé et chez
l'adulte, le besoin de rendre le résidu solide et non assimilable des substances alimentaires se fait ordinairement
sentir une fois dans les vingt-quatre heures, et le plus habituellement le matin. L'habitude ici a une grande influence, et il est bon de s'y soumettre, de se présenter
chaque jour, à la même heure, à la garde-robe, si l'on
veut éviter ces constipations opiniâtres qui font le tour-
ment et le désespoir de beaucoup de vieillards, et même de
quelques adultes. Cependant il est des individus, des
femmes principalement, qui ne vont à la selle que tous les
deux, trois, quatre et huit jours : nous avons connu une
dame qui n'y allait que trois fois par mois, et qui du reste
se portait parfaitement bien. Ces anomalies se rencontrent
d'habitude chez les personnes sédentaires, ou encore chez
celles qui font beaucoup d'exercice, et dont les organes digestifs, extrêmement actifs, élaborent complétement les
substances alimentaires.

La quantité, la couleur, la consistance des matières
rendues varient beaucoup, subordonnées qu'elles sont à la
masse et à la nature des aliments ingérés chaque jour, à la

promptitude de la digestion, aux genres d'exercice, d'habitudes, etc. On sait, d'une manière générale, que l'adulte se débarrasse dans les vingt-quatre heures de 125 à 160 grammes de matières fécales; que celles-ci sont d'un jaune brun, d'une consistance ferme sans être dures, d'une évacuation facile et non douloureuse. Chez les enfants, les selles sont plus fréquentes, plus molles, moins colorées, plus fétides. On observe aussi qu'une constipation modérée est un signe d'une bonne digestion, d'une constitution robuste, d'une santé parfaite. Une constipation excessive, occasionnée le plus souvent par des habitudes sédentaires, les travaux de cabinet, l'excès du vin et des liqueurs fortes, les jeûnes austères, ne peut cesser qu'en changeant complétement le genre de vie que nous venons de signaler. Viennent ensuite l'usage des lavements, celui des aliments relâchants, des boissons délayantes, de suppositoires aloétiques, des pilules de rhubarbe et d'aloès, de l'eau de Sedlitz, en un mot de tout ce que la pharmacie et la médecine qualifient du titre de *purgatif*, et qui n'est plus par conséquent du domaine de l'hygiène.

Doit-on se purger de temps en temps, par mesure de précaution, afin de se soustraire à la constipation, et à tous les troubles qui en sont la conséquence, comme la céphalalgie, l'agitation, l'insomnie, les borborygmes, etc.? Non, on doit se médicamenter quand on est malade, sur l'avis d'un médecin, et jamais autrement. Les marchands de *toni* et de *vomi-purgatifs*, les inventeurs de *drogues évacuantes* et *désobstruantes*, tiennent seuls un langage opposé. Malheur à ceux qui placent sur ce langage imposteur et cupide leur bourse, leur santé et leur vie!

K. *Urine.* — Déjà nous avons vu que l'écoulement de l'urine était plus abondant en hiver qu'en été. Nous ajouterons ici que sa quantité, sa couleur, son odeur, sa consistance, en un mot, ses qualités physiques et chimiques, sont subordonnées aux âges, au sexe, aux genres de vie, d'habitudes, etc., etc. Toutes ces choses étant plutôt du ressort de la physiologie et de la chimie que de l'hygiène, nous nous bornerons aux préceptes suivants, touchant l'excrétion et l'émission de l'urine : satisfaire le besoin d'uriner quand il se fait sentir ; ne monter ni à cheval, ni en voiture, avec le besoin d'uriner ; expulser la totalité de l'urine contenue dans la vessie, en faisant, quand le jet continu a été interrompu, un dernier effort musculaire. Sans ces précautions on s'expose aux rétentions et aux incontinences d'urine, à la dysurie, à l'ischurie, aux calculs vésicaux, aux abcès urineux, etc.. etc.

## II. EXCRÉTIONS TEMPORAIRES. — COPULATION. — MARIAGE.

A. *Copulation.* — Ainsi que toutes les autres fonctions de l'organisme, les actes vénériens ont un but à atteindre, à accomplir. Réprimer, empêcher ces actes, quand le besoin s'en fait sentir, quand le sujet appelé à les remplir a la force et le développement nécessaires, c'est lutter contre les vœux de la nature, c'est porter atteinte à la propagation de l'espèce, à l'entretien de la santé. Observer une abstinence complète de la copulation est donc un mal. Toutefois, il est bien entendu qu'il n'y a mal qu'autant qu'il y a besoin. Celui-ci ne se manifestant pas, et d'une manière impérieuse, irrésistible, il ne peut y avoir abstinence, mal, ou vertu, comme on voudra le dire.

*Effets de l'abstinence de la copulation. Hygiène qui s'y rattache.* — Ses effets sont nuls si le besoin de se livrer à l'acte vénérien ne se fait pas sentir ; ils sont graves, sérieux dans les cas contraires : ce sont ces cas qui vont nous occuper. Mais avant, disons à quel âge les désirs se manifestent, quelles différences ils offrent dans leur ardeur, leur fougue, leur impétuosité, selon les sexes, les tempéraments, les genres de vie, d'éducation, de travail, etc.

Dans nos climats, l'heure de la puberté sonne ordinairement entre douze et dix-huit ans (*Voy.* AGE. SEXES. MENSTRUATION). C'est dans cet âge que les premiers penchants d'un sexe vers l'autre apparaissent; c'est dans cet âge encore qu'une foule de sensations nous agitent et nous maîtrisent, que des idées nouvelles s'élancent de notre cerveau, toutes plus riantes, plus belles, plus heureuses les unes que les autres. La vie alors est toute sensuelle, toute remplie de charmes, d'illusions. On ne croit qu'à une chose; au bien, au bonheur. Le mal est un mot, une chimère. Qui peut croire au mal à vingt ans?

La puberté est plus tardive, moins ardente dans les climats froids que dans les climats chauds; plus précoce chez les sujets élevés dans les villes, au sein de la mollesse et de l'oisiveté, que chez les habitants de la campagne, où la frugalité, le travail sont tout à l'avantage des forces physiques, du calme des sens. Enfin, qui ne connaît la funeste influence sur le développement de la puberté, de l'abus des liqueurs fortes et spiritueuses, de l'usage des mets de haut goût, et des habitudes de passer les trois quarts de la vie dans les bals, les soirées ou les spectacles, ou dans la lecture des livres obscènes, de romans mal famés, de publications scandaleuses et immorales?

La puberté non forcée, naturellement développée, celle qui ne suscite que des désirs vénériens calmes et modérés, qui ne fait pas prendre le *désir* pour le *besoin*; celle-ci, unie à la continence, a ses avantages, ses charmes, son utilité. Elle rend le corps plus dispos, plus alerte; elle donne à l'esprit plus d'étendue, plus d'aptitude; enfin elle cause un bien-être général plus agréablement senti, et tous les plaisirs qu'on se procure sont également plus doux et plus grands. Cède-t-on aux besoins naturels? La copulation alors procure une excitation, un trouble nerveux qu'aucune langue n'a su traduire. Trop longtemps comprimé, le même acte peut occasionner les maladies les plus fâcheuses, et entre autres, le satyriasis, le priapisme, l'érotomanie, la nymphomanie, l'hystérie, etc. On lit, dans les ouvrages de médecine et d'hygiène, l'histoire d'une fille de bonne famille, âgée de dix-neuf ans, grande et forte, qui, en proie à des accès hystériques presque continuels que rien n'avait pu arrêter, s'échappa de la maison paternelle pour aller trouver *guérison* dans une maison de prostitution où elle resta pendant dix mois. Un traitement aussi extrême méritait une récompense ! La jeune femme l'obtint; elle se maria, devint mère et eut la conduite la plus régulière. Beaucoup d'exemples semblables se trouvent dans les auteurs, nous n'en rapporterons pas d'autres; ils pourraient être mal compris, mal interprétés, et, par conséquent, plus nuisibles qu'utiles. Celui que nous avons cité, d'ailleurs, suffit à lui seul pour démontrer à quels excès peut nous porter une continence extrême dans les actes vénériens. Il nous explique aussi tous les dangers d'un célibat forcé, les maladies qu'il peut engendrer, et pourquoi tant de jeunes gens, livrés trop tôt à la vie monastique, ont été obligés, soit d'en sortir pour ne pas manquer à la foi de leur serment, soit de fouler aux pieds, dans la solitude, les exigences auxquelles ils s'étaient si imprudemment condamnés.

La copulation est donc un acte utile, nécessaire, indispensable, mais à un âge voulu, marqué par la nature. S'y soustraire, en se faisant violence, est un mal; s'y livrer sans nécessité, quand l'âge, les forces ne le permettent plus, est encore un mal. Nous allons examiner ce dernier point.

*Effets de l'abus de la copulation. Hygiène qui s'y rattache.* — En général, on considère comme faisant abus de la copulation : 1° ceux qui s'y livrent dans un âge trop tendre, 2° ceux qui s'y livrent dans un âge trop avancé;

3° ceux qui, adultes, forts, vigoureux, bien constitués, s'y livrent trop souvent, ou plutôt au-delà de leurs forces, de leurs besoins physiques ou moraux.

1° *Copulation prématurée.* -- La copulation est prématurée toutes les fois qu'elle est exercée avant l'âge *nubile*, c'est-à-dire avant que la constitution physique de l'organisme ait acquis son développement, ses forces, sa puissance; elle ne l'est pas, au contraire, quand elle n'a aucune influence fâcheuse sur la santé, ce qui ne peut arriver, cela est indubitable, sans l'existence de conditions bien réelles, bien précises. Certes, un jeune homme pubère et une jeune fille pubère, peuvent se livrer au coït, mais leur santé en sera promptement et profondément altérée, si l'un et l'autre ne sont pas nubiles. Des exemples, où des infractions à ces lois physiques ou morales ont été sans danger aucun, peuvent être rapportés en grand nombre, nous le savons; mais ces exemples ne sont que des exceptions, et jamais les exceptions n'ont détruit les règles générales; tout le monde sait au contraire qu'elles les confirment.

Du temps de Lycurgue, les lois ne permettaient le mariage qu'à trente-sept ans chez les hommes, et ces lois, assurent Xénophon et Plutarque, avaient pour but d'obtenir des générations plus vigoureuses; ce but était atteint. Platon voulait qu'un homme ne pût se marier avant trente ans, une femme avant vingt ans. Le même philosophe allait plus loin; il notait d'infamie la naissance d'un enfant avant ces deux âges. Que nous sommes loin de ces sages préceptes, aujourd'hui, et combien la génération actuelle en a souffert, surtout depuis trente ans !

Tacite rapporte que chez les Germains les jeunes gens des deux sexes ne se livraient à l'amour qu'après la maturité complète des forces productrices; les enfants n'en avaient que plus de vigueur. Bref, toutes les nations ont eu des lois pour fixer les époques du mariage, ce qui prouve que les inconvénients et les dangers résultant d'unions

trop précoces ont toujours été parfaitement connus;
mais il faut dire aussi, à la honte des gouvernements,
que des tolérances et des indifférences aussi inconcevables
que coupables n'ont pas tardé à se mettre à la place de ces
mêmes lois.

Quels sont les dangers des amours prématurées, des mariages trop précoces?

Les plaisirs vénériens prématurés arrêtent le développement du corps; ceux qui s'y livrent restent grêles et
débiles. Des maladies nombreuses, plus tristes et plus
graves les unes que les autres, les attendent, les déciment
avant l'âge où la vie va commencer pour eux comme pour
tous, riante et heureuse; celui-ci sera usé, flétri, courbé
par le marasme, la consomption, le rachitisme; celui-là
sera phthisique; un troisième deviendra épileptique, etc.
Voilà pour les jeunes garçons indociles aux conseils de l'a-
mitié, aux enseignements de la sagesse, ou qui n'auraient
pas consulté leurs forces. Quant à la jeune fille, également
victime de son imagination, des désirs de ses sens, le
même cortège de maux ne manquera pas de l'atteindre.
Elle verra de bonne heure sa santé s'altérer, sa fraîcheur
disparaître. Des écoulements blancs épuiseront ses forces,
dérangeront ses digestions, amèneront une pâleur blafarde
de la face, une maigreur générale du corps; enfin, tous
ces accidents anéantiront à tout jamais des charmes qui
devaient tant influer sur le bonheur de sa vie future.

Ce que nous venons de dire des amours prématurées peut
être dit des mariages trop précoces. En effet, les abus étant
les mêmes, les résultats sont également les mêmes. Nous
ne reviendrons pas sur ces derniers; on vient de les voir.
Nous y ajouterons seulement les suivants : la femme qui
se livre trop fréquemment, trop impétueusement à l'acte
vénérien, doit redouter et les fausses couches qui la fatiguent beaucoup plus que les couches naturelles, et ces
altérations profondes de l'économie qui la rendent inca-

pable de nourrir ses enfants, et la prédisposent à toutes ces maladies organiques qui feront le désespoir de sa vieillesse. Que penser alors de ces mariages d'intérêt, de convenance, de position, faits avant l'âge prescrit par la nature ! Que dire des parents qui les préparent, les concluent, et cela, sous de simples vues de vanité, d'orgueil, de cupidité ! Comment, et en quels termes flageller un tel abus d'autorité, tant d'imprévoyance, si peu d'amour pour la santé, le bonheur de ses enfants !

Il est encore d'autres conséquences déplorables des mariages précoces ; ce sont celles qui atteignent les enfants, et qui rendent ceux-ci petits et chétifs, lesquels, s'ils arrivent à l'âge nubile, procréent des êtres encore plus petits, encore plus chétifs. Alors, qui ne prévoit qu'une dégénération semblable ne doive bientôt amener l'anéantissement d'une famille tout entière ?

Malgré tout ce que nous venons de dire des dangers encourus par les mariages trop précoces, dangers réels, admis par la majorité des écrivains, des philosophes et des moralistes, il s'est trouvé des défenseurs d'unions condamnées par la nature. Fodéré, et d'autres avec lui, ont plaidé en faveur des mariages dès l'époque de la puberté. Ces mariages, ont-ils dit, sont en faveur des mœurs ; ils arrêtent, empêchent le libertinage. Ils évitent des dépenses prolifiques faites au profit d'une concubine, d'une maîtresse, aux dépens de la femme légitime. Mais quoi ! n'existe-t-il aucun frein contre la débauche et le libertinage ? Les exhortations d'un père, le dévouement d'une mère, la sollicitude bienveillante et constante d'un ami, d'un maître, seraient-ils impuissants sur les dispositions mauvaises, les penchants dangereux, les vices commençants du jeune âge ? Devons-nous enfin considérer la jeunesse comme corrompue à tout jamais, incorrigible, et désespérer des générations futures ? Non, certainement. Il existe des remèdes à tous les maux que nous venons de signaler. Ces remèdes se trouven

48

dans les familles sages et dévouées, dans la conduite, dans les exemples de ces mêmes familles. Ausurplus, où sont les preuves favorables aux mariages précoces? quels défauts ont-ils corrigés, quels vices ont-ils empêchés? L'expérience ne prouve-t-elle pas, au contraire, que le jeune homme dont la vie a été un peu orageuse devient souvent un bon et excellent père de famille? Toutefois, que les esprits chagrins et moroses n'aillent pas au-delà de notre pensée; qu'ils ne prennent pas pour précepte ce que nous donnons comme fait.

A quel âge peut-on contracter mariage sans que la santé en souffre? Une question semblable ne saurait être absolument résolue. En effet, cela est extrêmement variable. Il est des femmes qui peuvent, sans danger aucun, devenir mères à seize ou dix-sept ans; il en est d'autres qui ne peuvent concevoir, sans inconvénient pour elles, qu'à un âge plus avancé, vingt ou vingt-deux ans, par exemple. Pour les hommes, le Code civil, en France, ne demande que dix-huit ans. Nous trouvons cet âge beaucoup trop jeune. Qu'est-ce qu'un homme de dix-huit ans? Quelles assurances, quelles garanties donne-t-il de son caractère, de sa conduite, de ses actes futurs? Quel profond raisonnement, quelle mûre et froide sagesse a-t-il consultés avant de contracter un acte, un lien qui l'enchaîne pour toujours, et d'où dépendent son existence matérielle, son bonheur moral, ceux de sa femme, de ses enfants? Est-ce dans son éducation qu'il a pris conseil? celle-ci est à peine terminée! Est-ce dans les exemples qui ont été sous ses yeux? Mais a-t-il été capable d'analyser ces exemples, de les comprendre, de choisir ce qu'ils ont présenté de bien, d'oublier ce qu'ils renfermaient de mal? Où a-t-il étudié la société dans laquelle il va se jeter, lui et les siens? A celui-là donc qui vient d'atteindre sa dix-huitième année, nous dirons : N'écoute pas la loi; attends encore; compte une à une, pèse religieusement les obligations auxquelles

tu t'engages en te mariant, car ces obligations sont nombreuses, immenses, sacrées ; ne pas y répondre, quand tu
en auras pris l'engagement, serait être malhonnête homme,
et tu ne dois pas être malhonnête homme ! Rien d'ailleurs
ne saurait te dégager de tes devoirs, de tes serments.

Lycurgue demandait, nous l'avons déjà dit, trente-sept
ans à un homme qui voulait contracter mariage ; les jeunes
femmes devaient en avoir vingt de moins, c'est-à-dire dix-
sept. Aristote n'exigeait également que vingt ans de plus
à l'homme sur la femme. Aujourd'hui il est généralement
admis que dix à douze ans de plus chez l'homme suffisent
pour rendre le mariage convenable sous tous les rapports. Certes il n'est pas rare de voir des vieillards épouser
de très jeunes filles, de vieilles femmes s'unir à de jeunes
garçons ; mais aussi, quel mal de semblables unions ne
font-elles pas à la morale ! quels amers regrets, quels cui-
sants chagrins ne dévorent pas les malheureux qui ont
joué leur avenir, leur santé, sur un coup de dé lancé ici
par la fortune, là par la beauté, ailleurs par le caprice et
la sottise !

2° *Copulation dans un âge trop avancé.* — L'union des
sexes, quand elle a lieu dans un âge trop avancé, est également suivie de nombreux et graves inconvénients. Au premier rang se trouve l'épuisement général des forces, épuisement qui abrège les années et met le comble aux fatigues
passées. Ajoutons encore que des mariages de ce genre il
ne résulte rien, ou des enfants chétifs, rabougris, chez lesquels la vie est maladive et sans cesse menacée. Ces observations ont été faites surtout à l'occasion de mariages entre vieillards et jeunes femmes.

Les accidents qui frappent plus particulièrement les
hommes très âgés qui se livrent à la copulation sont : des
convulsions épileptiformes, des apoplexies, la mort même
au sein du plaisir et des jouissances. Nous ne rapporterons
ni faits, ni contes à ce sujet ; il y en a suffisamment dans

les auteurs. De plus, qui n'a pas son historiette toute fraîche, toute récente?

Chez les femmes déjà avancées en âge, mais non incapables de procréer, les dangers ne sont pas moins nombreux, pas moins grands. Ainsi, les unes ont des accouchements laborieux, des suites de couches très graves; les autres ont des déchirements de l'utérus, du périnée, etc.

A quel âge l'homme et la femme doivent-ils renoncer aux actes vénériens; à quelle époque de leur vie perdentils, l'un et l'autre, la faculté procréatrice? Ces questions ne peuvent encore être résolues que d'une manière générale. Ainsi les sages, ou peut-être les impuissants, ont dit : à cinquante ans, l'homme doit se reposer, vivre de souvenirs; à quarante ans, la femme doit en faire autant. Ces préceptes sont trop rigoureux pour être suivis. Nous leur préférons ceux-ci : ne vous livrez au coït qu'autant que vos besoins l'exigeront, qu'autant que vos forces, votre santé le permettront. Quant à la faculté procréatrice, elle diminue chez l'homme à cinquante ans; à soixante, elle est perdue. Chez la femme, cette même faculté dure autant que la menstruation; elle cesse avec elle, c'est-à-dire entre quarante et quarante-six ans. Mais, nous le répétons, ces propositions ne sont pas absolues, et nous pourrions citer un grand nombre d'exemples où il est prouvé, d'une part, que la possibilité de devenir père peut aller au-delà de soixante, soixante-dix ans, et plus; que la femme peut engendrer après cinquante ans; d'une autre part, que celle-ci, quoique n'étant plus réglée, quoique ayant passé le temps critique, peut encore, quand elle est bien portante d'ailleurs, rester ou devenir féconde.

Que dirons-nous maintenant des applications qu'on pourrait faire, qui même ont été faites, si l'on en croit l'histoire des Juifs, du corps d'une jeune fille sur le corps d'un vieillard, afin de réchauffer celui-ci, de lui redonner une vie nouvelle? Rien, sinon que des actes de cette

nature sont aussi repoussants qu'immoraux. Et d'ailleurs !
à quoi bon ces résurrections éphémères ? à quoi bon sacrifier, prostituer le présent pour le passé ?

3° *Abus des plaisirs vénériens.* — Et d'abord, qu'entend-on par abus dans les plaisirs vénériens ? Il y a *abus*,
*excès*, toutes les fois qu'on s'y livre au-delà de ses forces.
Celui qui, une ou deux fois par jour, et pendant beaucoup
d'années, se livre au coït, sans altérer sa santé, ne fait
pas plus d'excès que celui qui ne s'y livre qu'une ou deux
fois par semaine ou par mois. Ces deux mots n'ont donc
qu'une valeur relative. Vouloir établir des règles, fixer
des termes dans des fonctions de ce genre, serait morali-
ser à faux. Il faut cependant ne pas oublier que c'est dans
l'accomplissement des actes vénériens que l'excitation engendre l'excitation, et que celle-ci mène à la surexcitation. Le besoin alors semble s'augmenter ; de nouveaux
désirs veulent être satisfaits ; on croit à une énergie croissante, à une force inépuisable. Dangereuse illusion ! l'excitabilité organique a été surmenée, la vie a été ébranlée,
et *l'homme est arraché à l'homme* (saint Clément) avec
plus de violence encore qu'il ne l'est d'habitude.

Quels sont, dans les vingt-quatre heures, les moments
favorables à l'acte vénérien ? C'est encore par des généralités qu'on peut répondre à cette question. Ainsi, dans la
nuit, l'heure qui suit le premier sommeil, et qui amène
un réveil dispos, plein de désirs et d'excitations, est considérée comme la plus favorable. Mais il y a des individus
qui préfèrent le matin, d'autres le soir, et d'autres encore le
milieu du jour. Au surplus, les habitudes sont ici, comme
pour beaucoup d'autres fonctions, à prendre en considération.

Les heures qui suivent immédiatement les repas sont
peu favorables pour se livrer à la copulation. Des indigestions, des convulsions, des apoplexies, la mort même
sont souvent les tristes effets d'habitudes semblables. Et

48.

pourtant! combien d'adultes, les vieillards seraient moins heureux, passent de la table au lit, du lit à la table, sans éprouver pour cela de dérangement fonctionnel, d'accident funeste. Mais, nous le répéterons à satiété, ces faits ne sont que des exceptions, et malheur à celui qui, en toutes choses, se repose sur des éventualités !

*Effets ou résultats des excès dans les plaisirs vénériens.* — Ces effets peuvent porter et sur les parents, et sur les enfants qui en résultent. Les effets qui atteignent les parents sont : l'énervation, l'amaigrissement, les pollutions nocturnes, l'impuissance, la carie vertébrale, le ramollissement de la moelle épinière, l'apoplexie, la phthisie pulmonaire, les anévrismes du cœur ou des gros vaisseaux. A ce tableau pathologique peuvent être ajoutés les dangers encourus par la femme devenue enceinte peu de temps après son accouchement. Enfin, bien que celle-ci supporte beaucoup mieux, en général, les fatigues du coït, on voit cependant des maladies nerveuses en être la conséquence: nous voulons parler de l'hystérie, de l'épilepsie, des leucorrhées abondantes, etc.

La femme peut-elle se livrer à son mari pendant l'écoulement menstruel, pendant sa grossesse, pendant l'accouchement? Non, pour le premier cas. La propreté seule, nous l'avons déjà dit, page 423, serait ici un indice de l'abstinence, si des maladies encourues par le mari, probables pour l'enfant, n'en faisaient un devoir. On a vu des blennorrhagies, des chancres ou des éruptions à la verge, être la suite d'un coït exercé pendant la menstruation. Et ne pourrait-on pas attribuer à la même cause, d'une part, ces états lymphatiques et scrofuleux dans lesquels végètent certains enfants provenant de parents d'ailleurs bien portants, du moins en apparence; de l'autre, beaucoup de maladies du jeune âge? Non seulement nous croyons ces suppositions permises, mais nous les croyons encore peu éloignées de la vérité.

Beaucoup de femmes goûtent les plaisirs vénériens pendant leur grossesse, et cela sans inconvénient ; chez d'autres, au contraire, les mêmes actes ont déterminé l'avortement. La modération, de sages précautions ne sauraient donc être inutiles en pareil cas. ( *Voy.* page 425. )

Quant au coït au moment de l'accouchement, nous l'avons jugé page 428.

*Effets du coït portant sur les produits de la conception.* — Déjà nous avons signalé une partie de ces effets. Nous avons vu plus haut que les sujets trop jeunes ne pouvaient engendrer que des êtres faibles, mal constitués et languissants ; que les sujets trop avancés en âge procréaient des enfants également empreints d'une débilité profonde. Nous ajouterons ici que les individus malades, cacochymes, usés par la misère, les excès, la débauche, etc., sont absolument dans le même cas. Ces vérités, reconnues et admises par tous les hygiénistes, nous amènent à parler des conditions physiologiques dans lesquelles le mariage doit être contracté, si l'on veut que la morale et les générations futures n'aient pas à en souffrir.

*b. Mariage.* — Que l'on considère le mariage comme un acte purement moral, en ce sens qu'il permet, qu'il autorise des rapprochements entre sexes différents ; qu'il soit regardé comme une nécessité sociale ou matérielle, établie au profit des enfants, pour les soins, l'éducation, les biens qu'ils doivent recevoir de leurs parents, toujours est-il que cet acte, cette nécessité, ne sauraient échapper à l'étude, à la méditation de l'hygiéniste ou du médecin. En effet, qui dira l'âge, le développement physique et moral, le tempérament, la constitution, toutes les conditions, en un mot, indispensables à l'accomplissement du mariage, au maintien de celui-ci, sans que la santé en soit troublée, la vie diminuée, la morale offensée? Le médecin. Qui découvrira les maladies héréditaires ou autres, les vices de conformation capables de rendre le mariage impossible ou nul? Le médecin encore. Qui apportera dans une famille désunie, par le fait d'un mal acquis ou communiqué, d'une grossesse suspectée, d'une répulsion invincible, etc., le calme et le bonheur qui naguère régnaient si complétement, et que le doute, la jalousie, l'ignorance ont seuls troublés? Toujours le médecin. C'est ce que nous allons examiner.

Quand on marie deux jeunes gens, les choses dont on s'enquiert le moins sont: le tempérament et les prédispositions des futurs conjoints. C'est à peine si l'on tient compte d'une mauvaise constitution, d'un vice de conformation, et de la rigoureuse nécessité d'unir entre elles de bonnes et heureuses organisations. Ce que l'on fait pour des bêtes de somme que l'on veut accoupler, pour des animaux domestiques dont on veut améliorer et perfectionner la race ou les produits, on ne le fait pas pour des enfants. Ici les questions d'argent, les positions matérielles et sociales occupent seules la sollicitude des parents. Il y a de la fortune de part et d'autre, cela suffit; il n'en faut pas plus pour être heureux. Et pourtant! combien de choses à savoir, à connaître pour entretenir et conserver le bonheur tant désiré, pour supporter facilement toutes les peines, toutes les charges attachées à la vie commune!

Ainsi, que deviendront l'harmonie, la paix, quand l'un des époux aura communiqué à l'autre le germe d'une maladie commençante ou déclarée? quand des enfants naîtront lymphatiques, scrofuleux ou syphilitiques? quand une opération sanglante sera nécessaire pour terminer un accouchement? quand des disproportions organiques, des affections de la peau, du vagin ou de l'utérus entretiendront des douleurs constantes? quand enfin un amour physique insatiable, une salacité dégoûtante, une froideur insurmontable, une brutalité révoltante, une pudeur instinctive et sans cesse alarmée, etc., etc., transformeront en autant d'actes de supplice des actes qui devaient être pleins de charme et de volupté ; et qui le sont réellement, lorsqu'une vive et tendre sympathie les excite, les dirige, les accompagne ? Pitié alors pour un tel ménage, car le malheur y règne en tyran. Pitié pour toujours, car la désunion va être complète, si l'éducation, le respect commun ne transforment bientôt en une simple indifférence l'aversion et la haine que tout a contribué à faire éclater.

Vous, qui ne voyez dans le mariage qu'une affaire de position, qu'une question matérielle, contemplez ce tableau, pesez-en les conséquences, et osez dire qu'en pareille matière les conseils, les avis du médecin, de l'hygiéniste, n'ont pas une grave et utile portée !

# CHAPITRE VI.

### ÉDUCATION MORALE OU INTELLECTUELLE. — PROFESSIONS.

A. *Education.* — L'éducation, considérée d'une manière générale, est l'art de favoriser le développement du corps, de former le caractère et les mœurs, de régler les penchants, de déterminer les aptitudes ; elle a encore pour but d'étendre l'intelligence, d'agrandir et d'orner l'esprit. On voit, d'après cette définition, que l'éducation est physique et intellectuelle. La première, dont il a été question page 464, s'occupe du corps seulement, de ses avantages extérieurs, de sa force musculaire, de la rectitude de ses poses, de la souplesse et de l'adresse de ses mouvements. La seconde donne tous ses soins aux sensations, à l'intelligence, aux idées, aux qualités de l'âme et du cœur qui en sont la conséquence. La première appartient à l'hygié-

niste, au médecin ; la seconde, au moraliste, au philosophe. Toutefois ce partage n'est pas aussi absolu qu'on
pourrait le penser d'abord. Quand nous avons enseigné les
préceptes hygiéniques capables d'entretenir l'harmonie des
fonctions, de régulariser le mécanisme des organes, de
consolider la santé, nous avons fait pressentir que la perfectibilité des sensations dépendait de la perfection des appareils de l'économie animale. Là, nous avons été d'accord
avec tous les philosophes qui admettent une union, une
corrélation intime entre le physique et le moral. Nous avons
fait entrevoir, en effet, que plus celui-ci était sain et pur,
plus celui-là devait avoir d'aptitude, de force et d'énergie.
Une intelligence grande et élevée, placée dans un corps grêle,
faible et souffreteux, est une exception, assez fréquente peut-
être, mais ce n'est pas moins une exception, une faveur ou
une compensation accordée par la nature. Ce qui vient d'être
dit suffira, nous le pensons, pour démontrer l'utilité de l'enseignement et de l'application des lois hygiéniques dans les
établissements consacrés à l'éducation morale et intellectuelle. Un médecin, spécialement chargé de la direction
des exercices du corps, de la surveillance des modifications apportées par les âges, la croissance, les habitudes,
les vêtements, les aliments, etc., devrait donc compter
parmi les autres professeurs.

L'éducation morale et intellectuelle doit d'abord être
générale ou commune, c'est-à-dire égale, uniforme pour
tous ; elle doit ensuite recevoir des directions, des modifications d'accord avec le but désiré par les familles, par les
gouvernements.

Dans l'éducation morale, commune ou égale pour tous,
ordinairement commencée trop tôt, et achevée trop tôt
également ( nous avons des *rhétoriciens* de quatorze à
quinze ans, des *philosophes* de quinze à seize ans !!), deux
choses doivent tout d'abord fixer l'attention du maître, ce
sont les penchants et les mœurs. Les penchants seront mi-
nutieusement observés, étudiés et dirigés ; les mœurs seront

surveillées, réprimées et corrigées. Les uns et les autres ayant reçu une direction avouée par la sagesse, la vertu et l'honneur, l'intelligence, dont le développement et la puissance sont le but final de l'éducation morale, sera facile à étendre, à perfectionner.

Les penchants et les habitudes étant bien plus instinctifs que raisonnés, on devra, dans leur direction, dans leur répression, joindre l'exemple aux préceptes. Là, en effet, se trouve tout le succès de l'éducation, tout l'avenir du jeune élève. Les exhortations, les réprimandes, les peines corporelles, échouent presque constamment où tout est théorie ou routine, où chacun, trop souvent, veut être maître ou régent, mais rarement homme modèle ou homme pratique.

L'éducation varie selon le but qu'on se propose d'atteindre. Au jeune sujet destiné à être ouvrier, artisan, soldat, marin, etc., on insiste sur l'éducation favorable au développement des forces physiques. Chez celui qui se destine aux professions dites *libérales*, l'éducation est tout à la fois physique et intellectuelle; car, de même que, dans l'industrie, les machines employées ont une force et une précision d'accord avec leur combinaison et leur perfection, de même les sensations et tous les phénomènes qui en dépendent, comme l'intelligence, les idées, les perceptions, etc., ont une élévation, une étendue d'accord avec l'intégrité du système nerveux en général, des organes ou des appareils d'organes en particulier. En agissant directement sur l'organisation, en surveillant le développement du corps, en le protégeant contre tout ce qui peut lui nuire ou l'altérer, l'hygiène contribue à l'accroissement de l'intelligence, au bonheur de l'humanité. Une chaire où l'on enseignerait les causes des maladies, où l'on donnerait les moyens de les prévenir ou de les modérer dans ce qu'elles ont de plus fâcheux, où l'on mettrait à nu les artifices honteux et mensongers des *médicastres* de haut et bas étage, la conduite vénale des *charlatans* de toute espèce, de ces vers rongeurs de la véritable médecine, une chaire semblable, élevée, comme nous le disions plus haut, dans chaque collége, chaque pension ou pensionnat, serait une chose tout à la fois digne et utile. Au surplus, ce que nous demandons pour l'hygiène a été fait déjà pour l'histoire naturelle, pour l'anatomie; espérons qu'il en sera bientôt de même pour une autre science, pour celle qui s'occupe de la santé, de ce bien sans lequel les autres deviennent nuls.

A quel âge l'éducation morale doit-elle commencer? Cette éducation devrait commencer à douze ans chez les jeunes garçons; à dix ans chez les jeunes filles, pour finir à dix-huit chez les premiers, à seize ou dix-sept chez les secondes. A ces époques de la vie (douze et dix ans), la force physique, la constitution, développées par une gymnastique et un régime bien dirigés, peuvent se plier aux habitudes de la vie commune. A ces époques encore, l'évolution des facultés intellectuelles a eu lieu. Cette évolution, agrandie, perfectionnée peu à peu, sous l'influence des jeux de l'enfance, des arts d'agrément, des premières notions d'une éducation dite *élémentaire*, et faite sous les yeux de la famille, permet de soumettre l'enfant à toutes les exigences d'un travail assidu et prolongé. Avant l'âge que nous venons de fixer, les enfants sont promptement fatigués de l'étude et des privations qu'elle impose. Souvent aussi leurs facultés intellectuelles se réduisent alors à une seule, à la mémoire; et quelle mémoire! celle des mots! De là ces petits prodiges, ces petites merveilles qui chatouillent si agréablement l'amour-propre et l'orgueil d'un père et d'une mère, que de faux amis encensent et prônent partout, et que le temps finit souvent par réduire à son inévitable et désolante valeur, la nullité. Comment, en effet, apprendre, retenir des choses, des faits, si la mémoire n'est pas secondée par le jugement, par cette faculté rare et précieuse que les années ont éclore, que l'expérience rectifie et perfectionne?

Comment doit-on procéder dans l'éducation intellectuelle? On doit suivre l'ordre de développement et le degré d'aptitude ou de perfection des facultés intellectives. La mémoire, appuyée sur l'imagination et les idées, sera exercée par la conversation, la lecture, la déclamation, par des analyses ou résumés historiques, par les voyages; l'imagination sera agrandie par la méditation, la réflexion et l'attention; enfin le jugement sera dirigé, rectifié, perfectionné par la réflexion, la méditation, la comparaison faite sur des faits analogues ou semblables.

L'attention, la réflexion et la méditation, mères du génie, demandent une direction intelligente, spéciale. C'est en piquant la curiosité des enfants qu'on détruit la légèreté de leur esprit; c'est en variant les objets d'étude, en les choisissant gais et agréables, qu'on soutient l'application, l'assiduité de l'élève. Ne promettez rien à l'enfant avant le travail, car son esprit se porte sans cesse vers l'objet promis, et vous perdez votre temps et le sien : seulement, récompensez-le chaque fois qu'il aura bien fait.

L'esprit, cette intelligence qui sent et qui saisit promptement les rapports des objets entre eux, qui s'alimente des choses les plus légères et les plus frivoles; cette qualité, si peu rare en France, chez la femme surtout, et chez les sujets doués, comme elle, de sensations vives et délicates, cette faculté qui plaît, séduit et charme tout le monde, l'esprit, disons-nous, ne saurait être trop tôt surveillé, trop bien dirigé. Abandonné à lui-même, il est souvent commun, bizarre, ridicule, de mauvais goût et de mauvais ton. Orné ou enrichi par l'éducation et l'instruction, par la fréquentation de la bonne société, la pratique des usages avoués par les convenances et les bienséances, il fait l'homme de mérite, l'homme du monde par excellence. Enfin est-il brillant, cultivé, et, de plus, allié à l'intelligence? il constitue alors l'homme supérieur, l'homme d'élite. Mais, hâtons-nous de le dire,

49

ces hommes sont rares. Les pensions, les colléges ne les créent pas, et la nature en est avare. Ce que l'on trouve dans le monde, c'est de l'esprit sans éducation et sans instruction ; c'est de l'éducation avec un peu d'usage, ce qui équivaut à l'esprit pour beaucoup de personnes ; c'est enfin une grande instruction, un esprit froid et sérieux, mais point ou peu d'éducation. De ces trois catégories, la première réussit dans les salons, mais elle échoue devant les savants ; la seconde a quelques succès, mais ses succès sont peu durables ; la troisième fuit le monde, qui la repousse et ne la comprend pas.

Les défauts, les passions, les vices, seront détruits par les conseils, la surveillance, les voyages, l'exercice, la promenade, mais surtout par une grande pureté de mœurs, une grande sévérité de principes de la part des maîtres ou des parents. Ainsi point d'accès de colère, de haine, de jalousie, de fureur, de vengeance, devant les jeunes gens ; devant eux, aucune action basse, honteuse, méprisable, aucune parole, aucune promesse que l'on ne puisse tenir, aucun serment que l'on doive fausser, aucun fait qui mette en évidence le parjure, la déloyauté, l'injustice, l'avarice, etc., etc.

Dans un âge comme celui de la jeunesse, que tous les efforts des maîtres et des parents tendent à maintenir à tout jamais ces belles qualités de l'âme et du cœur si naturelles et si pures à vingt ans ; nous voulons parler de la bienveillance, de la générosité, du dévouement, du penchant pour tout ce qui est bien, pour tout ce qui est beau ; de l'amour de la patrie, du courage, de la bravoure, du désintéressement, de toutes ces vertus, enfin, que le contact de la société, le désir du lucre et de la propriété, joints aux exigences et aux préjugés du monde, à l'orgueil, à la vanité, à l'ambition, changent quelquefois et si promptement en égoïsme, en dureté, en lâcheté, en hypocrisie, en duplicité, en friponnerie.

Sur les jeunes gens encore, étendez largement, libéralement les fruits de votre prudence, de votre sagesse, de votre expérience. Enseignez-leur le bien, rien que le bien! Point de voile, point de pudeur pour le crime; présentez-leur celui-ci avec ses traits, sa forme, son caractère, avec toute sa nudité enfin. Ne craignez rien; la vertu, les mœurs n'en peuvent être souillées. Pour les défauts de l'esprit, les bizarreries de caractère, qu'ils soient calmes et tolérants; qu'ils soient au contraire d'une sévérité exemplaire contre les vices et les défauts du cœur. Préparez-les de bonne heure aux caprices, à la fierté, à l'injustice, à la partialité des grands. Ne leur donnez pas non plus trop de confiance dans la reconnaissance des hommes; qu'ils n'aient, dans les serments, dans les promesses d'autrui qu'une foi limitée; que toujours ils s'en rapportent aux faits, aux actes, jamais aux paroles, surtout dans les affaires matérielles. Qu'ils aient alors un peu de cette qualité des âges, de cette vertu des vieillards qu'on appelle *méfiance*, et qui, bien souvent, est la sauve-garde du repos et du bonheur Sans cette qualité, en effet, on est souvent dupe ou sot, et c'est trop du double. Qu'ils soient toujours dupes dans les affaires morales. Une bonne action est un souvenir, un baume éternel pour le mal ressenti, pour le tort et la perte éprouvés, l'injustice essuyée. Ce même souvenir, ajouté au contentement de soi-même, donne de douces émotions, et celles-ci sont favorables au corps, propices à la santé. Dans les actes de la vie, qu'ils écoutent leur conscience, ce cri de l'âme et du cœur, ce juge inflexible et sévère qui console de tout, qui juge tout avec équité.

Chacun se conduisant d'après son caractère, son intelligence, sa manière de voir, de sentir, de juger, nous pourrions peut-être ne pas aller plus loin dans nos préceptes touchant l'éducation morale; nous n'en ferons rien, et nous continuons en disant : faites connaître aux jeunes élèves la fausseté des éloges, l'impudeur des panégyriques, et toutes ces sociétés en commandite où les actionnaires se louent et s'encensent mutuellement. Aujourd'hui, non seulement l'esprit, mais encore le génie, court les rues; nous n'avons plus de petits hommes; tous sont grands, vertueux, parfaits. Autrefois, en Égypte surtout, tout citoyen subissait un jugement après sa mort; sa conduite était examinée publiquement; s'il avait bien mérité de tous, on lui accordait des funérailles honorables; si, au contraire, des preuves irrécusables démontraient sa culpabilité en quelque chose, il était repoussé des honneurs de la sépulture, et jeté dans une fosse nommée *tartare*. Le Tartare n'existe plus, et c'est bien, car tous nos citoyens sont intègres, tous nos fils sont soumis et respectueux, tous nos pères sont tendres et dévoués; partout enfin, la douleur actuelle, les pleurs abondamment versées, effacent le mal passé. On a dit qu'il fallait être réservé sur le blâme, et on a ajouté : ne jetez pas de la boue sur la tombe d'un homme qui a été utile à ses contemporains. Mais, depuis quand la vérité est-elle de la *boue?* depuis quand les droits de cette même vérité ne sont-ils plus sacrés? Ne pas peindre l'homme ce qu'il fut, taire ses faiblesses, ses erreurs, ses défauts; parler de ses qualités seulement, ajouter à celles-ci quand elles ont été rares, n'est-ce pas faire un portrait incomplet? n'est-ce pas tromper le lecteur ou l'auditeur? En ne taisant rien des actes, des succès, des revers, des passions de ceux qui ont marqué dans leur carrière, n'est-ce pas enseigner ses semblables, les contemporains, et surtout la jeunesse?

Contre les défauts et les vices, comme la paresse, la dissipation, la dissimulation, la vanité, la gourmandise, le mensonge, l'hypocrisie, la bassesse, le vol, etc., que l'on rencontre quelquefois chez le jeune étudiant, il faut recourir à des moyens moraux, à une surveillance dévouée et soutenue. L'hygiène a peu de chose à faire contre ces penchants du jeune âge. Faisons observer cependant que la paresse peut tenir à une disposition organique vicieuse, acquise ou naturelle, et que la gymnastique peut alors être d'un précieux secours.

Vous, en qui la confiance des parents a remis le présent et l'avenir des enfants, doublez vos soins, multipliez vos veilles, exhortez toujours; ayez sans cesse présente à l'esprit cette grande et pesante vérité, que toujours on vous imputera les bonnes ou les mauvaises qualités de vos pupilles! Vous vous retrancherez vainement sous l'abri des dispositions innées; vous attribuerez vainement encore à cette même disposition le naturel rebelle de vos élèves, partout l'accusation sera la même. L'homme a tant de vanité, tant d'orgueil! Il se croit si parfait, qu'il ne peut croire à l'imperfection de ce qui le touche de près ou de loin. On ne soutiendra pas sans doute contre vous, avec Helvétius, que l'éducation seule fait l'homme ce qu'il est, non; on pensera avec Quintilien, Locke, Rousseau, que l'éducation développe les bonnes dispositions, qu'elle corrige les mauvaises; que les habitudes morales et physiques des jeunes gens dépendent des habitudes morales et physiques de ceux qui sont chargés de leur éducation, de leur instruction. On vous prouvera enfin que vos élèves ont un corps malsain et peu vigoureux, des passions vives et non réprimées par les devoirs imposés par la société, parce que vous avez fait choix d'une méthode mauvaise, vicieuse. Certes, dans tous ces reproches, dans cette logique accablante, mais spécieuse sur quelques points, il y aura bien quelque chose de vrai. Cependant, nous ne serons ni aussi sévère, ni aussi rigoureux, nous admettrons des organisations, très rares, heureusement! contre l'inflexibilité et la dureté desquelles la bonté, la bienveillance, ou la sévérité la plus rude et la plus tenace viennent échouer et se briser. Que faire alors? c'est ce que nous dirons en parlant du système pénitentiaire, car des organisations sem-

49.

blables enfantent les fautes graves, les crimes quelquefois !

La *crainte*, la *peur*, l'*effroi*, la *terreur*, doivent être inconnus des enfants. A cet effet, on surveille les personnes qui les entourent ; on défend les contes, les anecdotes absurdes et ridicules, auxquels des domestiques ignorants, des parents inconséquents ont souvent recours par distraction, ou pour paraître hardis et courageux. On défend également les menaces sottes et stupides avec lesquelles on obtient une soumission éphémère ou factice. Un enfant craintif, toujours effrayé, toujours tremblant, ne peut porter aux leçons qu'on lui donne l'attention et le calme nécessaires. Entouré de douceur, de bienveillance, il écoute, il entend et comprend ce qu'on lui enseigne. Rempli de candeur comme il est, il ne doit pas être trompé. Paraît-il inquiet, agité ? captez sa confiance, éclairez son esprit, mettez son intelligence à même de comprendre ce qui le préoccupe ; mais ne prononcez jamais devant lui les mots attachés aux sentiments dont il vient d'être question.

Sur quoi l'éducation intellectuelle doit-elle surtout être dirigée ? Sur ce que l'enfant, devenu homme, doit faire dans le cours de sa vie, disait Agésilas, roi de Sparte. Cette réponse peut encore être faite aujourd'hui. Ainsi, l'étude des langues anciennes, des auteurs grecs et latins, des grands moralistes, des philosophes, convient à celui qui se destine au barreau, à la médecine, à la jurisprudence, à la magistrature. La connaissance des lois, de l'histoire, de la géographie, doit être donnée au publiciste, à l'avocat, à l'économiste ; la peinture, la musique, la sculpture, le dessin, constituent les beaux-arts ; le latin, le grec, sont inutiles au marchand, au fabricant, au soldat, à l'artisan, à l'ouvrier ; les sciences physiques, mathématiques et naturelles doivent être celles de l'ingénieur, du géographe, du chimiste, du pharmacien ; le calcul, l'histoire, les langues vivantes, sont indispensables au négociant, au voyageur ; le jeune séminariste doit se livrer à la théologie, à la psychologie, etc. Nous ne pousserons pas plus loin nos citations ; nous en avons dit assez pour faire voir combien de temps perdu, combien de fatigues, d'ennuis, de chagrins inutiles, quand le commencement, la durée et la fin de l'éducation ne reposent pas sur un but, un point déterminé d'avance.

A quels moyens a-t-on recours pour attacher et accoutumer le jeune élève à ses devoirs ; de quels sentiments se sert-on pour stimuler son ardeur ; quelles sortes de récompenses, de punitions doit-on employer ? L'enfant, accoutumé de bonne heure à jouer, à courir, à se promener, à manger, à dormir, à recevoir les éléments de la première éducation, et cela à des instants fixés d'avance, et toujours ou presque toujours les mêmes, se livrera avec la plus grande facilité, une fois arrivé à l'âge des études fortes et sérieuses, aux habitudes de la maison où il sera placé. Si, comme cela arrive trop souvent, cette première habitude n'a pas été donnée, on la lui fera prendre à force de conseils, de douceur, de persuasion. On mettra à profit les sentiments d'imitation et de curiosité auxquels tous les enfants sont portés. On aura recours ensuite à cet autre sentiment, plus puissant, plus énergique que les précédents, qui n'est que de l'amour-propre chez les uns, de l'ambition chez les autres, et qu'on a appelé *émulation*. Avec ces trois sentiments, qui prennent si souvent la forme et les allures des passions, un maître habile, intelligent, adroit, doit faire de son pupille un sujet, sinon toujours rare et supérieur, du moins un élève distingué et remarquable. Enfin, comme moyens propres à entretenir le zèle, l'émulation et l'activité de l'étudiant, rien de meilleur que les récompenses et les encouragements publics et privés (les premiers valent mieux). Nous ne dirons pas la nature, le genre des uns et des autres ; ces moyens varient à l'infini, le goût, les penchants, les passions des sujets à récom-

penser doivent être pris en considération dans le choix à
faire, dans le succès à attendre.

Nous arrivons à la tâche la plus pénible, la plus difficile
du maître envers son élève, aux punitions méritées par
celui-ci, applicables par celui-là. Et d'abord faisons bien
comprendre la maxime que voici : partout et toujours
l'obéissance est un devoir, et un devoir sacré. Y manquer
est une faute qui mène au désordre, à la révolte. C'est,
quand on est jeune, compromettre sa carrière ou la briser
à son début ; quand on est plus âgé, c'est faire preuve
d'un mauvais esprit, d'un faux jugement ; c'est se croire
supérieur aux autres ; c'est oublier que personne n'est
exempt de subordination et d'obéissance ; qu'il n'y a jamais,
qu'il ne peut y avoir d'indépendance absolue ; que tous
nous avons des obligations, des devoirs à remplir ; et, nous
soumettre aux premières, obéir aux seconds, n'est pas l'expression ou le cachet de l'esclavage, mais le signe honorable de l'honnête homme, de l'homme libre. De l'homme
libre ! oui, sans doute ; car la liberté aussi a ses devoirs,
ses obligations. Les lois sont au-dessus d'elle ; manquer à
ces lois, les fouler aux pieds, c'est faire de l'anarchie,
c'est renverser les sociétés, tomber dans le chaos, dans
l'état brut et sauvage des peuples barbares.

Une punition ayant été encourue, les primes d'encouragement ou les récompenses accordées à chaque action réputée bonne, à chaque acte méritoire, à chaque progrès,
chaque succès, ayant été méconnues, repoussées ou mé-
prisées, on fera preuve de sagesse, de modération et de
prudence en graduant les peines avec soin et avec bienveillance ; en sévissant avec intelligence, sans caprices, sans
colère. Une première faute réprimandée dans le silence,
avec les paroles de l'amitié et du dévouement ; une seconde
faute reprochée au coupable devant ses camarades, ses supérieurs ou ses parents, se reproduisent rarement. Les
cas contraires se présentant, la punition doit être plus

directe, plus sévère; elle doit frapper le récidiviste dans
ses goûts, ses penchants, ses habitudes, ses passions.
Dans ces circonstances, point de menaces sans effets;
point de dureté, mais une sévérité proportionnée à la nature de la faute, au genre de délit. Quant aux peines corporelles, nous n'en admettons aucune; leurs effets d'ailleurs
sont nuls le plus ordinairement, et le plus ordinairement
aussi, elles irritent, exaspèrent, enfantent la haine, la
vengeance. De la douceur, de la modération dans l'application des peines, et surtout de la justice, de l'impartia-
lité pour tous. Qu'en médecine et en chirurgie la douleur
physique des opérations ait quelque chose, nous le concevons, et nous l'accordons au docteur Mojon et à quelques
autres; mais envers des jeunes gens encore attachés au
banc des écoles, et même envers des prisonniers pour
causes infamantes, la douleur morale ne saurait être remplacée avantageusement par aucune autre. Voir *Gaz. méd.*,
1843, p. 589, l'analyse d'un ouvrage du docteur Mojon,
ayant pour titre : *De l'utilité de la douleur physique et
morale.*

Jusqu'alors nous n'avons rien dit de l'éducation morale
et intellectuelle de la jeune fille. Cependant, destinée à
exercer une influence immense sur une société dont elle
fera un jour l'ornement et le bonheur, elle a droit, comme
les jeunes garçons, à la sollicitude, au dévouement que
nous venons de recommander pour celui qui doit être son
ami, son protecteur et son appui. Plus faible, plus sensible que le jeune homme, plus exposée, par sa nature, à
la souffrance et à la douleur, elle recevra des secours et
des conseils puisés dans le cœur de son institutrice. Ses
devoirs de jeune fille, ses obligations d'épouse et de mère,
lui seront enseignés avec prudence, avec sagesse, mais
avec vérité. On ne détruira chez elle, comme chez le jeune
garçon, que les illusions inutiles et dangereuses; on lui
apprendra ce qu'est la société, et non pas ce qu'elle de-

vrait être; on lui fera connaître les hommes tels qu'ils sont, et non pas tels qu'ils devraient être, ou tels qu'ils ne peuvent être. Pour cela, on défendra la lecture des romans, de ces ouvrages remplis de fictions, de peintures imaginaires, de mœurs divines ou surhumaines, de ces œuvres qui faussent tout à la fois l'esprit et le jugement, brisent le cœur et la vie quand l'un et l'autre sont en face de la réalité.

Les facultés intellectuelles demandent peu d'attention chez la jeune fille; la nature a été pour elle un habile et généreux maître! Pourvue d'un système nerveux plus parfait, plus impressionnable, les sensations, chez elle, sont plus promptes, plus vives, plus exquises. De là généralement cette supériorité de la femme, en tant qu'il s'agit d'imagination, d'esprit, de vivacité, de finesse, d'adresse, de conception, de répartie. Observez-la, elle voit avant de regarder, elle comprend avant d'entendre, elle devine au premier mot, elle juge à la première phrase. Sa faiblesse de caractère est compensée par la patience, la douceur, la condescendance et la résignation. Une volonté! elle n'en a pas; elle sait la changer en un désir qui séduit, en un caprice qui subjugue. Éprouve-t-elle de la résistance? Elle attend pour revenir plus tard, pour revenir sans cesse; elle plie, mais elle ne cède pas; elle règne, mais elle ne gouverne pas. Elle se dit esclave, mais elle fait de son maître, de son despote, ce qu'elle veut. Enfin elle laisse à l'orgueil masculin sa confiance, sa foi dans ce qu'il appelle son autorité, ses droits!

De tout ce que nous venons de dire, il résulte que la femme, en naissant, a reçu de la nature deux maîtres sûrs et dévoués: l'esprit et le cœur.

On nous accusera peut-être d'avoir beaucoup trop parlé de l'éducation, d'avoir fait plutôt un abrégé d'instruction pratique qu'un chapitre sur l'hygiène. Voici notre réponse: L'instruction est le flambeau de la société, le guide de l'humanité; avec elle, l'homme dirige ses penchants, réprime ses mœurs, corrige ses habitudes, maîtrise ses passions. Avec elle encore, les qualités du cœur se perfectionnent et augmentent, l'esprit s'épure, le jugement s'agrandit et s'élève; avec elle, enfin, la connaissance de soi-même et des autres s'établit et se fixe, la philosophie prend naissance; la bienveillance, la tolérance, la résignation l'accompagnent; et, sans être indifférents à tout ce qui se passe en nous et autour de nous, soit en bien, soit en mal, nous restons calmes au milieu des sensations qui menacent le monde, au milieu des passions qui le soulèvent, l'agitent et le brisent. Qui préserve ainsi notre moral? Qui nous fait connaître les hommes, ce qu'ils ont été, ce qu'ils sont, ce qu'ils seront longtemps encore? L'éducation et l'instruction. Avoir cette conviction, n'est-ce pas posséder l'art de conserver sa santé, de prolonger ses jours?

*b. Du travail intellectuel.* — Dans ce chapitre, nous allons nous occuper de l'influence du cerveau, d'abord sur lui-même, puis sur le reste de l'économie. Cette influence, comme on le prévoit facilement, sera différente suivant que l'organe de l'intelligence sera en repos ou en action, suivant que cette action sera *modérée* ou *excessive*. Le travail intellectuel sera *modéré* toutes les fois qu'il ne causera aucun malaise, aucune fatigue, aucun inconvénient fâcheux; il sera *excessif* dans tous les cas contraires. Quant au repos, à l'inaction du cerveau, cet état n'a pas besoin de définition, et on sait d'ailleurs qu'il n'est jamais complet.

*Effets du travail intellectuel modéré.* — Ils consistent en une plus grande abondance de sang vers le cerveau, en un dégagement de calorique plus considérable, surtout vers la tête; enfin en un perfectionnement dans les actes de l'intelligence, une aptitude plus grande à la création de la pensée, à l'accomplissement des opérations de l'esprit. En un mot, le cerveau se perfectionnant comme un

autre organe, comme un muscle, par exemple, par des
actes incessants, mais modérés et variables, plus on travaille modérément, plus on travaille facilement et longuement, et plus les facultés dont on est pourvu acquièrent
de la force et de la puissance. Ainsi le poëte, l'artiste, ont
une imagination d'autant plus facile et active qu'ils se livrent davantage au feu de la composition ; le comédien
a une mémoire qui s'étend en apprenant de nouveaux
rôles, etc.

*Effets du travail intellectuel modéré sur l'organisme.*
— Dire que les savants, les philosophes, les grands penseurs sont débiles de corps et forts d'esprit, c'est répéter
une vérité de tous les temps ; c'est rappeler encore à la
mémoire du lecteur cette observation des physiologistes :
que, pendant le travail du cerveau, le travail de la digestion,
des sécrétions, des excrétions, des muscles, etc., languissent ou s'exécutent mal. Ce fait explique la faiblesse musculaire, la fréquence des maux d'estomac, des constipations,
des affections des voies urinaires, la dilatation et le flux
des vaisseaux hémorrhoïdaux, etc., chez les gens de cabinet.

*Effets du travail intellectuel excessif sur l'organisme.*
Ces effets sont ceux de la congestion et de l'irritation, c'est-
à-dire un embarras de la langue, un engourdissement des
membres, une tendance au repos, puis tous les symptômes
de l'apoplexie et du ramollissement du cerveau. Si les phénomènes de l'irritation prédominent, ce qui arrive quelquefois, surtout chez les sujets nerveux et impressionnables,
on voit apparaître, comme dans les travaux excessifs du
corps, tous les symptômes de la courbature.

*Effets du travail intellectuel excessif sur le cerveau.* —
Le travail intellectuel excessif donne lieu à la *congestion*
d'abord, à l'*irritation* ensuite. Comme effets de la congestion, nous signalerons la lourdeur et l'embarras de la
tête, puis, si le travail n'est pas interrompu, une cépha-

lalgie plus ou moins intense se déclare. Alors la face est rouge, les yeux sont injectés, le sommeil devient nécessaire ou impossible, l'intelligence est nulle. Le sujet est-il nerveux, sec, maigre ? Il n'éprouve que les phénomènes de l'irritation; il ne ressent que du malaise ou de la douleur. Est-il pléthorique; sort-il d'un repas copieux; le lieu où il travaille est-il chaud ? La tête est plus lourde que douloureuse; il y a de la somnolence, de l'engourdissement, de la rougeur dans les yeux, du gonflement dans le visage, dans les veines du cou et de la face, de la difficulté dans la parole, etc.

De ces deux états, la *congestion* et l'*irritation*, à la maladie, il n'y a qu'un pas : aussi n'est-il pas rare de voir survenir, après des travaux excessifs de cabinet, des inflammations profondes du cerveau ou de ses enveloppes, et la perte successive des facultés intellectuelles. Enfin, c'est encore sous l'influence de la même cause, et surtout sous celle de la tension continuelle de l'esprit sur les mêmes objets, qu'on voit souvent se déclarer l'hypochondrie, la mélancolie, le fanatisme, l'enthousiasme immodéré, l'extase, et toutes les monomanies diverses qui sont décrites dans les traités *ex professo* sur les maladies mentales.

*Effets du repos ou de l'inaction du travail intellectuel.* — L'intelligence n'est jamais dans un repos absolu. Celui-là même qui a le moins d'esprit en a encore assez pour avoir quelques idées, quelques pensées : seulement, ces idées, ces pensées ont peu de portée, peu d'applications grandes et utiles. Et, par la raison inverse que les esprits forts sont renfermés dans des corps grêles et chétifs, les pauvres d'esprit et les imbéciles ont souvent une force musculaire très prononcée. Le corps, ici, et tous ses avantages matériels acquièrent une grande vigueur; l'intelligence, au contraire, languit et s'abrutit peu à peu. Maintenant, vaut-il mieux avoir peu, beaucoup ou point d'in-

50

telligence ? L'homme d'esprit, l'homme médiocre et l'homme stupide ont-ils une égale répartition dans les jouissances de ce monde? Toutes ces questions peuvent être résolues par cette proposition: le bonheur étant un mot dont la valeur est exprimée par le caractère, tous les hommes sont également heureux au point de vue de leur intelligence ; ainsi l'homme d'esprit crée son bonheur, l'homme médiocre se contente de celui qu'on lui fait, et l'homme stupide trouve le sien dans la satisfaction de ses sens.

*Hygiène relative au travail intellectuel.* — Le travail intellectuel étant une fonction cérébrale, et toute fonction devant être exercée librement, facilement, sans contrainte, pour que le bien-être organique appelé *santé* ne soit troublé en aucune façon, il faut de toute nécessité que ce travail soit réglé, modéré, proportionné à l'étendue des capacités intellectives, si l'on veut qu'il devienne utile, qu'il soit salutaire. C'est ce qui arrive, en effet, toutes les fois que l'homme de cabinet sait observer le temps et les heures du jour où le travail lui est facile et léger. Ce temps et ces heures varient beaucoup. Celui-ci préfère le matin, celui-là aime mieux la soirée, un troisième prend une partie de la nuit ; toutefois, le travail du matin est préféré. A cette époque du jour, le corps et l'esprit, retrempés dans un sommeil réparateur, donnent de nouvelles forces au cerveau. A ce moment encore l'estomac n'a plus rien à digérer.

Le silence, l'isolement, sont encore nécessaires à l'étude et à la méditation. De là le choix de la campagne, de la solitude par quelques uns. D'autres au contraire, mais ce sont les moins nombreux, préfèrent le bruit et le mouvement. Nous pourrions citer des exemples de ce genre parmi les avocats, les médecins, les artistes; enfin il est des intelligences qui ne se mettent en action qu'au milieu d'une douce et lente promenade faite dans les bois, les vallées, les prairies.

Le travail intellectuel, souvent répété, modérément exercé, amène, avons-nous dit, dans l'intelligence, plus d'étendue, de perfectionnement. Des règles, des méthodes sont donc nécessaires à son application ; nous avons fait connaître les unes et les autres en parlant de l'éducation morale.

C. *Professions.* — Dieu, a dit Turgot, en donnant à l'homme des besoins, en lui rendant nécessaire la ressource du travail, a fait de celui-ci la propriété de tout homme, et cette propriété est la première, la plus sacrée, la plus imprescriptible de toutes. Travailler, ajouterons-nous, est le sort, la destinée de chacun, la source de toutes les créations, de tous les moyens d'existence. En travaillant pour ses besoins, l'homme tend au perfectionnement universel; par ses veilles, par ses méditations, il arrive à l'inspiration, il recule les bornes de la science, il élève de grands monuments, découvre de nouvelles puissances pour l'industrie, de nouveaux chefs-d'œuvre dans les arts, de nouvelles gloires dans les lettres. Enfin celui qui travaille trouve la consolation, le bonheur, le contentement de soi-même, la considération d'autrui ; il est utile à tous ; il est un de ces anneaux modestes ou brillants qui réunissent et enchaînent les uns aux autres tous les membres de la grande famille. C'est dans une occupation douce et agréable que le vieillard achève une vie honorablement remplie ; c'est dans un travail actif et proportionné à ses forces physiques et intellectuelles que l'adulte oublie ses mauvais penchants, ses vices dangereux ; enfin, c'est dans son ardeur pour l'étude, dans son application, que le jeune élève se prépare à être bon et juste, à être homme de talent et de mérite.

Les professions sont nombreuses et variées ; les sciences, les lettres, les arts, l'industrie, le commerce, les métiers, sont autant de conditions propres à l'homme vivant en société. Parmi ces professions, les unes sont élevées, les

autres moyennes, enfin il y en a de communes, d'infimes.
Cependant toutes s'enchaînent, toutes ont besoin les unes
des autres, toutes par conséquent sont honorables et respectables. Celui qui les exerce est seul méprisable, quand,
par sa conduite privée, par ses relations, ses rapports avec
ses semblables, il manque aux lois de la morale et de l'é-
quité. La distinction des professions n'a rien d'offensant,
rien de blessant, fondée qu'elle est sur des qualités, des
caractères que chacun peut recevoir de la nature et de
soi-même ; nous voulons parler des facultés intellectuelles,
de l'éducation, de l'instruction. Ainsi, qu'un homme du
peuple, un artisan, un citoyen quelconque, se sente de
l'intelligence au cerveau, de la force au cœur, de la vigueur au corps ; qu'il prétende, avec ces qualités, se distinguer dans le monde, s'élever au premier rang par le
droit de la capacité, de la volonté, de l'énergie, rien ne
s'y oppose ; mais il faut qu'il réussisse, car, avec un caractère de cette trempe, il devra beaucoup souffrir s'il
échoue, et il y en a tant qui échouent !

*Choix des professions.* — Le choix des professions est
une affaire importante : malheureusement cette vérité n'est
pas comprise par tous. On a *pris* un état, mais on ne l'a
pas *choisi.* Ici, encore, on a agi trop tôt, sans jugement,
sans vocation ; l'imitation, l'obéissance ou l'indifférence,
ont été les seuls guides. Une fois avancé, on continue sans
énergie, sans plaisir ; heureux quand il n'y a pas aversion
ou dégoût ; de là les insuccès, la ruine, l'inconduite, le
désordre. Combien d'hommes seraient plus heureux s'ils
étaient, comme on le dit, placés dans leur sphère d'intelligence et d'aptitude ! combien d'autres regrettent amère-
ment d'avoir suivi trop tôt des conseils dictés par une voix
peu amie, mal éclairée ou imprudente ! Vous qui vous
croyez appelés aux professions dites *libérales,* consultez vos
forces avant de vous lancer dans l'arène, car la foule est
pressée, la capacité est grande chez quelques uns, le génie

est fécond chez quelques autres. Pour être remarqué dans cette lice de sujets rares et habiles, avez-vous pesé votre courage ; êtes-vous sûr de votre patience, de votre ténacité ; votre cœur est-il préparé à l'injustice, à la partialité ; avez-vous des amis dévoués, des protecteurs puissants ?... vous aurez du talent, du mérite, du savoir ! soit... mais cela ne suffira pas toujours... Vous dont les goûts sont plus modestes, dont l'ambition est moins élevée, qui préférez et estimez la position de vos pères, qui resterez dans les classes moyennes, ou qui compterez parmi les artisans, avez-vous calculé vos forces physiques et vos forces intellectuelles ; les unes et les autres pourront-elles seconder vos désirs, accomplir vos vœux, suffire à vos besoins ? Votre constitution, votre santé, ne souffriront-elles pas de tel genre de travail ; ne se marieraient-elles pas mieux à un autre ? saurez-vous enfin vous contenter de peu, supporter quelques privations ? un émule plus heureux n'excitera-t-il pas votre jalousie ; oublierez-vous que chaque état, chaque condition a ses joies et ses chagrins, ses succès et ses revers ; que le bonheur est partout quand on a dans son caractère la sagesse, la raison voulues pour se trouver toujours aussi heureux, jamais plus malheureux qu'un autre ?

Nous ne terminerons pas ce que nous avions à dire des professions, sans faire remarquer ce qu'il y a de fâcheux, de ridicule, dans le choix de certaines professions par quelques hommes ; nous voulons parler de ces jeunes gens de province qui viennent envahir les magasins des grandes villes pour y mesurer et y vendre de la toile, du calicot, des linons, des dentelles, des cachemires, des châles, des écharpes, des chapeaux, des ombrelles, etc. Quoi, des individus forts et vigoureux viennent prendre la place de malheureuses femmes qui déjà reçoivent, dans tous leurs travaux, un salaire insuffisant à leurs besoins ! quoi, ils ne voient pas que celles-ci ont toutes les qualités physiques

50.

et intellectuelles voulues pour être d'excellentes marchandes à la toilette, de bonnes couturières, d'habiles lingères ! Ils ne sentent pas que pour la profession de *chemisier*, de *fleuriste*, de *marchand de tulle*, de *fabricant de corsets*, pour toutes celles, en un mot, où les forces musculaires sont peu utiles, où l'intelligence, l'adresse, la délicatesse suffisent, la femme est supérieure à l'homme ! La place de celui-ci ne serait-elle pas plus digne, plus honorable, si on le voyait au village, à la ferme, dans une fabrique, une manufacture, etc., occuper des facultés physiques et intellectuelles qui s'atrophient, s'anéantissent dans des occupations aussi peu actives et aussi efféminées ? Vous qui vous étonnez des désordres honteux, des misères profondes, des privations, des douleurs dans lesquels vivent, croupissent et meurent tant de jeunes filles, tant de mères de famille, entrez dans les riches magasins de nouveautés ; là, votre étonnement cessera, en grande partie, du moins.

*Division des professions*. — Nous divisons les professions en *intellectuelles* ou *libérales*, en *intellectuelles* et *manuelles*, et en *professions purement manuelles*. Les premières comprennent les sciences et les lettres ; les secondes, les arts, l'industrie, le commerce ; les troisièmes, les métiers, c'est-à-dire toutes les conditions dans lesquelles les puissances physiques sont seulement ou presque uniquement mises en jeu. Les individus livrés aux exercices imposés par les travaux du corps ont d'ordinaire des sensations peu actives, une intelligence peu développée. Comparables à des machines montées régulièrement, et régulièrement mises en action, exécutant chaque jour, aux mêmes heures, dans un même temps donné, un travail pareil à celui de la veille et à celui du lendemain, obéissant à la routine, aux ordres d'un chef ou d'un supérieur plus habile, plus instruit, les artisans ont une imagination qui ne va pas au-delà des moyens de satisfaire aux besoins physiques ou matériels. Chez eux, la force du corps l'emporte sur celle de l'âme, ce qui explique la rareté des maladies mentales, la fréquence des maladies purement physiques, c'est-à-dire de toutes les affections dues aux fatigues musculaires, aux imprudences, aux excès, aux mauvaises habitudes, ou bien aux inconvénients, aux dangers mêmes de la profession exercée. Dans les professions plus élevées, où la force intellectuelle l'emporte généralement sur la force matérielle, on trouve tout à la fois et les maladies du système nerveux et les maladies des autres appareils de l'économie, suivant que le cerveau seul, ou cet organe et d'autres sont plus ou moins exercés avec excès ou avec modération.

*Maladies attachées aux professions.* — Chaque profession a des maladies qui lui sont propres ou particulières; ce fait est admis, incontestable. Ainsi, les hommes qui se livrent aux sciences, aux lettres, aux arts, sont petits, chétifs et pâles; leurs digestions sont habituellement difficiles, lentes ou pénibles. La vie sédentaire qu'ils mènent ralentit et affaiblit les mouvements musculaires, la circulation générale et la respiration; de là des constipations opiniâtres, des flatuosités, des engorgements abdominaux, des hémorrhoïdes, des aberrations dans les sécrétions, des maladies des voies urinaires, des calculs vésicaux, des irritations bronchiques, des expectorations abondantes, des inflammations pulmonaires, etc. La tension continuelle et excessive du cerveau donne lieu à des chaleurs de tête, à des céphalalgies, à des palpitations. Puis enfin, quand l'intelligence ne répond plus au besoin du travail entrepris, à des désirs passionnés, quelquefois ambitieux, on voit survenir la morosité, la tristesse, la défiance, la timidité, l'abattement, tout ce qui constitue, en un mot, le cortége douloureux et effrayant des maladies nerveuses. Peu à peu les fonctions intellectuelles et procréatrices s'affaissent, l'hypochondrie, la mélancolie, la manie se déclarent, et celui qui naguère comptait parmi les plus distingués et les

plus illustres, tombe au niveau des hommes nuls ou ordinaires, ou disparaît au milieu des fous et des insensés.

Les causes défavorables à l'entretien de la santé de l'a-
vocat, du médecin, ne sont pas moins nombreuses. Le
premier est exposé à toutes les maladies des organes de la
respiration et de la circulation. La fréquence de la parole,
les intonations différentes de la voix, les efforts de celle-
ci, engendrent quelquefois une toux plus ou moins violente et persistante, qui doit faire craindre la phthisie laryngée, la formation de tubercules dans les voies
aériennes.

Le médecin, dès le début et dans le courant de sa profession, est constamment exposé aux miasmes putrides et
fétides des amphithéâtres, des hôpitaux et des prisons, à
l'action des maladies épidémiques, contagieuses et pestilentielles. Pour le médecin encore, la vie est une vie de
labeur, de dévouement et d'abnégation. Point de fêtes,
point de repos. Les jours, les nuits, il les doit, il les donne
à ses malades. Soulager la misère, faire le bien en silence,
méditer sur les causes des maux physiques et moraux
qui dévorent la société, faire tous ses efforts pour atténuer
les uns, diminuer les autres, telle est sa noble et honorable mission. Le succès couronnant ses efforts, récom-
pensant ses veilles, ses études, à lui l'appartement modeste, le cabinet sévère et grave, le salon décent où se rend
chaque jour la foule souffreteuse et maladive. A l'avocat,
au contraire, l'appartement somptueux, le cabinet élégant,
le salon splendide, orné des tableaux des plus grands
maîtres, envahi par la foule brillante et dorée, harmonisé
par les voix les plus enchanteresses et les plus célèbres.
A ce dernier encore le droit de passionner tout un auditoire,
d'émouvoir toute une nation, d'emprunter les ailes de
la publicité pour porter au loin son nom, ses titres et sa
réputation.

L'industrie, qui donne à notre époque un cachet propre,

spécial, et en même temps si ardent, si *positif*, éloigne l'homme de ses habitudes naturelles, le détourne très souvent du chemin ouvert devant lui; l'industrie, disons-nous, amène après elle des maux qu'il nous faut signaler.

Les maladies attachées à la vie du négociant, de l'industriel, du marchand, du fabricant, sont tellement nombreuses et variées, qu'il serait plus facile de dresser ici une table nosologique complète que de les énumérer. En effet, quand au désir naturel et honorable de suffire à ses besoins personnels, à ceux de sa famille, se joignent le désir fiévreux des grandes richesses, l'amour du lucre, l'ambition des titres et des honneurs, le faste et l'ostentation, l'avarice ou la prodigalité, l'envie, la déloyauté, en un mot, toutes les passions honnêtes ou honteuses qui peuvent s'échapper du cœur humain, on doit s'attendre à voir tout à la fois ou séparément, et des maladies propres aux sensations, et des maladies particulières aux organes. Ces dernières seront le partage de ceux qui auront vu leurs efforts couronnés de succès; les autres atteindront ceux qui n'auront pas réussi au gré de leurs vœux ou de leurs calculs.

Le physicien, le chimiste, le pharmacien, l'orfèvre, le bijoutier, le graveur, ont à redouter l'action délétère des acides qu'ils manient, des gaz qu'ils préparent, des métaux qu'ils volatilisent, des compositions qu'ils fabriquent, les accidents occasionnés par la rupture d'un instrument, les réactions d'une opération, etc., etc.

Quant aux maladies des artisans, maladies généralement moins réfractaires aux lois hygiéniques, nous les résumerons de la manière suivante : aux travailleurs en plein air, toutes les affections dépendantes des variations extrêmes de température, telles que les inflammations, les catarrhes, les rhumatismes, les affections bilieuses, les fièvres, etc. — Aux occupations qui nécessitent beaucoup d'efforts musculaires, comme celles des commissionnaires, des forts de la halle: les hémorrhagies, les hernies, les inflam-

mations de la poitrine, de l'abdomen. — Aux métiers sédentaires et exercés dans des endroits bas, humides, mal
éclairés, mal aérés, mal chauffés, comme ceux des portiers,
des tailleurs, des tisserands, des fabricants de drap, des
tisseurs et fileurs de coton, des batteurs de peaux et de
tapis, des cordonniers, du sellier, du bourrelier, du van-
nier, des couturières: les tumeurs scrofuleuses, les ophthalmies chroniques, le rachitisme, le carreau, les tumeurs
blanches, l'œdème des extrémités abdominales, les ulcères
variqueux, les maladies de poitrine et des gros vaisseaux,
l'atonie générale, la pâleur et l'étiolement des tissus, etc.
Le chaufournier, le tuilier, le forgeron, le verrier, le ser-
rurier, le cuisinier, le pâtissier, le distillateur, exposés à
l'ardeur du feu, en proie à un état fébrile continuel, sont
bientôt hâves et exténués; leurs yeux rougissent et s'é-
raillent; leur poitrine s'irrite et s'enflamme.

Le boulanger, l'amidonnier, le plâtrier, le pileur, le menuisier, le tailleur de pierre, le charbonnier, le ramoneur,
le brossier, le rémouleur, sans cesse entourés d'une atmosphère chargée de corpuscules fins et légers qui pénètrent dans l'intérieur des organes pulmonaires et s'attachent
à la surface de la peau, sont bientôt atteints par les maladies propres aux fonctions respiratoires et cutanées incom-
plétement exécutées; nous voulons parler de la dyspnée,
de l'asthme, de la phthisie tuberculeuse, de la dégénéres-
cence des poumons, des rhumatismes, etc. Les bouchers,
absorbant continuellement par la peau et par les poumons
un air saturé de molécules animales, acquièrent bientôt un
teint fleuri, un embonpoint considérable, une constitution
athlétique qui les exposent aux congestions, aux maladies
aiguës. De plus, ils contractent souvent, pendant les chaleurs d'été et dans les tueries, des maladies contagieuses
ou pestilentielles provenant des animaux qu'ils abattent,
des viandes qu'ils touchent et débitent. Le mégissier, le
tanneur, se trouvent dans les mêmes cas. Le carrier, le

mineur courent les chances d'un éboulement, des asphyxies, des explosions. Leur figure est pâle, leur peau est bouffie, leur corps est courbé, leurs membres sont rhumatisés. Enfin ils ne sont point exempts d'hémoptysie, d'ulcérations des voies aériennes, de tubercules. Ajoutons encore, avec les docteurs Villermé et Ducpétiaux, que le travail des mines basses et étroites nuit au développement de la taille des ouvriers, que les enfants restent plus petits, plus courts que ceux du même âge livrés à d'autres professions. Les jambes de ces petits malheureux sont fréquemment arquées, leur tronc offre des proportions irrégulières, des courbures vicieuses de la colonne vertébrale et des déformations de la poitrine. Chez eux encore la puberté est retardée, l'enfance est prolongée, la virilité raccourcie, la vieillesse prématurée (elle commence souvent à quarante ans), la vie très courte. Suivant les mêmes économistes, les mineurs adultes sont généralement maigres et de chétive apparence en raison des violents efforts musculaires sans cesse répétés, en raison aussi de la transpiration abondante entretenue par la température élevée des mines un peu profondes. Le maçon, le couvreur, le charpentier, tant par leur imprudence que par le genre de leurs travaux, sont exposés aux chutes, aux fractures, aux contusions, aux luxations, aux meurtrissures, etc.

Les ouvriers et ouvrières occupés du peignage, du pilage, du filage et du tissage du chanvre, sont exposés à des maladies, à des accidents qui ont été l'objet d'observations et de recherches particulières de la part des docteurs Villermé et Toulmouche, et qui peuvent se résumer en ce qui suit : piqûres et déchirures des doigts et des mains, maladies de poitrine, suppression brusque de la sueur des pieds, sécheresse de la bouche et du gosier, engorgements et rougeurs des paupières avec ou sans érosion, gonflement et rougeur des pieds par suite de leur contact permanent avec les paquets de chanvre, inflammation éro-

sive de l'épithélium et des papilles de la langue, inflammation érythémateuse de la muqueuse buccale, etc.

Dans les professions où l'on se tient debout ou courbé,
comme celles du fantassin, du laboureur, de l'imprimeur,
du compositeur, du menuisier, du jardinier, du bûcheron,
du charron, du terrassier, on rencontre le gonflement,
l'infiltration des membres thoraciques, les ulcères des
jambes, les varices, les affections rhumatismales, etc.

Les doreurs sur métaux, les étameurs de glace, les
broyeurs de couleurs, les peintres en bâtiment ou sur papier, les fabricants de céruse, les fondeurs en caractères
d'imprimerie, les potiers de terre, les faïenciers, les chau-
dronniers, qui manient le mercure, le plomb, le régule
d'antimoine, le cuivre, éprouvent presque tous, et plus
ou moins souvent, des inflammations intestinales ou *coli-*
*ques* qui nécessitent l'interruption ou la cessation complète du travail.

L'ouvrier en soie, le filateur de laine ou de coton, le
matelassier, le fabricant de plumeaux, sont exposés aux
mêmes maladies que le boulanger, le plâtrier, le menuisier, etc., en raison des fibrilles nombreuses qui se détachent des substances mises en œuvre, se répandent dans
les ateliers et vont tapisser la surface des voies aériennes.

Les courriers, les soldats de cavalerie, les frotteurs, les
hommes des ports, les débardeurs, les déchireurs de bateaux, portent souvent des hernies, des engorgements inguinaux, des varices aux membres inférieurs, etc.

Le charretier, le palefrenier, sont exposés aux contusions, à la morve; le scorbut est la maladie du marin, du
navigateur; la gale, la syphilis, les affections dartreuses, se
rencontrent chez la fille publique, chez l'homme sale et
crapuleux. Les blanchisseuses, forcées de mettre alternativement les mains et les bras dans de l'eau froide et dans
de l'eau chaude, s'enrhument facilement ; elles ont de plus
des angines, des coliques, des suppressions menstruelles

fréquentes. Enfin les rhumatismes sont les maladies de leur vieillesse. Les cureurs d'égout, les vidangeurs, ont des ophthalmies particulières et rebelles, des hémorrhoïdes cancéreuses, des dysenteries, des ulcères rongeants, etc. Des douleurs rhumatismales, des syncopes, des vertiges, des asphyxies mortelles, viennent souvent saisir les mêmes ouvriers au début ou au milieu de leurs travaux. Les plongeurs peuvent être asphyxiés. Les chapeliers, les boyaudiers, les fondeurs de suif, les fabricants de chandelles, sont sujets à des angines, à des toux sèches et persistantes, à des diarrhées, des coliques, etc. Les balayeurs des rues sont exposés aux rhumes, aux catarrhes, aux rhumatismes. Nous n'irons pas plus loin dans l'énumération des professions et des maladies qui en sont la conséquence ; nous en avons dit assez pour mettre le lecteur à même de suppléer aux omissions que nous avons faites, et qu'il était difficile de ne pas faire. Voyons maintenant les préceptes hygiéniques nécessaires à chaque condition sociale.

*Hygiène relative aux professions.* — Rappeler ici tout ce que nous avons dit des influences fâcheuses du froid et de l'humidité, de l'action délétère des changements brusques de température et de refroidissements subits ; du rôle que jouent les climats, les saisons, le calorique, la lumière, l'électricité, les habitations, les émanations, les aliments, les vêtements, les exercices, le repos, le sommeil, les habitudes, les passions, sur l'économie considérée d'une manière générale, ce serait, d'une part, considérer le lecteur comme incapable de trouver dans tout ce qui précède les règles hygiéniques propres à chaque profession ; de l'autre part, ce serait juger notre travail indigne de son titre, et bien loin de son but. Nous ne pouvons avoir ni cette désobligeante intention envers autrui, ni cette dure sévérité envers nous-même. Aussi, convaincu de la perspicacité du lecteur, nous bornerons-nous à renfermer sous trois chefs principaux les règles hygiéniques relatives aux pro-

fessions , et à renvoyer, pour plus amples détails, aux ouvrages de Ramazzini , Patissier , Villermé , Chevalier,
Knight, Hodgkin , Holland , etc., etc., relatifs aux arts et
métiers insalubres.

1° Aux *professions intellectuelles :* modération dans le
travail — exercice après chaque repas — peu de veilles
prolongées — tenir compte des puissances intellectuelles—
aliments faciles à digérer — point ou peu d'excitants —
chaleur peu élevée dans l'appartement — siége peu
moelleux — surveillance active des fonctions digestives,
des exhalations , des sécrétions , des excrétions—du calme
dans les passions — de l'émulation , mais pas d'ambition
— volonté ferme pour atteindre le but , mais rien que de
la volonté — résignation dans l'insuccès — borner ses désirs, ce qui est toujours facile quand on n'oublie pas le
point de départ — se contenter de peu , afin d'en avoir
toujours assez.

2° *Professions manuelles.* — A celles qui s'exercent en
plein air, au soleil , à l'injure du temps et des saisons : des
abris convenables contre les rayons solaires — des habits
chauds en hiver — des vêtements légers en été — une
nourriture toujours en rapport avec les forces perdues ,
avec les dépenses faites chaque jour — changements fréquents de toutes les pièces d'habillement, quand celles-ci
ont été salies, mouillées ou chargées de principes miasmatiques — éviter les changements brusques de températu-
ture , les effluves miasmatiques, les courants d'air — rappeler les transpirations supprimées à l'aide de boissons
chaudes et légèrement excitantes — étancher la soif, pendant les heures de travail, avec des liquides légèrement
alcoolisés — pratiquer la tempérance et la continence , afin
de ne pas ajouter, par des excès, à l'épuisement journalier
des forces musculaires — régler les heures du travail, des
repas et du repos—travailler selon ses forces, et non selon
son courage — n'avoir qu'une ambition , celle d'arriver à

une honnête aisance; qu'un désir, celui d'élever sa famille et de suffire à ses besoins matériels.

A tout ce qui précède, ajoutons, pour les *professions exercées dans des lieux étroits et confinés :* des aérations fréquentes et suffisantes, l'usage des composés chimiques appelés absorbants, neutralisants, désinfectants, dans les cas où des émanations animales ou autres auraient lieu. — L'agrandissement des ateliers trop étroits, c'est-à-dire donner à ceux-ci un espace suffisant pour que 24 mètres cubes d'air soient répartis entre chaque ouvrier. — Renouveler cet air à l'aide de ventilateurs convenablement établis. Celui de M. Pouyer, dit *ventilateur à force centrifuge*, déplaçant 40 à 50 mètres cubes d'air par minute, convient essentiellement aux filatures, aux manufactures et à tous les grands ateliers.

Déjà, page 142, nous avons indiqué la quantité d'air nécessaire à chaque malade couché dans une salle d'hôpital; nous sommes heureux d'avoir été au-delà du besoin absolu. Mais nous serions injuste et coupable envers un honorable confrère, le docteur Poumet, si, à l'occasion des ateliers, des manufactures, des filatures, etc., nous ne signalions pas à l'attention du lecteur, un mémoire publié par ce praticien pendant cette année, 1844. Dans ce mémoire, couronné par la *Société des Annales d'hygiène publique et de médecine légale*, ayant pour titre : *De la ventilation dans les hôpitaux*, les travaux et les expériences de Grégory, Goodwin, Abernethy, Lavoisier, Seguin, Menzies, Dawy, Borelli, Cuvier, Jurine, Meckel, Chaptal, Fontana, Haller, Thomson, Richerand ; ceux des professeurs Adelon, Magendie, Dumas, Andral, Gavarret, etc., etc., sur la respiration, sont savamment examinés et judicieusement appréciés.

Entre autres questions résolues, le lecteur verra qu'il faut, pour la respiration et par heure, à un homme adulte, 1 mètre cube, et à une femme, également adulte, 0 mètre 566 litres d'air atmosphérique à 16 degrés ; 2° que chaque homme malade expire par heure, 0 mètre 22 lit. d'acide carbonique à 16 degrés; que la femme n'en rend que 0 m. c. 0, 12 lit. 1|2, etc.

*Aux professions exercées dans une atmosphère chaude et brûlante*, il faut: des ventilateurs amenant, en quantité suffisante, un air frais et pur, — des boissons tempérantes, alternées avec des boissons un peu alcooliques — *aux professions exercées près des pays marécageux, dans des lieux bas, froids et humides :* des vêtements de laine, — une nourriture fortifiante; — *aux professions dans lesquels l'ouvrier est entouré de corps pulvérulents, de corpuscules fins et déliés, de nature végétale, animale ou minérale; de vapeurs mercurielles, saturnines ou cuivreuses :* des tissus légers, à mailles très rapprochées devant la bouche, le nez, les yeux et les oreilles — l'usage des gants, afin qu'en sortant l'ouvrier ne prenne pas ses aliments avec ses mains chargées de particules métalliques, dont peut-être il n'a pas toujours la précaution de se débarrasser par le lavage — se laver les mains dans de l'eau sulfureuse, afin de former un sulfure de plomb qu'un lavage à la brosse dans l'eau ordinaire enlèverait aussitôt — se couvrir, avant d'entrer dans les ateliers, de blouses et de pantalons imperméables, convenablement serrés au niveau de leurs ouvertures, afin de s'opposer aux particules salines — imposer des amendes dans les cas d'infraction à ces préceptes hygiéniques (Legroux); des courants d'air convenablement disposés; enfin une grande propreté de la peau, des mains et de la face. M. Ruolz, connu déjà par d'ingénieuses et utiles recherches industrielles, a proposé dernièrement (*Académie des sciences*, séance du 13 novembre 1843) l'oxide d'antimoine pour remplacer la céruse dans la peinture à l'huile, afin de soustraire à tout jamais les ouvriers à la maladie douloureuse et souvent mortelle, appelée *colique de plomb*. Il est à désirer que le temps et l'expérience viennent promptement se prononcer en faveur des présomptions et des probabilités établies par l'auteur.

A l'*art du plongeur*, le docteur Payer propose sa *cloche* dans laquelle on introduit des substances capables, l'une d'absorber l'acide carbonique à mesure qu'il est produit par la respiration et la combustion, l'autre de dégager l'oxigène indispensable pour l'entretien de la vie. Ces substances sont la *potasse*, qui absorbe presque la moitié de son poids d'acide carbonique, le *chlorate de potasse*, qui à une température peu élevée dégage 3,915 parties d'oxigène pour 1000 ; — *aux professions nécessitant de grandes forces musculaires :* des ceintures de corps, des suspensoirs, des bandages devant les interstices musculaires ; — *aux professions qui ont lieu dans l'humidité, dans l'eau même, sur le bord des rivières :* des bottes ou des chaussures imperméables, — des ceintures de flanelle, — des aliments et des boissons toniques ; — *aux professions où les ouvriers se tiennent constamment debout :* des bas lacés, des ceintures de corps, des suspensoirs, des brayers ; — *aux ouvriers qui cassent des pierres, qui travaillent des corps brillants, ou à la lumière artificielle :* des conserves, des lunettes enveloppées de taffetas vert.

3° *Professions tout à la fois intellectuelles et manuelles:* l'hygiène de cette troisième classe de professions se trouve suffisamment indiquée dans les deux chefs précédents.

# CHAPITRE VII.

## SYSTÈME PÉNITENTIAIRE.

Depuis quelque temps (1840), on s'occupe activement en France de la réforme des prisons ; la marche ascendante du crime en a fait une triste et douloureuse obligation. Des différents projets de loi proposés, nous ne nous occu-

51.

perons ici que de la partie médicale, c'est-à-dire des intérêts hygiéniques des condamnés.

Au système de Philadelphie ou pensylvanien, système
dans lequel le condamné est perpétuellement placé en face de
lui-même et de son crime, sans qu'aucun bruit du dehors
vienne jamais le distraire, système qui fait de chaque
cellule une tombe anticipée où l'intelligence du prisonnier
s'éteint bientôt, lorsque son corps ne s'y anéantit pas ; à celui
d'Auburn qui ne comporte la séquestration du prisonnier
que pendant la nuit, et le silence absolu durant les heures
de travail ou de promenade, le commission, près la chambre
des députés, a emprunté des principes qui nous semblent
parfaitement sages. Ces principes consistent à n'enfermer
les prisonniers que la nuit, à leur donner du travail dans
leur cellule, à ne les laisser visiter que par des personnes
attachées à la prison ou du dehors, tels que directeurs, médecins, aumôniers, entrepreneurs, parents et amis ; à
disposer les préaux de manière que chaque individu puisse
se promener seul. Certes, de telles dispositions, de telles
intentions, en faveur du prisonnier, du malfaiteur, n'ont
droit qu'à des éloges, à des encouragements. Aussi, malgré
le chimérique espoir de régénérer tous les hommes
souillés par le crime, flétris par la loi, nous applaudissons
à l'humanité de ceux qui proposent de semblables réformes. Mais nous pensons, d'une autre côté, que la société
ferait également un bien immense, si le double de ces
bonnes intentions était dépensé en faveur des classes industrielles et indigentes qui fournissent, à elles seules, tant
des leurs aux maisons de correction, de détention ou de
force, et aussi à l'échafaud.

La réforme dont il s'agit s'étendra sur tous les lieux de
détention renfermant les prévenus, les accusés et les condamnés, soit à l'emprisonnement, soit à la réclusion, soit
aux travaux forcés ; mais le régime disciplinaire de la
maison ne sera point le même, pour le prévenu dont la

détention n'est qu'une mesure de précaution, pour le condamné dont l'emprisonnement est une peine. Sans aucun
doute encore, des caractères particuliers et apparents dis-
tingueront toujours l'une de l'autre la peine infligée au for-
çat, celle du réclusionnaire, et celle des condamnés à l'emprisonnement correctionnel. Enfin, il y aura nécessairement
des maisons spéciales pour chaque genre de prisonniers.

La réforme dont s'occupe le gouvernement, une fois
adoptée, ajouterait nécessairement à la peine du prisonnier; en effet, il n'est pas indifférent d'être renfermé en
commun ou d'être renfermé seul. Cette considération
a engagé la commission à décider que le temps passé par
les condamnés dans l'emprisonnement individuel serait
compté dans la durée de la peine pour un quart en sus du
temps de la captivité réellement subie. Ainsi, le condamné
à quatre ans d'emprisonnement n'en subira que trois, le
condamné à huit ans de réclusion n'en subira que six, le
condamné à douze ans de travaux forcés n'en subira que
neuf, si, au lieu de subir leur peine dans des lieux de détention présentement existants, ils la subissent dans les
établissements régis par la nouvelle discipline. (Voir *le
Siècle* des 7, 10 et 22 septembre 1843.)

Restent maintenant les condamnés à la peine perpétuelle.
Quelle proposition la commission fait-elle à ce sujet? Elle
propose la prison cellulaire également, pendant un temps
déterminé, douze années, par exemple, puis la réunion
en commun. Pendant le premier temps de la peine, ceux
qui le mériteront pourront être graciés. Pour les autres,
dont la vie doit s'eteindre en prison, la corruption mutuelle
évitée par l'isolement, renouvelée par la réunion, n'aura
pas les dangers que le nouveau système pénitentiaire veut
anéantir.

La réforme des prisons a donné lieu, dans les journaux
scientifiques et politiques, à des critiques, à des mémoires dignes de fixer l'attention des moralistes et des

philosophes. Dans quelques uns de ces mémoires, on a calculé le nombre des prisonniers devenus fous ou morts dans les prisons pensylvaniennes ; on a additionné, supputé les dépenses nécessaires, les recettes fournies par les maisons de détention solitaire ; on a cherché à prouver que l'intimidation n'avait pas toute la vertu qu'on lui supposait. Ainsi, pour les premiers (les fous) on a vu, en 1838, à Philadelphie, 1 détenu atteint de démence sur 27 ; en 1839, on a compté 1 fou sur 21 détenus ; en 1840, il y en a eu 1 sur 16. A Boston, on a observé 90 cas de folie dans l'espace de cinq années ; enfin, 12 cas de démence se sont présentés, en 1840, dans le pénitencier de New-Jersey, sur 152 détenus.

Pour les seconds (les morts), voici ce qu'on peut lire dans le journal anglais *le Times.* Dans neuf pénitenciers des États-Unis, où l'emprisonnement solitaire n'a lieu que la nuit, on a compté 1 décès sur 45 ; on a, au contraire, trouvé 1 décès sur 23 parmi les prisonniers qui sont isolés le jour et la nuit. En 1836 et 1837, le médecin des prisons de Philadelphie a constaté 1 décès sur 100 parmi les prisonniers blancs, et 6 à 7 sur 100 des prisonniers de couleur.

Quant aux dépenses et aux recettes, insérées dans *le Siècle* du 2 décembre 1843, nous les passerons sous silence.

Le nombre des détenus a-t-il diminué depuis que l'emprisonnement solitaire a été établi aux États-Uunis? Les faits semblent prouver que non. Le pénitencier de New-Jersey, qui ne renfermait en 1836 que 113 prisonniers, en a reçu 141 en 1837, 163 en 1838, 166 en 1839, et 182 en 1840. Dans le pénitencier de Philadelphie, et sans remonter aux trois premières années, qui pourraient passer pour un temps d'épreuve, on comptait 123 détenus en 1833, 183 en 1834, 266 en 1835, 360 en 1836, 386 en 1837, 387 en 1838, 417 en 1839 et 434 en 1840.

Les récidives sont-elles moins fréquentes aux États-Unis qu'en France? Non, répond encore M. Léon Faucher, car on en compte 31 sur 100.

Nous avons dit que les faits semblaient démontrer l'insuffisance de la solitude sous le rapport de l'intimidation et de la diminution des actes justiciables des lois. Nous tenions ce langage parce que nous savions que l'isolement n'avait pas toujours été complet; que dans certains lieux, à Philadelphie, à Glascow, à Pentouville, par exemple, les prisonniers avaient pu communiquer et causer ensemble. Que l'emprisonnement soit entièrement isolé, que les communications, les rapports soient rendus impossibles, et notre opinion sera celle-ci : la solitude bien dirigée, soutenue par le travail, par la lecture de livres moraux et instructifs, par les exhortations, les encouragements des âmes généreuses et charitables, aura sur le plus grand nombre des malfaiteurs et des prisonniers un effet de répression et de salut plus prompt que la crainte de la mort. Que sont, en dernière analyse, les plus grands criminels? A part de très minimes exceptions, ce sont des ignorants, des bruts, des paresseux. Condamnés à travailler toute leur vie, ne pouvant entrevoir d'autre perspective, on peut croire à l'amendement de quelques uns, au changement moral de quelques autres.

On a calculé, avons-nous dit, le nombre des fous, des morts, des récidivistes, dans les prisons cellulaires; mais a-t-on fait la même statistique pour les victimes que le rapt, le viol, l'incendie, l'assassinat, le poison, etc., etc., ont conduites dans les maisons d'aliénés, dans les hôpitaux, les hospices, à la misère, au suicide? Un calcul semblable serait cependant utile et digne d'être médité. Que les peines soient proportionnées aux âges, aux forces physiques et morales des coupables; qu'elles soient graduelles, légères pour les premières fautes, plus sévères pour les récidives, perpétuelles pour les forfaits et les crimes;

que la rentrée dans la grande famille ne se fasse qu'après de grandes et sûres épreuves ; qu'une colonie, sorte de purgatoire social, soit instituée pour les criminels indociles et dangereux, nous le voulons bien, nous le demandons même ; mais qu'on cesse une fois pour toutes de s'intéresser autant au sort des scélérats, de ces êtres que rien n'a pu modifier, changer, ou corriger ; que le sort des prisonniers pour crimes ne soit pas envié par l'ouvrier libre et honnête ; enfin que la prison sente toujours la servitude et la pénalité. L'humanité, la philantrophie, les lois se doivent tout entières à celui qui a souffert moralement et matériellement, et la victime ne saurait être placée au-dessous du coupable.

A la réfutation des articles de M. Gustave de Beaumont par M. Léon Faucher, nous ajouterons les réflexions suivantes : l'isolement abattra la surexcitation fiévreuse du condamné ; il mettra le moins coupable à l'abri de la contagion ; il ramènera le plus criminel à la réflexion, au repentir, à la haine du mal, quand, surtout, le travail viendra le trouver dans sa solitude ; quand des visiteurs charitables, bienfaisants, viendront tous les jours lui apporter les conseils de la vertu, de la consolation. Avec l'isolement encore, le coupable restera ignoré dans son nom, dans sa famille, son pays. Après un repentir suffisant, après avoir donné la preuve d'intentions meilleures, il pourra rentrer dans le sein d'une société offensée, blessée, déchirée dans un moment d'erreur ; mais dans laquelle cependant, la dette payée, il a droit de rentrer et de vivre. Il échappera, de cette manière, à la corruption qui règne dans toutes les prisons actuelles, à ces *écoles mutuelles* de crimes et de débauche. Sorti de prison, il ne sera point exposé à commettre de nouvelles fautes, soit par récidivisme naturel, soit par force ou menace de la part de ceux qu'il aurait pu connaître dans les bagnes ou dans les cachots.

Les médecins ont ; comme les publicistes et les moralistes, exprimé leur opinion dans les différents systèmes pé-
nitentiaires ; ils ont , dans cette circonstance , comme dans
tant d'autres, répondu à leur conscience, à leur devoir ; et
personne, nous pensons, n'osera décliner leur compé-
tence. Toutes les fois, en effet, qu'il s'agit de l'homme
malade ou en santé, le juge à consulter doit être celui qui,
toute sa vie , s'est occupé de l'étude de l'organisme , soit
sous le rapport moral , soit sous le rapport matériel. Le médecin a donc bien fait, a donc bien mérité, nous le répétons, en demandant à apporter dans la discussion de la loi
proposée son faisceau de lumières et d'expériences.

Tout coupable est-il un être privé de raison , privé du
libre arbitre ; en d'autres termes , tout coupable est-il un
malade ? Suivant Liwingston et quelques autres , le criminel est un aliéné que la punition doit chercher à guérir, et
non à éloigner de la société par la mort ou la prison. Moralement parlant, ce langage semble être celui de la vérité ;
rigoureusement, le médecin peut encore avoir la même
pensée. En effet, est-on méchant, dur, cruel de sang-
froid ? Le cerveau n'est-il pas exalté, quand il en sort des
idées , des projets coupables ? L'homme physique peut-il
être distinct de l'homme moral ? Bref, la dualité humaine est-elle divisible ? Telles sont les questions ou les
opinions naturelles du moraliste , du médecin. Mais devant la loi et les intérêts généraux de la société , des questions semblables ne peuvent être admises, sans qu'un examen préjudiciel , long et minutieux de l'acte répréhen-
sible ait été fait par un homme pourvu de connaissances
physiologiques et psychologiques étendues, conséquemment
par un médecin. A celui-ci , en effet, les moyens d'étudier
les causes agissant sur les organes, sur les fonctions. A lui,
l'appréciation des actes commis , la distinction des penchants, des caractères, des tempéraments, des idiosyncrasies, des instincts et des besoins sensoriaux. A lui enfin, la

possibilité d'arriver à catégoriser les actions de l'humanité; de dire : celle-ci est le fait, l'expression du libre arbitre, de l'intégrité des organes et des fonctions; celle-là est le fait, l'expression d'une altération, d'une lésion organique; altération, lésion entraînant avec elles une perversion dans les fonctions des sens, dans celles du cerveau.

Certes, les dérangemens fonctionnels ne peuvent pas toujours être expliqués, démontrés par des altérations organiques, évidentes, palpables, sensibles pour tous; et d'ailleurs la médecine n'a pas cette prétention elle ; connaît les limites qu'elle peut atteindre, le but qu'elle ne peut franchir. Mais elle possède les moyens de modifier les organisations. Ces moyens, elle les offre à la loi; elle enseigne à celle-ci à proportionner les peines, non seulement aux fautes, aux délits ou aux crimes, mais aussi à l'intelligence, au caractère, au tempérament du coupable. Elle ne punit pas l'enfant, l'adulte, le vieillard, la femme, la jeune fille, le Français, l'Allemand, l'Anglais, l'Italien, le Russe, etc., de la même manière; elle établit la différence qu'il y a entre les âges, les sexes, les individus, les peuples. Elle sait aussi les rapprochements qui existent entre l'aliéné et le criminel, suivant qu'on examine l'un et l'autre à l'aide de connaissances médicales et psychologiques plus ou moins profondes. *A priori*, l'aliéné et le criminel offrent entre eux une distance immense. — L'un agit sans logique, sans discernement; son esprit n'a pas la raison pour guide; il obéit parce que rien ne le retient, rien ne lui fait comprendre qu'il va mal faire. Le second, au contraire, arrive souvent à la consommation, à la perpétration des actes coupables, en suivant une série de pensées parfaitement liées avec le sens intime. *A posteriori*, les différences ne sont qu'apparentes. En effet, le criminel agit, par suite d'une pensée fausse, d'une pensée qui a pris sa source dans une éducation nulle ou mauvaise, pensée qui atteste ou un arrêt de développement dans l'intelligence,

ou un défaut d'organisation, par conséquent un mal physique, lequel engendre le mal moral. Malgré ce rapprochement, le véritable coupable n'échappe pas au médecin ;
celui-ci sait porter son jugement dans l'intérêt de l'humanité, de la moralité et de la science ; il éclaire la loi, empêche l'erreur : seulement, il doit être lent dans l'examen
des faits, prudent dans la réponse qui en découle. Il ne doit
pas, enfin, s'abandonner à des excès de tolérance, de phi-
lanthrophie, qui compromettraient inévitablement les intérêts généraux et privés. Sans voir partout des malades ou
des fous, tout en reconnaissant le grand nombre des uns
et des autres, la difficulté de fixer le point qui sépare la
folie de la raison, l'homme instruit, le savant, peut toujours sortir de l'incertitude philosophique, et poser les
limites d'une bonne ou d'une mauvaise action.

La solitude et le mutisme forcé ne tardent pas à faire
éclater la tuberculisation du larynx, tuberculisation due à
l'atonie dans laquelle tombent cet organe et la susceptibilité
normale de toute l'économie, la phthisie laryngée, la masturbation, la congélation des extrémités, celle des pieds,
par exemple (le docteur Bache de Cherry-Hill en a vu
des cas en Pensylvanie ), et, enfin, la folie. Nous le répétons, ces conséquences sont fâcheuses, déplorables ; elles
hâtent la fin d'individus encore jeunes, souvent forts et
vigoureux. Mais les lois, la société, sont là ; leur conservation, leurs intérêts ne sauraient être mis en balance avec
la conservation, la santé, la vie même de quelques individus. Ceux-ci, d'ailleurs, par la gradation des peines qui
leur sont infligées, peuvent se corriger, revenir à la vertu,
rentrer dans le sein de la grande famille. Si, maintenant,
comme nous le supposons (cette supposition non admissi-
ble, on n'aurait pas à punir, mais à plaindre et à traiter
médicalement), les méchants sont doués d'une intelligence
commune, s'ils sont capables de distinguer le bien du mal,
et si, malgré ces qualités, malgré les conseils qui leur ont

52

été donnés, malgré la certitude d'une bienveillance, d'une protection accordée au repentir sincère, ils persistent dans leur vie vagabonde, dégradante et dangereuse, sur eux seuls doivent retomber les conséquences fâcheuses attachées à l'emprisonnement cellulaire.

Mais, crieront quelques uns, un emprisonnement, une réclusion semblable, c'est la mort pendant la vie! C'est le tombeau avant la sépulture! C'est la sombre agonie en pleine santé! C'est, enfin, plus que la mort prompte de l'échafaud! Dans ces réflexions, pleines de vérité, se trouvent implicitement l'abolition de la peine de mort, dont l'action répressive sur le scélérat a eu jusqu'alors peu d'efficacité; la possibilité de réparer les erreurs commises par la justice, et la facilité du repentir du coupable. Quant aux maux physiques et moraux que nous avons signalés, à la mort qui est souvent inévitable, nous les préférons à la vie dangereuse et redoutable des voleurs et des assassins.

NOTA. De tout ce qui précède, rien n'est applicable aux délits politiques. On conçoit, en effet, qu'ici aucune parité, aucun rapprochement n'est possible.

## CHAPITRE VIII.

VIE. — MORTALITÉ. — POPULATION. — MALADIES. — ERREURS POPULAIRES EN MÉDECINE. — ÉPIDÉMIES. — LAZARETS. — QUARANTAINES. — CORDONS SANITAIRES.

A. *Vie.* — La vie, ce phénomène merveilleux et divin, incessant et éphémère, que la nature développe et entretient de toutes parts, dont nous jouissons chaque jour, que nous détruisons sans cesse dans les animaux destinés à notre nourriture, dans les insectes foulés à nos pieds ; la vie, acte mille fois étudié et mille fois incompris, est-elle le résultat de l'action des forces physiques sur l'organisme, un simple jeu d'électricités contraires, ou bien est-elle l'effet de la lutte continuelle entre les forces vitales de l'économie et les forces physiques ? Cette dernière supposition est la plus probable. La vie est régulière, la santé bonne, si la lutte est égale ; la santé est dérangée, compromise, dans les cas où les forces physiques ont détruit l'harmonie. L'organisme a donc une vie qui lui est propre, qui lui est inhérente ; de même les forces physiques ont en elles une loi, une puissance qui les dirige.

La vie préexiste dans l'organisme réduit à sa première origine, à une simple vessie gélatineuse. Le siége de cette vie est dans le système nerveux ganglionnaire, système que l'on rencontre dans toutes les parties de l'homme, encore à l'état embryonnaire, dans toutes les parties des animaux plus inférieurs, ceux qui n'ont pas de cerveau compris ; système, enfin, qui préside aux fonctions instinctives qui s'exécutent à notre insu et d'une manière incessante (le système cérébro-spinal préside aux fonctions soumises à notre volonté). On conçoit qu'en santé comme en maladie ces deux systèmes peuvent entrer en fonctions en même temps, séparément, ou bien l'emporter l'un sur l'autre.

*Probabilités de la vie.* — Par *vie probable* on entend le nombre d'années dont on peut jouir dans chaque âge où l'on se trouve. Cette probabilité est subordonnée non seulement aux climats, aux pays habités, mais encore à la différence des sexes, au genre de professions exercées, à la nature de la constitution ou du tempérament acquis. Ainsi, toutes choses égales d'ailleurs, on vit plus longtemps dans les pays froids que dans les pays chauds. Dans la première et même dans la seconde année après la naissance, la mortalité est très grande dans l'un et l'autre sexe ; toutefois il meurt plus de garçons que de filles : le nombre des morts s'égalise ensuite dans les deux sexes jusqu'à l'époque de la puberté. Alors, la mort fait plus de victimes parmi les jeunes filles ; mais le temps des passions orageuses enlève plus de garçons. De vingt à trente ans la mortalité est très grande chez les hommes et chez les femmes ; enfin l'âge de retour est fatal à un grand nombre de ces dernières. Passent-elles heureusement cette époque ? Les femmes parviennent plus généralement que les hommes à une vieillesse reculée ; malgré cette longévité, on trouve plus de centenaires chez les hommes.

La vie moyenne, fixée dans le dix-huitième siècle à vingt ans et quatre mois, est aujourd'hui, d'après les tableaux de Duvillard, Déparcieux, etc., de trente à trente-trois ans.

Y a-t-il un art, des moyens de prolonger la vie? L'hygiène est cet art, ses préceptes sont les moyens, et, de tout temps, on a publié des ouvrages relatifs à la longévité. Les uns, ceux des Chaldéens, inspirés par l'ignorance et la superstition ; les autres, ceux des Égyptiens, fondés sur le syrmaïsme ( jeûne et purgation périodiques) , ne donnèrent que des conseils ridicules et inefficaces. Le *Livre d'or sur l'art de prolonger la vie*, de Martin Pansa, repose encore sur l'erreur et les préjugés du temps. Celui du célèbre Vénitien Cornaro, où la sobriété surtout est recommandée, contient de bonnes et utiles leçons. Viennent ensuite les préceptes du chancelier Bacon, préceptes souvent pleins de justesse, mais non comparables cependant à ceux de Hufeland dans son *Art de prolonger la vie*. Dans cet ouvrage, en effet, se trouvent un résumé de tout ce que les anciens ont écrit sur l'hygiène, et des conseils dictés par un esprit sage et une expérience des plus éclairées.

*Conditions de longévité.* — A l'obéissance aux lois de l'hygiène, il faut ajouter, comme conditions naturelles d'une longue carrière, les circonstances suivantes : 1° être né de parents sains, nubiles, vigoureux, et qui ont eux-mêmes vécu longtemps; être nourri par sa mère, ou par une nourrice bien constituée ; 3° être entouré, de bonne heure, d'une vie matérielle et morale favorable aux sensations gaies et heureuses, aux affections douces et calmes. On conçoit très facilement, en effet, les influences fâcheuses des circonstances inverses. Un père trop jeune, une mère trop jeune également, et qui a souffert pendant sa grossesse, ne peuvent procréer que des sujets débiles et souffreteux; une mère ou une nourrice mal portantes donnent une vie faible et languissante; les impressions morales tristes ébranlent et usent promptement l'organisme. D'autres conditions ne sont pas moins importantes; tels sont l'absence de tout vice congénital ou originel, le développement graduel des facultés intellectuelles, de la grandeur du corps et des forces physiques ; une gymnastique bien dirigée, une éducation morale mise en rapport avec l'intelligence, avec la profession future, les moyens matériels de la famille ; une sobriété, une continence prudentes et sages, le séjour dans un pays sain et fertile, un caractère gai et uniforme. A tous ces préceptes Hoffmann ajoutait celui-ci : Si vous voulez vous bien porter, fuyez les médecins et les médicaments. Corvisart et quelques autres ont partagé la même opinion. Nous ne serons pas aussi absolu, et nous dirons : ayez un médecin, mais n'en ayez qu'un ; que celui-ci soit prudent et instruit ; qu'il vous connaisse depuis longtemps ; qu'il ait été à même d'étudier votre caractère, vos mœurs, vos habitudes, vos passions. Qu'il n'ait dans son art qu'une confiance sage et limitée, mais qu'il croie tout-à-fait, sans restriction aucune, à la puissance matérielle et morale de l'hygiène. Donnez à ce médecin votre confiance tout entière, que rien ne lui soit caché. N'oubliez jamais que les plus petites causes peuvent avoir de grands effets, que le physique et le moral sont liés par d'étroites sympathies. Prenez conseil aussitôt qu'une indisposition un peu grave se décla-

rera et se prolongera au-delà de deux ou trois jours. Cette
indisposition, en effét, peut être le signe avant-coureur
d'une maladie sérieuse, et votre médecin seul peut à propos faire usage des moyens prophylactiques ou curatifs de
l'hygiène. Gardez-vous des médecins à *progrès*, des médecins à *systèmes* : ceux-là ont trop' de confiance dans leur
savoir ; ils trouvent trop souvent l'organisme rebelle à leurs
théories, à leurs raisonnements. Pour eux seuls, la médecine est une science; pour la majorité, c'est seulement un
art, mais un art précieux, utile, nécessaire, qui puise sa
force dans l'observation, la prudence et la modération, et
qui, en définitive, a des bornes, des limites infranchissables.

B. *Populations.* — Malgré tous les soins, toutes les
recherches des économistes et des statisticiens, on ne
connaît pas la véritable population du globe. Les causes
d'incertitudes sont nombreuses dans les pays civilisés,
difficiles, impossibles même à surmonter dans les pays où
la forme gouvernementale n'est point régularisée ; de là
des calculs plus ou moins certains. Ceux de M. Quetelet,
insérés dans ses *Éléments de physique sociale*, et qui
passent pour les plus exacts, donnent, pour chaque pays
de l'Europe, et par lieues carrées, les nombres suivants :
Pays-Bas, 1829 habitants ; royaume Lombardo-Vénitien,
1711 ; Wurtemberg, 1502 ; Angleterre propre, 1457 ;
Saxe, 1252 ; Sardaigne, 1122 ; France, 1062 ; États de
l'Église, 1043 ; Bavière, 968 ; Prusse, 792 ; Suisse, 783 ;
Hongrie, 750 ; Naples, 747 ; Espagne, 641 ; Danemark,
616 ; Portugal, 446 ; Turquie, 324 ; Russie, 161 ; Suède
et Norwége, 81. Total général pour toute la terre, 900
millions (Foissac), dont 230 en Europe, 510 en Asie, 100
en Afrique, 40 en Amérique, et 20 en Océanie. Suivant
Volnay, la population générale du globe n'était, en 1804,
que de 437 millions ; en 1810, Malte-Brun la faisait monter à 640 ; enfin, MM. Balbi et Villermé l'ont élevée, en
1827, à 737 millions, et M. Letronne à 892.

Ferons-nous observer maintenant que la population est
en raison directe du nombre des naissances, en raison
inverse du nombre des décès ; que son augmentation est
subordonnée au bien-être matériel et moral des peuples,
à la nature heureuse des climats, à l'exposition favorable
des habitations, à la richesse du sol, à la qualité et à la
quantité des subsides, à la bonté des lois qui président
aux mariages, au mode d'enseignement physique et intellectuel, à la liberté accordée par les gouvernements, à la
fécondité et à la richesse de l'industrie ? Ajouterons-nous que
le régime de paix ou de guerre, que la rareté ou la fréquence
des épidémies, des tremblements de terre, des inondations, des famines, sont autant de causes d'accroissement
ou d'épuisement des populations ? Non, certainement, ces
vérités sont du domaine de toutes les intelligences.

Que les populations augmentent et s'étendent, rien de
mieux ; les entrailles de la terre sont assez riches, assez
fécondes, pour suffire à l'entretien, à la nourriture de
tous. Mais que le législateur veille sur ces mêmes populations ; que sa sollicitude se porte principalement sur celles
qui sont accumulées dans des espaces circonscrits, étroits
nous voulons parler des villes, des cités. Là, en effet,
se trouvent réunis, à côté du luxe et des splendeurs de la
civilisation, d'une part, le travailleur qui a faim, l'indi-
gence qui souffre, la misère qui envenime le cœur et qui
conseille mal ; de l'autre, les écoles du vice, les repaires
du crime, la chair et la denrée des bagnes. Là encore se
touchent et se heurtent l'inégalité des conditions, l'amour-
propre froissé, l'impuissance réduite à la ruse, la faiblesse
changée en flatterie, l'insuccès terminé par le désespoir ou
le suicide, le superflu engendrant la haine et la jalousie,
le favoritisme tuant l'émulation, l'égoïsme oubliant et
exaspérant la pauvreté. Ces pensées, et beaucoup d'autres
encore, ont été probablement celles de M. Frégier, chef
de bureau à la préfecture de la Seine, quand il a composé

son livre intitulé : *Des classes dangereuses de la société*, et en prenant pour exemple celles de Paris. Dans cet ouvrage , pendant consciencieux et digne de celui de feu Parent-Duchâtelet sur la *prostitution de la ville de Paris*, l'auteur détermine , limite et définit son sujet ; il donne les caractères et en établit les séries ; il sonde les canaux par lesquels s'échappent lentement , progressivement , la paresse , la débauche , la fraude , le vol , le meurtre ; puis il termine par les moyens propres à coercer la propagation de tant de misères. M. Frégier agit alors comme le ferait un véritable médecin. Pour lui , les *classes dangereuses* sont autant de plaies , de maladies susceptibles d'une thérapeutique prophylactique et curative. Ainsi ; les agents préservatifs et répressifs sont d'abord mis en usage. Leur insuccès devient-il constant ? Il arrive aux moyens plus actifs, plus puissants. Dans ses indications tout-à-fait morales, M. Frégier passe en revue les écoles, les salles d'asile , les cours du soir , les caisses d'épargne , le règlement litigieux du salaire des ouvriers, le système d'habitations meilleures, les bibliothèques populaires , les spectacles publics , la discipline des ateliers et des fabriques , l'influence actuelle du clergé , les maisons de correction et d'éducation pénale, le système cellulaire et les bagnes , les colonies forcées , la surveillance des libérés , les doctrines relatives à la réformation des prostituées ; il signale les côtés défectueux des uns , la radicale impuissance des autres , le parti meilleur à tirer de celles-ci , le complément sollicité par celles-là ; enfin , riche de ses propres observations , nourri des documents les plus récemment publiés , il propose des changements , des innovations , des créations auxiliaires. Ce travail , comme on le voit , intéresse et effraie tout à la fois. Il intéresse, car il renferme la pensée généreuse d'une régénération , d'une purification sociale ; il effraie, car il met à nu le tableau hideux des faiblesses et des perversités humaines. Comment ne pas gémir et craindre, en

effet, en pensant que plus de 50,000 individus attaquent
journellement la seule société de Paris par divers côtés,
qui par le vol, qui par l'assassinat, qui par la prostitution, qui par le déploiement d'autres instincts abjects ou
de coupables combinaisons? ( *Gazette médicale*, 1840,
page 149.) Mais terminons par les citations suivantes :
« 265,000 ouvriers de tout sexe et de tout âge s'agitent, à
Paris, de mars à novembre, quand les travaux sont en
pleine activité ; une partie de cette masse est flottante, une
autre est fixe : 50,000 sont mariés ou concubinaires. La
portion féminine de la population ouvrière peut être évaluée à 40,000, dont 20,000 dans le célibat. De ces
265,000 individus, la fraction diversement dépravée ne
s'élève pas à moins de 55,000, dont 20,000 pour les ouvrières, et 35,000 pour les ouvriers. Enfin ces individus,
abandonnés à l'intempérance, et qui stationnent ainsi dans
les avenues du crime, composent une autre catégorie estimée à 17,000 ; 2,000 filles publiques insoumises comptent
parmi les ouvrières. Sur les 4,000 chiffonniers et chiffon-
nières, la moitié doit être rangée dans le chiffre de la
masse parfaitement corrompue. Conclusion fatale et désolante ! un tiers de la masse ouvrière vivant dans la dépravation, l'abrutissement et le vice ! Compensation conso-
lante ! dans les deux autres tiers se trouve le germe des
plus nobles et des plus édifiantes qualités. C'est la classe
pauvre, dit avec empressement M. Frégier, qui offre les
exemples les plus rares et les plus touchants de bonté,
d'amour et de fraternité ; c'est là qu'on voit éclater le dévouement, le courage dans l'infortune, la charité prodigue du moins pauvre en faveur du plus indigent. C'est
encore là d'où partent les sources toujours vives de la
grandeur et de la moralité nationale. Du peuple enfin ne
sortent pas tous les êtres dangereux qui infectent la grande
agglomération humaine. Non ; les classes supérieure et
moyenne ont aussi leur lie, leur bourbier, et quelques

uns des leurs se perdent, se confondent avec les plus infimes et les plus misérables. Toutefois hâtons-nous de dire que les influences morales des grandes populations ne sont pas toujours aussi fâcheuses et aussi funestes. La nécessité, le besoin, l'ambition, l'amour-propre, réunis, pressés les uns contre les autres, portent souvent les plus beaux fruits. Il n'est pas très rare de voir ces états matériels, ces défauts devenir autant de stimulants, autant de qualités nobles et dignes, et créer des chefs-d'œuvre, soit dans l'industrie, soit dans les arts, soit dans la littérature ou dans les sciences. Le génie doit avoir faim, dit-on (Socrate avait déjà exprimé cette pensée : *Les malheurs sont les accoucheurs des grandes choses et des grandes vertus*) : aussi, combien de choses impérissables, dignes de l'admiration des siècles, ont été faites pendant une misère passagère ! Combien de hautes leçons de morale, d'honneur, de loyauté, de probité, dues à la plume d'un homme corrompu, mais repentant !

C. *Maladies.* — Déjà, page 6, nous avons défini les *maladies;* nous avons donné les *genres* et les *espèces* qui figurent dans les cadres nosologiques ; nous allons maintenant signaler celles qui affectent plus spécialement les différents âges, dire celles qui sont héréditaires, indiquer quelques unes des erreurs médicales populaires, parler des épidémies et des lazarets.

1° *Maladies de la première enfance.* — A peine entré dans la vie, l'enfant peut être frappé d'apoplexie, d'asphyxie, ou atteint par l'ictère, la constipation, des vomissements, de la diarrhée, des ophthalmies, des aphthes, des croûtes laiteuses, etc. La dentition se manifeste-t-elle ? on voit survenir, après le gonflement des gencives et la pâleur de la muqueuse qui les recouvre, des rougeurs de la conjonctive, des gonflements des paupières, des démangeaisons dans les narines, le coryza, la toux, l'enrouement, des coliques, une rougeur à la vulve et quelquefois un écoulement par cette même partie, des convulsions, des assoupissements, enfin des affections du cerveau et de la peau, des fièvres éruptives, des engorgements des glandes mésentériques, le rachitisme, le croup, les angines, etc., etc.

2° *Maladies de la deuxième enfance.* — Aux maladies ci-dessus s'ajoutent les scrofules, l'hydrocéphale aiguë, les ramollissements et déviations osseuses, les inflammations du tube digestif.

3° *Maladies de l'adolescence.* — Les maladies de l'adolescence, âge où le système sanguin a une activité plus prononcée qu'à toute autre époque de la vie, sont : les hémoptysies, les épistaxis, les catarrhes pulmonaires aigus, les pleurésies, les péripneumonies, et surtout la phthisie pulmonaire.

4° *Maladies de la virilité.* — L'hypochondrie, les hémorrhoïdes, l'hépatite, l'ictère, le mélæna, les rhumatismes, la goutte, l'asthme, la pierre, la gravelle, en un mot tout ce qui fait partie de la pathologie interne et externe, sont les maladies de l'âge adulte.

5° *Maladies de la vieillesse.* — Les maladies attachées à la vieillesse sont les phlegmasies chroniques, et plus particulièrement celles des membranes muqueuses. Viennent ensuite les catarrhes pulmonaires, les dyspepsies, la diarrhée, ou, le plus ordinairement, la constipation ; les cystites chroniques, les rétentions et les incontinences d'urine, la pierre, la gravelle, la goutte, l'asthme, l'apoplexie, les varices, l'œdème des membres inférieurs, les ulcères aux jambes, etc.

6° *Maladies de l'âge critique.* — Les maladies de l'âge critique sont nombreuses, et le plus souvent chroniques. Les céphalalgies, les vertiges, la pesanteur du corps et tous les autres phénomènes de la pléthore sanguine, sont les moins graves des symptômes qu'elles offrent alors. Beaucoup de femmes éprouvent aussi des douleurs vagues, des gonflements articulaires, des maux de gorge, des affections cutanées diverses. Chez un grand nombre, on voit le foie et la rate s'engorger, l'estomac devenir squirrheux, les mamelles envahies par des glandes fibreuses ou cancéreuses, l'utérus atteint par des végétations de toute nature, rempli par des polypes, détruit peu à peu par des ramollissements, des ulcérations, des cancers.

*Maladies héréditaires.* — La syphilis, les scrofules, le rachitisme, la goutte, la variole, les calculs vésicaux, la gravelle, le rhumatisme, la phthisie, l'épilepsie, beaucoup de vésanies, les affections mentales et vermineuses, certaines dartres, etc., etc., sont des maladies héréditaires.

D. *Erreurs populaires en médecine.* — La vérité, a dit Démocrite, se trouve reléguée dans une profondeur immense de la terre, et si elle apparaissait à la surface du sol, a ajouté Euclide, on la prendrait pour l'erreur. En effet, qui dit vérité, dit sagesse, vertu, courage, et tous les hommes peuvent-ils être assez sages, assez vertueux, assez courageux pour entendre et comprendre la vérité? Nous ne le pensons pas. Il est dans les sciences, dans la politique, dans la morale, des choses que le vulgaire ne peut et ne doit savoir. Qui oserait d'ailleurs détruire brusquement toutes les erreurs, tous les préjugés, seules enveloppes de la vérité? A quelle fin est arrivé Socrate en voulant éclairer le monde de ce flambeau divin? Et pourtant, il y a des erreurs qui ont été la honte et le malheur de l'humanité : telles sont les erreurs qui avaient leur source dans les superstitions, le fanatisme, et qui torturaient et brûlaient les malheureux assez insensés pour se dire devins ou possédés du démon : celles-là sont rares aujourd'hui, et quand par hasard il s'en présente, la réclusion est la seule peine qui leur soit infligée. Mais toutes les erreurs ne sont pas aussi fatales au genre humain ; il en est que l'on peut appeler *innocentes*, et c'est pour celles-là que nous demandons l'indulgence des philosophes. Toutefois nous en

excepterons celles qui ont rapport à l'art médical, qui avi-
lissent cette noble profession, et qui tournent au profit des
fripons et des charlatans.

Parmi les erreurs populaires sur la médecine, nous
nous attacherons principalement à signaler les suivantes :

En anatomie, le peuple prend les tendons pour les nerfs,
la région de la poitrine pour celle de l'estomac ; il croit que
les narines communiquent avec le cerveau, qu'il y a des
hermaphrodites parfaits, etc., etc. — Sous le rapport de
l'éducation physique des enfants, il tient à l'usage du
maillot, des épingles pour maintenir les pièces d'enveloppes, etc.; sous le rapport de l'hygiène, il brûle du vinaigre, du sucre, etc., pour purifier l'air d'une chambre ;
il étouffe le malade qu'il veut faire suer, en le chargeant de
couvertures chaudes et pesantes ; il ne croit qu'à deux
sortes d'aliments, les échauffants et les rafraîchissants ; il
pense que les uns font du sang, les autres de la bile, etc. ;
il craint les bains pendant la canicule ; il se purge, se fait
saigner à époque fixe ; il redoute la présence des femmes
en état de menstrues dans les cuisines et les laiteries. En pathologie interne, le vulgaire veut qu'on lui dise le nom de la
maladie ; qu'on lui explique le *pourquoi* et le *parce que*,
qu'on voie et qu'on raisonne comme lui, etc. Chez les
femmes qui ont eu des enfants, la moindre douleur, la plus
légère affection tient au *lait répandu*.

Le peuple croit aux gales rentrées, à l'inspection des
urines, à l'inutilité de la vaccine, etc. En pathologie externe, le vulgaire applique sur une plaie, sur une division
quelconque de la peau, tout ce qui peut s'opposer à la réunion des parties, comme du persil haché, des compresses
imbibées d'eau salée, etc. Pour le même cas celui-ci propose un baume, celui-là un onguent, etc.

En thérapeutique et en pharmacie, le vulgaire veut être
guéri de suite ; il croit que le médecin guérit quand il le
veut ; il ne peut pas croire à cette vérité : qu'il en est de

53

beaucoup de maladies comme d'un enfant nouveau-né ; que
celles-ci doivent avoir, comme ce dernier, leur commencement, leur accroissement, leur déclin, leur terminai-
son, leurs périodes enfin, comme la vie humaine a ses époques, ses âges, etc. D'ailleurs, la médecine ne guérit pas ;
c'est Dieu qui guérit ; c'est cette nature divine, médica-
trice, qui entretient ou rétablit la santé, qui conserve la
vie. C'est enfin dans cette hygiène que nous venons d'étudier, dans une entière confiance dans le médecin, dans la
pratique de ses préceptes, qu'on trouve le calme moral qui
conduit au calme physique.

Dans les *Considérations philosophiques sur la maladie
comparée à la vieillesse*, considérations qui doivent faire
partie de l'historique du système nerveux placé en tête du
*Traité d'anatomie* publié par MM. Bourgery et Jacob,
on lit les propositions suivantes qui viennent à l'appui de
notre dire : Dans toute maladie quelconque, il n'y a pas
de guérison absolue comme on l'entend, car où la maladie
a passé, la guérison n'est plus qu'un retour à la viabilité
par un organisme permanent intérieur ; mais il y a guérison relative. Le rôle de la médecine est d'empêcher, à un
moment donné, un effet d'usure de s'accroître. C'est tout
ce qu'elle peut ; mais elle le peut toujours, en plus ou en
moins, hors les cas où c'est le système nerveux lui-même
qui est frappé de sidération. Lui demande-t-on davantage ?
C'est montrer une ignorance entière, mais excusable, du
problème à résoudre. La médecine n'agit sur la force vitale
qu'en opposant quelques uns de ses effets aux autres, etc.
(Voy. *Gaz. méd.*, 1844, p. 382). Revenons aux erreurs
populaires.

Celui-ci ne veut rien faire, ne croyant pas à la médecine. Celui-là, moins sceptique, mais trop crédule, s'abandonne à tous les charlatans. L'un ne fait que la moitié de
ce qui lui a été conseillé, l'autre va au-delà. L'un veut beaucoup de drogues, et des drogues chères ; l'autre n'en veut

pas du tout. L'un ne croit pas à la possibilité de guérir avec le repos, la diète et l'hygiène ; il veut des médicaments actifs, héroïques ; il ne veut pas croire qu'en *faisant peu* ou *ne faisant rien*, c'est souvent *faire beaucoup.* L'un veut être purgé après chaque maladie, et plutôt deux fois qu'une. Celui-ci pense qu'on peut couper une fièvre, un écoulement, comme on coupe un bras cassé, une jambe gangrenée. Un autre croit au *rebouteur*, au *masseur*, à l'*herboriste*, à la *sage-femme*, à la *tireuse de cartes*, aux *diseurs de neuvaine*, aux *appositions des mains*, aux *somnambules*, aux *magnétiseurs*, aux *homœopathes*, aux *hydropathes*, etc. S'agit-il de morsures d'animaux ? l'habitant des campagnes a plus de foi dans la croix de saint Hubert que dans la cautérisation. Enfin, tel individu qui ne confierait pas sa bourse à un honnête homme sans prendre les plus grandes sûretés, livre sa santé, celle de sa famille, au premier ignorant venu. Que prouvent toutes ces vérités ? que la sotte et stupide crédulité *a été*, *est* et *sera* toujours la même, et que celui qui voudra l'exploiter trouvera toujours sur son chemin de grandes et nombreuses dupes.

E. *Épidémies. Endémies : leurs différences.* — On entend par *épidémies*, ou mieux par *maladies épidémiques*, toutes les maladies qui, dans une même localité, frappent un grand nombre d'individus à la fois ; différentes en cela des *maladies endémiques* qui, propres à certains pays, s'y développent sous l'influence de causes persistantes et presque toujours appréciables. « Tantôt cette épidémie n'est qu'une des maladies ordinairement sporadiques dans le pays ; et toute maladie sporadique peut ainsi devenir épidémique. Tantôt c'est une maladie étrangère qui y est apportée soit par voie de contagion, soit par une influence inconnue ; tantôt enfin c'est une maladie toute nouvelle, qui n'a exactement son analogue ni dans le pays où elle sévit, ni dans un autre. » ( Andral. *Dict. de méd. et de chir. prat.* ; — et Fabre, *Diction. des dict.*)

. . Dans l'étude des climats, du sol, de l'air atmosphérique, des habitations, des émanations, des cloaques, des égouts, des cimetières, des aliments, des vêtements, les causes principales ont été assez longuement exposées pour n'y plus revenir. Nous nous bornerons donc ici à signaler à l'attention du lecteur les maladies qui se déclarent le plus souvent d'une manière épidémique, celles qui sont dues à la contagion, celles qui appartiennent à l'infection, et enfin celles qui proviennent des venins, piqûres ou morsures d'animaux. Mais, auparavant, disons ce que nous entendons par *contagion*, *infection*, *miasmes*, *virus* ou *vice morbifique*.

· Par *contagion*, nous entendons l'apparition, la propagation d'une maladie chez un individu sain, par le fait du contact : la peste, sinon à son début, du moins à son *maximum* de développement ; la gale, la syphilis, beaucoup de fièvres éruptives, sont des maladies susceptibles de se transmettre par le contact, par conséquent essentiellement *contagieuses*.

Par *infection*, nous entendons la propagation ou le développement d'une maladie par le fait de principes morbifiques particuliers, appelés *miasmes :* le typhus, la fièvre typhoïde qui en découle, les fièvres marécageuses, les fièvres intermittentes, etc., sont des *maladies miasmatiques* ou contagieuses par infection.

Nous appellerons *miasmes* tous les principes morbifiques inconnus dans leur essence ou leur nature, répandus dans l'espace ou dans un lieu confiné, provenant des corps organisés malades ou frappés de décomposition, susceptibles de pénétrer par voie d'absorption dans l'économie animale, et d'y déterminer une maladie dite *miasmatique*. Enfin, tous les principes susceptibles de s'échapper d'un individu malade et d'agir médiatement, ou par voie de contact, sur un individu sain, seront pour nous un *virus* ou un *vice morbifique*. La salive de l'hydrophobe, la bave du chien enragé, le mucus vaginal et urétral des sujets syphilitiques, le liquide âcre et irritant de la gale, l'exsudation roussâtre de certaines dartres, le vaccin, etc. , sont des *virus*.

Pour nous encore, aucune maladie dite *interne* n'est contagieuse ; mais elle peut le devenir par voie d'infection, ou donner lieu à une maladie semblable, analogue ou différente, si les individus atteints sont réunis en trop grand nombre dans un lieu étroit et confiné ; nous considérons, au contraire, comme contagieuses toutes les maladies dites *externes* (les maladies chirurgicales exceptées), *spéciales* ou *spécifiques*, dont les caractères ou les symptômes les plus tranchés, pathognomoniques, se manifestent à la surface du corps. Cela posé, tout ce que nous avons dit depuis le commencement de notre travail jusqu'alors, devra être rapporté aux maladies du premier ordre ; dans un instant, nous indiquerons les précautions ou les moyens hygiéniques à mettre en usage pour empêcher soit l'imminence, soit le développement des maladies du second ordre.

1° *Maladies qui apparaissent quelquefois sous la forme épidémique.* — Parmi ces maladies, dont quelques unes peuvent devenir contagieuses, sous les conditions que nous avons établies, nous citerons : certaines angines, quelques aphthes, la coqueluche, le croup, la dysenterie, la diarrhée, la fièvre jaune, la fièvre typhoïde, la peste, le typhus, la rougeole, les scrofules, la teigne, etc. Les moyens prophylactiques à opposer à ces maladies sont : la propreté, l'isolement, les désinfections, et un régime diététique variable selon les âges, les sexes, les habitudes, les tempéraments, les climats, les saisons, etc. ( *Voy.* LAZA-RETS, pour ce qui se rapporte exclusivement à la fièvre jaune et à la peste.)

2° *Maladies contagieuses proprement dites. Hygiène*

53.

*qui s'y rapporte.* Suivant beaucoup d'auteurs, la peste et la fièvre jaune sont des maladies essentiellement contagieuses. Suivant d'autres, la peste seulement aurait ce caractère, et encore celui-ci n'existerait-il qu'à une certaine époque de la durée de la maladie ; enfin, pour quelques uns, pour Chervin principalement, dont nous partageons l'opinion, la fièvre jaune n'est point contagieuse, mais elle peut donner lieu à l'*infection.*

Quant à la gale, à la syphilis, certaines dartres, la teigne, la variole, leur transmissibilité ne faisant aucun doute, voyons comment on peut s'en préserver. *Contre la gale,* on opposera l'isolement, les bains de propreté, l'usage des gants, la séquestration des individus atteints ; on fuira le contact de ces derniers ; on évitera de se servir des objets d'habillement, de literie, qui leur auraient appartenu ou qu'ils auraient touchés. Enfin, dans le doute, on prendra un ou deux bains sulfureux ; on changera de linge, de vêtements, et on déposera l'un et les autres à la vapeur du soufre.

*Contre la syphilis.* La sagesse succombant quelquefois, indiquons-lui ce que la prudence conseille, mais prévenons-la de suite que les moyens tant prônés par leurs inventeurs sont très souvent inefficaces. Quelques heures avant l'acte vénérien, il est convenable de se laver à froid, dans de l'eau contenant une petite quantité d'alun, d'acétate de plomb, de chlorure de soude, de vinaigre, d'ammoniaque liquide. Dans le doute, l'acte vénérien doit être peu prolongé ; une capote ou *condom*, n'offrant aucune solution de continuité, doit recevoir le pénis. Après l'acte, on se hâtera de se laver avec de l'eau aiguisée d'un peu d'ammoniaque liquide, de chlorure de chaux, de savon ou de deuto-chlorure de mercure. Une excoriation a-t-elle eu lieu ? On passe de suite sur la petite plaie un crayon de nitrate d'argent fondu. Tels sont les principaux moyens proposés, moyens infidèles, nous le répétons. Et d'ailleurs, fussent-ils certains, ils ne pourraient garantir que les surfaces muqueuses des organes sexuels, et l'on sait parfaitement que le contact des lèvres, le toucher, etc., sont des modes de propagation aussi dangereux et aussi prompts que le coït même.

Les individus portant des *dartres*, des *tumeurs scrofuleuses* à l'état de suppuration, ou atteints de la *teigne*, de la *morve*, doivent être isolés des individus sains et bien portants. Le vaccin est le seul et unique préservatif de la *variole*. Plusieurs vaccinations sont-elles nécessaires pour préserver complétement de la petite-vérole ? Nous ne croyons pas à la nécessité des revaccinations ; et nous restons, quant à présent, dans notre conviction première : qu'une *bonne vaccine* est suffisante.

Contre la *rage*, la *pustule maligne*, on emploiera l'*isolement* des individus, le *débridement*, la *cautérisation* profonde des plaies, et l'entretien de la suppuration des mêmes plaies.

3° *Maladies* ou plutôt *accidents causés par les venins, piqûres ou morsures* des serpents, des vipères, du scorpion, des insectes. On commence par visiter la plaie ; on enlève les corps étrangers, les aiguillons qui peuvent s'y trouver ; on applique une ligature au-dessus, c'est-à-dire entre le cœur et le lieu piqué, mordu ou déchiré ; ou bien, ce qui vaut mieux, on pose une ventouse sur la plaie, on fait saigner celle-ci, on cautérise avec le fer rouge si la blessure est large et profonde ; avec le beurre d'antimoine, si elle est très profonde et sinueuse ; avec les eaux ammoniacale, blanche, de Luce ou vinaigrée, si elle est légère.

F. *Lazarets. — Quarantaines.* — Les *lazarets* sont les lieux destinés au séjour des individus ou des objets soupçonnés capables de transmettre par leur contact une maladie dite miasmatique ou contagieuse. Pour les sujets atteints de maladies contagieuses ou réputées telles, les lazarets deviennent des établissements de secours ou de traitement, c'est-à-dire des *hôpitaux*. Enfin, dans les mêmes lieux, on soumet à la désinfection tous les objets matériels suspects. D'après ce qui précède, les lazarets, pour atteindre leur but, doivent être complétement isolés des lieux sains, suffisamment spacieux, bien exposés, pourvus de tout ce qui peut être utile aux individus bien portants, aux malades et aux convalescents, et enfin surveillés de manière à empêcher toute communication au-dehors avant le temps prescrit par les règlements dits *sanitaires*. Le temps consacré à l'isolement est appelé *quarantaine*. Enfin, on a donné le nom de *patente* au renseignement écrit ou imprimé fourni par les consuls des ports d'où partent les navires. Ce renseignement porte principalement sur la nature de la cargaison et sur le rapport que cette même cargaison et l'équipage ont pu avoir avec les foyers d'infection ; de là des patentes *nette*, *touchée*, *soupçonnée* et *brute*. Dans la première, il est dit : la santé de l'équipage est bonne, et il ne peut y avoir soupçon de peste ou de maladie contagieuse. La seconde tient le même langage quant à la santé et à la non-existence de la contagion, mais elle ajoute : dans le lieu d'où est parti le navire étaient arrivés des bâtiments provenant de lieux infectés, mais dont l'équipage était en bonne santé. La *patente soupçonnée* constate, dans le lieu où elle a été délivrée, l'existence d'une maladie grave, se propageant dans les familles ; ou bien elle avertit qu'il y a libre communication avec les caravanes et les marchandises venant de lieux où il y a la peste et la fièvre jaune. Enfin, la *patente brute* affirme qu'il y a maladie contagieuse dans les pays ou voisinages quittés par le navire, et que des marchandises arrivées des mêmes contrées font partie de la cargaison.

La *patente*, comme on le voit, est une espèce de *signalement*, de *passeport*, indiquant tout à la fois et la nature des marchandises, et l'état sanitaire du lieu d'où viennent

ces marchandises ; c'est d'après elle enfin que la durée de
la quarantaine est fixée. Cette durée varie de 10 à 25 jours
pour les *patentes nettes* ; elle est de 40 jours, et plus, pour
les *patentes brutes.* La quarantaine des hommes est plus
courte que celle des marchandises ; ce principe repose sur
ce fait d'observation générale : qu'un être vivant ne peut
garder plus de vingt jours le germe d'une maladie contagieuse sans que sa santé en soit altérée ; tandis que des
matières organiques, privées de la vie, peuvent le conserver beaucoup plus longtemps.

La *quarantaine des marchandises,* réglée et modifiée
suivant que la cargaison est *plus* ou *moins susceptible* de
contagion, se fait toujours à terre. Elle a lieu dans les *lazarets*, si la patente est nette ; loin de ces derniers , dans
le cas contraire, c'est-à-dire quand le navire vient d'un
lieu douteux, qu'il a des malades à bord, qu'il en a perdu
quelques uns pendant la traversée.

La *quarantaine des hommes* se fait soit à bord, soit au
lazaret. A bord, les provisions sont passées à travers des
barrières en fer ; du moins c'est ainsi qu'on agit à Marseille. Quant aux quarantainaires des lazarets , on les par-
fume à plusieurs reprises. Sont-ils arrivés avec une patente
*nette?* Ils peuvent communiquer avec leurs parents ou
amis à la barrière du lazaret , et sous la surveillance de
gardiens spéciaux. La patente du bâtiment qui les a trans-
portés est-elle *brute ?* Ils sont renfermés pendant quinze
jours dans leurs chambres. Enfin , meurt-il quelqu'un de
leurs compagnons de voyage pendant la durée de leur quarantaine ? celle-ci recommence à partir du jour de la mort.

La *quarantaine du vaisseau* a lieu dans l'intérieur
du port, si la patente est *nette* ; loin du port, et dans un
lieu désigné d'avance, si la localité quittée par le navire, les
communications qu'il a eues, présentent des doutes sur
le point de vue sanitaire.

La quarantaine et les lazarets peuvent - ils empêcher

l'importation et même l'extension d'une maladie contagieuse, quand celle-ci n'exerce encore ses ravages que
sur un petit nombre d'individus? Des réformes, d'accord
avec les observations et l'état actuel de la science, d'accord aussi avec les intérêts et les besoins du commerce,
peuvent-elles être faites? A ces questions, soumises aujour-
d'hui à l'examen et aux lumières des Académies des
sciences et de médecine, nous répondrons par les considérations suivantes : Personne n'oserait soutenir que dans
les siècles de barbarie et d'ignorance la peste ne se propa-
geât d'une population à l'autre avec une facilité désespé-
rante. Cette puissance propagatrice, jointe à une activité
terrible, semblait tendre directement à la ruine des peuples.
C'est dans de semblables circonstances que naquirent et
que devaient naître toutes les opinions encore extrêmement
vivaces touchant la transmission de ce fléau par contagion,
par infection et par impulsion épidémique ; ces mêmes circonstances obligèrent les gouvernements à se prémunir par
tous les moyens imaginables contre ces atteintes redoutables, et à proclamer de véritables lois draconiennes touchant le maintien des mesures de préservation. Certes, les
relations de peuple à peuple, et tous les avantages qui en
découlent, eurent beaucoup à souffrir de la rigueur de ces
mesures ; mais cette rigueur était indispensable en présence d'une affection qui, nous le répétons, tendait à la
destruction du genre humain. Honneur donc à ceux qui
n'ont pas craint de sacrifier les intérêts du commerce et
de l'industrie à ceux de la santé et de la vie des nations!
honneur aussi à ceux qui veulent qu'on examine le passé,
qu'on modifie ce qu'il offre de vicieux, de contraire aux
progrès de la science, aux intérêts matériels et généraux.
Ainsi, tout en avouant l'utilité du système de législation
qui dure depuis sept ou huit siècles; tout en rapportant à
ce même système la cessation des épidémies, des pestes
mêmes, qui, tous les vingt ou vingt-cinq ans, décimaient

l'Europe tout entière, on ne peut s'empêcher de proclamer hautement la nécessité d'une réforme dans les lazarets et les quarantaines, réformes déjà commencées chez quelques nations, et que la France ne saurait négliger sans nuire à son commerce, à sa réputation de grande intelligence. Que dans cette réforme on procède sans précipitation; qu'on abandonne peu à peu les mesures les plus rigoureuses, celles surtout qui paraissent les moins indispensables; qu'une étude nouvelle des causes et des effets soit confiée à des médecins instruits, dévoués, exempts de toute théorie, de toute idée préconçues; que sur des observations nombreuses et variées, sur des expériences habilement et sagement conduites, on base les changements à faire, les modifications à apporter, cela est prudent, indispensable. Mais, encore une fois, au nom de l'honneur de notre pays et de la civilisation, en faveur de notre commerce, que la science, secondée par le gouvernement, se mette à l'œuvre et qu'elle prononce.

*Cordons sanitaires.* — Les quarantaines sont applicables à un petit nombre d'individus atteints ou menacés d'une maladie contagieuse; elles ne le sont plus, si le nombre des sujets placés dans les mêmes circonstances est considérable. Alors, en effet, le mal augmente, se propage, non plus par le fait du *contact*, mais par celui de l'*infection*; de là le besoin d'étendre la surface du *lazaret*, d'établir ce qu'on appelle des *cordons sanitaires*. Ces cordons, ou moyens d'isolement, peuvent envelopper un ou plusieurs quartiers d'une ville, d'une cité, ou bien une province tout entière. Leur étendue, calculée d'après la quantité des malades, la violence de la maladie, le nombre des victimes, doit être assez considérable pour mettre entre les sujets sains et les foyers d'infection un espace plutôt trop grand que trop petit. Maintenant, ces *cordons* ont-ils une utilité, des avantages réels? il est permis d'en douter. Nous avons vu, en effet, en 1831 et 1832, la marche rapide et meurtrière du choléra asiatique, et cependant les cordons sanitaires ne manquaient pas. Il est vrai que, si tous ceux qui ont été établis à cette époque ressemblaient à ceux que nous avons subis en revenant de Pologne, nous ne devons plus nous étonner de l'inefficacité de semblables moyens de préservation.

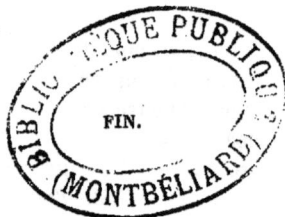

FIN.

# TABLE DES MATIÈRES.

## A

## C

## D

**N**

**O**

# P

## Q

## R

## S

## T

## U

## V

## Z

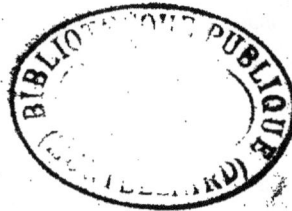

FIN DE LA TABLE DES MATIÈRES.

**AUBER** (Ed.). Hygiène des femmes nerveuses, ou Conseils aux femmes pour les époques critiques de leur vie, 1843, 2ᵉ édit, 1 vol. gr. in-18 de 540 pages. 3 fr. 50 c.

**BARTHEZ** et **RILLIET**. Traité clinique et pratique des **Maladies des enfants**, par MM. les docteurs BARTHEZ et RILLIET, anciens internes de l'hôpital des Enfants-Malades, 1843, 3 forts vol. in-8. 21 fr.

**BRIERRE DE BOISMONT**. De la **Menstruation** considérée dans ses rapports physiologiques et pathologiques. (*Ouvrage couronné par l'Académie royale de médecine*), 1842, 1 vol. in-8. 6 fr.

**CERISE**. Des fonctions et des **Maladies nerveuses**; de leurs rapports avec l'éducation sociale et privée, morale et physique, ou essai d'un nouveau système de recherches physiologiques et pathologiques sur les rapports du physique et du moral. (*Ouvrage couronné par l'Académie royale de médecine*), 1842, 1 vol. in-8. 7 fr.

**FOY**. Traité de **Matière médicale** et de thérapeutique appliquée à chaque maladie en particulier, 1843, 2 forts vol. in-8. 14 fr.

**FOY**. Formulaire des **Médecins praticiens**, contenant les formules des hôpitaux civils et militaires français et étrangers; l'examen et l'interrogation des malades; un *Mémorial raisonné de thérapeutique*; les secours à donner aux empoisonnés et aux asphyxiés; la classification des médicaments d'après leurs effets thérapeutiques; un tableau des substances incompatibles; l'art de formuler; 1844, 4ᵉ édition augmentée d'un supplément pour les médicaments nouveaux et les nouvelles formules, et d'une table alphabétique des auteurs et des matières; avec *les anciens et les nouveaux poids décimaux*, 1 vol. in-18. 3 fr. 50 c.

**FOY**. Manuel de **Pharmacie** théorique et pratique, contenant la récolte, la dessiccation, l'extraction, la conservation et la préparation de toutes les substances médicamenteuses, suivi d'un abrégé de l'art de formuler et d'un tableau synoptique de la synonymie chimique et pharmaceutique. 1838, 1 vol. in-18 de 500 pages, avec fig. 3 fr. 50 c.

**GENDRIN**. Traité philosophique de **Médecine pratique**, par A.-N. GENDRIN, médecin de l'hôpital de la Pitié, 3 vol. in-8. 21 fr.

**GIBERT**. Traité pratique des **Maladies de la peau**, enrichi d'observations et de notes nombreuses, puisées dans les meilleurs auteurs et dans les cliniques de l'hôpital Saint-Louis; par C.-M. GIBERT, médecin de l'hôpital Saint-Louis, 1840, 2ᵉ éd., 1 vol. in-8 de 500 pages. 6 fr.

**GIBERT**. Manuel pratique des **Maladies vénériennes**, par C.-M. GIBERT, médecin de l'hôpital St-Louis, 1837, 1 vol. gr. in-18 de 710 p. 6 fr.

**MOREAU**. Traité pratique d'accouchements; par M. MOREAU, professeur d'accouchement, des maladies des femmes et des enfants, à la Faculté de médecine de Paris, 1841, 2 vol. in-8. 14 fr.
Le même ouvrage, 2 vol. in-8 et atlas in-fol. de 60 belles planches; figures noires, 60 fr., et fig. coloriées. 120 fr.

**MUNARET**. Du médecin des villes et du médecin de campagne, **Mœurs et science**. 2ᵉ édit. refondue, 1840, 1 vol. grand in-18. 3 fr. 50 c.

**NÉLATON**. Éléments de **pathologie chirurgicale**; par NÉLATON, chirurgien des hôpitaux de Paris, 1844-1845, 2 vol. in-8. 16 fr.

**REQUIN**. Éléments de **pathologie médicale**, par REQUIN, médecin des hôpitaux de Paris, 1843-1845, 2 vol. in-8. 16 fr.